ZwangerFit: begeleiding van de actieve vrouw tijdens en na haar zwangerschap

Een naslagwerk voor fysiotherapeuten volgens NVFB-ZwangerFit®

voor Erik
een nieuw leven begint

ZwangerFit: begeleiding van de actieve vrouw tijdens en na haar zwangerschap

Een naslagwerk voor fysiotherapeuten volgens NVFB-ZwangerFit®

Helga D. Hentzepeter-van Ravensberg

Bohn Stafleu van Loghum
Houten, 2008

ISBN 978 90 313 5336 1
NUR 890

Ontwerp omslag: Nanja Toebak, 's-Hertogenbosch
Ontwerp binnenwerk: Studio Bassa, Culemborg
Automatische opmaak: Pre Press, Zeist

Inhoud

Voorwoord

'Sinds wanneer heeft u deze bekken- en/of bekkenbodemklachten?'

Voor u ligt een prachtig boek over een nieuwe vorm van zwangerschapsbegeleiding: ZwangerFit. Een boek dat u als fysiotherapeut helpt om vrouwen tijdens en na hun zwangerschap zo goed mogelijk te begeleiden, goed te informeren en hen voor te bereiden op de partus en de eerste periode na de bevalling. Het is fantastisch dat dit boek tot stand is gekomen vanuit een basisinitiatief om de pre- en postpartumbegeleiding aan te passen aan de huidige inzichten: het product NVFB-ZwangerFit®.
Helga Hentzepeter is een bevlogen bekkenfysiotherapeut die indertijd, onder andere vanwege haar competenties op het gebied van ZwangerFit, is aangetrokken als opleider binnen het team van de Opleiding Bekkenfysiotherapie. Zij heeft voor deze opleiding al veel betekend en het onderdeel ZwangerFit gestalte gegeven. In samenwerking met anderen, maar met veel inzet van haarzelf, ligt er dan nu een totaalproduct.
Een collega om trots op te zijn!

Bekkenfysiotherapie is in beweging en zo ook de ontwikkelingen rond de begeleiding van zwangere vrouwen. Bovendien staat, naast het begeleiden en behandelen, vooral ook de kracht van preventie in de schijnwerpers. Steeds meer wordt gezocht naar manieren om klachten te voorkómen. Preventie is inmiddels, ook bij zorgverzekeraars, een toverwoord.
Om problemen te voorkómen moeten we het *'aanpakken bij de bron... met wortel en tak uitroeien... grondig te werk gaan... oorzaken wegnemen...'* Uitdrukkingen die duidelijk moeten maken, welke weg we moeten bewandelen als we willen leren hoe we bekken- en bekkenbodemklachten of verergering hiervan kunnen voorkómen.
Vaak is een zwangerschap of bevalling de aanleiding van (latere) problemen in het bekken- en bekkenbodemgebied. Een goede begeleiding van de zwangere vrouw en van de jonge moeder is hier dan ook op zijn plaats. We kunnen vrouwen uiteraard niet adviseren om geen kinderen te krijgen, maar we kunnen in deze fase wél veel voor hen betekenen. Naar de effecten van de begeleiding zijn al veel studies gedaan en zullen er ook nog vele volgen. Bekkenbodemklachten komen bij 90% van de vrouwen tussen de 45 en 85 jaar voor! Reden genoeg dus om te zoeken naar manieren om dat percentage naar beneden te krijgen. En omdat zwangerschap en baring het grootste risico voor vrouwen vormen om bekkenbodemklachten te krijgen, beginnen we dus bij de bron:

'Sinds wanneer heeft u deze bekken- en/of bekkenbodemklachten?'
Juist ja, sinds de zwangerschap of na de bevalling!

Ik wens u allen veel plezier bij het ontwikkelen van uw eigen ZwangerFit-cursus!

Drs. Marijke C.Ph. Slieker-ten Hove
Afdelingshoofd Opleiding Bekkenfysiotherapie SOMT
Amersfoort 2008

Over de auteur

Helga D. Hentzepeter-van Ravensberg, MSPT is geregistreerd bekkenfysiotherapeut. Van 1993-2003 was ze docent zwangerschapsbegeleiding bij Stichting Thuiszorg & Maatschappelijk Werk Rivierenland. In 1999 heeft ze, samen met collega Babette van den Brand, ZwangerFit ontwikkeld in opdracht van de Nederlandse Vereniging voor Fysiotherapie bij Bekkenproblematiek en pre- en postpartum gezondheidszorg (NVFB). Voor haar studie tot Master of Specialized Physical Therapy heeft ze in 2007 meegewerkt aan een echografisch onderzoek naar bekkenpijn bij zwangere vrouwen onder leiding van arts-onderzoeker dr. Jan Mens.
Helga Hentzepeter is werkzaam in haar praktijk voor bekkenfysiotherapie in Zaltbommel en is jaarcoördinator en docent aan de SOMT Opleiding Bekkenfysiotherapie in Amersfoort.

Verantwoording

ZwangerFit is een actieve vorm van begeleiding voor vrouwen tijdens en na hun zwangerschap, door hierin gespecialiseerde fysiotherapeuten. Deze vernieuwde opzet van pre- en postpartumbegeleiding combineert de kennis en ervaring uit het verleden (de bekende zwangerschapsgymnastiek) met hernieuwde inzichten en mogelijkheden uit de bekkenfysiotherapie. 'ZwangerFit' is de werknaam van het geregistreerde product NVFB-ZwangerFit®, opgezet in 2000 door de Nederlandse Vereniging van Fysiotherapie bij Bekkenproblematiek en pre- en postpartum gezondheidszorg (NVFB).
Veel fysiotherapeuten die in het verleden werkzaam waren in de pre- en postpartum gezondheidszorg (PPG) hebben, direct of indirect, meegewerkt aan het ontstaan van ZwangerFit. Ze hebben zich op hun eigen wijze hardgemaakt voor de gespecialiseerde fysiotherapeutische begeleiding in de gehele peripartumperiode. Deze enthousiaste collega's volgden vaak cursussen en opleidingen op het gebied van bekken en bekkenbodem en wilden de door hen opgedane kennis toepassen op het gebied van de zwangerschapsbegeleiding.
Langzamerhand ontstond echter een gevoel van onvrede onder een groot aantal van deze fysiotherapeuten. Ze wilden hun jarenlange ervaring op het gebied van zwangerschapsbegeleiding aanpassen aan de meest recente inzichten in peripartum bekkenpijn, de nieuwste kennis over bekkenbodem(dis)functies en hun manier van lesgeven moderniseren en koppelen aan de basiselementen uit de aerobics- en fitnesswereld. Maar vaak kregen ze de organisatie waar ze voor werkten niet mee. Men wist dat het anders zou moeten, maar niet hoe.

De omslag kwam in april 1999 na de presentatie van het rapport *Peripartumbegeleiding op fysiotherapeutische basis: een onderzoek naar de behoefte aan een herkenbare fysiotherapeutische vorm van peripartumbegeleiding*. Opdrachtgever was het Koninklijk Nederlands Genootschap voor Fysiotherapie (KNGF) en zijn lidvereniging de NVFB. Doel van het onderzoek was de behoefte te peilen aan een landelijk herkenbare vorm van peripartumbegeleiding en een ondersteunende organisatie hiervoor. Toenmalig NVFB-bestuurslid Thea van Delft-de Moor ontwikkelde mede de enquête hiervoor, die verspreid werd onder NVFB-leden die op dat moment werkzaam waren in de pre- en postpartum gezondheidszorg.
Resultaten van de enquête:

89,4%	landelijk herkenbare vorm wenselijk;
83,5%	centrale ondersteunende organisatie wenselijk.

Taken die men centraal geregeld wilde zien:

82,4%	kwaliteitswaarborg;
73 %	productbekendheid naar artsen, verloskundigen en zwangere vrouwen;
63,5%	informatiefolders;
45,9%	financiering/subsidie;
37,8%	cursusprijsafspraken;
36,5%	cursusdraaiboek;
28,4%	gezamenlijke inkoop materialen;

23 % gedeeltelijk cursusdraaiboek;
16,2% aanmeldingsformulieren;
5,4% aanmeldingen;
4,1% ondersteuning vanuit de organisatie;
4,1% productbekendheid naar huisartsen;
2,7% groeperen van kennis;
2,7% bijscholing;
1,4% informatie kunnen navragen;
1,4% overleg met de thuiszorgorganisaties.

Uit de enquête bleek een sterke behoefte aan een overkoepelende organisatie met een duidelijke productbekendheid en kwaliteitswaarborg voor de fysiotherapeut werkzaam in de pre- en postpartum gezondheidszorg. De NVFB richtte met het oog daarop de werkgroep NVFB-Nieuwe Producten op, die met de enquête-uitslag van haar leden aan de slag ging.

In september 1999 bestond de werkgroep NVFB-Nieuwe Producten uit Babette van den Brand en mijzelf, ieder op een eigen en elkaar aanvullende manier werkzaam als docent zwangerschapsbegeleiding. De wensen van de PPG-collega's uit de enquête werden zoveel mogelijk in het 'concept ZwangerFit' verwerkt en de opzet en de ideeën werden besproken tijdens vergaderingen met diverse belanghebbende organisaties en geïnteresseerde NVFB-leden. Bij de ontwikkeling van het product ZwangerFit zijn dan ook, naast de beroepsvereniging NVFB, zowel de YVLO als het NPi betrokken geweest. Via de algemene ledenvergadering van de NVFB kregen de leden inzage en medezeggenschap in de productontwikkeling. Door het organiseren van workshops tijdens de NVFB-congressen, een lezing tijdens een congres van Pelvic Floor Netherlands (PFN), stukken in het NVFB-bulletin en de *NVFB Nieuwsbrief* kreeg het product ZwangerFit steeds meer bekendheid.
Eind 2000 was het product ZwangerFit in grote lijnen ontwikkeld en stond er in de functieomschrijving hoe een fysiotherapeut zich tot NVFB-ZwangerFit® docent kan scholen:
- De algemeen fysiotherapeut kan een NVFB-geaccrediteerde opleiding NVFB-ZwangerFit® volgen tot ZwangerFit-docent.
- Volgens het bekkenfysiotherapeutisch profiel worden in de opleiding tot geregistreerd bekkenfysiotherapeut eveneens competenties aangereikt om NVFB-geaccrediteerd ZwangerFit® docent te zijn.

Op de eerste Nederlandse opleiding tot geregistreerd bekkenfysiotherapeut, de Opleiding Bekkenfysiotherapie (toentertijd aan het Erasmus MC), werden Babette van den Brand en ikzelf aangetrokken om lessen ZwangerFit te verzorgen. De lessen werden door de studenten vertaald naar een van hun afstudeeropdrachten: een portfolio Draaiboek ZwangerFit. Zij lieten het product tot leven komen in hun uitgebreide draaiboeken en lieten de vele mogelijkheden in al hun diversiteit zien die ZwangerFit voor iedere docent individueel kan bieden. Dit gaf ruimte aan het idee de inhoud van de door mij eerder ontwikkelde reader ZwangerFit te vertalen naar een naslagwerk voor ZwangerFit-docenten, wat uiteindelijk tot dit boek geleid heeft.

Ik hoop dat iedere collega-fysiotherapeut die op deskundige wijze invulling wil geven aan de begeleiding van de actieve vrouw tijdens en na haar zwangerschap, zich op de hoogte wil stellen van de uitgebreide kennis en ervaring die mede vanuit de specialisatie bekkenfysiotherapie zijn gebundeld tot het mooie product NVFB-ZwangerFit®.

Helga Hentzepeter
Zaltbommel 2008

Deel 1

ZwangerFit algemeen

1 Historie

Om een beeld te krijgen van de huidige inzichten betreffende zwangerschap en baring, is het verhelderend te kijken naar het verleden. Pas dan valt op hoe recent de vrijheden en het recht op zelfbeschikking zijn, die vrouwen tegenwoordig zo vanzelfsprekend als verworven rechten beschouwen. Aangezien Nederlandse vrouwen zich in deze tijd over het algemeen geëmancipeerd voelen en vaak prima in staat zijn werk en privé te combineren, lijkt de feministische strijd voor gelijke rechten en kansen verder van ze af te staan en soms zelfs wat overdreven. Toch ligt de strijd om recht op scholing en opleiding, stemrecht en recht op zelfbeschikking ('baas in eigen buik') nog maar hooguit enkele generaties achter ons. Strijdbare vrouwen én mannen blijven noodzakelijk voor een zo goed mogelijke gezondheidszorg in het algemeen, ongeacht sekse of leeftijd. Daarnaast blijft aandacht nodig voor specifieke peripartum gezondheidszorg voor de (aanstaande) moeder en kind. Met hierin aandacht voor individuele behoeften en wensen, overleg over eventuele pijnbestrijding, een zo goed mogelijke preventie ter voorkoming van mogelijke bekkenbodemdisfuncties of bekkenpijnklachten en indien nodig adequate nazorg op zowel lichamelijk, psychisch als sociaal niveau.

Ook de zwangerschapsbegeleiding is in de loop der tijd 'geëmancipeerd'. Met dank aan de voorvechtsters in de eerste fase van de fysiotherapie, de oude heilgymnasten, die er al snel achter kwamen dat bekkenbodemdisfuncties te maken hadden met zwangerschap en bevalling. De aloude opvatting dat urineverlies, verzakkingsklachten en pijn bij vrijen 'er nu eenmaal bij horen' als je kinderen hebt gebaard, probeerden zij te bestrijden door zwangere vrouwen tips te geven over goed plasgedrag, minder zwaar tillen en seksualiteit. Deze oud-collega's van de 'eerste generatie' waren degenen die de zwangerschapsbegeleiding onder de aandacht van de fysiotherapie brachten en het begeleiden van vrouwen peripartum een volwaardig aanzien wilden geven. Denk aan collega's als Bep Reesink, Jopie Tiekink, Eef Versprille-Fischer, Tineke Fransman en Simone van Dijk. De daaropvolgende 'tweede generatie' bestond uit de groep collega's die de opgedane kennis gingen verdiepen en kenbaar maakten aan een groter publiek, zoals onder anderen Yvonne van Lijf (YVLO), Marga Grupping-Morel en Annemieke Bedet (NPi), Marijke Slieker-ten Hove en Fetske Hogen Esch (MOB) en Ineke de Gee-de Ridder (NVFB). Later werd de relatie tussen zwangerschap, bekken en bekkenpijn, en bekkenbodem(dis)functies opgenomen in de specialisatie bekkenfysiotherapie en vertaald in een complete post-hbo Opleiding Bekkenfysiotherapie, waarin aandacht was voor al deze elementen. De huidige 'derde generatie' bestaat uit recent afgestudeerde collega's geregistreerd bekkenfysiotherapeut, die opgeleid zijn vanuit een wetenschappelijke (master)achtergrond en gewend zijn bekken – bekkenbodem – peripartumperiode als een vanzelfsprekende samenhang te beschouwen. Daarnaast ontstaan vanuit het totaal weer deelgebieden met meer ruimte voor verdieping, waarvan ZwangerFit er één is. Maar nú is het een vorm van zwangerschapsbegeleiding geworden met zijn wortels in het bredere denken, waarin de relatie met bekken en bekkenbodem(dis)functies niet meer weg te denken is uit de zwangerschapsbegeleiding, en waarin geput kan worden uit de specialistische ervaring en wetenschappelijk onderbouwde kennis van de geregistreerd bekkenfysiotherapeut.

1.1 Zwangerschap en bevallen in vroegere tijden

Zolang er baby's geboren worden, zijn er vrouwen geweest die andere vrouwen daarbij hebben ondersteund en begeleid. Vaak werd aan deze vrouwen religieuze kennis, wijsheid en inzicht toegekend. De Babylonische mythologie sprak over 'vrouwen die met wijsheid de baarmoeder doen leven'. Volgens de oud-Griekse filosoof Plato hadden deze vrouwen een spilfunctie als huwelijkskoppelaarster en bij de begeleiding bij de bevalling. In de late middeleeuwen (1400-1600) was de vroedvrouw (*vroede vrouwe* of *wijze vrouw*) degene die barende vrouwen bijstond tijdens hun bevalling. De kennis van vroedvrouwen was op ervaring, vaardigheid en kunde gebaseerd. Menige vrouw overleefde haar bevalling of het kraambed echter niet. De Katholieke Kerk had zo veel invloed op het dagelijks leven, dat wanneer een vrouw in barensnood dreigde te sterven de vroedvrouw de plicht had de baby met een wijwaterkwast in de baarmoeder te dopen om het zielenheil van de baby te garanderen.

In de zeventiende eeuw (1600-1700) deed het eerste verloskundige instrument zijn intree: de tang (forceps). De uitvinder hiervan, vroedmeester Peter Chamberlain, hield met zijn familie dit instrument drie generaties lang geheim voor andere vroedmeesters. Toen de uitvinding uiteindelijk werd doorverkocht, bleek het slechts om de helft van het instrument te gaan. Pas in 1773 publiceerde chirurgijn en vroedmeester Edward Chapman de tekeningen van de originele chamberlain-tang. Hierna werd het gebruik van de tang voorbehouden aan artsen en verboden voor vroedvrouwen. Hoewel de tang een moeizame bevalling bespoedigde, waarschuwden vroedvrouwen voor een te overhaast ingrijpen.

Vanaf 1668 was er voor het eerst sprake van verloskundig onderwijs voor vroedvrouwen. De vroedvrouwen werden onder toezicht gesteld van het Collegium Medicum, wat echter tevens de bevoegdheid van vroedvrouwen beperkte. Er kwam een orde van vroedmeesters die gecompliceerde bevallingen mochten uitvoeren, de vroedvrouwen mochten vanaf nu slechts de ongecompliceerde bevallingen begeleiden. Deze afbakening van de verloskundige markt door vroedmeesters was nadelig voor zowel de vroedvrouwen als de chirurgijns. In 1746 werd een vroedmeestersexamen ingesteld, waardoor de verloskunde nog meer werd onttrokken aan de algemene chirurgijnpraktijk. Door de eis van proeve van bekwaamheid werd het werkterrein van de vroedvrouw ingeperkt tot het assisteren van barende vrouwen. De vroedmeester was wél bevoegd om instrumenten te gebruiken (tangverlossing, toepassen keizersnede). De vroedmeester is dan ook min of meer de voorloper te noemen van de huidige gynaecoloog. Vanaf 1800 ontstond een heuse beroepsstrijd tussen de vroedmeesters en de chirurgen, met als inzet de vrouwelijke buikchirurgie en gynaecologische operaties. De vroedvrouwen konden in 1861 in Amsterdam hun eerste Rijksschool voor Vroedvrouwen oprichten en hun bevoegdheid werd in 1865 erkend (Wet van Thorbecke). In dat jaar werden ook drie specialisaties erkend door de medische wetgeving: de (interne) geneeskunde, de heelkunde (chirurgie) en de verloskunde. De gynaecologie was een aparte specialisatie en had overlapping op alle drie de onderdelen. Pas in 1935 werd gynaecologie als zelfstandige specialisatie erkend.

Van oudsher was er de schaamte en het fatsoen die het mannelijke medici verbood om de vrouwelijke geslachtsorganen aan te raken. Hierdoor konden de vroedvrouwen hun positie lang behouden. Lichamelijk onderzoek van vrouwen door mannen werd immers niet ethisch bevonden, behalve op dode lichamen. Met de ontdekking van chloroform in 1847 konden medici opeens wél de vrouwelijke intieme delen aanraken: blijkbaar viel een vrouw die buiten bewustzijn was, ook buiten de fatsoensnormen. De Katholieke Kerk was echter tégen het gebruik van chloroform bij de bevalling. De heersende gedachte was dat baringspijn de vrouw leerde zichzelf weg te cijferen en zich op te offeren voor haar kinderen, en zou in die zin een goede voorbereiding zijn op het moederschap. Koningin Victoria van Engeland heeft een grote bijdrage geleverd aan de acceptatie van pijnbestrijding bij de bevalling, door in 1853 chloroform te vragen bij de geboorte van haar zevende kind. Daarna was bij de welgestelden het gebruik van chloroform bij de bevalling in opkomst: 'anesthésie à la reine'.

Rond 1875 was het risico om in het kraambed te overlijden 6%. De meest voorkomende redenen waren een voorliggende placenta (placenta praevia), bekkenvernauwing (vooral door rachitis of Engelse ziekte, ontstaan door vitamine-D-tekort), zwangerschapsvergiftiging en kraamvrouwenkoorts. Bij de eerste twee aandoeningen werd getracht de bevalling eerder op te wekken. Bij een bekkenvernauwing werd soms de riskante keizersnede toegepast. De moedersterfte van 39% door verloskundige ingrepen verminderde dankzij de opkomst van de tangverlossing en technieken die erop gericht waren het leven van de moeder te sparen ten koste van het kind, door het kind desnoods in stukken uit de baarmoeder te verwijderen. Dit was, hoe gruwelijk ook, een vooruitgang die het leven van veel vrouwen in het kraambed spaarde. De meest toegepaste manier van behandelen bij een voorliggende placenta en zwangerschapsvergiftiging was de aderlating. De heersende gedachte hierbij was dat in de zwangerschap een overvloed aan bloed in het vrouwelijk lichaam ontstond, aangezien er geen menstruatie plaatsvond. Een teveel aan bloed zou tot stuwing (voorliggende placenta, miskraam) en ziekte (zwangerschapsvergiftiging) leiden en werd door één tot meerdere keren aderlaten voorkomen (gemiddeld vaak 300 cc per keer).

Door de ontdekking van chloroform werd de keizersnede de eerste medische ingreep waarbij de buik van een levende persoon werd geopend. Eerder werd een keizersnede alleen toegepast bij vrouwen die tijdens de baring waren gestorven, in de hoop het kind nog levend te kunnen dopen (Kerkbepaling uit 1130). Tot 1876 liep een keizersnede in 80% van de gevallen uit op het overlijden van de moeder. Ondanks het gebruik van chloroform bleef de te opereren vrouw toch enigszins bij bewustzijn. Ook werd er nog geen gebruikgemaakt van ontsmettingsmiddelen en werd alleen de buikwond gehecht, daar men ervan uitging dat de natuur de baarmoederwond vanzelf zou sluiten. Veel vrouwen stierven dan ook postoperatief aan buikvliesontsteking. In 1861 werd door de Leidse gynaecoloog Simon Thomas de baarmoederwond voor het eerst gehecht met zilverdraad, wat de overlevingskansen postoperatief aanzienlijk verbeterde. Tot 1890 werd een keizersnede voornamelijk bij thuisbevallingen toegepast, met name bij vrouwen met een bekkenvernauwing. Als operatietafel werd de keukentafel of planken op schragen gebruikt. Ondanks de slechte overlevingsprognose voor de aanstaande moeder, bleken geneesheren enthousiast om de nieuwe techniek toe te passen en zo hun vaardigheden te kunnen oefenen. Door het bestaande klassenverschil in die tijd konden vooral vrouwen uit de lagere sociale klassen zich minder verweren tegen de invloed van geneesheren, die graag hun wetenschappelijke ingrepen wilden oefenen. In dit licht bezien is het niet verwonderlijk dat de eerste succesvolle keizersnede plaatsvond op een vrouw met een donkere huidskleur (Amerika, 1827) en de eerste gynaecologische operaties werden uitgevoerd of geoefend op slavinnen en arme immigrantenvrouwen.

Twee ontdekkingen hebben een grote rol gespeeld in de ontwikkeling van de verloskunde: de ontdekking van de eerder vermelde chloroform (J.Y. Simpson, 1847) en de ontdekking van de oorzaak van kraamvrouwenkoorts (I.P Semmelweis, 1848). Kraamvrouwenkoorts zorgde in Europa in twee eeuwen tijd voor de dood van vele duizenden vrouwen en werd wel vergeleken met cholera en pokken. Grote epidemieën braken uit in hospitalen in Parijs (eerste grote golf in 1664) en verschillende grote steden in Europa. De Hongaarse verloskundige Semmelweis was assistent in de Weense verloskundige kliniek, waar het hem opviel dat er een groot sterfteverschil was tussen bevallingen die door vroedvrouwen werden uitgevoerd (2,7%) en die door geneesheren (11,4%). Geneesheren werkten hier zowel in de sectie- en operatiekamers als bij bevallingen, zonder tussentijds hun handen te wassen. Hoewel het bestaan van bacteriën nog niet bekend was, vermoedde Semmelweis dat er op deze manier iets ziekmakends via de vagina in de bloedsomloop van de vrouwen terechtkwam. De kraamvrouwen die op deze wijze besmet waren, stierven met hoge koorts en na een hevige doodsstrijd aan bloedvergiftiging. Semmelweis wist de kraamvrouwensterfte terug te dringen tot 1,27% door in te voeren dat handen met chloorkalk gewassen moesten worden. Helaas ondervond Semmelweis forse tegenstand van zowel vroedvrouwen als geneesheren tegen zijn bevindingen dat kraamvrouwenkoorts een door artsen zelf veroorzaakte (iatrogene) ziekte was. In Nederland leidde de epidemie van 1873 tot ruim 15% kraamvrouwensterfte in de kraamklinieken. Pas na de theoretische onderbouwing (1876) van de Fransman Louis Pasteur (1822-1895), die bacteriën (streptokokken) als ziekteverwekkers wist aan te tonen, werden de bevindingen van Semmelweis rond 1900 voor waar aangenomen. Pas in 1880 werd in de Amsterdamse Rijkskweekschool voor Vroedvrouwen desinfectie ingevoerd, wat eerder zelfs verboden was.

In Nederland bleef de opkomst van kraamklinieken achter bij landen als Engeland, Frankrijk, Ierland, Oostenrijk en Duitsland, waar ze al vanaf de zeventiende eeuw werden opgericht. De late opkomst (1930) van kraamklinieken in Nederland had te maken met een typisch Hollands aspect: zowel de medici als de bevolking zelf vond dat bevallen niet in een kliniek thuishoorde maar een gezinsgebeuren diende te blijven. Mede hierdoor bleef het aantal dodelijke slachtoffers van kraamvrouwenkoorts lager dan in de omringende landen. Waar elders zwangerschap en bevalling werden verhospitaliseerd, werd in Nederland het beroep van vroedvrouw ingepast in de medische hiërarchie. Zo bleef de thuisbevalling in Nederland bestaan en neemt ze hiermee nog steeds een unieke plaats in de westerse maatschappij in.

Rond 1900 werd nog gesteld dat de vrouw slechts werd geboren ten gunste van haar kinderen en dat haar grootste ideaal het moederschap betrof. Dit gold alleen het moederschap van gehuwde vrouwen, want de schande van het ongehuwde moederschap leidde tot veel ellende. Het was vroedvrouwen verboden om ongehuwde zwangeren te helpen, tenzij ze de naam van de vader bekendmaakten. Ongehuwde zwangeren poogden miskramen op te wekken of legden de baby na de bevalling te vondeling. Uit angst en wanhoop kwam zelfs kindermoord voor. De schuldvraag werd geheel bij de vrouw gelegd: voor de man werd het ongezond geacht zijn natuurlijke geslachtsdrift te onderdrukken. Vroedvrouwenscholen en kraaminrichtingen namen deze verstoten vrouwen geregeld op als 'huiszwangere' om, in ruil voor kost en inwoning, door leerling-vroedvrouwen onderzocht te worden en de bevalling te laten doen. Vrij kort na de bevalling werden moeder en kind echter weer op straat gezet.

Aletta Jacobs (1854-1929), dochter van een praktiserend arts, kreeg in 1871 toestemming van minister Thorbecke (1798-1872) om medicijnen te studeren aan de Rijksuniversiteit Groningen. (In 1636 was Anna Maria van Schurman de eerste vrouwelijke Nederlandse student. Zij moest zich echter achter een gordijn verbergen om de lessen bij te wonen en mocht geen examens doen.) Pas op zijn sterfbed gaf Thorbecke aan Aletta Jacobs als eerste Nederlandse vrouw toestemming universitaire examens te doen. Ze was al tijdens haar studie begaan met vrouwen die steeds weer ongewenst zwanger raakten, iets wat haar mannelijke collega's spottend het 'lot der vrouwen' noemden. Na haar promotie (1879) begon ze als eerste vrouwelijke Nederlandse arts haar huisartspraktijk in Amsterdam en schreef geregeld het pessarium voor als anticonceptiemiddel. Dit riep tegenwerking op van vroedvrouwen en gynaecologen die zich door haar bedreigd voelden in hun middel van bestaan. Behalve arts was Aletta Jacobs feministe en in 1894 medeoprichtster van de Vereeniging voor Vrouwenkiesrecht.

Het beroep van vroedvrouw werd rond 1900 opeens gezien als ongepaste vrouwenarbeid. Men dacht zelfs aan afschaffing van het beroep vroedvrouw, ten gunste van de klinische bevallingen. Mede door het tekort aan artsen op het platteland en tegelijkertijd de opheffing van het beroep van vroedmeester, overleefden de inmiddels georganiseerde vroedvrouwen deze felle concurrentiestrijd met de artsen. Zelfs de sinds kort ontstane Vrouwenbeweging was verdeeld over het feit of vroedvrouw nu wel of niet een deugdzaam vrouwenberoep was. Een vroedvrouw kwam immers meestal uit de lagere klassen en was vaak een arme gehuwde vrouw of armlastige weduwe met kinderen. De feministen van de Vrouwenbeweging waren juist afkomstig uit de middenklasse en niet echt geïnteresseerd in de strijd van de vroedvrouwen om erkenning van de medici.

Catharine van Tussenbroek (1852-1925), Nederlands eerste vrouwelijke gynaecoloog, tevens feministe, heeft in 1911 in haar boek *De ontwikkeling der aseptische verloskunde in Nederland* aandacht gevraagd voor de positie van vroedvrouwen. In haar boek toonde ze tevens aan dat vrouwen niet slechter functioneerden dan mannen. Zij durfde zelfs te stellen dat vroedvrouwen hygiënischer werkten dan de heren medici, die immers tot voor kort verantwoordelijk waren geweest voor de iatrogene ziekte kraamvrouwenkoorts. Feministisch gezien was dit een flinke steun in de rug voor de Vrouwenbeweging. Tevens steunde ze op deze manier de strijd om erkenning van vroedvrouwen.

In 1925 kwam er een wetsvoorstel dat voorzag in een opleiding voor kraamhulpen. Hun taak was het assisteren van de vroedvrouw of arts bij de bevalling en het helpen van de kraamvrouw met het verzorgen van haar baby en huishouden. Vóór die tijd was het de baker geweest die hulp bood aan pas bevallen moeders. Meestal was een baker een armlastige weduwe met kinderen, en ongeschoold in kennis van hygiëne, schoon drinkwater en voedingsgewoonten. Veel baby's stierven als gevolg van slechte hygiënische omstandigheden en ondervoeding. Ze kregen vaak te weinig borstvoeding en onvoldoende vervanging hiervoor. Aletta Jacobs gaf als een van de eersten voorlichting op het gebied van zuigelingenverzorging en hygiëne. In 1908 werd de Bond tot Bescherming van Zuigelingen opgericht, de voorloper van onze huidige consultatiebureaus. Dit gebeurde onder licht gemor van een aantal artsen. Zij vonden dat zuigelingensterfte een natuurlijke selectie van de natuur was (waarbij blijkbaar werd geaccepteerd dat die selectie vaker in lagere milieus voorkwam). Moeders werden naar de bureaus gelokt met de verstrekking van gratis melk of zogenoemde zoogpremies voor hen die zelf borstvoeding gaven. In 1943 werd de basis gelegd voor onze huidige Nederlandse kraamzorg.

Door het Ziekenfondsenbesluit in 1941 werd een groot deel van de Nederlandse bevolking verzekerd tegen ziektekosten. Dit hield voor de vroedvrouwen in dat alleen in gemeenten waar geen vroedvrouw aanwezig was, een arts de bevalling mocht begeleiden. Dit gaf aan de vroedvrouwen maatschappelijke erkenning van hun competenties.

Hoewel vrouwelijke studenten steeds vaker toegang kregen tot de medische wereld en er betere technieken voor gynaecologische en verloskundige ingrepen werden ontwikkeld, bleef de gynaecologie gedomineerd door mannelijke inzichten en invloeden. Rond 1980 werd door de Vrouwenbeweging een beeld geschetst van een vrouwvijandige gynaecologie. Er werden drie punten van kritiek aangevoerd die al vanaf de negentiende eeuw door medici werden gehanteerd bij het behandelen van vrouwen. Ten eerste werden de psychosociale klachten van vrouwen te veel met het mes behandeld (in plaats van oog te hebben voor de oorzaken van het ontstaan van de lichamelijke klachten), ten tweede miskenden de medici het belang van lichaamsbeweging voor vrouwen voor hun algemene gezondheid (er was weinig oog voor beroepsgerelateerde of door houdingsafwijking veroorzaakte klachten) en ten derde gingen de medici te veel af op hun idee van de vrouw als potentiële moeder (debat over de plaats van de vrouw en het machtsverschil tussen de seksen). Mede door de feministische inmenging in die jaren en de vermeerdering van kennis over verschil tussen de seksen, is toenemende vrouwvriendelijkheid in de verloskunde in de huidige tijd een belangrijk verschil met vroeger tijden. Als reactie op vrouwen in 'mannen'beroepen, kregen nu ook mannelijke studenten toegang tot de vroedvrouwenopleiding: in 1978 werd het beroep verloskundige m/v geboren.

1.2 Ontstaan van zwangerschapsbegeleiding

Zwangerschapsbegeleiding in Europa is pas ontstaan toen meer bekend werd over algemene pijnbestrijding. Voor het ontstaan van de huidige vormen van zwangerschapsbegeleiding zijn twee methoden onontbeerlijk geweest. Ten eerste de hypothese van het angst-spanning-pijnsyndroom van dr. Grantly Dick Read (1933, Engeland), en ten tweede de psychoprofylactische methode van dr. Nicolajev (1947, Rusland), gebaseerd op de principes van Pavlov.

Hoewel de hypothese van het angst-spanning-pijnsyndroom onjuist is gebleken en de bevindingen van Pavlov niet per definitie voor pijn tijdens de bevalling zorgen, is de praktische waarde van beide methoden groot. Beide methoden hebben invloed gehad op de manier waarop tegen bevallen werd aangekeken, vooral in die landen waar medicatie tijdens de bevalling schaarser werd toegepast. De methode van dr. Read werd vooral toegepast in Angelsaksische landen. De psychoprofylactische methode vond de meeste aanhang in katholieke landen. In 1956 liet Paus Pius XII aan een congres van vrouwenartsen in Rome weten dat 'pijnbestrijding door de profylactische methode voor de Katholieke Kerk aanvaardbaar is'. Pas daarna heeft de zwangerschapsbegeleiding zich echt verder ontwikkeld. De eerste vorm van zwangerschapsbegeleiding in Nederland ontstond kort na de Tweede Wereldoorlog en was gericht op het geven van informatie en oefeningen om onnodige pijn en angst bij de baring te voorkómen. Rond 1950 kwam er meer aandacht voor preventie van ziekten en de lichamelijke conditie van de zwangere vrouw. Vooral de Kruisvereniging gaf adviezen op het gebied van hygiëne en babyverzorging en verzorgde moedercursussen. Uitgaande van de doelstellingen van Pavlov en Read is de zwangerschapsgym gestart met als uitgangspunt: wanneer er geen overbodige angst en pijn tijdens de bevalling zijn, zal de bevalling voorspoedig verlopen. De middelen om dit doel te bereiken waren oefeningen en voorlichting. Later kwam daar de aandacht voor de fysieke conditie van de vrouw bij. De veronderstelling was dat wanneer een vrouw in goede lichamelijke conditie verkeerde, zij de zwangerschap, bevalling en kraamtijd beter zou doorstaan. Tijdens de zwangerschapsgym werd vanaf dit moment meer nadruk gelegd op oefeningen ter bevordering van een goede conditie.

Tabel 1.1 Tijdbalk van pijnbestrijding in de verloskunde.

1831	*Foissac en Hudson (Frankrijk):* hopen dat magnetisme de pijn tijdens de bevalling kan veranderen.
1837	*Cutter (Amerika):* beïnvloedt baarmoederactie tijdens de bevalling door het bereiken van een rustige slaap.
1843	*Lafontaine (Genève):* vermeldt dat zijn patiënten hierbij wel baarmoedercontracties ervaren, maar geen pijn.
1847	*Simpson (Engeland):* gebruikt ether bij de bevalling en toont aan dat baarmoedercontracties bij een bewusteloze vrouw blijven doorgaan. De Katholieke Kerk vindt anesthesie echter een uitvinding van de duivel.
1853	*Koningin Victoria:* vraagt bij de bevalling van haar zevende kind aan Simpson om chloroform toe te dienen. Deze 'anesthésie à la reine' is nadien bij gefortuneerde vrouwen in opkomst.
1882	*Liebault (publicaties door Bernheim):* door interactie van de patiënt en de therapeut kan de aandacht van de patiënt verplaatst worden.
1880-1890	*Charcot:* onderzoek van hysterische patiënten. Vond hypnose slechts kunstmatige hysterie. Vermeldt dat psychologische problemen somatische klachten kunnen veroorzaken.
1885	*Pritzl, Anvard en Secheyson (Wenen):* beschrijving hypnose bij baring. De hypnose werd verkregen door tactiele stimulatie of verbale suggestie. De analgesie werd verkregen door: spontaan of suggestie, abdominale of lumbale massage, of door de lucht van geurige kompressen in te ademen.
1875	*Bonwill (Amerika):* bewerkstelligt pijnvermindering bij kiesextracties door patiënten sneller te laten ademen.
–	*Hewson, Lee en Blanchard (Frankrijk):* gebruiken dit fenomeen als pijnbestrijding bij de bevalling.
–	*Sargent en Frasen:* verlagen het bewustzijn door hyperventilatie.
–	*Stokvis:* meende dat dit kwam door hypnose door middel van autotoxische prikkels.
–	*Liebault:* beschrijft de gunstige invloed op lactatie en de frequentie en duur van de contracties.
1922	*Gynaecologisch congres in Innsbruck:* op dit congres werd de hypnose besproken. Zowel *dr. Read* (arts) als *dr. Nicolajev* (gynaecoloog) was hier aanwezig, wat leidde tot het begin van de huidige vormen van zwangerschapsbegeleiding.
1923	*Platonov en Velvovski:* beschrijven op het congres in Leningrad de hyposuggestieve analgesie, de hypnotherapeutische voorbereiding van zwangere vrouwen om niet-fysiologische angst en pijn weg te nemen.
1927	*Nicolajev:* bespreekt de hypnotherapie en schenkt aandacht aan de verbale stimuli.
1930	*Chlifer:* systeem van neuropsychologische profylaxe, waarin verbale suggestie van grote waarde wordt geacht. De psychologische omgeving en de arts-patiëntrelatie zijn belangrijk voor de attitude.
1933	*Read:* publicatie van het *angst-spanning-pijnsyndroom*. Boek: *Natural childbirth.*
1936	*Nicolajev:* beschrijving suggestieve methode via visuele stimulatie en verbale suggestie.
1940	*Katchan en Belozersky:* eerste vermelding van de waarde van groepstherapie.
1947	*Nicolajev:* lancering van de *psychoprofylaxe* op een bijeenkomst door Platonov en Velvovsky (psychiater).

1951	*Platonov en Velvovski:* Leningrad-conferentie. Pavlovianisme: profylaxe gebaseerd op principes van Pavlov. Conclusies: pijn is niet noodzakelijk bij bevalling. Verbale (indirecte) suggestie kan een analgetisch effect hebben. Hypnose is ongevaarlijk voor moeder en kind en het is noodzakelijk de angst en spanning voor de bevalling weg te nemen.
–	*Nicolajev:* stelt dat de psychoprofylaxe methode effectief is, maar de theoretische achtergrond is nog onduidelijk.
–	*Russisch ministerie van Volksgezondheid:* geeft op 13 februari 1951 de volledige tekst van de profylactische methode uit.
1952	*Lamaze:* voert in Frankrijk de psychoprofylactischemethode in. Vanuit Frankrijk verspreidt de methode zich over West-Europa en Amerika.
1954	*Russisch ministerie van Volksgezondheid:* verplicht alle vrouwenartsen de profylactische methode bij bevallingen te gebruiken.
1956	*Kiev-congres:* volgens Pavlov is suggestie de eenvoudigste manier om voorwaardelijke reflexen te leiden. Na controverse over psychologische mechanismen wordt 'pijnloos' geschrapt.
–	*Paus Pius XII:* laat weten dat de Katholieke Kerk de psychoprofylaxe aanvaardt.
1959	*Nicolajev:* introductie gymnastiek en andere lichamelijke middelen (ultraviolet, hydrotherapie) onder de term psycho-fysioprofylaxe.
1966	*Lebedev:* introductie fysio-psychoprofylaxe. Biedt veel lessen (50×) met repeterende oefeningen, ultraviolet licht en sanitaire hygiëne.

Vanaf de jaren zestig en zeventig van de vorige eeuw werd de toename van het eigen bewustzijn en de emancipatie van de vrouw duidelijker. Het waren de jaren van democratisering, emancipatie en anti-autoritaire beweging. Vrouwen werden mondiger en verlangden meer aandacht voor de eigen gevoelens en daar hoorde de beleving van zwangerschap en baring ook bij. De rolpatronen voor mannen en vrouwen, vaders en moeders stonden tevens ter discussie. Er ontstond meer aandacht voor de individuele zwangere of barende vrouw en de bijbehorende psychosomatiek en zelfbeschikking rond zwangerschap en bevalling nam steeds meer toe. De tendens naar medicalisering rondom de zwangerschap en baring werd sterker, met als tegenhanger de tendens om zo natuurlijk mogelijk te bevallen.

In de Algemene Wet Bijzondere Ziektekosten (AWBZ) werd de zwangerschapsgym opgenomen in het basispakket van de Kruisvereniging. Vanaf 1980 ontstond een tegenbeweging rond de toenemende medicalisering rond zwangerschap en bevalling. Er kwam een streven naar een zo natuurlijk mogelijke bevalling onder huiselijke omstandigheden. Termen als verticaal baren deden hun intrede. Cursussen veranderden mee met deze tendens en maakten vrouwen bewuster van hun mogelijkheden rondom zwangerschap en baring.

Tegenwoordig streeft men naar een zo natuurlijk mogelijke bevalling, maar met waardering voor de medische mogelijkheden om zwangerschap en bevalling tot een goed einde te brengen. Algemeen gesteld is de huidige generatie zwangere vrouwen vrij goed op de hoogte van het proces rondom zwangerschap en baring. Men is zich meer bewust van de noodzaak gezond te leven en sportief te bewegen, met als gevolg dat vrouwen dat ook graag in hun zwangerschap willen volhouden. De zwangerschapsbegeleiding wil dan ook geen starre methoden volgen, maar zich aanpassen aan medische en maatschappelijke ontwikkelingen. ZwangerFit is hier een logisch vervolg op.

Diverse vormen van zwangerschapsbegeleiding

In de loop der jaren zijn er diverse vormen van zwangerschapsbegeleiding ontstaan. Sommige methoden zijn inmiddels achterhaald en worden niet meer toegepast, van andere worden nog steeds de basiselementen toegepast in een andere vorm. Nieuwere cursussen passen de laatste inzichten in de zwangerschapsbegeleiding aan de bestaande cursussen aan, zodat een zich ontwikkelend patroon zichtbaar is. De huidige cursussen geven vrijwel allemaal informatie over zwangerschap en baring, spieronderhoudende of -versterkende oefeningen, ontspanningsoefeningen en ademhalingstechnieken om de weeën op te vangen. De cursussen hebben veelal als doel onzekerheid en angst weg te nemen en de vrouwen zelfvertrouwen in eigen kunnen te geven. Inmiddels hebben vrijwel alle cursussen de afgelopen jaren speciale postpartumlessen (nagym) opgezet. Naast de bekendere cursussen zwangerschapsbegeleiding, zoals de zwangerschapsgym, zijn er cursussen ontstaan als gevolg van de tendens dat vrouwen langer sportief bezig willen blijven in hun zwangerschap. Deze cursussen zijn veelal ontwikkeld vanuit sportscholen. In de lessen wordt sportief bewogen door zwangeren. Vaak wordt er een vorm van aerobics- of fitnesslessen gegeven, maar dan in een lager tempo. Aanvullende informatie over zwangerschap en baring bieden deze sportieve cursussen veelal niet of summier.

METHODE DR. READ (ANGST-SPANNING-PIJNSYNDROOM)

In 1933 beschrijft de Engelse arts Grantly D. Read in zijn boek *Natural childbirth* een pijnloze manier van baren, namelijk de hypothese van het angst-spanning-pijnsyndroom. Er wordt uitgegaan van het idee dat zwangerschap en baring een natuurlijk gebeuren zijn, waarbij pijn bij de bevalling is gerelateerd aan lichamelijke en geestelijke stress. Deze stress ontstaat door angst als gevolg van opvoeding, waardoor spanning ontstaat in de spieren rond de baarmoederhals (cervix), wat pijn geeft. De doelstelling van deze methode is verbeteren van de zuurstofvoorziening voor moeder en kind. Tevens worden de angst en onzekerheid weggenomen door educatie en informatie. Door het aanleren van ontspanningstechnieken wordt spanning weggenomen en worden een sfeer van 'positive feeling' en een positieve emotionele sfeer bevorderd.

Uitvoering methode angst-spanning-pijnsyndroom

Ademhalingsoefeningen. Aanvankelijk abdominale ademhaling, later tijdens de bevalling overgaand in flank- en borstademhaling. In het overgangsstadium van ontsluitingsfase naar de persfase een hijgende ademhaling. Ontspanningsoefeningen door het leren spannen en ontspannen van alle lichaamsdelen. Volgens Read is dit 'bewust ontspannen', wat lijkt op lichte hypnose en grote suggestibiliteit.

PSYCHOPROFYLACTISCHE METHODE (PPM)

Introductie van de psychoprofylactische methode vond plaats in 1951 door dr. Nicolajev in Leningrad. Er wordt uitgegaan van de bevindingen van Pavlov. De perceptie van pijn is volgens de PPM geconditioneerd door angst en het (bij)geloof dat de bevalling omgeeft. Pijn is dus een voorwaardelijke, aangeleerde reflex. Door suggestieve therapie en indoctrinatie kan een verandering tot stand gebracht worden in de situatie van een geconditioneerde reflex. De doelstelling bij de psychoprofylactische methode is pijnbestrijding door het activeren van de cortex. Hierdoor worden de door een geconditioneerde reflex aangeleerde angst en spanning weggenomen. De relatie tussen de teamleden (behandelaars) en de zwangeren wordt bevorderd en er wordt informatie gegeven rondom zwangerschap en baring.

Uitvoering psychoprofylactische methode

Groepstherapie met sterke verbale suggestie, ondersteund door lichamelijke procedures, zoals oefeningen voor de ademhaling en lichaamscontrole. De ademhaling is oorspronkelijk diep, in een verschillend tempo. Dr. Nicolajev verwerpt de hypnosuggestieve ontspanningsmethoden van dr. Read, omdat bij PPM actieve, bewuste deelname noodzakelijk is. Wel wordt er, net als bij Read, veel informatie gegeven. Ademhalingstechnieken worden zeer langdurig herhaald, zodat de barende vrouw ze op den duur automatisch kan toepassen. Concentratie is gericht op de ademhaling en het negeren van pijn. Tegenwoordig wordt dit minder dogmatisch toegepast.

LAMAZE

In 1952 geeft de arts Ferdinand Lamaze in Frankrijk bekendheid aan de psychoprofylactische methode. Hij schrijft de afwisseling voor van het diepe inademen en nadrukkelijk uitademen. In Nederland wordt dit getransformeerd naar 'hijgen' of 'puffen'. Lamaze meende dat wanneer de barende vrouw pijn verwacht, zij deze ook zal voelen; ongeacht de sterkte van de baarmoedercontracties. Om angst en spanning te voorkómen vermeed hij daarom tijdens zijn lessen alle woorden die angst aanjagen of pijn oproepen, zoals het woordje 'wee'.

BRADLEY

De Amerikaanse gynaecoloog dr. Bradley vergeleek de soms moeizame bevalling bij de mens met de vlotte manier waarop andere zoogdieren hun jongen werpen. Volgens Bradley kwam dit door de rechtopstaande houding van de mens en de druk hierdoor op het kleine bekken. Daarom liet hij de vrouwen veelvuldig bekkenkanteloefeningen doen in kruiphouding, met name voor het slapen. Zo zou de vrouwelijke baarmoeder net als bij viervoeters naar ventrocraniaal zakken. Direct na het oefenen moest de vrouw in zijlig blijven liggen, op de kant waar de foetus met het ruggetje tegenaan lag. De echtgenoot van de vrouw moest haar in de slaap observeren, om haar slaaphouding en ademhalingspatroon in de lessen te kunnen evalueren. Tevens diende de echtgenoot een prettige gevoelstoestand te creëren door lieve woordjes tegen zijn vrouw te zeggen. Hoewel het een voordeel was dat man en vrouw zich samen konden voorbereiden, werd de vrouw voor de bevalling afhankelijk van de rol van haar man.

KITZINGER

De Engelse psycholoog Kitzinger voerde de psychoseksuele voorbereiding in, gebaseerd op de methode Read. Volgens Kitzinger is de geboorte van een kind een deel van de gehele beleving van menstruatie, liefdesspel, zwangerschap, geboorte en menopauze. De geboorte hoort bij de vrouwelijke seksualiteit. Het gevoel van de vrouw bij de bevalling hangt samen met haar beleving en acceptatie van menstruatie en seksuele gemeenschap. Bij deze vorm van zwangerschapsbegeleiding zijn tactiele gevoelens ter ontspanning zeer belangrijk. De vrouw ligt ontspannen tegen de hand van haar echtgenoot. Voor ontspanning van het perineum moet de vrouw zich de contracties en ontspanning herinneren bij het seksuele genot. Ontspannen kaken en een glimlach geven volgens Kitzinger ontspanning in het perineum.

LEBOYER

Leboyer is geen zwangerschapsbegeleiding, maar een centraal stellen van het kind. De stroming is geïnspireerd op de theorie van 'geboren worden zonder pijn' van de Franse verloskundige Frédérick Leboyer. Deze filosofie pleit voor een geleidelijke overgang voor het kind, vanuit de beschermende baarmoeder naar de buitenwereld.

Dit kan door te zorgen voor zacht licht en gedempte geluiden in de bevalkamer. De baby wordt na de bevalling gerustgesteld door deze direct op de buik van de moeder te leggen. Zo voelt de baby de warmte van de moeder en hoort haar hartslag weer. Ook mag de baby alleen zachtjes worden aangeraakt, en de pasgeborene mag niet, zoals vroeger gebruikelijk, ondersteboven worden gehouden of op de billen worden getikt om deze te laten ademen door te huilen. De navelstreng mag pas na het uitkloppen worden doorgeknipt en de baby gaat in een warm bad, wat lijkt op de situatie in de baarmoeder. Leboyer is tevens bekend om de eerste onderwaterbevallingen en de (her)introductie van Shantala-babymassage.

HAPTONOMIE

Haptonomie is een fysiotherapeutische stroming met de nadruk op aanraken en voelen. De zwangere vrouw en haar partner krijgen (meestal) samen privéles die vanaf de vierde maand van de zwangerschap kan beginnen, zodra de vrouw haar baby voelt bewegen. Doel is de ouders contact te laten maken met hun ongeboren kind door met de handen over de buik te bewegen. Het kind leert vanzelf op deze aanraking te reageren en haar te volgen. De positie van het kind valt op deze wijze enigszins te beïnvloeden, evenals de houding van het bekken en de ontspanning van de baarmoeder. Bewuste spierspanning wordt vermeden, alles is gericht op ontspanning van de buik zelf. Volgens deze stroming hoort de uitdrijving van het kind door persweeën te gebeuren, zonder aangeleerde perstechniek.

ZWANGERSCHAPSYOGA

Zwangerschapsyoga is bedoeld voor zwangere vrouwen die al dan niet eerder aan yoga hebben gedaan. Vaak wordt in een kleine groep lesgegeven, maar ook individuele begeleiding is mogelijk. Partners zijn vaker welkom dan bij de algemene zwangerschapsgym, soms in iedere les. De lessen zijn bedoeld om vertrouwen te krijgen in het eigen lichaam en te leren luisteren naar de signalen die het geeft. De zwangere vrouwen leren te vertrouwen op hun gevoel en te ademen in hun eigen ritme, op een zo ontspannen mogelijke manier. Nadruk ligt op ademhaling en ontspanning, minder op informatieoverdracht.

MENSENDIECK

Mensendieck is de bewegingsleer die zich richt op het bewust zijn van het eigen lichaam, de houding en beweging. De zwangere wordt geleerd tijdens de baring te vertrouwen op het eigen lichaam, en om de verloskundige of behandelend arts te zien als begeleider. Wordt gegeven in groepslessen, waarin de vrouwen individueel gerichte oefenadviezen krijgen. Er is aandacht voor adviezen voor de algemene dagelijkse levensverrichtingen (adl) als bukken, tillen en dragen. Aanleren bewuste perstechniek.

ZWANGERSCHAPSGYM

Zwangerschapsgym wordt meestal gegeven door een fysiotherapeut of oefentherapeut Mensendieck of Cesar namens de thuiszorgorganisatie (vroeger: Kruisvereniging). Meestal tien groepslessen vanaf de 25-30e week van de zwangerschap; gericht op oefeningen ter onderhouding en versterking van buik-, rug- en bekkenbodemspieren met aandacht voor ontspannings- en ademhalingsoefeningen zoals volgens Jacobsen of Schultz. Partners zijn meestal welkom in een aparte partnerles. Nadruk ligt op informatieoverdracht over zwanger zijn en baren, de lichamelijke veranderingen pre- en postpartum, oefeningen en daarnaast wat tijd voor gezelligheid. Postpartum zijn er meestal vijf lessen, wat vaak als te weinig wordt ervaren.

SAMEN BEVALLEN

De cursus Samen bevallen wordt ook vanuit de thuiszorgorganisatie gegeven. Kleinere groepen waarin minder wordt geoefend, maar de nadruk juist ligt op informatieoverdracht. Tijd voor extra onderwerpen als babybenodigdheden, thuis versus in het ziekenhuis bevallen, fles- en borstvoeding. Meestal in aanvulling op een andere zwangerschapscursus bezocht door aanstaande ouders van een eerste kindje. Vaak per thema gegeven door verschillende disciplines, zoals een fysiotherapeut of zwangerschapsdocent, ouder-kindconsulent of wijkverpleegkundige (consultatiebureau), verloskundige en de lactatiedeskundige (borstvoedingsdeskundige).

SPORTIEVE ZWANGERSCHAPSCURSUSSEN

Vanuit de sportscholen werd de trend gesignaleerd dat actieve vrouwen die gewend waren te sporten, hiermee in hun zwangerschap wilden doorgaan. Ook zwangere vrouwen die minder sportief waren, maar die toch een vorm van een meer actieve zwangerschapsbegeleiding zochten, bezochten deze lessen. De lessen bleven gebaseerd op de bekende aerobics- en fitnessprincipes, alleen in een lager tempo en met minder belasting toegepast. Wat hierbij veelal ontbrak was kennisoverdracht rondom zwangerschap en baring, en deskundigheid van de docent over het werken met zwangeren en hun veranderende fysiologie.

ZWANGERFIT

Als reactie op de nieuwste ontwikkelingen is de NVFB-ZwangerFit® cursus ontstaan. De NVFB (Nederlandse Vereniging voor Fysiotherapie bij Bekkenproblematiek en pre- en postpartum gezondheidszorg) heeft jarenlange fysiotherapeutische ervaring in het verzorgen van zwangerschapsbegeleiding gebundeld met de laatste inzichten over peripartumbekkenpijn en de kennis over bekkenbodemfuncties en -disfuncties. Dit werd gecombineerd met basiselementen uit de aerobics- en fitnesswereld. Hierdoor is ZwangerFit een eigentijdse cursus geworden voor de actieve vrouw in vrijwel haar gehele zwangerschapsperiode (vanaf 16 weken zwangerschap tot aan de bevalling) en de periode daarna (van 4-6 weken postpartum tot, indien gewenst, 9 maanden na de bevalling).

1.3 Zwangerschapsbegeleiding, NVFB, bekkenfysiotherapie en ZwangerFit

De zwangerschapsgym werd in Nederland na de Tweede Wereldoorlog geïntroduceerd door dr. Kloosterman (gynaecoloog) en Bep Reesink (heilgymnast). Hiermee was de eerste samenwerking tussen de medische stand en heilgymnastiek/fysiotherapie bij pre- en postpartumbegeleiding een feit. Vanaf dat moment gingen steeds meer fysiotherapeuten zich bezighouden met het geven van zwangerschapsbegeleiding.

YVLO

Rond 1970 richtte Tineke Fransman-van Santen voor fysiotherapeuten een nascholingscursus op in Amsterdam voor PPE (pre- en postpartumeducatie). Deze cursus werd in 1994 door Yvonne van Lijf overgenomen. De Yvonne van Lijf Organisatie (YVLO) heeft zich in de jaren daarna voor de fysiotherapie weten te profileren als organisatiebureau voor diverse cursussen peripartumbegeleiding in brede zin. Begin jaren negentig signaleerde YVLO al een tendens in de richting van een vernieuwde vorm van zwangerschapsbegeleiding, die uitmondde in een cursus voor een sportieve vorm van peripartumbegeleiding die 'zwangerfit' werd genoemd. Later schonk de YVLO deze naam aan de NVFB voor de ontwikkeling van het nieuwe product NVFB-ZwangerFit®.

NPI

In de jaren zeventig van de vorige eeuw werden geregeld ook elders in het land bijeenkomsten georganiseerd met lezingen en discussies over de pre- en postpartum gezondheidszorg (PPG). In 1979 ontwikkelde de Stichting Wetenschap en Scholing Fysiotherapie (SWSF), thans het Nederlands Paramedisch instituut (NPi), een eigen cursus PPG. Het NPi verzorgde door de jaren heen niet alleen diverse cursussen zwangerschapsbegeleiding maar ook verscheidene cursussen op het gebied van bekken- en bekkenbodem(dis)functies. Eef Versprille-Fischer, Annemieke Bedet, Jopie Tiekink, Simone van Dijk en Marga Grupping-Morel hebben hierin een grote voortrekkersrol vervuld. PPG-cursusleider Marga Grupping nam afscheid van het NPi net rond de ontstaansperiode van NVFB-ZwangerFit®, en heeft diverse historische aantekeningen van het eerste uur aan Helga Hentzepeter ten behoeve van ZwangerFit overgedragen. Na haar vertrek bij het NPi nam Francien Nijman-Dubois haar rol over.

HOGESCHOOL VAN AMSTERDAM

Ook aan de Hogeschool van Amsterdam, met hbo en post-hbo-nascholingen, werd zwangerschapsgym gegeven. Deze werd opgezet en ingevuld door Nicolette Tuinman.

ONTSTAAN NVFP

In 1965 richtte een groep heilgymnasten/fysiotherapeuten die werkzaam waren in de zwangerschapsgymnastiek de 'Werkgroep voor Pre- en Postnatale Educatie' op. Zij wilden het onderling uitwisselen van ervaringen stimuleren en via lezingen de kwaliteit in de pre- en postpartum gezondheidszorg (PPG) bevorderen. Aan het eind van de jaren zeventig was het aantal fysiotherapeuten dat zwangerschapsgym gaf sterk gegroeid. Daarom richtte de werkgroep in 1981 de Nederlandse Vereniging voor Fysiotherapie in de Pre- en postpartum gezondheidszorg (NVFP) op. Tevens erkende het Koninklijk Nederlands Genootschap voor Fysiotherapie (KNGF) in dat jaar de zwangerschapsgymnastiek als verbijzondering voor fysiotherapeuten. Hierdoor werd de NVFP een lidvereniging van de KNGF.

ONTSTAAN NVFB

Hoewel de NVFP aanvankelijk was opgericht voor fysiotherapeuten werkzaam in de PPG, werd het begin jaren negentig steeds duidelijker dat de bekkenbodem een belangrijk aandachtsgebied was dat meegenomen moest worden in het functieprofiel van de PPG-docent. Daarnaast ontstonden er groepen fysiotherapeuten die minder met de PPG maar veel meer met bekkenbodemproblematiek in bredere zin te maken hadden, zowel bij vrouwen als bij mannen. Voortrekkers op bekkenbodemgebied in die jaren waren Carel Jan van der Heide, Ellen Hawinkels, Joke Groot en Marijke Slieker-ten Hove. Om te voorkómen dat er een tweede stroming naast de NVFP zou ontstaan voor fysiotherapie bij bekkenbodemproblematiek, werd onder leiding van NVFP-bestuursvoorzitter Yvonne van Lijf en vicevoorzitter Ineke de Gee-de Ridder met leden uit de bekkenbodemgroep vergaderd over de rol van Fysiotherapie bij Urologie, Gynaecologie en Obstetrie (FUGO). Eef Versprille-Fischer was hierbij, als deskundige van het eerste uur op dit gebied, eveneens aanwezig. Dankzij deze samenwerking en afstemming van gezamenlijke doelen, lukte het de NVFP te voorkómen dat er een afsplitsingsgroep van fysiotherapeuten bij bekkenbodemproblematiek zou ontstaan. Er werd gezamenlijk besloten dat zowel de pre- en postpartum gezondheidszorg als de bekkenbodemproblematiek binnen één verbijzondering zou blijven. In 1994 werd de naam NVFP dan ook veranderd in NVFB: Nederlandse Vereniging van Fysiotherapie bij Bekkenproblematiek en pre- en postpartum gezondheidszorg. Aftredend bestuursvoorzitter Yvonne van Lijf droeg op dezelfde vergadering het voorzitterschap van de NVFB over aan Ineke de Gee-de Ridder, die het bestuur aanvulde met Carel Jan van der Heide, Ellen Hawinkels en Joke Groot. De NVFB stond vanaf nu voor een vereniging van fysiotherapeuten die niet alleen pre- en postpartum gezondheidszorg maar ook bekkenpijn en bekkenbodem(dis)functies tot het aandachtsgebied rekenden. De behandeling was bedoeld voor vrouwen, mannen en kinderen.

ONTSTAAN BCP BEKKENFYSIOTHERAPIE

De NVFB stelde in eerste instantie haar ledenregister open voor fysiotherapeuten die werkzaam waren in één of meer van de drie aandachtsgebieden van de NVFB: namelijk de PPG, bekkenbodem(dis)functies en bekkenpijn. Vanaf de oprichting van de NVFB werd echter al toegewerkt naar een functieprofiel voor de toekomstige bekkenfysiotherapeut. Nadat het KNGF het functieprofiel van de algemeen fysiotherapeut had voltooid, richtte de NVFB in 1999 de werkgroep Concept Functieprofiel Bekkenfysiotherapeut op. Deze werkte aan het functieprofiel en het Beroeps Competentie Profiel (BCP) van de toekomstige bekkenfysiotherapeut volgens de nieuwe competentiegerichte opzet. Eind 2003 werd bekkenfysiotherapie officieel erkend als verbijzondering binnen de fysiotherapie, net als bijvoorbeeld manuele therapie en kinderfysiotherapie. Hierop volgde de opening van een eigen register bekkenfysiotherapie in het Centraal Kwaliteitsregister (CKR) van het KNGF. Dit alles was de kroon op het werk van NVFB-bestuursvoorzitter Ineke de Gee-de Ridder, die de NVFB ruim tien jaar lang op een professionele wijze aanstuurde en in rumoerige tijden leidde naar de specialisatie bekkenfysiotherapie. Hiervoor ontving ze bij haar afscheid als bestuursvoorzitter het erelidmaatschap van de NVFB.

Vanaf 2004 werd Marieke van Engelenburg-Lonkhuizen NVFB bestuursvoorzitter. Zij heeft zich in onderhandelingen namens de NVFB bij zorgverzekeraars met succes ingezet voor een aangepast zittingentarief voor geregistreerde bekkenfysiotherapeuten. Daarnaast had ze als nieuwe voorzitter de lastige taak om de nu ontstane tegenstrijdige ledenbelangen te dienen, want niet alle NVFB-leden voelden de behoefte zich te specialiseren tot geregistreerd bekkenfysiotherapeut en wilden algemeen fysiotherapeut blijven. Dit bleek echter een vrijwel onmogelijke combinatie, waardoor de NVFB zich in 2007 genoodzaakt zag de leden te raadplegen over de richting waarin de beroepsvereniging zich in de toekomst wilde profileren. Dit resulteerde in het besluit dat de NVFB vanaf 2008 een beroepsvereniging voor geregistreerde bekkenfysiotherapeuten werd. Algemene fysiotherapeuten, zoals ZwangerFit-docenten of fysiotherapeuten geïnteresseerd in bekken(bodem)problematiek, kunnen wel buitengewoon lid worden van de NVFB en op deze wijze toch op de hoogte blijven van ontwikkelingen in de bekkenfysiotherapie via het *NVFB-Bulletin* en de NVFB-congressen.

ONTSTAAN CURSUSSEN BEKKENBODEM EN BEKKENPIJN

Fysiotherapeut Eef Versprille-Fischer werkte in de jaren zeventig van de vorige eeuw in het Dijkzigt Ziekenhuis in Rotterdam (thans Erasmus MC), waar zowel dr. Van Gent en later professor Drogendijk (beiden gynaecoloog), als professor Bosch (uroloog) en dr. Schouten (chirurg) haar verzochten de pre- en postpartumzorg uit te breiden naar andere patiëntengroepen met bekkenbodemklachten. Op deze wijze ontstond de eerste cursus fysiotherapie bij gynaecologische klachten die door het SWSF (later NPi) werd georganiseerd. Nadien gaf Eef Versprille post-hbo-cursussen over de bekkenbodem aan de Hogeschool van Rotterdam en zelfs op de reguliere Opleiding Fysiotherapie ontstond een speciale cursus pre- en postpartumzorg. Ze schreef onder andere het boek *Begeleiding van de moeder voor en na de partus, compendium voor paramedici* (1981). Eef Versprille is voorbereider en grondlegger geweest van de PPG met aandacht voor bekkenbodem(dis)functies, en zij kan beschouwd worden als de voorloper van de hedendaagse bekkenfysiotherapeut. Hiervoor ontving ze onder het voorzitterschap van Ineke de Gee-de Ridder het erelidmaatschap van zowel de NVFB als het KNGF, en werd ze bij de eerste diplomering van geregistreerde bekkenfysiotherapeuten in 2005 door Marijke Slieker-ten Hove (hoofd Opleiding Bekkenfysiotherapie) geroemd om haar vele baanbrekende werk.

In 1991 startte in Deventer de Stichting Opleiding & Ontwikkeling Bekkentherapie (STOOB) onder leiding van fysiotherapeut Carel Jan van der Heide en uroloog Fons Ypma. Zij introduceerden een specifiek onderdeel van de latere bekkenfysiotherapie vanuit België naar Nederland, namelijk het inwendig onderzoek en behandelen met myofeedback en elektrostimulatie. Ook andere hogescholen boden bekkenbodemcursussen aan (Hogeschool van Amsterdam, Hogeschool Groningen, Hogeschool van Utrecht, Hogeschool Leiden) en ook voor de bekkenpijn werden er volop cursussen georganiseerd (Spine & Joint Center, NPi). In Malden introduceerde fysiotherapeut Marion Borghuis cursussen groepsgewijs oefenen bij incontinentieklachten.

Van 1993 tot 2002 organiseerden Marijke Slieker-ten Hove en Fetske Hogen Esch cursussen voor fysiotherapeuten over bekkenbodem(dis)functies. Ze volgden jarenlang de internationale ontwikkeling van de 'pelvic floor physiotherapist' en introduceerden eveneens in navolging van buitenlandse collega's het inwendig handelen op de toenmalige opleiding MOB (Modulaire Opleiding Bekkenfysiotherapie) in Breda. Beide fysiotherapeuten waren binnen de NVFB medebepalend voor het tot stand komen van de uiteindelijke specialisatie tot geregistreerd bekkenfysiotherapeut.

ONTSTAAN OPLEIDING BEKKENFYSIOTHERAPIE

Samen met medeopleider Petra van Nierop ontwikkelde Marijke Slieker-ten Hove in 2003 de eerste Nederlandse opleiding bekkenfysiotherapie: de EOB (Erasmus MC Opleiding Bekkenfysiotherapie) in Rotterdam. Deze werd in 2004 door het KNGF, na een positief advies van de NVFB, geaccrediteerd als opleidingsplaats bekkenfysiotherapie. Vanaf 2006 kreeg de opleiding eveneens de accreditatie voor de professional Masteropleiding bekkenfysiotherapie van de Nederlands-Vlaamse Accreditatie Organisatie (NVAO), waardoor in juni 2007 voor het eerst zestien geregistreerde bekkenfysiotherapeuten konden afstuderen als Master of Specialized Physical Therapy. In 2007 verhuisde de EOB naar de SOMT (Stichting Opleiding Musculoskeletaal Therapie) in Amersfoort, waaronder ook de professional Masteropleiding Manueel Therapie valt. De verwachting is dat bekkenfysiotherapie en manuele therapie meer met elkaar verweven zullen raken, wat enerzijds bekkenpijnpatiënten ten goede kan komen en anderzijds onbegrepen lage rugklachten in relatie kan brengen met verborgen bekkenbodemdisfuncties. Vanaf 2009 is de SOMT Masteropleiding Bekkenfysiotherapie een driejarige opleiding tot geregistreerd professional Master bekkenfysiotherapeut, waarbij ZwangerFit een onderdeel is van de competenties van de geregistreerde bekkenfysiotherapeut. In 2008 ontving Marijke Slieker het erelidmaatschap van de NVFB voor haar bewezen diensten en de 'trekkersrol' als initiator ter profilering en ontwikkeling van het huidige beroep professional Master bekkenfysiotherapie.

OPLEIDING TOT NVFB-ZWANGERFIT® DOCENT

Peripartumbegeleiding volgens NVFB-ZwangerFit® behoort tot de competenties van de geregistreerde bekkenfysiotherapeut. Vanaf het begin van de Opleiding Bekkenfysiotherapie was Helga Hentzepeter-van Ravensberg verantwoordelijk voor de ontwikkeling van ZwangerFit. Aanvankelijk verzorgde ze de lessen samen met Babette van den Brand, beiden ZwangerFit oprichtsters van het eerste uur.

In 2005 kreeg ook de cursus- en congresorganisatie YVLO, inmiddels breed gespecialiseerd in diverse peripartumcursussen voor de fysiotherapeut, accreditatie van de NVFB om op te leiden tot NVFB-ZwangerFit® docent. Dit heeft het aantal NVFB geaccrediteerde ZwangerFit-docenten doen toenemen. Kerndocenten bij de YVLO zijn onder anderen Thea van Delft, die in 1999 namens de NVFB met de enquête naar zwangerschapsbegeleiding onder fysiotherapeuten de aanzet heeft gegeven voor ZwangerFit, en Ellen Aalpoel die eveneens vanaf het begin betrokken was bij de ontwikkeling van ZwangerFit. De YVLO ontwikkelde het product NVFB-ZwangerFit® voor diverse doelgroepen fysiotherapeuten en zette het zo breed op de kaart.

Concluderend kan gesteld worden dat vanaf de opkomst van de professionele zwangerschapsbegeleiding na de Tweede Wereldoorlog, een belangrijke taak voor de fysiotherapeut was weggelegd. Hierdoor is gedegen basiskennis ontstaan van waaruit het nog jonge beroep bekkenfysiotherapie zich heeft kunnen ontwikkelen. Het is voor het behoud van de moderne zwangerschapsbegeleiding dan ook belangrijk dat juist algemeen fysiotherapeuten zich tot NVFB-ZwangerFit® docent laten opleiden. Zij kunnen zich dan profileren als breed opgeleide hedendaagse deskundigen voor de begeleiding van de actieve vrouw in haar zwangerschap en de periode daarna. Juist naast de geregistreerde bekkenfysiotherapeut, die zich waarschijnlijk minder als ZwangerFit-docent op de markt zal begeven, is de specifiek hiervoor opgeleide NVFB-ZwangerFit® docent als deskundige zwangerschapsbegeleider een belangrijke collega. In de Nederlandse traditie van omgaan met zwangerschap en bevalling hoort een actieve vorm van zwangerschapsbegeleiding, waarbij de fysiotherapeut als goed opgeleide NVFB-ZwangerFit® docent een alom gewaardeerde rol kan vervullen!

Bekkenfysiotherapie

Een bekkenfysiotherapeut is een fysiotherapeut die zich post-hbo verder heeft gespecialiseerd in het gebied van buik, bekken en lage rug. Klachten van het bekken of de lage rug kunnen weer klachten veroorzaken van de bekkenbodemspieren en omgekeerd. Omdat ook de lage buikorganen (blaas, darmen, baarmoeder of prostaat) een relatie hebben met de bekkenbodemspieren, kunnen bij het niet goed functioneren hiervan klachten ontstaan op het gebied van plassen, ontlasting of bij vrijen. Dit kan ook te maken hebben met zwangerschap of bevalling of postoperatief. Klachten in dit gebied kunnen voorkomen bij zowel vrouwen, mannen als kinderen. De bekkenfysiotherapeutische behandeling verbetert vrijwel altijd de functie van de bekkenbodemspieren en de stabilisatie van het bekken en de lage rug.

De geregistreerd bekkenfysiotherapeut is bevoegd en geschoold om inwendig diagnostisch onderzoek te doen en te behandelen. Inwendig handelen kan een grote meerwaarde voor de behandeling hebben en de behandeltijd verkorten. Met het inwendig vaginaal of anaal onderzoek worden onder andere de spierkracht en spierspanning van de bekkenbodemspieren beoordeeld, contractie versus relaxatie en persgedrag, maar ook aspecten als timing en coördinatie. Naast visuele waarneming en palpatie, heeft de geregistreerd bekkenfysiotherapeut de mogelijkheid een inwendig onderzoek of behandeling aan te vullen met gebruik van apparatuur (myofeedback, functionele elektrostimulatie, ballontraining). Aangezien 33% van de vrouwelijke en 7% van de mannelijke Nederlandse bevolking bekend is met een seksueel beladen verleden, is het op juiste wijze kunnen signaleren en interpreteren van lichaamstaal en het afnemen van een specifieke seksuele anamnese van groot belang. De geregistreerd bekkenfysiotherapeut is dan ook breed opgeleid om bewuste of onbewuste signalen van de cliënt op te pikken, en samen met de cliënt te bepalen of inwendig handelen een juiste vervolgkeuze kan zijn of (nog) niet. Het ontwikkelen van een professionele attitude en emotionele stabiliteit is een speerpunt van de opleiding.

Meest voorkomende indicaties bekkenfysiotherapie:
- ongewild verlies van druppels urine tijdens inspanning (stressincontinentie);
- veelvuldig optredende, plotseling hevige aandrang met vaak urineverlies (urge-incontinentie);
- ongewild verlies van ontlasting (fecale incontinentie);
- niet te onderdrukken aandrang om te plassen en/of te ontlasten, veel te vaak plassen of steeds terugkerende urineweginfecties (blaasontsteking);
- het bij herhaling moeizaam kwijt kunnen van ontlasting (obstipatie);
- klachten als gevolg van verzakkingen van blaas, baarmoeder of darmen;
- pijnklachten in de onderbuik, rond de anus of de geslachtsdelen;
- seksuele problematiek gerelateerd aan functiestoornissen van de bekkenbodem;
- chronic pelvic pain syndroom (CPPS);
- voor en na operaties in de onderbuik of bekkenbodemgebied (zowel gynaecologisch, urologisch als colorectaal);
- bekkenpijn en lage rugklachten in de periode rond zwangerschap en bevalling;
- bekkenpijn en lage rugklachten door andere oorzaken dan zwangerschap of bevalling.

Bij gezonde zwangeren is de begeleiding met name gericht op preventie van bekkenpijn en bekkenbodemdisfuncties, al dan niet via de methode NVFB-ZwangerFit®.

REFERENTIES

Bosch M. Een onwrikbaar geloof in rechtvaardigheid, Aletta Jacobs 1854-1929. Amsterdam: Uitgeverij Balans, 2005.

Bom AJ. Peripartumbegeleiding op fysiotherapeutische basis: een onderzoek naar de behoefte aan een herkenbare fysiotherapeutische vorm van peripartumbegeleiding. Amsterdam, april 1999.

Grupping-Morel MHM. Privégegevens; mei 2005.

NVFB. Folder Cursus Zwangerschapsgymnastiek. Amersfoort.

NVFB. Functieprofiel bekkenfysiotherapeut. december 2001.

Schoon AIL. De gynaecologie als belichaming van vrouwen – verloskunde en gynaecologie 1840-1920. Proefschrift. Zutphen: Walburg Pers, 1995.

Spanjer J, Haan E de, Dijk H, Poortman L, Gorter A, Waal M de, et al. Bevallen en opstaan. 32e druk. Amsterdam: Contact, 2002.

Tussenbroek C van. De ontwikkeling der aseptische verloskunde in Nederland. Haarlem: Bohn, 1911.

Versprille-Fischer ES. Begeleiding van de moeder voor en na de partus. Lochem/ Poperingen: De Tijdstroom, 1981.

Vonk M. Geboortegodinnen, 125 jaar Rotterdamse Opleiding tot Verloskundige. Dordrecht: Van den Bergh en Versluijs BV, SROV, 2007.

2 Opzet NVFB-ZwangerFit®

ZwangerFit is een actieve vorm van (groeps)begeleiding van de zwangere en pas bevallen vrouw door de fysiotherapeut die is opgeleid tot NVFB-ZwangerFit® docent. ZwangerFit kan bestaan naast de reguliere vormen van zwangerschapsbegeleiding. De beoogde doelgroep bij ZwangerFit zijn immers specifiek actieve vrouwen in hun peripartumperiode, die op sportieve wijze willen doorgaan of opnieuw willen starten met actief bewegen. Deze groep vrouwen vindt de reguliere vormen van zwangerschapsbegeleiding of nagym vaak te weinig actief, terwijl de aanbieders van sportieve cursussen voor zwangeren (dikwijls sportscholen) te weinig gespecialiseerd zijn in preventie en mogelijke problematiek op het gebied van bekken en bekkenbodem in de zwangerschap en na de bevalling. Voorafgaand aan zowel de prepartum- als de postpartumcursus ZwangerFit vindt een uitgebreide intake plaats. Partners kunnen welkom zijn tijdens de theorielessen en sommige actieve lessen, afhankelijk van de opzet en invulling van de individuele ZwangerFit-docent.

ZwangerFit heeft een aantal specifieke kenmerken die bijdragen aan de eigenheid en merkbekendheid en een duidelijk onderscheid maken met andere vormen van zwangerschapsbegeleiding.

2.1 Kenmerken NVFB-ZwangerFit®

Enkele kenmerken van NVFB-ZwangerFit® zijn:

- scheiding van theorielessen en actieve lessen
  (andere cursussen: vaak door elkaar, waardoor tijd tekort voor actief oefenen. ZwangerFit biedt een cursus op maat: alle cursisten kunnen actief oefenen, de aparte theorielessen zijn facultatief);
- opbouw actieve lessen in drie karakteristieke blokken
  (volgens de trainingsleer en afgeleid van de opzet bij aerobics);
- doelgroep prepartumperiode: deelname cursisten vanaf zestien weken gravida tot zo mogelijk aan de partus
  (geen tien standaardlessen, maar doorlopende lessen gedurende de gehele zwangerschap tot aan de bevalling);
- doelgroep postpartumperiode: deelname cursisten vanaf vier tot zes weken postpartum tot desgewenst negen maanden postpartum
  (deelname na de bevalling vanaf het moment dat de vrouw er fysiek en psychisch aan toe is, met de mogelijkheid gedurende de gehele postpartumperiode te blijven deelnemen indien gewenst);
- variatiemogelijkheden
  (pre- en postpartum door elkaar: actief oefenen op basis van belastbaarheid, in plaats van op basis van tijdsduur zwangerschap of postpartumperiode. Theorielessen: sommige onderwerpen kunnen zowel in de pre- als postpartumperiode gevolgd worden);
- combinatie van zwangerschapscursus, specifieke kennis van bekkenproblematiek en bekkenbodemdisfuncties peripartum, met toepassingen uit de aerobics- en fitnesswereld
  (jarenlange ervaring en kennis vanuit de 'zwangerschapsgym' gekoppeld aan de nieuwste

inzichten vanuit het jonge vak bekkenfysiotherapie in bekken en bekkenbodem(dis)functies, oefenbaar gemaakt op een aansprekende wijze);
- muziekgebruik
  (mits goed toegepast een waardevolle aanvulling vanuit de sportscholen).

'NVFB-ZwangerFit® is het nieuwe product voor de fysiotherapeut die werkzaam is in de PPG (Pre- en Postpartum Gezondheidszorg). ZwangerFit is in 1999 ontwikkeld in opdracht van de NVFB (Nederlandse Vereniging van Fysiotherapie bij Bekkenproblematiek en pre- en postpartum gezondheidszorg). ZwangerFit beoogt geen totaal nieuwe manier van peripartumeducatie te zijn, maar is in hoofdlijn een combinatie van de al bestaande en ruim beproefde lessen zwangerschapsgymnastiek en nagym, vernieuwde inzichten en methoden uit de bekkenfysiotherapie, zoals kennis van bekkenbodem(dis)functies en bekkenproblematiek, en toepassingen uit de aerobics- en fitnesswereld, waaronder het gebruik van muziek.'

Bron: Hentzepeter-van Ravensberg en Van den Brand, 2001.

2.2 Doelgroep en doelstelling ZwangerFit

Doelgroep

De cursistendoelgroep van ZwangerFit onderscheidt zich van de doelgroep van andere cursussen zwangerschapsbegeleiding:
- prepartum: vanaf de zestiende week in de zwangerschap tot aan de bevalling;
- postpartum: vanaf vier tot zes weken na de bevalling tot negen maanden daarna.

PREPARTUM

De doelgroep in de prepartumperiode zijn zwangere vrouwen vanaf in principe zestien weken gravida tot aan de bevalling. Het vroeg starten en lang doorgaan met actief bewegen in de zwangerschap zijn belangrijk om klachten aan bekken en bekkenbodem zo mogelijk te voorkomen of te verminderen. Deze aanpak schept ook een betere uitgangspositie voor de bevalling en heeft invloed op de mate van herstel daarna. De grens van zestien weken is gekozen omdat vrouwen vóór deze grens nog gewoon hun eigen sport kunnen beoefenen, en om de tijdsperiode van spontane miskramen (1-13 weken gravida) uit te sluiten. De groep cursisten die bewust voor NVFB-ZwangerFit® begeleiding kiest, bestaat veelal uit vrouwen die op een actieve en verantwoorde manier met hun zwangerschap omgaan en zich optimaal willen voorbereiden op hun bevalling. Ze kiezen bewust voor de deskundigheid van de ZwangerFit-docent op het gebied van informatieoverdracht betreffende de zwangerschap en baring, peripartumbekkenpijnklachten, bekkenbodem(dis)functies en actief muzikaal oefenen.

POSTPARTUM

De doelgroep in de postpartumperiode zijn pas bevallen vrouwen vanaf vier tot zes weken na de bevalling (tijd nodig voor weefselschadeherstel), tot indien gewenst negen maanden postpartum. Deze tijd na de bevalling is bewust gekozen om de vrouw de tijd te geven pas te komen oefenen als ze daar zelf aan toe is, en om te kunnen doorgaan zolang ze denkt baat te hebben bij de speciale oefeningen voor het bekken en de bekkenbodem. Deze groep vrouwen wil op een actieve manier werken aan hun bekkenstabiliteit en coördinatie, aan het functioneren van de bekkenbodemspieren en aan algemene spierversterking in combinatie met het verkrijgen van aanvullende informatie over de postpartumperiode. De docent stimuleert de cursist om na de postpartumgroep haar eigen sportieve activiteit op te pakken die ze voorheen beoefende of wil gaan beoefenen.

Doelstelling

De algemene doelstellingen zijn gebaseerd op het beoogde doel van NVFB-ZwangerFit®, namelijk een aanvulling zijn op de al bestaande cursussen zwangerschapsbegeleiding. Dit wat betreft de toegevoegde waarde van de kennis en kunde van de ZwangerFit-docent op het gebied van bekkenstabiliteit en bekkenbodemfuncties en het kunnen signaleren van en verantwoord adviseren over bekkenpijnklachten en/of bekkenbodemdisfuncties. Aangezien ZwangerFit de mogelijkheid biedt om de actieve vrouw te begeleiden tijdens vrijwel haar hele zwangerschapsperiode en de gehele postpartumperiode, volgt de ZwangerFit-docent de cursisten in een periode van hun leven die zowel fysiek als psychisch flink aan verandering onderhevig is. De docent kan zo preventief adviseren en het ontstaan van mogelijke klachten tijdig signaleren en de daarbij passende maatregelen nemen. Dit kan een meerwaarde hebben voor de verloskundige, arts of specialist die de zwangere vrouw volgt en kan tevens bijdragen aan langer mobiel, werkzaam en zelfredzaam blijven of eerder hier weer aan toe zijn. De doelstellingen van NVFB-ZwangerFit® zijn te verdelen in algemene doelstellingen voor de ZwangerFit-lessen en de individuele doelstellingen van de cursist. De ZwangerFit-docent beschikt over kennis op het gebied van beide doelstellingen en verwerkt deze in de actieve en theoretische lessen in zowel de prepartum- als postpartumperiode.

Algemene doelstelling van NVFB-ZwangerFit®:
- behoud en/of herstel van de algemene fitheid (conditie);
- vergroten lichaamsbesef / verbeteren lichaamshouding en circulatie;
- (langer) mobiel en werkzaam kunnen blijven;
- (langer) zelfredzaam kunnen blijven;
- minder problemen tijdens zwangerschap en baring;
- kennis van fysieke en emotionele veranderingen peripartum;
- (hierdoor vermindering van ziektekosten en/of belasting voor de thuiszorgorganisaties).

Doelstellingen van de cursist:
- behoud en/of herstel van de algemene fitheid (conditie);
- langer mobiel, werkzaam en zelfredzaam blijven tijdens de zwangerschap;
- sneller herstel postpartum;
- preventie van klachten aangaande het houdings- en bewegingsapparaat en de circulatie;
- aanleren van een goede lichaamshouding, tiltechniek en perstechniek;
- bewustwording van en vertrouwen krijgen in het functioneren van het eigen lichaam
- informatieoverdracht peripartum;
- verminderen en/of voorkómen van bekkenpijnklachten, bekkenbodemdisfuncties en weten hoe om te gaan met algemene zwangerschapsklachten;
- positief gevoel en zelfvertrouwen ontwikkelen over zwangerschap, baring en moederschap;

- aangaan contact met medecursisten om ervaringen uit te wisselen, elkaar te kunnen steunen en een beroep op elkaar mogelijk te maken.

2.3 Kenmerken ZwangerFit

ZwangerFit heeft een aantal essentiële kenmerken:
- scheiding van theorielessen en actieve lessen;
- opbouw actieve lessen in drie karakteristieke blokken;
- doelgroep prepartum (16e week gravida tot partus);
- doelgroep postpartum (4-6 weken tot 9 maanden postpartum);
- variatiemogelijkheden;
- combinatie van zwangerschapscursus, specifieke kennis van bekkenproblematiek en bekkenbodemdisfuncties peripartum, met toepassingen uit de aerobics- en fitnesswereld;
- gebruik van muziek.

Scheiding van theorielessen en actieve lessen

Een belangrijk kenmerk van ZwangerFit is de bewuste scheiding van de actieve lessen en de theorielessen. De verhouding actief oefenen en theoretische uitleg verhoudt zich als 3:1, waarmee de nadruk van ZwangerFit duidelijk ligt op het actieve gedeelte. Het scheiden van het actief oefenen en de theoretische uitleg biedt voor zowel de docent als de cursist grote voordelen. Het voordeel van de gescheiden actieve en theorielessen is, dat cursisten het hele actieve lesprogramma volgen, maar het theoretische lesprogramma individueel kunnen afstemmen op hun eigen vraag en behoefte. Partners van de cursisten zijn in principe op de theorielessen welkom, dit is afhankelijk van de eigen opzet en invulling van de ZwangerFit-docent.

THEORIELESSEN

De aparte theorielessen ZwangerFit zijn opzichzelfstaand en facultatief. Dit houdt in dat de docent ruim bijtijds de inhoud van de theorielessen aan de cursisten bekendmaakt, waarna zij zich kunnen opgeven voor de theorieles(sen) naar keuze. Het grote voordeel van deze opzet is dat een cursist zelf kan bepalen welke theorielessen voor haar van belang kunnen zijn. Een cursist die haar eerste kindje verwacht wil bijvoorbeeld alle theorielessen bijwonen, terwijl een cursist die zwanger is van haar derde kindje misschien alleen de theorieles over de peripartumveranderingen van de bekkenbodem en de veranderende seksualiteit wil bijwonen.

ACTIEVE LESSEN

Door specifieke theorieonderwerpen buiten de actieve lessen ZwangerFit te houden, ontstaat er in deze lessen alle tijd om te oefenen en te bewegen. Behalve een korte introductie, instructie en uitleg van de oefeningen, wordt er niet diep op een specifiek theoretisch onderwerp ingegaan. Zo wordt de beschikbare tijd helemaal gebruikt voor oefeningen.

Opbouw theorielessen (zie deel 2)

In de theorielessen kunnen diverse onderwerpen breed aan bod komen. De onderwerpen worden in deel 2 uitgebreid toegelicht. Duidelijk is dat ook de theorielessen

ZwangerFit een meerwaarde hebben boven de bestaande cursussen, omdat de bestaande kennis en ervaring op het gebied van zwangerschap en baring zijn aangevuld met de huidige inzichten vanuit de Master bekkenfysiotherapie en wetenschappelijk onderbouwd kunnen worden.
Theorieonderwerpen die aan de orde komen:
- Veranderingen in de zwangerschap en na de bevalling (lichamelijk, emotioneel, seksueel, kraambed, belasting-belastbaarheid);
- Bekken (stabiliteit, bekkenpijn, belasting-belastbaarheid);
- Bekkenbodem (functie en disfunctie, relatie met de ademhaling, perineummassage, toiletgedrag, til- en draagtechnieken);
- Ontspanning (ademhaling en bekkenbodem);
- Bevalling (ontsluiting, uitdrijving, nageboorte, thuis of in het ziekenhuis, ingrepen, babytests);
- Partner (rol partner, samen bevallen, massage);
- Voeding (borst- of flesvoeding, voedingshoudingen);
- Baby (ongeboren en zuigeling, sensomotorische ontwikkeling, voorkeurshouding, (Shantala-)babymassage).

Opbouw actieve lessen (zie deel 3)

PREPARTUM

Cursisten kunnen in de prepartumperiode al vanaf de zestiende week van hun zwangerschap tot aan hun bevalling meedoen. Eerder zou in principe wel kunnen, maar vaak is de zwangere vrouw in deze beginperiode van haar zwangerschap nog niet toe aan zwangerschapsbegeleiding en bovendien is de kans op een spontane miskraam (abortus provocatus) in het eerste trimester van de zwangerschap altijd aanwezig. Het grote voordeel van deze startperiode is dat, zodra de zwangere vrouw merkt dat haar eigen sportieve activiteiten niet meer zo vanzelfsprekend gaan, ze meteen kan instromen bij ZwangerFit. Hierdoor blijft het niveau van fitheid en spierkracht in het eerste en begin van het tweede trimester van de zwangerschap zoveel mogelijk behouden. Dit is aantoonbaar beter dan noodgedwongen stoppen met sporten en niet meer actief bewegen tot de gebruikelijke zwangerschapsbegeleiding begint, wat meestal pas rond de dertigste week van de zwangerschap is. Tevens is het in deze periode van de zwangerschap nog relatief gemakkelijk om de cursisten een goed spiergevoel en stabilisatie van het bekken aan te leren, wat vaak moeilijker is aan te leren in een verder gevorderd stadium van de zwangerschap. Het preventief en vroeg in de zwangerschap aanreiken van een goede bekkenstabilisatie, oefeningen voor de coördinatie en spierversterking rondom het bekken en de lage rug, tiltechnieken, houdingsadvies, toiletadvies en bekkenbodembewustzijn heeft, naast de theoretische uitleg en ontspannings- en ademhalingsoefeningen, een duidelijke meerwaarde.

POSTPARTUM

Postpartum kunnen de cursisten vanaf vier tot zes weken na de bevalling meedoen gedurende in principe hun hele postpartumperiode. Dat is tot in de negende maand na hun bevalling. Na de kraamweken (zes weken postpartum) kan de pas bevallen moeder al meedoen met de ZwangerFit postpartumlessen. Voor weefselschadeherstel staat een periode van vier tot zes weken. Voor de pas bevallen cursisten die zich al snel fit genoeg voelen om actief te bewegen, is de beginles gesteld op vier weken na de bevalling. Dit kan alleen na een goede intake en eventueel in overleg met de arts of verloskundige. Deze (kleine) groep snel herstellende vrouwen neemt al snel weer hun huishouden en zorgtaken op zich, dus waarom zouden ze dan niet onder goede begeleiding leren hun bekken en bekkenbodem weer correct te gebruiken? Uiteraard zijn de lessen op hun niveau afgestemd en worden de vrouwen niet te zwaar belast.

De mogelijkheid voor de cursisten om de hele postpartumperiode te blijven oefenen is er onder andere omdat bekend is dat sommige vrouwen later dan zes weken postpartum willen instromen. Bijvoorbeeld na de geboorte van een couveusekindje, na een langdurige ziekenhuisperiode, een keizersnede of een moeilijke start met de baby. Zodra deze groep vrouwen weer in staat is tijd voor zichzelf vrij te maken of zich fysiek in staat voelt het actief bewegen op te pakken, blijkt bij de meeste postpartumcursussen (nagym) dat de standaard vijf lessen al bijna of helemaal voorbij zijn. Daarom biedt ZwangerFit de postpartumlessen gedurende een langere tijd aan. Ook willen vrouwen soms graag langer doorgaan met de postpartumlessen. Bijvoorbeeld omdat de stap naar een sportschool (nog) te groot is of vanwege de gezelligheid van groepsgewijs actief oefenen. Ook is er een groep vrouwen die net te weinig gerichte klachten hebben om individueel bij een (bekken)fysiotherapeut te oefenen, maar die wel aangeven baat te hebben bij de bekkenstabiliserende of bekkenbodemoefeningen en daarmee graag willen doorgaan. ZwangerFit biedt haar cursisten al deze mogelijkheden en begeleidt de vrouwen gedurende de hele peripartumperiode. De meeste postpartumcursisten stoppen echter eerder en kunnen direct doorstromen naar hun eigen sportactiviteiten. Er ontstaat op deze manier geen pauze tussen stoppen met de postpartumcursus en het oppakken van de eigen sportactiviteit, wat bij andere cursussen nog wel eens het geval is.

Specifieke opbouw actieve lessen in drie blokken (zie deel 3)

De actieve ZwangerFit-lessen hebben een specifieke opbouw, waarbij iedere les altijd is verdeeld in drie herkenbare blokken.

Eerste blok:
- warming-up
- fitheid (conditie)training
- korte coolingdown

Tweede blok:
- krachttraining
- coördinatietraining (stabilisatie)

Derde blok:
- coolingdown
- ontspanningsoefeningen
- ademhalingsoefeningen

Muziekgebruik (zie deel 3)

ZwangerFit biedt haar cursisten oefeningen op muziek aan. Ook in sportscholen of zwembaden worden steeds andere vormen van bewegen op muziek aangeboden. De vrouwen die buiten hun zwangerschap op muziek oefenen zoeken in hun zwangerschap eveneens een actieve vorm met muzikale begeleiding. ZwangerFit is géén specifieke aerobicsles voor zwangeren! Zorgvuldig muziekgebruik heeft een toegevoegde waarde voor de ZwangerFit-lessen. Muziek kan immers sfeerverhogend werken, waardoor cursisten zich sneller op hun gemak voelen. Bij de inleiding, coolingdown of ontspanningsoefeningen kan niet-ritmische of zeer rustige muziek als een zacht accent worden gebruikt. Door te variëren in het ritme en de muziekkeuze kan de docent een onderscheid maken tussen de soorten oefeningen. Een spierversterkende oefening vraagt om een ander ritme dan een warming-up of een fitheidbevorderende oefening. Met behulp van muziek kan de docent duidelijk aangeven wanneer een oefenmoment aanbreekt en het eventuele onderlinge gepraat helpen verstommen. De invulling van het muziekgebruik is uiteraard afhankelijk van de voorkeur en ervaring ermee van de docent.

2.4 Variatiemogelijkheden

De ZwangerFit-docent kan uit diverse mogelijkheden kiezen om zo te variëren in de eigen opzet van de actieve en theorielessen. NVFB-ZwangerFit® biedt immers een breed raamwerk waarin vele variaties mogelijk zijn. Zo wordt iedere ZwangerFit-cursus specifiek afgestemd op de voorkeur van de docent, de mogelijkheden die de oefenruimte biedt en de mogelijke wensen van de cursisten. Het meest praktisch is het zowel de prepartumgroep als de postpartumgroep voor de actieve lessen in twee delen te splitsen.

Prepartum: indeling afhankelijk van de zwangerschapsduur

vroeg-prepartumgroep	16e tot 27e week gravida	*(pre vroeg)*
laat-prepartumgroep	28e tot 40e week gravida	*(pre laat)*

Postpartum: indeling afhankelijk van periode na de bevalling

vroeg-postpartumgroep	4-6 weken tot 4 maanden postpartum	*(post vroeg)*
laat-postpartumgroep	4-9 maanden postpartum	*(post laat)*

Voor de theorielessen is deze indeling niet van belang, omdat bij ZwangerFit de theorie los van de actieve lessen wordt gegeven.

Variatiemogelijkheden actieve lessen

Nadat de cursisten zijn ingedeeld, ontstaan er vanzelf variatiemogelijkheden om de groepen voor de actieve lessen te bundelen. Dit is afhankelijk van de voorkeur van de docent en de beschikbare tijd en ruimte. De hierna genoemde variatiemogelijkheden zijn bedoeld als voorbeeld.

Een actieve les prepartumgroep
Een actieve les postpartumgroep
- indeling: *Pre vroeg* + *Pre laat* samen, en *Post vroeg* + *Post laat* samen;
- opzet: bekend van de reguliere cursus zwangerschapsgym en nagym;
- voordeel: zwangeren en bevallen moeders apart;
- nadeel: de vroeg-prepartumgroep is veel mobieler en fitter dan de laat-prepartumgroep. En de laat-postpartumgroep is weer veel mobieler en fitter dan de vroeg-postpartumgroep.

of:
Een actieve les prepartum- en postpartumgroep door elkaar
- indeling: *Pre vroeg* + *Pre laat* tegelijk met *Post vroeg* + *Post laat*;
- opzet: alleen bij een klein aantal cursisten;
- voordeel: vermenging en uitwisseling;
- nadeel: de vroeg-prepartum- en laat-postpartumgroep zijn veel mobieler en fitter dan de laat-prepartum- en vroeg-postpartumgroep.

of (voorkeur!):
Een actieve les vroeg-prepartum- en laat-postpartumgroep samen
Een actieve les laat-prepartum- en vroeg-postpartumgroep samen
- indeling: *Pre vroeg* + *Post laat* samen, en *Pre laat* + *Post vroeg* samen;
- opzet: meest logisch!
- voordeel: vermenging en uitwisseling. De fitheid, bekkenstabiliteit en functioneren van het bekken en de bekkenbodemspieren van de cursisten komen min of meer met elkaar overeen;
- nadeel: de docent moet in de gaten houden wie zwanger of al bevallen is.

Variatiemogelijkheden actieve en theorielessen

3× per maand actieve lessen
1× per maand een theorieles (in plaats van actieve les)
- opzet: wekelijks één uur les (actieve les of theorieles);
- voordeel: de docent verliest geen extra tijd aan de theorielessen;
- nadeel: 1× per maand theorie-uitleg lijkt wel wat weinig, de stof voor één theorieles kan al snel te veel worden en het is een duidelijk nadeel om een week niet te oefenen.

of:
Eerst een korte theorieles (15 minuten)
Daarna een actieve les (45 minuten)
- opzet: wekelijks één uur;
- wie een theorieles wil bijwonen komt wat eerder, het oefenen komt daarna;
- voordeel: vaste tijden voor actieve en theorielessen, gemakkelijk bij gemengde groep;
- nadeel: een theorieles speciaal voor de prepartum- of de postpartumgroep moet aansluiten bij de actieve les. Bij twee actieve lessen (pre- en postpartum) wordt dit wisselen en is onhandig.

of (voorkeur):
Tussen twee actieve lessen in komt een theorieblok
- opzet: meest logisch!
- één uur actieve les – één uur theorieles – één uur actieve les;
- indeling:
  - actieve les prepartumgroep – theorieles – actieve les postpartumgroep;
  - actieve les *Pre vroeg* + *Post laat* – theorieles – actieve les *Pre Laat* + *Post vroeg (voorkeur)*;
- voordeel: de theorieles kan zowel door cursisten uit de eerste als uit de tweede actieve les bijgewoond worden door respectievelijk wat langer te blijven of wat eerder te komen. De cursisten die de theorieles niet willen bijwonen komen op het gebruikelijke tijdstip van de actieve lessen.
- nadeel: er moet extra tijd en ruimte zijn.

Het mengen van pre- en postpartumgroepen doet wellicht wat vreemd aan, maar bedenk dat er in elke opzet niveauverschil is tussen cursisten. Ook bij een groep met alleen zwangeren zal de ene cursist een oefening met moeite kunnen uitvoeren en de andere nog met gemak, zodat de docent voor beide zwangeren de oefening verlicht of verzwaart. Dit is in principe bij het gemengd oefenen hetzelfde. De cursisten begin-prepartum en laat-postpartum, en de cursisten laat-prepartum en begin-postpartum, hebben ongeveer hetzelfde niveau zowel wat betreft moeite met het stabiliseren van het bekken en de lage rug als het hervinden van het juiste bekkenbodemgevoel.

Bovendien is iedere NVFB-ZwangerFit® docent tevens fysiotherapeut en dus gewend om in te spelen op het individuele niveau van de cursist of cliënt.

ZwangerFit is dan ook niet een strak keurslijf maar een raamwerk, waaruit de docent de eigen optimale les kan samenstellen. In dit boek worden steeds diverse manieren aangereikt, zodat docenten hun eigen ZwangerFit-les een persoonlijke invulling kunnen geven.

2.5 Pr ZwangerFit (public relations)

Om als ZwangerFit-docent je eigen cursus te promoten en op te starten en je product te 'verkopen' is enige kennis van de marketing nodig. Waarschijnlijk zijn er in de regio al aanbieders van zwangerschapsbegeleiding (thuiszorg, sportschool). Dus is het zaak duidelijk te maken waarin ZwangerFit zich onderscheidt van andere producten zwangerschapsbegeleiding. Daarnaast is het belangrijk om je doelgroep te bepalen: voor wie kan ZwangerFit in deze regio een belangrijke aanvulling zijn? Tevens moet je jezelf als docent zien te promoten: wie ben ik en wat heb ik aan deskundigheid in huis? Ook de inhoud van de cursus ZwangerFit is belangrijk: welke meerwaarde heeft ZwangerFit? En dan is de prijs van de cursus een belangrijk aspect: niet te duur maar wel reëel voor wat je te bieden hebt. In de marketing worden al deze punten de zes P's genoemd.

Product

ZwangerFit is een product dat zich onderscheidt van andere 'producten zwangerschapsbegeleiding' door:

- vroegere start van begeleiding in de zwangerschap, namelijk al vanaf de zestiende week van de gravida, zo mogelijk tot aan de partus;
- langere postpartumbegeleiding, namelijk vanaf vier tot zes weken na de bevalling, zo nodig tot negen maanden postpartum;
- scheiding van actieve en theorielessen, in de verhouding 3:1;
- combinatie van zwangerschapscursus en wetenschappelijk onderbouwde kennis van bekkenproblematiek en bekkenbodem(dis)functies peripartum, aangevuld met specifieke bekkenfysiotherapeutische kennis op het gebied van praktijkbegeleiding voor bekkenstabilisatie en bekkenbodemoefentherapie;
- toepassingen uit de aerobics- en fitnesswereld met gebruik van muziek, aangepast aan de peripartumperiode.

Plaats

Met plaats wordt de doelgroep bedoeld waaraan je je product ZwangerFit wilt 'verkopen'. Dit zijn uiteraard zowel de zwangere als pas bevallen vrouwen. Het is echter ook belangrijk dat de verwijzers op de hoogte zijn van je product ZwangerFit. Dit zijn in eerste instantie de verloskundigen, huisartsen en gynaecologen. Zij zijn degenen die de vrouwen in hun pre- en postpartumfase begeleiden en kunnen attenderen op het product ZwangerFit in hun regio. Daarnaast willen zorgaanbieders je product ZwangerFit wellicht inkopen. Dit kan de thuiszorgorganisatie zijn, maar ook de grootste zorgverzekeraar in de regio die een extra 'lokkertje' in zijn zorgpakket wil hebben om jonge gezinnen te trekken zich bij hem te verzekeren.

Persoon

Ook de docent ZwangerFit moet zichzelf 'verkopen': hoe is de relatie met eventuele oud-cursisten, ex-patiënten of verwijzers (verloskundigen, huisartsen, specialisten)? Wanneer je als (bekken)fysiotherapeut of docent zwangerschapsbegeleiding al een goede naam hebt opgebouwd, is dat in je voordeel. De naamsbekendheid van de fysiotherapiepraktijk of sportschool waar je je lessen gaat geven kan ook een rol spelen. Kortom: het is slim om te investeren in je pr. Maak persoonlijk kennis met de verloskundigen, stel je bescheiden op naar artsen en specialisten en stel je op de hoogte van de gebruiken en mogelijkheden in de verloskundige praktijk (echografie, baarkruk, onderwater bevallen?). Vraag na wat de voorkeur van de verloskundige of huisarts is bij bevallen, zodat je je verhaal daaraan kunt aanpassen, wat weer goodwill en vertrouwen schept. Informeer in de ziekenhuizen in de buurt naar beleid en mogelijkheden rondom zwangerschap, baring en kraamzorg. De aanstaande 'afnemers' van je product moeten je immers je succes gunnen.

Proces

Bij proces gaat het om de inhoud van je product ZwangerFit. Met welke argumenten kun je mogelijke 'klanten' overtuigen van je product? Deze argumenten kunnen, afhankelijk van de doelgroep (de 'plaats') een ander gewicht krijgen. Een zwangere vrouw wordt waarschijnlijk door andere argumenten overtuigd dan een verloskundige. Pas je verhaal hier dus op aan!

- Doelstelling van ZwangerFit is, naast kennisoverdracht en het leren te vertrouwen op het lichaam, door fitheidstraining en deskundige voorlichting te komen tot een zo goed mogelijke vorm van preventie voor eventuele bekken- en bekkenbodemklachten. Dit leidt tot het minder voorkomen van bekkenklachten en tot een betere spierfunctie en beheersing van de bekkenbodemspieren. Dit draagt bij aan een betere uitgangspositie voor de bevalling en kortere hersteltijd postpartum, waarbij de vrouw langer mobiel en zelfredzaam kan blijven en haar taken weer eerder kan hervatten.
- Uit wetenschappelijk onderzoek blijkt onder andere steeds meer dat gerichte bekkenbodemoefeningen kunnen helpen bekkenbodemdisfuncties in de zwangerschap en in de periode na de bevalling te voorkómen of te verminderen en zo kunnen bijdragen aan een betere kwaliteit van leven, verlaging van de ziektekosten en langer mobiel en zelfredzaam blijven. NVFB-ZwangerFit® garandeert deskundige begeleiding op een zo specifiek gebied in deze bijzondere levensfase.

Promotie

Met promotie wordt de public relations (pr) bedoeld om je product onder de aandacht te brengen. Dit wordt verdeeld in betaalde promotie (reclame, folder, brochures) en onbetaalde promotie (mond-tot-mondreclame van eerdere cursisten, verloskundigen, artsen, zorgverzekeraar, thuiszorgorganisatie, bericht in de lokale krant). Voorbeelden van promotie:

- Maak duidelijke brochures of folders voor de zwangere vrouwen en jonge moeders.
- Leg informatie over je cursus op het consultatiebureau, kinderdagverblijf of andere plaatsen waar veel (aanstaande) moeders komen.
- Zorg voor een promotiestukje of advertentie in de plaatselijke huis-aan-huiskrant.
- Maak kennis met de verloskundigen en artsen in de regio.
- Niets is zo belangrijk als mond-tot-mondreclame! Zorg dat je een goede naam opbouwt en houdt.

Prijs

Uiteraard zijn de kosten voor de cursus ZwangerFit van belang. Voor de zwangere of pas bevallen vrouw is dit een belangrijk punt, maar ook verloskundigen of huisartsen willen weten of de cursus tevens geschikt is voor zwangeren met een kleinere beurs. De prijs hangt af van verschillende sociaal-culturele factoren: wordt ZwangerFit gegeven in een fysiotherapiepraktijk of sportschool, wordt de cursus ingekocht door een zorgverzekeraar of thuiszorgorganisatie? Er kan bijvoorbeeld gekozen worden voor een vast bedrag per prepartum- of postpartumperiode, of een vast bedrag per actieve les en een vast bedrag per theorieles.

REFERENTIES

Aalpoel E. Workshop NVFB voorjaarscongres. 2008.
Hentzepeter-van Ravensberg HD, Brand B van den. ZwangerFit. NVFB. Functieprofiel bekkenfysiotherapeut. NVFB, december 2001.
NVFB. Functieprofiel bekkenfysiotherapeut. december 2001.

3 Voorwaarden ZwangerFit

Voorwaarden voor het opzetten en uitvoeren van NVFB-ZwangerFit® zijn verdeeld in voorwaarden waaraan de ZwangerFit-docent moet voldoen en voorwaarden waaraan de oefenruimte voor zowel de actieve als theorielessen dient te voldoen. Daarnaast zijn er randvoorwaarden zoals hulpmiddelen om de lessen zo optimaal mogelijk te kunnen geven.

3.1 Benodigde kennis ZwangerFit-docent

De NVFB-ZwangerFit® docent beschikt over specifieke kennis omtrent de veranderingen in de peripartumperiode, zowel in lichamelijk als psychosociaal opzicht, en heeft een adequate attitude voor deze categorie cursisten. Daarnaast heeft de docent zich verdiept in de inspanningsfysiologie, het gebruik van muziek, aerobics- en fitnesselementen en groepsdynamica, gerelateerd aan de peripartumperiode. De ZwangerFit-docent weet ook welke hulpmiddelen bruikbaar zijn tijdens de actieve en theorielessen. De ruimte waarin de ZwangerFit-lessen gegeven worden voldoen, behalve aan de door het KNGF (Koninklijk Nederlands Genootschap voor Fysiotherapie) gestelde eisen voor groepslessen, aan aanvullende voorwaarden.

De NVFB-ZwangerFit® docent beschikt over kennis van:
- anatomie, fysiologie en pathologie van de vrouw gedurende de peripartumperiode. Deze omvat de negen maanden van de zwangerschap (prepartum), de bevalling (partus) en de negen maanden ontzwangering daarna (postpartum);
- obstetrie, gynaecologie en verloskunde, voor zover nodig in het kader van het fysiotherapeutisch handelen;
- psychologie, psychofysiologie en psychopathologie gerelateerd aan zwangerschap, bevalling en ouderschap;
- andragogie en didactiek, voor het opzetten en uitvoeren van leerprogramma's in de vorm van cursussen en het werken met groepen;
- het functioneren en disfunctioneren van het bekken;
- het functioneren en disfunctioneren van de bekkenbodemspieren;
- inspanningsfysiologie;
- bewegen op muziek;
- aerobics- en fitnesselementen en het gebruik van hulpmiddelen hierbij;
- specifieke attitude voor deze categorie cursisten.

Competenties ZwangerFit-docent

De NVFB-ZwangerFit® docent heeft méér kennis in huis dan nodig is om lessen zwangerschapsbegeleiding te kunnen verzorgen. Met deze aanvullende kennis is de ZwangerFit-docent in staat om de juiste inschatting te maken bij mogelijke klachten die de cursist in de pre- of postpartumlessen aangeeft. De docent ziet de cursisten vrijwel wekelijks, in tegenstelling tot de verloskundige, arts of specialist, en is hierdoor laagdrempelig. Er kan zo een vertrouwensband met de cursist worden opgebouwd, waardoor klachten rondom bekken of bekkenbodem gemakkelijker bespreekbaar lijken. Ook ziet de ZwangerFit-docent hoe de cursisten bewegen en hoe snel ze herstellen na inspanning. Op grond van informatie van de cursist (direct of indirect) en de kennis van de docent kan deze laatste de cursist adviseren eerder contact op te nemen met de begeleidend verloskundige, arts of specialist.

De ZwangerFit-docent is in staat om de opgedane kennis uit te dragen op een niveau dat overeenkomt met dat van de cursisten. Tevens weet de docent wat de cursisten wel of niet verteld moet worden. Het gaat tenslotte om begeleiding bij een fysiologische zwangerschap van actieve vrouwen of om begeleiding van herstellende vrouwen na een goed doorstane bevalling. Kennis van mogelijke pathologie en aandachtspunten in de peripartumperiode is bij de ZwangerFit-docent aanwezig, maar wordt alleen toegepast indien deze daar aanleiding toe ziet. Weten hoe met aanvullende kennis omgegaan dient te worden, is dan ook een meerwaarde van de NVFB-ZwangerFit® docent.

3.2 Inrichtingseisen

De inrichtingseisen voor de oefenruimte waarin ZwangerFit wordt gegeven, zijn in overeenstemming met de KNGF-eisen voor de fitnessruimten.

Algemene eisen zijn:
- De oefenruimte is goed bereikbaar, zowel met de fiets als de auto en eventueel met de bus.
- Voor de fiets en auto is er voldoende parkeergelegenheid, met verlichting en een gevoel van veiligheid.
- De ruimte is volgens normale standaarden verwarmd en voldoende geventileerd, zonder dat het tocht.
- De oefenruimte is goed maar niet hinderlijk verlicht.
- De ruimte biedt plaats aan acht tot tien bewegende personen, met voldoende ruimte om ook liggend te oefenen. Voor acht personen wordt een oppervlakte van 100 m^2 gerekend.
- Een rustige ruimte heeft de voorkeur, in verband met het waarborgen van de privacy en de rust die nodig zijn voor de ontspanningsoefeningen.
- Er is een wachtruimte die geen deel uitmaakt van de oefenruimte.
- Er is een toilet in de directe nabijheid van de oefenruimte.
- Tevens is er een keukenblok met minstens de mogelijkheid om schoon water te drinken, eventueel aangevuld met koffiezetapparatuur, een waterkoker en goed te reinigen of wegwerpdrinkbekers.
- Een extra (omkleed)ruimte is prettig, maar niet verplicht.

De veiligheidseisen zijn:
- De ruimte voldoet aan algemeen geldende bouweisen en brandveiligheideisen.
- Er zijn ramen en een nooduitgang.
- De ruimte beschikt over goedgekeurde elektriciteits- en energievoorziening.
- De zaal is schoon en stofvrij, met een nat te reinigen vloer.
- De benodigde inventaris is van zodanige kwaliteit en constructie, dat deze bij normaal gebruik geen gevaar voor personen oplevert.
- Alle apparatuur die voor de actieve lessen ZwangerFit gebruikt wordt, voldoet aan de wettelijke veiligheidseisen en is geschikt voor professioneel gebruik.

- De oefenruimte beschikt over een evacuatieplan bij calamiteiten, een telefoon met de nummers van de beveiliging en medische hulpdiensten, en een EHBO-koffer.

De hygiëne-eisen zijn:
- Er is een toilet in de buurt met een gelegenheid om de handen te wassen.
- Er zijn een zeepautomaat, papieren handdoekjes en een pedaalemmertje.
- Alle ruimten waarvan zowel de cursisten als de docent ZwangerFit gebruikmaken, worden wekelijks op verantwoorde wijze gereinigd. Zoals de oefenruimte zelf, de wachtruimte, het toilet, en de ruimte waar het keukenblok zich bevindt.
- Daarnaast worden de inventaris en materialen maandelijks op verantwoorde wijze gereinigd.

3.3 Hulpmiddelen

Hulpmiddelen kunnen bij zowel de actieve als theorielessen ZwangerFit worden gebruikt. De volgende lijst is een opsomming van mogelijke hulpmiddelen. Daadwerkelijk gebruik hiervan is afhankelijk van de te geven les, de voorkeur van de ZwangerFit-docent of de meerwaarde voor de cursisten op dat moment. Het is zeker geen opsomming die leidt tot verplichte aanschaf van al deze hulpmiddelen. Een aantal van deze hulpmiddelen zal in de ZwangerFit-lessen echter wel noodzakelijk zijn en de docent zorgt voor de aanwezigheid ervan. Wat in ieder geval nodig lijkt te zijn is een selectie van oefenmateriaal, didactisch materiaal, oefenmatten en muziek. De volgende opsomming is een indicatie.

Algemeen
- stoelen en tafel(s);
- naamkaartjes en pennen;
- benodigdheden om koffie, thee of frisdrank te serveren.

Oefenmateriaal (zie deel 3):
- dyna bands / grote elastieken in verschillende sterkten en lengten
- gewichtjes / dumbells / halters van 0,5 tot 5 kg
- ballen
- grote ballen (± 80 cm doorsnede) om op te oefenen (skippy, bobath)
- stokken
- stepbankje / stepps
- springtouwen
- trampoline
- hoela hoop
- fitnessapparatuur
- kussens
- sisselkussens
- oefenbankje
- oefentol

Oefenmatten:
- dikke en dunne oefenmatten;
- kussens gevarieerd.

Didactisch materiaal:
- geboorteatlas (Birth atlas, Dickenson);
- babypop;
- wandplaat bekkenbodem en de buikorganen;
- wandplaat vrouwelijk bekken;
- fantoom vrouwelijk bekken;
- tv met aanvullende apparatuur voor het bekijken van video's of dvd's;
- beamer met laptop voor een PowerPoint-presentatie;

- flapover met stiften/schoolbord met krijtjes.

Mogelijkheid om video of dvd te gebruiken of een PowerPoint-presentatie te geven:
- over zwangerschap, bevalling en de periode daarna;
- bevallen in andere culturen;
- over borstvoeding en flesvoeding, voedingshoudingen;
- diverse vormen van babymassage;
- over het dragen van kinderen;
- over diverse theorieonderwerpen (zie deel 2).

Foldermateriaal (zie deel 5)

Folder NVFB-ZwangerFit®	Intakeformulier ZwangerFit prepartum
Intakeformulier ZwangerFit postpartum	Evaluatieformulier ZwangerFit
Adviezen toiletgedrag	Adviezen bij bekkenpijn
Adviezen voor de bevalling	Adviezen voor de partner
Adviezen en oefeningen in het kraambed	Adviezen hanteren baby
Adviezen perineummassage	Folder bekkenfysiotherapie
Scorelijst Quebec	Aanbevolen boeken
Scorelijst Borg-schaal	Aanbevolen internetadressen
Scorelijst Tampa	KNGF inrichtingseis fitness
Scorelijst Prafab	Veneuze pompoefeningen

Muziek:
- cd-speler;
- diverse cd's voor aerobics. De BPM (beats per minute) moet goed staan aangegeven en de beat is duidelijk aanwezig en herkenbaar;
- cd's met 115-128 BPM, 99-129 BPM, met 53-96 BPM en $\leq$ 90 BPM.

Fitnessapparatuur:

fietsen	loopband
hometrainer	oefenbankje
squat rek	cabels (roeimachine, front lat pull down)
legpress	chestpress
lower back	dorsal machine
legcurl	legextension
pully	abshaper

Extra:

hartslagmeter	saturatiemeter
bloeddrukmeter	weegschaal
meetapparatuur body mass index	grote spiegel ten behoeve van houdingsoefeningen
draagzak, draagdoek, babybag	benodigdheden voor babymassage

REFERENTIES

Hentzepeter-van Ravensberg HD, Brand B van den. ZwangerFit. NVFB. Functieprofiel bekkenfysiotherapeut. december 2001.
KNGF. Inrichtingseis voor de fysiotherapiepraktijk.
Vereniging voor hygiëne en infectiepreventie in de gezondheidszorg. november 1999.

4 Groepsprocessen

Voor wie groepslessen geeft, is het nuttig om kennis te nemen van groepsontwikkeling, het omgaan met groepsproblematiek en het gebruik van het groepspotentieel. Een fysiotherapeut is al gewend met mensen om te gaan, maar een consult in een fysiotherapeutische setting is natuurlijk niet te vergelijken met een groepsles. In de eerste plaats is het geen een-op-eensituatie en verder is er geen therapeut-patiëntrelatie. In een fysiotherapeutische setting neemt de patiënt meer van de therapeut als deskundige aan. In een groepsles wordt kennis met elkaar gedeeld. De ZwangerFit-docent is uiteraard de aangever en hoofdverantwoordelijke, maar de cursisten bepalen mede de manier waarop de les zal verlopen.

Bij vrijwel alle vormen van zwangerschapsbegeleiding voelen verschillende groepsleden zich deskundig. De eerste deskundige is uiteraard de docent zelf, die is opgeleid om de cursisten op een verantwoorde manier te begeleiden. Maar daarnaast zijn er vaak cursisten die al eerdere ervaringen hebben met zwangerschap en bevalling. Sommige cursisten proberen zich zo uitgebreid mogelijk voor te bereiden door overal al dan niet ter zake doende informatie te verzamelen. Andere cursisten zijn wellicht beter bekend met aerobics of hebben al veel in een sportschool of met fitness getraind. Al deze cursisten hebben een eigen verleden, waarin ze ervaringen hebben opgedaan of kennis hebben vergaard over onderwerpen die in de ZwangerFit-lessen aan bod kunnen komen.

Ieder een eigen plek in de groep geven, leren de meningen van anderen te respecteren, aandacht krijgen voor andermans ervaringen, leren van de kennis van elkaar, vertrouwen krijgen en angst verminderen, dat alles is mede de taak van de ZwangerFit-docent. Dat maakt groepslessen wezenlijk anders dan een consult. In een groepsles staat de docent meer ín de groep, dan ervóór. De docent is meer een adviserend deskundige dan een deskundig therapeut. Om groepslessen te kunnen geven moet de docent zichzelf meer durven geven. Er wordt een beroep gedaan op de emotionele stabiliteit van de docent om de leiding over het groepsproces in de hand te blijven houden en niemand tekort te doen.

Hoewel het na deze inleiding misschien lijkt of de beginnend ZwangerFit-docent een drempel over moet om groepslessen te geven, is het goed om als docent te beseffen dat de cursisten bewust voor ZwangerFit gekozen hebben. Dat ze gemotiveerd zijn en zin hebben in een leuke en leerzame les, om met medecursisten in contact te komen en om zich op een actieve en verantwoorde manier voor te bereiden op hun bevalling of te herstellen daarvan. Hun ZwangerFit-docent helpt hen daarbij en alleen daarom al is in principe de acceptatie van de docent als groepsleider groot. Hoe het groepsproces zich verder zal ontwikkelen, heeft de docent voor het grootste deel zelf in de hand. Door al deze aspecten zijn groepslessen juist leuk, leerzaam en verrijkend om te geven!

4.1 Omgaan met groepen

Het is zinvol over de eigen houding als groepsdocent na te denken. Iedere beginnend docent zal zich bij aanvang van de cursus afvragen: Zullen de cursisten mij als leider accepteren? Zullen ze luisteren naar wat ik zeg? Kan ik aan de verwachtingen van de cursisten voldoen? Wordt het een leuke of moeilijke groep? Voor een groot deel heeft de docent de antwoorden op deze vragen zelf in de hand. De docent straalt in ieder geval uit dat hij of zij de groepsleider is. Het moet de cursisten duidelijk zijn dat de docent deskundig en onbevooroordeeld is. De docent kan de eerste les of bij iedere nieuwe intake uitleggen wat ZwangerFit is, wat de cursist van de ZwangerFit-docent mag verwachten en zo de eigen deskundigheid uitdragen. De docent biedt veiligheid, krijgt onderliggende emoties boven tafel, doorbreekt bakerpraatjes en taboes en draagt de groepsnorm uit. Lesgeven is communiceren. De manier waarop gecommuniceerd wordt is bepalend voor de mate waarin de cursist de gegeven stof opneemt.

Groepsgrootte

Een ideale groepsgrootte is acht tot tien cursisten. Zo is er voldoende persoonlijke begeleiding mogelijk. Formeel is een oneven aantal een voordeel, omdat er dan geen patstelling kan ontstaan bij meningsverschillen. Praktisch gezien is dit niet realiseerbaar, daar er altijd een cursist bij kan komen of zich voor een les afmeldt.

Groepssamenstelling

ACTIEVE LESSEN

De samenstelling van de groep is afhankelijk van het beoogde doel: bij een actieve ZwangerFit-les moeten de cursisten wat fysieke fitheid betreft min of meer gelijkwaardig zijn. Dit kan door de zwangere cursisten te verdelen in een groep vroeg-prepartum (16 tot 25 weken gravida) en laat-prepartum (26 tot 40 weken gravida), en in een groep vroeg-postpartum (4 weken tot 4 maanden na de bevalling) en een groep laat-postpartum (4 tot 9 maanden na de bevalling).

THEORIELESSEN

In een theorieles wordt de samenstelling van de groep juist bepaald door de interesse en beleving op dat moment in de zwangerschap of na de bevalling. De cursisten verschillen wellicht wat betreft fysieke fitheid, maar zijn gelijkwaardig in hun interesse in het te bespreken onderwerp. Bij een partnerles is de samenstelling van de groep weer anders dan in de andere lessen: er zijn 'vreemden' in de bestaande groep. De groep kan nu bestaan uit mannelijke of vrouwelijke partners, een meegekomen moeder, zus of vriendin.

Rol van de docent

VOOR DE GROEP

Wanneer de docent voor de groep staat, ligt het accent op de docent. Cursisten hebben een afwachtende en luisterende rol, waardoor er minder interactie tussen zowel de cursisten onderling als tussen cursist en docent ontstaat. Voor deze opzet kan gekozen worden bij theorielessen of bij een groepsuitleg tijdens de actieve lessen.

IN DE GROEP

Wanneer de docent zich in de groep bevindt, zijn alle groepsleden gelijkwaardig aan elkaar. Er ontstaat meer interactie zowel tussen de cursisten onderling als tussen cursist en docent. De cursisten voelen zich meer betrokken en medeverantwoordelijk voor het groepsproces en de les. De plaats van de docent in de groep kan wisselen en is afhankelijk van het soort les. Zit de groep in een kring dan kan de docent geregeld wisselen van plek en zo steeds naast of tegenover een andere cursist zitten. Bij oefeningen kan de docent voor de groep plaatsnemen (goed zichtbaar) of zich juist door de groep bewegen (corrigeren van de cursisten). Deze opzet kan ook gekozen worden tijdens een theorieles waarbij het niet noodzakelijk is een PowerPoint of schrijfbord te gebruiken, of bij actieve lessen met oefeningen in een kring.

Gedrag van de docent

OOGCONTACT

Het is belangrijk dat de docent met iedere cursist geregeld oogcontact heeft, zo krijgt iedereen evenveel aandacht. De docent beseft dat men snel geneigd is degene met het hoogste woord steeds te beantwoorden of aan te kijken. De docent kijkt daarom geregeld in het rond en maakt met iedereen oogcontact. Dit geeft de cursisten het gevoel dat ze gezien worden en er aandacht aan hen wordt besteed. Oogcontact nodigt uit tot een reactie, op deze manier kan de docent de stillere cursist eerder verleiden een antwoord te geven. Door bewust oogcontact te vermijden, laat de docent de drukkere cursist even wachten tot zij aan de beurt is.

BELANGSTELLING

Om goed te kunnen luisteren of te concentreren is het belangrijk dat de cursist zich 'leeg' kan maken. Dit houdt in dat de docent eerst gelegenheid geeft tot het ventileren van blokkerende emoties: het 'emmertje leegmaken'. Wanneer een cursist vol emoties zit doordat haar iets is overkomen of bezorgd of vermoeid is, kan zij haar aandacht niet goed bij de les houden. Gedachten dwalen af, er wordt niet opgelet, er kunnen fouten worden gemaakt, of er volgt op een onverwacht moment in de les een emotionele en op dat moment overtrokken reactie. Het is dus belangrijk dat de docent ruimte biedt aan het begin van de ZwangerFit-les om emoties te ventileren. Dit kan bijvoorbeeld door de cursisten eerst samen wat te laten drinken en daarna voor de les nog even kort de afgelopen week door te nemen: Wie is er op verloskundige controle geweest? Waren er bijzonderheden? Zijn er zieke baby's? Hoe gaat het doorslapen? En dergelijke. Pas als het emotionele 'emmertje' is geleegd, is de cursist weer in staat om te luisteren. Voor de docent is het belangrijk niet een pasklaar antwoord te willen geven op het geschetste probleem. Luisteren en begrip tonen zijn de kernwoorden. Niet in discussie gaan, maar de boodschap samenvatten en de gevoelens van de ander respecteren. Bij een probleem waarop dieper ingegaan moet worden, kan de docent ervoor kiezen hierop in de groep in te gaan of de cursist aan te geven hierop na de les in een privégesprek te willen terugkomen.

TAALGEBRUIK

De docent let op het eigen taalgebruik: geen vakjargon maar begrijpelijk Nederlands. Dus bijvoorbeeld 'weeën' in plaats van 'baarmoedercontracties'. Om een gehoor te kunnen boeien, is het zaak niet te lang aan het woord te zijn. Aandachtig luisteren is maar korte tijd mogelijk. Al snel dwalen de gedachten van de cursist af en maakt zij eigen gevolgtrekkingen. Zeker de zwangere cursisten zijn zowel letterlijk als figuurlijk 'vol' van zichzelf en minder geconcentreerd. De docent zorgt ervoor dat de cursisten bij de les betrokken blijven door ze mee te laten denken en vragen te stellen.

Om feedback te krijgen en erachter te komen of de uitleg begrepen is, vraagt de docent dit geregeld na: Is deze uitleg duidelijk? Om zeker te weten dat er niet nog een onderliggende vraag was, kan de docent doorvragen: Was dit wat je bedoelde? Daarom is het verstandig eerst na te denken over een antwoord, of om de vraag eerst helder te krijgen door de vraag kort samen te vatten of te herhalen.
De docent kan gebruikmaken van het groepspotentieel. Niet alleen de docent is deskundig; vooral bij psychische of emotionele processen kunnen andere groepsleden een positieve invloed hebben. Cursisten kunnen elkaar aanvullen en leren van elkaars ervaringen. Deze 'real life' verhalen worden wel gestructureerd door de docent, maar ze vormen vaak een aanvulling op de theorie.

Groepsgedrag

Om de groepsnorm positief te beïnvloeden, geeft de docent als groepsleider hierin het voorbeeld. De docent benoemt en bespreekt bepaalde onderwerpen die door sommige cursisten als een taboe kunnen worden beschouwd. Het is goed om door te vragen of om duidelijk te maken dat niet iedereen er zo over zal denken en dat andere meningen gerespecteerd worden. Het is belangrijk dat de cursisten het gevoel hebben dat ze hun gevoelens en gedachten over dit onderwerp mogen uiten. Door bewust bepaalde onderwerpen te vermijden, raakt de cursist met een vraag hierover geïsoleerd. Rondom zwangerschap, baring en een 'goede moeder zijn' bestaan mythen en taboes, irreële verwachtingen en schaamte. Praten hierover geeft veelal herkenning bij de anderen en neemt de vraagsteller serieus. Zwangerschap en bevallen zijn ingrijpende levenservaringen die impact hebben op het fysieke, psychosociale en relationele vlak. Vaak spelen gevoelens van angst voor het onbekende een rol. Het uitspreken van die angst is een eerste stap om het probleem te leren hanteren.

Eigen gedrag

Via modellering geeft de docent het gewenste voorbeeld aan de cursisten. Modellering is zelf het positieve voorbeeld geven, waardoor dit gedrag als groepsnorm wordt geaccepteerd en overgenomen. De docent benadrukt door het eigen gedrag dat er respect is voor elkaars meningen en dat ieder groepslid serieus wordt genomen. Dit schept een veilig klimaat, zodat de groepsleden zich durven openstellen voor elkaar. De docent creëert een accepterende sfeer en zorgt zo voor een klimaat van interactie en meeleven. De docent kan zelf onderwerpen bespreekbaar maken (als de docent het niet doet, blijft iets onderhuids doorzeuren) of drukt eventueel gegniffel om een 'domme' opmerking meteen de kop in door te stellen dat vrouwen vaker met deze vraag worstelen of dat dit een onderwerp is waar nog dieper op zal worden ingegaan.

4.2 Groepsontwikkeling

In de eerste ZwangerFit-les wordt de toon al gezet voor de groepsontwikkeling. Dit is het groeiproces dat de groep doormaakt. Groepsontwikkeling bestaat zowel voor de docent als de cursist uit een beginfase en een vervolgfase. Dit is het resultaat van een langzaam groeiproces, waarin het positieve gevoel van bij de groep horen en erbij horen zich ontwikkelt. Het groepsgevoel moet groeien, in de beginfase is er sprake van aftasten en onzekerheid bij de groepsleden, wat langzaamaan zal veranderen in een hecht groepsgevoel. Omdat er bij de ZwangerFit-lessen geregeld (maandelijks) een nieuwe instroom van een aantal cursisten is, is het belangrijk dat de groepsnorm direct in het begin al voor iedereen duidelijk is.

Een groep met groepsleden in min of meer dezelfde positie geeft vereenzelviging. Gemeenschappelijke ervaringen zullen immers sneller empathische groepsvorming geven. Een groep is echter meer dan de som van de individuele leden. Er ontstaat in een groep altijd groepsdynamiek, een spanningsveld dat angst kan oproepen. Iedere cursist is ofwel zwanger of net (opnieuw) moeder geworden, en allemaal kijken ze daar op een eigen wijze tegenaan. Er ontstaat dus een spanningsveld tussen gemeenschappelijkheid en individualiteit.

Groepsfasen

Iedere groep doorloopt de volgende fasen:
- parallelfase
- opnemingsfase
- wederkerigheidsfase
- eindfase.

PARALLELFASE

De parallelfase is de beginfase van de groepsontwikkeling. Cursisten zijn in deze eerste les(sen) alleen nog maar met zichzelf bezig en met het proces van eigen acceptatie in de groep. De (nieuwe) cursist houdt zich vooral bezig met vragen als: Word ik wel geaccepteerd door de anderen? Vind ik de docent wel sympathiek? Hoe kom ik over op de groep? Voel ik me hier veilig genoeg? Kloppen mijn verwachtingen? In het begin hebben nieuwe cursisten dan ook weinig aandacht voor hun medecursisten en kijken vooral de kat uit de boom. Om hun eventuele onzekerheid wat te verdoezelen, presenteren ze zich juist extra druk of juist extra zwijgzaam en afwachtend. In dit beginstadium is er nog geen groepsgevoel of aandacht voor elkaar. De cursisten spiegelen zich nog aan de docent. Alle vragen en opmerkingen worden op de docent gericht, in deze fase is de docent voor de cursist alwetend. De docent benut deze beginfase juist om de toon te zetten voor het groepsproces.

OPNEMINGSFASE

De cursisten voelen zich voor het merendeel nog gelijkwaardig aan elkaar en ieder die ‘anders’ lijkt wordt gemeden. Er ontstaan nu subgroepjes van cursisten die zich gelijkgestemd voelen en tegenstellingen in de groep komen aan het licht. In deze prille fase van de groepsontwikkeling zijn cursisten nog bang voor een afwijzing van de anderen, waardoor ze minder empathie hebben voor ‘andersdenkenden’. Hoe beter de docent in de beginfase de toon heeft gezet voor de juiste groepsnorm en aan modellering heeft gedaan, hoe beter de cursisten en de groepsontwikkeling door deze fase heen komen. De docent kan door middel van de gestelde groepsnorm de houding en het gedrag van de cursisten beïnvloeden. Door de eigen invloed aan te wenden kan de docent de groepsnorm positief helpen ontwikkelen. Er moet ruimte zijn om de gedachten en gevoelens te kunnen ventileren, veiligheid in de groep te bieden en bakerpraatjes en taboes te doorbreken. Zwanger zijn en bevallen zijn ingrijpende levenservaringen. Iedereen, cursisten en docent, heeft hierbij eigen voorkeuren, ideeën, wensen, opvattingen of ervaringen. De taak van de docent is aandacht geven aan het feit dat er verschillende meningen naast elkaar kunnen bestaan en aan te geven dat verschillende visies of emoties gelijkwaardig kunnen zijn. Om toch weer een groepsgevoel te laten ontstaan kan de docent uit alle verschillende visies een gemeenschappelijk basisgevoel destilleren. De docent kan gebruikmaken van het aanwezige groepspotentieel. De docent kan de groep stimuleren in het zelfoplossend vermogen om samen te leren van elkaars ervaringen. Ook emotionele en psychische aspecten kunnen met elkaar gedeeld en ervaren worden.

WEDERKERIGHEIDSFASE

In de wederkerigheidsfase is de groepsontwikkeling gelukt. De groep is gerijpt. Hoe eerder deze fase is bereikt, hoe langer de groepsleden in de cursusperiode in deze fase blijven. Ieder lid wordt gerespecteerd en opgenomen in de groep, en durft meningen en gevoelens vrijelijk te uiten. Er ontstaat een sfeer van echte intimiteit en plezier met elkaar. De cursisten hoeven zich niet meer bedreigd te voelen of te verdedigen voor 'andere' standpunten. Toch is het belangrijk de verschillen te blijven benadrukken, om geen onderdrukking van eigenheid te gaan krijgen. In deze gerijpte fase is een stabiel evenwicht bereikt, waardoor het voor de groepsleden gemakkelijker is om nieuwelingen (nieuwe cursisten/partners) toe te laten. Hoewel er meer een wij-gevoel is ontstaan, wat afwijzend kan overkomen op buitenstaanders, staat de groep op zichzelf meer open voor nieuwe contacten dan in de beginfase. Als er wat meer tijd zit tussen de regelmatige komst van nieuwe cursisten, is er ook tijd om aan elkaar te wennen. Eens per maand nieuwe cursisten toevoegen verdient daarom de voorkeur boven wekelijkse instroom.

EINDFASE

Het wordt tijd voor het afscheid van vertrekkende groepsleden. De cursisten anticiperen op het feit dat ze binnenkort de groep gaan verlaten. Soms leidt dit tot verminderde inzet voor de groep, tot emoties zoals rouw (verlies van gelijkgestemden) of onzekerheid (kan ik het nu wel zelf?). De docent herkent deze gevoelens en ventileert ze. De cursist kan bijvoorbeeld plotseling onzeker worden over de naderende bevalling: weet ik het nu echt wel? Of over het moederschap: aan wie moet ik nu dingen vragen? Belangrijk is dat de docent met de zwangere cursisten praat over het naderend moederschap en het afscheid van het zwanger-zijn. Voor een eerste zwangerschap geldt tevens het afscheid van de periode zonder kinderen en het afscheid van zelf alleen maar partner en kind-zijn naar zelf moeder worden. Voor de postpartumcursisten geldt dat ze op eigen benen verdergaan en zich verder zullen ontwikkelen. Het kan fijn zijn om de tot stand gekomen contacten te benadrukken; de vriendschappen en het delen van ervaringen met elkaar hoeven niet te stoppen, omdat de cursus afloopt.

De docent kan een sturende rol vervullen in het stimuleren van groepsleden om elkaar geregeld te blijven zien. Het blijkt dat jonge moeders zich eenzaam kunnen voelen met alleen de dagelijkse zorg voor hun kind(eren) en met weinig contacten met volwassenen. Dit kan komen doordat ze van fulltime werken ineens meer thuis zitten, en tot de ontdekking komen dat ze vrijwel geen vriendinnen in de buurt hebben wonen. Of doordat ze in een nieuwe wijk wonen met veel werkende stellen of juist in een buurt met ouderen en weinig lotgenoten. Uiteraard zijn familie en goede vrienden belangrijk, maar wanneer die verder weg wonen, kan het zwaar vallen om er overdag alleen voor te staan. Contacten met vrouwen in dezelfde situatie en in de buurt geeft vaak verlichting door kleine zorgen te bespreken en te delen. Bovendien is de drempel lager om de baby even voor een boodschap achter te laten bij iemand die ook een baby heeft.

4.3 Groepsdynamiek

In een groep ontstaat altijd groepsdynamiek. Er is immers voortdurend interactie tussen de groepsleider en de cursisten, maar ook tussen de cursisten onderling. Ook is er lichamelijke dynamiek bij de cursisten: de zwangerschap die vordert of de pasgeboren baby die zich ontwikkelt. Er is groei, er zijn ontwikkelingen en onverwachte verrassingen. Er kan blijdschap of teleurstelling zijn, de cursist kan zich anders voelen dan ze verwachtte, onverwachte wendingen kunnen zowel positief als negatief uitpakken of verwachtingen kunnen anders bewaarheid lijken te worden. Met al deze dynamische ontwikkelingen in de groep wordt de groepsleider elke les weer opnieuw uitgedaagd om de eenheid te bewaren en de les vorm te geven. Soms vragen specifieke gedragingen van cursisten om een adequate aanpak van de groepsleider. Dat geldt bijvoorbeeld voor de altijd nadrukkelijk aanwezige cursist, de praters, de negatieve cursist, de angstige of de zwijgzame cursist. Belangrijk is duidelijk te maken dat de docent de groepsleider is en het laatste woord heeft.

Nadrukkelijk aanwezige cursist

Bij de nadrukkelijk aanwezige cursist is het handig te letten op de plaats in de kring. Bewust naast deze cursist gaan zitten helpt om oogcontact met haar te verminderen (en meer oogcontact te maken met de anderen) en zo anderen beter te kunnen uitnodigen om te antwoorden. Ook helpt het om vriendelijk aan te geven dat haar mening je nu bekend is en je graag een andere mening wilt horen, of bij een volgende vraag te zeggen dat je graag het woord geeft aan iemand die nog niet veel inbreng heeft gehad. Wanneer iemand te veel het woord neemt, kun je zeggen dat je je tot het onderwerp van de les wilt beperken (en eventueel na afloop of een andere keer met haar hierop verder wilt ingaan) of aangeven dat dit niet tot de lesstof behoort en ze hier beter met haar verloskundige of gynaecoloog op kan doorgaan. In een apart gesprek kun je nagaan of ze een bepaalde reden heeft om zich zo te gedragen (bijvoorbeeld onzekerheid of angst).

Praters

De praters zijn zich vaak van geen kwaad bewust, maar kunnen de les verstoren door steeds te blijven kletsen. Het helpt nog wel eens om tegenover deze cursisten te gaan zitten (oogcontact afdwingen) en om duidelijk te maken dat het hinderlijk is als er steeds doorheen wordt gepraat. Niet doen: zelf harder gaan praten. Dan wordt de kakofonie alleen maar erger.

Negatieve cursist

Het is belangrijk erachter te komen waarom deze cursist zo negatief reageert. Alles is stom, waar is dat nu goed voor, doe mij maar een keizersnee. Het is moeilijk voor het groepsproces als een cursist zich negatief gedraagt en hierin anderen meetrekt. De docent kan vragen of er wellicht een oorzaak is dat de cursist deze mening heeft: Heeft ze zelf zoiets meegemaakt? Erover gelezen? Is dit iets waar ze bang voor is en waarom? Dit kan eventueel in een apart gesprek. De docent kan ook in de les aangeven dat dit een wel heel negatieve benadering is en dat het gelukkig meestal anders gaat (met uitleg waarom).

Angstige cursist

De angstige cursist kan een negatieve cursist zijn, maar ook juist een stille binnenvetter of een steeds aandacht vragende cursist ('ja maar als...'). Deze cursist is bang voor het onbekende. Dit kan zich uiten door veel te willen weten over zwanger zijn en bevallen, allerlei boeken en films hierover willen zien en bevalverhalen te willen horen (en daardoor dan nog angstiger te worden) of door zich juist hiervoor af te sluiten. In het eerste geval wil de cursist veel vragen en weten, maar al snel slaat dit door in antwoorden willen op onrealistische noodsituaties. In het tweede geval brengt de cursist weinig in en houdt ze zich op de achtergrond. De docent probeert de angst boven tafel te krijgen en duidelijk te maken wat daarvan 'echt' is en wat irreëel. 'Angst voor de bevalling' is bijvoorbeeld bang voor de eindfase van de ontsluiting (angst voor pijn, voor hard gillen). De docent kan hierop een deskundig antwoord geven. Wat is reëel en wat niet, wat kun je verwachten en waarom, wat hoort nog bij een fysiologische baring en wanneer wordt er ingegrepen? Dit vermindert de angst voor het grote onbekende tot, als het goed is, een beheersbare spanning voor een zo goed mogelijk voorbereide gebeurtenis. Te veel lezen, kijken of praten kan hierbij juist averechts werken: vertrouwen op je gevoel, op je ademhaling, op je lichaam en je baby is voor deze cursisten een beter advies. Dit kan ook gelden voor de postpartumgroep: een jonge moeder die onzeker wordt gemaakt door alle tegenstrijdige adviezen (consultatiebureau, eigen moeder, buurvrouw, partner) kan baat hebben bij ontspanningsoefeningen en leren luisteren naar haar eigen gevoel en te vertrouwen op haar eigen intuïtie wat betreft de baby.

Stille cursist

De stille cursist kan bereikt worden door haar direct aan te spreken (wat vind jij hiervan?), door tegenover haar te gaan zitten (oogcontact) of door apart na te vragen of er iets anders aan de hand is.

Groepspotentieel

In deze situaties kan de docent ook gebruikmaken van het groepspotentieel. Dit is een niet te onderschatten fenomeen dat de docent vooral in moeilijke situaties kan helpen de groep te leiden. Tenslotte is de docent ook maar een mens, met eigen verwachtingen en emoties, die niet op alle situaties even adequaat kan reageren. Het is fijn als er dan een groepsnorm is ontstaan waarin de docent kan aangeven even geen raad of antwoord te weten. Dat kan een situatie met een 'lastige' cursist zijn die, na eerdere pogingen van de docent om het gedrag te veranderen, tot de orde geroepen wordt door een medecursist. Het prettige is dat een medecursist het wel kan maken om te zeggen dat het geklier moet ophouden, terwijl de docent het vaak aardiger wil brengen (soms met minder resultaat). Ook bij slechtnieuwsgesprekken, als de groep aangeslagen is door een verdrietige mededeling, kan het groepspotentieel uitkomst bieden. Sommige cursisten kunnen steun vinden bij elkaar, anderen kunnen de boodschapper (docent) helpen door aanvullingen te geven en zo het nieuws gezamenlijk te verwerken. Ook kan een van de cursisten, als de docent het zelf even te machtig wordt, de leidersrol op een vanzelfsprekende manier overnemen en de emoties in goede banen helpen leiden. Deze momenten zijn kostbaar en de docent zal dankbaar zijn dat de investeringen in de groepsnorm hiertoe hebben kunnen leiden.

Een docent:
'Ik zal nooit vergeten hoe ik als zwangerschapsdocent een groep vrouwen begeleidde die inmiddels rond de dertigste week zwanger waren. Op een avond werd ik onverwacht gebeld door een cursist: ze bleek met spoed opgenomen te zijn in het ziekenhuis wegens een gevonden leverafwijking van de baby. De aandoening was niet behandelbaar en niet met het leven verenigbaar, en de bevalling zou met een paar dagen opgewekt worden. Of ik het aan de groep wilde vertellen. Dit viel me uiteraard erg zwaar. Na mijn verhaal was iedereen aangedaan en hield als vanzelfsprekend de buik met het eigen ongeboren kind beschermend vast en de vraag die in de lucht hing kwam al snel: Wat nu als ook mijn kindje iets mankeert? Durf ik nog van mijn zwangerschap te genieten? In de stilte die volgde, probeerde ik een antwoord te formuleren dat recht deed aan het verdriet maar ook geruststellend kon zijn, maar de woorden kwamen niet. Opeens zei een wat oudere cursist met vier kinderen met zachte stem: 'Lieve meiden, iedere zwangerschap is anders en voelt anders. Laat andermans verdriet niet jouw verdriet worden. Vertrouw op je eigen lijf, je eigen kind, je eigen gevoel. Voel hoe je baby beweegt in je buik. Durf op je baby te vertrouwen zoals hij ook op jou vertrouwt.' Ik ging hier op door, door allen te vragen de handen rustig om hun eigen buik te leggen en langzamer te ademen, waarna ik verderging met een rustige buikademhalingsoefening waarin we ons richtten op de bewegingen van ons kindje en daaruit vertrouwen probeerden te halen. Ik was de cursist dankbaar voor haar steun en ingrijpen om met haar rust en ervaring de groep weer op de rit te krijgen. Nadat iedereen bevallen was, kwam de jonge vrouw die haar kindje had verloren nog een keer langs in de groep om te vertellen over de vier mooie dagen die ze nog met hun zoontje hadden mogen meemaken voor het definitieve afscheid kwam. Het was een aangrijpende ervaring om nooit te vergeten.'

4.4 Slechtnieuwsgesprek

Bij het werken met zwangere vrouwen ontkom je er als docent niet aan dat er ook wel eens iets anders verloopt in de zwangerschap of tijdens de bevalling dan verwacht of gehoopt (handicap, overlijden baby). De docent begeleidt de cursisten in totaal misschien wel een jaar lang, dus de kans dat er op relationeel of sociaal niveau in de privésfeer een ingrijpende gebeurtenis plaatsvindt, is eveneens reëel (scheiding tijdens de zwangerschap, overlijden partner of ouder kind). Omgaan met een slechtnieuwsgesprek hoort daarom ook tot de competenties van de ZwangerFit-docent.

Emoties cursist

Een ingrijpende mededeling roept emoties op. Denk aan teleurstelling of verdriet, frustratie of boosheid. Deze worden vaak extremer geuit dan achteraf bedoeld, juist omdat het primaire reacties zijn én omdat de cursisten in een emotioneel wat labiele fase in hun leven verkeren. De reacties kunnen variëren van een gevoel van onrechtvaardigheid: 'waarom gebeurt dit bij mij' tot een gevoel van agressie: 'je hebt het mis, het is jouw schuld'.

Reactie docent

Belangrijk is dat de docent zelf rustig blijft: jouw rust laat ook de anderen bedaren. Bedenk dat de primaire emoties eerst geuit moeten worden ('het emmertje laten legen'), vóórdat de ander tot luisteren in staat is. Laat de cursist de emoties uiten en reageer rustig, ook op eventuele beschuldigingen. Let op je eigen toonhoogte en praatsnelheid, dwing jezelf rustig adem te halen. Vaak slaan primaire emoties snel om: van woede naar verdriet, van boosheid naar huilen. Probeer kalm te blijven en let op wat je zegt of doet: probeer niet te snel te troosten of je eigen mening te geven en geef nog geen duidelijke adviezen. De cursist is in deze fase emotioneel kwetsbaar en alles wat je zegt wordt op een goudschaaltje gewogen en kan zich tegen je keren. Bovendien verlangt de cursist nu geen advies maar begrip voor haar emoties. Maak weer gebruik van het groepspotentieel. Let wel op dat je niet te veel door je eigen emoties wordt overmand: meeleven en betrokken zijn zónder jezelf te laten gaan zijn de competenties professionaliteit en emotionele stabiliteit.

Probeer na enige tijd de actieve les toch te laten doorgaan, dit geeft afleiding en kan de emoties ontladen. Je wilt als docent immers voorkomen dat je cursisten emotioneel geladen en overstuur naar huis gaan. Bij een theorieles kun je vragen of de groep de geplande lezing wil laten doorgaan, anders kun je er een geïmproviseerde ontspanningsles van maken (ademhalingsoefeningen, ontspannen zwaaioefeningen).

Contact houden?

Houd in het begin contact met de betrokken cursist en blijf op de hoogte van de ontwikkelingen, dat voorkomt praatjes in de groep. Ook kan een andere cursist namens de groep contact onderhouden. Een kaartje of iets dergelijks sturen is vaak attent voor de betrokkene en geeft de groep een betrokken gevoel. Wees echter alert dat je jezelf niet te veel opdringt: soms is één kaartje, telefoontje of bezoekje wel genoeg. Besef dat het ook emotioneel moeilijk kan zijn voor de betrokkene om haar groepsgenootjes op hun 'roze wolk' te zien als ze zelf een emotioneel trauma heeft beleefd. Anderzijds kan te veel contact ook belemmerend werken op het zelfvertrouwen van de rest van de groep, waarvoor je als docent ook je verantwoordelijkheid hebt. Kortom: een slechtnieuwsgesprek en de nasleep daarvan blijft een moeilijk verhaal zonder pasklare oplossing.

REFERENTIES

Eurelings-Bontekoe EHM. Over het werken met groepen, met bijzondere aandacht voor de prenatale educatie. Ned Tijdschr Fysioth 1990;100(1):31-5.

Levine B. Groepspsychotherapie, praktijk en ontwikkeling. Deventer: Van Loghum Slaterus, 1982.

YVLO; Drijber-Veltmeijer M. Werken met groepen. November 1997.

Oudenhoven JP. De groep onder de loep: Een inleiding in groepsdynamica. Derde druk. Groningen: Wolters-Noordhoff BV, 1989.

5 Intake

Voordat een cursist aan de ZwangerFit-lessen kan meedoen, is het noodzakelijk een specifieke intake af te nemen. Hiermee worden de algemene fitheid en gesteldheid nagegaan, de algemene medische geschiedenis, hoe de zwangerschap tot nog toe verloopt en/of hoe een eerdere bevalling is gegaan. Tevens is het belangrijk een indruk te krijgen van eventueel specifieke klachten op het gebied van bekken en lage rug of bekkenbodem, gerelateerd aan de peripartumperiode.

Indien er specifieke aandachtspunten zijn vastgesteld, is het de eerste taak van de ZwangerFit-docent om te beoordelen of de cursist met haar klacht wel of niet in de ZwangerFit-lessen thuishoort. Indien de klacht het actief bewegen belemmert, kan het raadzaam zijn ruggespraak te houden met de behandelend arts of verloskundige. Soms kan dat ertoe leiden dat niet-meedoen met de ZwangerFit-lessen verstandiger is en dat individueel begeleid oefenen bij een geregistreerd bekkenfysiotherapeut een betere keuze is.

Voor zowel de lessen prepartum als postpartum is een aparte intake het prettigst. De docent kan zelf bepalen hoe de intake eruit komt te zien. Een en ander is afhankelijk van de vorm van ZwangerFit waarvoor de docent heeft gekozen. Een opzet met meer aerobicselementen vraagt een aantal andere extra vragen dan een opzet waar de nadruk op het gebruik van fitnessapparatuur ligt, of een opzet waarin mat- en balgebruik centraal staan. De basisvragen zijn in grote lijnen voor diverse vormen van ZwangerFit hetzelfde en zijn hierna uitgewerkt voor de prepartum- en postpartumperiode. De eerste taak van de ZwangerFit-docent is een eigen intakeformulier samen te stellen, aangepast aan het soort ZwangerFit-lessen dat gegeven wordt.

Een intake voor NVFB-ZwangerFit® deelname is géén (bekken)fysiotherapeutische anamnese. De cursist is een gezonde zwangere of pas bevallen vrouw, die zich op een actieve manier wil voorbereiden op of herstellen van haar bevalling. De vragen mogen nooit kwetsend overkomen. Besef dat een vraag naar een mogelijke miskraam, vroeggeboorte of gehandicapt kindje (hoewel heel relevant) gevoelig ligt.

Intake-informatie is privacygevoelig. Zonder toestemming van de cursist mag deze informatie niet aan derden worden verstrekt. Geef duidelijk aan dat de intake persoonlijk is en vertrouwelijk wordt behandeld. Je merkt als docent in de lessen wat de cursist wel kwijt wil in de groep en wat niet. Het kan prettig zijn voor de cursisten om de adressen en telefoonnummers van elkaar te hebben. Vraag altijd eerst na of iedereen hiermee akkoord gaat. Niet iedereen stelt er prijs op wanneer deze gegevens ongevraagd uitgedeeld worden.

Behalve het intakeformulier neemt de docent eventueel ook de gegevens van ingevulde scorelijsten als de Tampa, Quebec of het gebruik van de Borg RPE-schaal mee in de algemene intake. Voor een eerste indruk van een mogelijke bekkenbodemdisfunctie kan de Prafab-scorelijst voor urine-incontinentie gebruikt worden.

In *deel 5 ZwangerFit naslagwerk* staat zowel voor de prepartum- als postpartumlessen een voorbeeld-intakeformulier ZwangerFit vermeld.

5.1 Intakeformulier

Iedere ZwangerFit-docent bepaalt zelf hoe de intake eruitziet en hoe deze wordt afgenomen.

Er zijn verschillende variatiemogelijkheden voor de intake:
- De docent neemt per cursist een individuele intake af vóór de start van de eerste les ZwangerFit.
- De intake bestaat uit een inschrijfformulier dat de nieuwe cursist kan afhalen of dat wordt toegezonden. Na invulling kan deze het opsturen of afgeven aan de ZwangerFit-docent voor de start van de les (afspreken tijdstip van afgifte).
- De docent laat nieuwe-instroomcursisten eens per maand apart, bijvoorbeeld voor aanvang van de eerste les van de maand, met elkaar kennismaken. Tevens kan de docent dan een eerste uitleg van ZwangerFit geven. De intakeformulieren worden ter plekke ingevuld, of zijn al eerder ingevuld bij de docent afgegeven.
- Andere mogelijkheden kunnen ook een goede optie zijn.

De hierna vermelde vragen hoeven wellicht niet allemaal gesteld te worden. Het is aan de ZwangerFit-docent om te bepalen welke vragen relevant zijn voor de eigen manier van lesgeven en welke niet of minder. Deze opsomming is meer bedoeld om je bewust te worden van feiten die een relatie hebben met zwangerschap en baring. De docent stelt zowel voor de intake ZwangerFit prepartum als postpartum een vragenlijst op. De volgende onderwerpen kunnen daarin aan bod komen.

Intake prepartum

ADMINISTRATIEF

- achternaam of eigen naam (meisjes- of geboortenaam), de voornaam of roepnaam, initialen;
- adres, postcode en woonplaats;
- telefoonnummer of mobiel bereikbaar nummer;
- eventueel e-mailadres;
- voor noodgevallen: naam en telefoonnummer van de huisarts en van de partner;
- naam en telefoonnummer van de behandelend verloskundige, huisarts of gynaecoloog; telefoonnummer en naam ziekenhuis;
- geboortedatum van de cursist;
  (leeftijd speelt een rol bij het ontstaan van bekkenbodemklachten)
- is de cursist samenwonend, getrouwd, thuiswonend, alleenstaand of anders;
  (niet iedere cursist heeft een relatie; sommigen staan er om uiteenlopende redenen alleen voor; in een persoonlijk gesprek zou nog een vraag kunnen zijn hoe de cursist zelf en hoe haar partner tegenover de zwangerschap staat).

VRAGEN OVER DEZE ZWANGERSCHAP

- duur zwangerschap en de uitgerekende datum (*à terme*);
  (nodig om te kunnen indelen in de groep)

- bij wie is de cursist onder behandeling: verloskundige, huisarts of gynaecoloog (naam behandelaar, telefoonnummer, naam ziekenhuis);
  (bij behandeling door de gynaecoloog: navragen reden van de medische indicatie)
- hoeveelste zwangerschap?
  (bij een eerste zwangerschap is alles nog nieuw en bestaat er meer behoefte aan informatie)

NAVRAGEN COMPLICERENDE FACTOREN

- bijvoorbeeld een meerlingzwangerschap, voorliggende placenta *(placenta praevia)*;
- de reden van een eventuele medische factor *(bij gynaecologische begeleiding)*;
- gebruikt de cursist medicijnen en waarvoor;
  (sommige medicatie beïnvloedt het resultaat van fysieke belasting, met name bètablokkers door effect op de hartfrequentie)
- rookt de cursist?
  (beïnvloedt doorbloeding placenta, vermindert geboortegewicht baby, verminderde conditie (fitheid) cursist)
- heeft de cursist wel eens een operatie ondergaan die van belang kan zijn voor ZwangerFit?
  (bijvoorbeeld orthopedische operaties (zoals enkel, knie of bekken en lage rug) of operaties die gevolgen kunnen hebben voor fysieke inspanning (hart- en longchirurgie)
- dagtaak van de cursist
  (zwaar lichamelijk werk / zwaar huishoudelijk werk / andere kinderen: belastende aandoeningen)
- erfelijke componenten: komen er familiair bekkenbodemklachten voor (met name bij de moeder)?
  (erfelijke factoren zijn beschreven en vragen extra aandacht)

HEEFT DE CURSIST KLACHTEN?

- vaginale bloedingen;
- veelvuldig harde of pijnlijke buiken of al voorweeën;
- te hoge of te lage bloeddruk;
- zwangerschapsdiabetes, te veel in gewicht toegenomen, veelvuldig dorst hebben;
- rug- of bekkenklachten in deze zwangerschap / was dat voor de zwangerschap ook al;
  (relatie tussen rug- en bekkenklachten en de effectiviteit van de oefeningen)
- bekkenbodemklachten in deze zwangerschap of eerder, zoals een verzakkingsgevoel of bekkenbodempijn;
  (een disfunctie van de bekkenbodemspieren verdient extra begeleiding in de zwangerschap)
- onvrijwillig urineverlies in deze zwangerschap of eerder;
  (bekkenbodemtraining vanaf de twintigste week van de zwangerschap werkt preventief voor het optreden van urineverlies pre- en postpartum)
- moeite met goed uitplassen, pijn bij plassen, veelvuldig plassen;
  (dit zegt iets over een mogelijke disfunctie van de bekkenbodemspieren)
- klachten bij de ontlasting zoals obstipatie, pijn, aambeien;
- moeite met het ophouden van windjes of ontlasting;
- spataders in de onderste extremiteiten of rond de vagina (schaamlippen);
  (dit zegt iets over de doorbloeding en drukopbouw in het bekken)
- afwijkende groei van de baby / te klein of te groot voor de duur van de zwangerschap;
- hartklachten zoals hartkloppingen / onregelmatige hartslag / of pijn op de borst;
- inspanningsklachten, zoals snel kortademig tijdens lichte inspanning, alleen in deze zwangerschap of ook daarvoor;
- zijn deze klachten gerelateerd aan longproblemen als COPD (astma, bronchitis e.d.);

- schildklierafwijkingen;
- tintelingen in de handen;
  (door oedeemvorming kunnen er klachten als carpaletunnelsyndroom optreden)
- overige bijzonderheden;
  (bij het voorkomen van absolute contra-indicaties, de cursist terugsturen naar de begeleidend arts of verloskundige; bij het voorkomen van relatieve contra-indicaties, de belasting verminderen of aanpassen en bij verergering van de klachten de cursist terugsturen naar begeleidend arts of verloskundige).

VRAGEN OVER EVENTUELE VORIGE ZWANGERSCHAPPEN

- Is de cursist al eerder zwanger geweest?
- Hoeveelste zwangerschap is dit?
  (het optreden van bekkenpijnklachten en het voorkomen van urine-incontinentie nemen toe met de pariteit)
- Hoe was het verloop van de vorige zwangerschap(pen): was de zwangerschap voldragen, was er een vroeggeboorte, miskraam of waren er andere complicaties?
- Wat is de leeftijd van de andere kinderen?
  (in verband met leefregels en adviezen, tiltechnieken e.d. en de vergrote kans op bekkenpijn of bekkenbodemklachten indien de zwangerschappen dicht op elkaar liggen)
- Wat waren de eventuele klachten in een vorige zwangerschap(pen)?
- Heeft de cursist indertijd een vorm van zwangerschapsbegeleiding gevolgd, welke en hoe heeft zij dat ervaren?

VRAGEN OVER EVENTUELE VORIGE BEVALLINGEN

- Is de cursist thuis of in het ziekenhuis bevallen, was dat gepland of onverwacht?
- Hoe lang duurde het persen: kort of lang?
  (langdurig persen kan ischemische veranderingen geven)
- Welke eventuele ingrepen heeft de cursist tijdens haar baring gehad? Zoals het opwekken van de bevalling, pijnmedicatie, manuele expressie (meeduwen op de buik van de barende vrouw tijdens persen), inknippen (episiotomie) of inscheuren (ruptuur; welke graad), kunstverlossing (vacuüm, tangverlossing, keizersnede), postpartum curettage.
  (het functioneren van de bekkenbodem kan na een episiotomie of ruptuur verstoord zijn)
- Hoe was het herstel postpartum of welke klachten heeft de cursist nog langere tijd gehad? Denk aan zowel lichamelijke (bekken en bekkenbodem) als psychische klachten (postnatale depressie).
  (actief oefenen heeft een positief effect op psychische klachten)

VRAGEN OVER ACTIEF BEWEGEN

- Is de cursist momenteel nog actief bezig met huishouden, sporten, hobby's, bewegen, hoe vaak en hoe lang, of heeft ze al activiteiten verminderd en waarom?
- Hoe zou de cursist haar eigen fitheid (conditie) inschatten?
- Hoe zit het met de bereidheid en motivatie, welke doelstellingen heeft de cursist voor ogen, is dat haalbaar, welke verwachtingen heeft zij van de cursus ZwangerFit prepartum?

Intake postpartum

ADMINISTRATIEF

- achternaam of eigen naam (meisjesnaam), de voornaam of roepnaam, initialen;
- adres, postcode en woonplaats;
- telefoonnummer of mobiel bereikbaar nummer;
- eventueel e-mailadres;
- voor noodgevallen: telefoonnummer huisarts en partner;
- de geboortedatum van de cursist.

VRAGEN OVER DE BABY EN KRAAMTIJD

- De geboortedatum van de baby; was dat overtijd of juist te vroeg?
  (vanaf 4-6 weken postpartum kan gestart worden met ZwangerFit postpartum)
- De naam van de baby en het geslacht?
- Is dit de eerste baby van de cursist of zijn er oudere kinderen, welke leeftijd?
  (het voorkomen van urine-incontinentie neemt toe met de pariteit. Leeftijd andere kinderen in verband met leefregels en adviezen, tiltechnieken e.d. en de vergrote kans op bekkenpijn of bekkenbodemklachten indien de zwangerschappen dicht op elkaar liggen)
- Kort vragen naar de gesteldheid van de baby, is het kindje rustig of veel wakker, huilt het vaak, zijn er darmkrampjes, is er al sprake van een dag-en-nachtritme?
- Heeft de moeder zelf al een ritme gevonden nu de baby er is, hoe loopt dat met de rest van het gezin, zoals partner of broertjes en zusjes?
  (een postnatale depressie ontwikkelt zich meestal tussen de 8-20 weken postpartum. Bij klachten van depressieve aard hebben lichamelijke oefeningen een positief effect)
- Geeft de moeder borstvoeding of flesvoeding en gaat dat naar tevredenheid?

HOE VERLIEP DE BEVALLING?

- Was de bevalling thuis of in het ziekenhuis en was dat zo gepland of onverwacht?
- Wie hielp tijdens de bevalling: verloskundige, huisarts, gynaecoloog, anders?
- Begin van de bevalling: spontaan, na weeënopwekkers, met het breken van de vliezen, met ontsluitingsweeën, anders.
- Verloop ontsluitingsperiode: lukte het om de weeën goed op te vangen?
- Verloop overgangsperiode: waren er klachten als rugweeën of misselijkheid?
- Verloop uitdrijvingsperiode: duur van het persen.
- Hoe lag de baby: hoofdligging, kruinligging, stuit, dwarsligging, anders.
- Navragen ingrepen zoals episiotomie, kunstverlossing (vacuüm, tangverlossing, keizersnede), postpartumcurettage, was er een ruptuur, welke graad?
- Indien de cursist prepartum ZwangerFit heeft gevolgd: heeft de cursist het gevoel dat het volgen van ZwangerFit-lessen nuttig is geweest voor de periode tijdens de bevalling of in de herstelperiode, wat betreft oefeningen, advies of informatie?
  (Het verloop van de bevalling en eventuele ingrepen kunnen oorzaak zijn van het ontstaan van klachten als urine-incontinentie en bekkenpijn. Na een ruptuur of episiotomie kan de functie van de bekkenbodem verstoord zijn. Ook een lange persduur kan functieverlies geven door ischemie van de bekkenbodem. Dit is van belang bij het inschatten van de zwaarte van de oefeningen. Bij een sectio mag vanaf zes weken postpartum begonnen worden met buikspier-oefeningen. Indien de bevalling, de kraamperiode of de gezondheid van de baby zorgelijk is (geweest), kan dit voorzichtig worden besproken in een persoonlijk gesprek)

VRAGEN OVER DE KRAAMPERIODE (TOT 6 WEKEN POSTPARTUM)

- Waren er klachten in de kraamweek, zoals stuwing, last van hechtingen of littekens, veel bloedverlies of extreme moeheid? Hoe is dat momenteel?

- Is de cursist al op nacontrole geweest bij de verloskundige / huisarts / gynaecoloog?
- Werd daar iets bijzonders geconstateerd (verzakking, urineverlies, bekkenklachten)?

MOGELIJKE KLACHTEN

- nog vloeien;
- te hoge of te lage bloeddruk;
- moeheid, ijzertekort;
- uitvragen bekkenpijn, rugklachten;
- hoe staat het met lichamelijke activiteiten, zoals huishouden, kinderen tillen, stofzuigen, traplopen, lang staan, anders?
  (er is een relatie tussen deze klachten en de effectiviteit van de oefeningen)
- bekkenbodemklachten postpartum, zoals een verzakkingsgevoel of bekkenbodempijn;
- onvrijwillig urineverlies postpartum, hoeveel en wanneer;
- moeite met goed uitplassen, pijn bij plassen of veelvuldig plassen;
- klachten bij de ontlasting, zoals obstipatie, pijn of aambeien;
- moeite met het ophouden van windjes of ontlasting;
  (verlies van urine of ontlasting wijst op een disfunctie van de bekkenbodemspieren)
- klachten met betrekking tot littekenherstel na episiotomie, ruptuur of keizersnede;
  (weefselschade is met zes weken hersteld, maar door (angst voor) pijn kan foutief bekkenbodemgedrag ontwikkeld worden)
- zijn er spataders ontstaan en waar (benen, schaamstreek);
- hartklachten, zoals hartkloppingen, onregelmatige hartslag of pijn op de borst;
- inspanningsklachten, zoals snel kortademig tijdens lichte inspanning; zijn deze klachten gerelateerd aan longproblemen als COPD (astma, bronchitis e.d.);
  (oppassen met te grote fysieke inspanning, door verminderde O_2-opname treedt eerder vermoeidheid op)
- schildklierafwijkingen;
- overige bijzonderheden zoals roken, medicijngebruik;
  (bij het voorkomen van absolute contra-indicaties, de cursist naar de huisarts of verloskundige sturen; bij het voorkomen van relatieve contra-indicaties, de belasting verminderen of aanpassen en bij verergeren van de klachten de cursist terugsturen naar begeleidend arts of verloskundige)

VRAGEN ALGEMEEN WELZIJN

- Gebruikt de cursist medicijnen en waarvoor?
  (sommige medicatie beïnvloedt het resultaat van fysieke belasting, met name bètablokkers door hun effect op de hartfrequentie)
- Rookt de cursist?
  (beïnvloedt conditie (fitheid) cursist)
- Heeft de cursist wel eens een operatie ondergaan die van belang kan zijn voor ZwangerFit?
  (bijvoorbeeld orthopedische operaties (zoals enkel, knie, bekken of lage rug) of operaties die gevolgen kunnen hebben voor fysieke inspanning (hart- en longchirurgie)

VRAGEN OVER ACTIEF BEWEGEN

- Is de cursist al weer langzaamaan begonnen met huishoudelijke activiteiten, sporten, hobby's of actief bewegen, en welke activiteiten zijn dit?
- Ervaart zij daarbij klachten en van welke aard? Denk aan klachten gerelateerd aan bekken of bekkenbodemdisfuncties.

- Hoe zou de cursist haar eigen fitheid (conditie) inschatten?
- Vragen naar de bereidheid en motivatie, welke doelstellingen heeft de cursist voor ogen, is dat haalbaar, welke verwachtingen heeft zij ten aanzien van de cursus ZwangerFit postpartum?

5.2 Scorelijst

Als fysiotherapeut heeft de ZwangerFit-docent de beschikking over diverse scorelijsten. Zo is er de Borg-schaal, de Tampa-schaal en de Quebec-vragenlijst. Deze scorelijsten zijn hulpmiddelen om de fitheid en de zwaarte van de belasting aan te geven. De Borg-schaal wordt geadviseerd om te gebruiken bij training in de pre- en postpartumperiode. De Prafab-scorelijst geeft een indicatie van de mate van urineverlies, en daarmee een globaal beeld van het functioneren van de bekkenbodemspieren.

Niet elke scorelijst die hier vermeld staat, hoeft te worden gebruikt. Dit is mede afhankelijk van de inhoud van de ZwangerFit-lessen en de zwaarte van de oefeningen. Het gebruik van scorelijsten wordt hierna kort uitgelegd, de lijsten zelf staan vermeld in *deel 5 ZwangerFit naslagwerk.*

Borg-schaal (Borg Scale)

De Borg Ratings of Perceived Exertion Scale (Borg-schaal) is een subjectief meetinstrument voor de gevoelsinspanning. Op de Borg-schaal kan de cursist de zwaarte aangeven van de ervaren belasting tijdens inspanning, variërend van 'zeer, zeer licht' tot 'zwaar, zeer zwaar'. Op deze manier kunnen de zwaarte van een lichamelijke inspanning en de mate van vermoeidheid worden ingeschat. De cursist noteert de eigen gevoelens bij de geleverde inspanning, onafhankelijk van hoe anderen deze inspanning inschatten. Zo leert de cursist zelf de eigen grenzen te herkennen en te ervaren hoe zwaar de belasting bij het bewegen is. De cursisten kunnen de Borg-schaal gebruiken bij verschillende intensiteitsniveaus en bij verschillende activiteiten, zoals lopen, roeien, fietsen, steppen en bij spelsporten, aerobics en fitness. Als het na vijf lessen niet is gelukt om het gebruik van de Borg-schaal aan te leren, is verder gebruik hiervan af te raden. Dit geldt ook als het gebruik ervan te stigmatiserend gaat werken. De Borg-schaal wordt gebruikt door sporters en bij revalidatieprogramma's en wordt aangeraden bij bewegingsactiviteiten door hartpatiënten, onder andere door de Nederlandse Hartstichting, de Nederlandse Vereniging voor Cardiologie, de NVFH (Nederlandse Vereniging voor Fysiotherapeuten in de Hartrevalidatie) en het American College of Sports Medicine.

Het American College of Obstetricians and Gynecologists adviseert vrouwen om de Borg-schaal te gebruiken bij training gedurende de pre- en postpartumperiode. Voordat de Borg-schaal de eerste keer gebruikt wordt, legt de ZwangerFit-docent uit hoe het model belasting-belastbaarheid werkt en gaat in op de normale belastingsverschijnselen tijdens inspanning en op de beoordeling van de subjectieve zwaarte van de inspanning volgens de Borg-schaal. Bij flink bewegen gaat het hart sneller kloppen, de ademhaling wordt sneller, de cursist gaat extra transpireren en de spieren raken vermoeid. Deze gevoelens geven belangrijke informatie over de fysieke veranderingen die tijdens inspanning optreden. Deze gevoelens worden gebruikt om op de Borg-schaal de subjectieve zwaarte van de fysieke belasting aan te geven.
De Borg-schaal heeft de volgende gradaties:

6
7 Zeer, zeer licht
8
9 Zeer licht
10
11 Tamelijk licht
12
13 Redelijk zwaar
14
15 Zwaar
16
17 Zeer zwaar
18
19 Zeer, zeer zwaar
20

Score 6 betekent geen enkele inspanning, score 20 betekent maximale belasting. Bij beginnende sporters is een Borg-score van 10-12 een veilige belasting om mee te beginnen. Met een Borg-score van 11-13 kan een inspanning met een rustige intensiteit maximaal dertig minuten worden uitgevoerd. Voor het verbeteren van de fitheid (conditie) kan met een intensievere belasting maximaal twintig tot dertig minuten getraind worden bij een Borg-score van 12-14. Voor een zeer fit persoon is korte training bij een Borg-score van 15-16 een mogelijkheid. Bij aerobe training of cardiotraining mag de gewenste gevoelsinspanning redelijk zwaar liggen, met een Borgscore van 12-14. Voor ZwangerFit geldt, dat de Borg-score niet boven de 14 mag uitkomen. Behalve de aangegeven gevoelsinspanning van de cursist, gebruikt de ZwangerFit-docent de kennis van contra-indicaties en waarschuwingssignalen bij training in de pre- en postpartumperiode.

Tampa-schaal

De Tampa-schaal is een cognitieve schaal voor het meten van kinesiofobie (bewegingsangst). Dit is de mate waarin mensen angst ervaren voor fysiek bewegen of een activiteit. Deze angst kan excessief, irrationeel of verlammend zijn en veroorzaakt worden door de angst om snel (hernieuwd) letsel op te lopen. Er worden zeventien vragen gesteld, waarvoor bij elke vraag 1 tot 4 punten zijn te geven. Het minimale aantal te behalen punten is dan 17, het maximale aantal is 68. Bij een puntenscore van $\leq$ 37 punten op de Tampa-schaal geldt: geen angst om te bewegen. Bij een puntenscore van > 37 punten op de Tampa-schaal geldt: angst om te bewegen.

De te geven punten bij elke vraag zijn:
1 In hoge mate mee oneens
2 Enigszins mee oneens
3 Enigszins mee eens
4 In hoge mate mee eens

Bij de volgende zeventien beweringen geeft de cursist met de cijfers 1 tot en met 4 aan of zij het ermee eens is of oneens:
1 Ik ben bang om bij het doen van lichaamsoefeningen letsel op te lopen.
2 Als ik me over de pijn heen zou zetten zou hij erger worden.
3 Mijn lichaam zegt me dat er iets gevaarlijks mis mee is.
4 Mijn pijn zou waarschijnlijk minder erg worden als ik lichaamsoefeningen zou doen.

5 Mijn gezondheidstoestand wordt door anderen niet serieus genoeg genomen.
6 Door mijn pijnprobleem loopt mijn lichaam de rest van mijn leven gevaar.
7 Mijn pijn betekent dat er sprake is van letsel.
8 Als mijn pijn erger wordt door iets, betekent dat nog niet dat dat gevaarlijk is.
9 Ik ben bang om per ongeluk letsel op te lopen.
10 De veiligste manier om te voorkomen dat mijn pijn erger wordt, is gewoon op te passen dat ik geen onnodige bewegingen maak.
11 Ik had wellicht minder pijn als er niet iets gevaarlijks aan de hand zou zijn met mijn lichaam.
12 Hoewel ik pijn heb, zou ik er beter aan toe zijn als ik lichamelijk actief zou zijn.
13 Mijn pijn zegt me wanneer ik moet stoppen met lichaamsoefeningen doen om geen letsel op te lopen.
14 Voor iemand in mijn toestand is het echt af te raden om lichamelijk actief te zijn.
15 Ik kan niet alles doen wat gewone mensen doen, omdat ik gemakkelijk letsel oploop.
16 Zelfs als ik ergens veel pijn door krijg, geloof ik niet dat dat gevaarlijk is.
17 Ik zou geen lichaamsoefeningen hoeven doen wanneer ik pijn heb.

Quebec-vragenlijst

De Quebec-vragenlijst gaat over de manier waarop de rug- en bekkenklachten de adl (de algemene dagelijkse levensverrichtingen) beïnvloeden. Rug- en bekkenklachten kunnen immers het uitvoeren van alledaagse handelingen bemoeilijken. De Quebec-vragenlijst bestaat uit twintig vragen, waarin wordt aangegeven hoeveel moeite het kost om de gestelde activiteiten uit te voeren. Indien de gevraagde activiteiten niet daadwerkelijk worden uitgevoerd, moet de cursist zich afvragen hoe het zou zijn als dit wel het geval zou zijn. Bij iedere activiteit moet een antwoord worden gegeven.

Er zijn zes antwoorden mogelijk:
1 Totaal geen moeite
2 Nauwelijks moeite
3 Enige moeite
4 Veel moeite
5 Zeer veel moeite
6 Niet in staat

In de Quebec-vragenlijst wordt gevraagd of de cursist op dit moment vanwege rug- of bekkenklachten moeite heeft met het uitvoeren van de volgende activiteiten:
1 Opstaan uit bed
2 De hele nacht slapen
3 Omdraaien in bed
4 Autorijden
5 20-30 minuten (achter elkaar) staan
6 Enkele uren in een stoel zitten
7 Een trap oplopen
8 Een klein eindje lopen
9 Enkele kilometers lopen
10 Naar een hoge plank reiken
11 Een bal werpen
12 Een eindje hardlopen
13 Iets uit de koelkast pakken
14 Het bed opmaken
15 Sokken of een panty aantrekken
16 Voorover buigen (badkuip of toilet schoonmaken)

17 Een stoel verplaatsen
18 Een zware deur opentrekken of openduwen
19 Dragen van twee tassen met boodschappen
20 Een zware koffer optillen en dragen

Prafab-scorelijst

De Prafab-scorelijst geeft inzicht óf en hoeveel urineverlies iemand daadwerkelijk heeft en hoe dit beleefd wordt. Hij geeft een indicatie van mogelijk disfunctioneren van de bekkenbodemspieren, maar geen diagnose. De antwoorden op de scorelijst lopen op van licht naar zwaarder verlies of naar zwaardere beleving. De bedoeling is dat de lijsten worden ingevuld vóór en enige tijd ná de (bekkenfysiotherapeutische) behandeling, zodat het verschil in de mate van eventueel aanwezig urineverlies inzichtelijk wordt gemaakt. Hoe hoger de score, hoe meer last van urineverlies of de beleving ervan.
De vragen hebben betrekking op:

bescherming:	verband, verschonen?
hoeveelheid:	verlies per keer?
frequentie:	hoe vaak treedt verlies op?
aanpassing adl:	belemmering bij activiteiten?
lichaamsbeeld:	negatief veranderd?

Bescherming
1 Voor mijn urineverlies gebruik ik nooit verband.
2 Af en toe gebruik ik verband en moet ik mijn ondergoed verschonen.
3 Als regel draag ik verband of verschoon ik mijn ondergoed meermalen per dag.
4 Ik moet altijd verband gebruiken voor mijn incontinentie.

Hoeveelheid
1 Het urineverlies is slechts een druppeltje.
2 Ik verlies ook wel eens een scheutje.
3 Het urineverlies is zo groot dat ik mijn verband en/of kleren natmaak.
4 Het urineverlies is zo groot dat het verband doorweekt raakt en/of de urine er doorheen lekt.

Frequentie: onvrijwillig urineverlies treedt bij mij op:
1 Eens per week of minder.
2 Meer dan eens maar minder dan drie keer per week.
3 Meer dan drie keer per week, maar niet iedere dag.
4 Elke dag.

Aanpassing in het dagelijks leven: door mijn urineverlies
1 laat ik mij niet hinderen in mijn dagelijks leven.
2 ben ik gestopt met sommige activiteiten, zoals sport en andere zware lichamelijke activiteiten.
3 ben ik gestopt met de meeste lichamelijke activiteiten die onvrijwillig urineverlies veroorzaken.
4 kom ik de deur bijna niet meer uit.

Lichaamsbeeld
1 Het urineverlies kan me eigenlijk niets schelen.
2 Ik vind het vervelend en lastig, maar ik zit er niet echt mee.
3 Ik vind mijn urineverlies vies.
4 Ik walg van mijzelf door mijn urineverlies.

REFERENTIES

ACOG Committee. Opinion no 267: exercise during pregnancy and the postpartum period. Obstet Gynaecol 2002:171-3 en 2003:9.
Artal R, O'Toole M. Guideline of the American College of Obstetricians and Gynecologists for exercise during pregnancy and the postpartum period. BR J Sports Med 2003;37:6-12.
Bonapace ES Jr, Fisher RS. Constipation and diarrhea in pregnancy. Gasteroenterol Clin North Am 1998 Mar;27(1):197-211.
Borghuis ME. Training van de bekkenbodemspieren en van de blaas. Malden, 1994.
Boormans G. Het negen maanden boek. Groningen: Wolters-Noordhoff, 2000.
Burrow G, Duffy T. Medical complications during pregnancy. 5th edition. Philadelphia, Pennsylvania: WB Saunders Company, 1999:126-27.
Chasan-Taber L, Schmidt MD, Roberts DE, Hosmer D, Markensons G, Freedsom PS. Development and validation of a Pregnancy Physical Activity Questionnaire. Med Sci Sports Exerc 2004 Oct; 36(10):1750-6; Quiz 1757-60.
Hentzepeter-van Ravensberg HD, ZwangerFit. Rotterdam: Erasmus MC Opleiding Bekkenfysiotherapie, 2005.
Hvidman L et al. Postpartum urinary incontinence. Acta Obstetricia et Gynaecologica Scandinavia 2003;82:556-63.
Jongert T, Benedictus J, Dijkgraaf J, e.a. Het gebruik van de Borgschaal bij bewegingsactiviteiten voor hartpatiënten. Maarssen: Elsevier Gezondheidszorg, 2004.
KNGF Richtlijn stress urine-incontinentie. Nederlands Tijdschrift voor Fysiotherapie 1998;108 Supplement (4).
Koltyn KF, Schultes SS. Psychological effects of an aerobic exercise session and rest session following pregnancy. J Sports Med Phys Fitness 1997 Dec;37(4):287-91.
Kori SH, Miller RP, Todd DD. Kinesiofobia: a new view of chronic pain behaviour. Pain Management 1990 Jan:35-43.
MacLennan AH, Tayler AW, Wilson DH, Wilson D. The prevalence of pelvic floor disorders and their relationship to gender, age, parity and mode. BJOG 2000 Dec;107(12):1460-70.
Marshall K, Thompson KA, Walsh DM, Baxter GD. Incidence of urinary incontinence and constipation during pregnancy and postpartum: survey of current findings at the Rotonde ying-In Hospital. Br J Obstet gynaecol 1998 Apr;105(4):400-2.
Mens JMA. Pregnancy-related low back pain. Proefschrift. Rotterdam, 2000:22-3.
Mens JMA. Bekkeninstabiliteit, diagnose en therapie. Editie voor professionals. Houten: Bohn Stafleu van Loghum, 2007.
Mørkved S, Bø K, Schei B, Salvesen KA. Pelvic floor muscle training during pregnancy to prevent urinary incontinence: a single blind randomized controlled trial. Obstet Gynaecol 2003 Feb; 101(2):313-9.
Noten K. Fitness bij zwangerschap. Utrecht: AW Bruna BV, 2004.
Ortigosa-Corona E, Karchmer-Krivitzky S. Factors related to the recognition of alarm signals during pregnancy. Gynaecol Obstet Mex 1996 Feb;64:90-5.
Pool-Goudzwaard AL, Vleeming A, Stoekart R, Snijders CJ, Mens J. Insufficient lumbopelvic stability: a clinical, anatomical and biomechanical approach to a-specific low back pain. Man Ther 1998 Feb;3(1):12-20.
Ryhammer AM, Laurberg S, Sorensen FH. Effects of age on anal function in woman. Int J Colorectal Dis 1997;12(4):225-9.
Shafik A, El-Sibai O. Levator ani muscle activity in pregnancy and the postpartum period: a electronic study. Clin Exp Obstet Gynaecol 2000;(2):129-32.
Stuge B, Veierod MB, Laerum E, Vollestad N. The efficacy of the treatment program focusing on specific stabilizing exercises for pain after pregnancy: a year follow-up of a randomized clinical trial. Spine 2004 May 15;29(10):E197-203.
Versprille-Fischer ES. Begeleiding van de moeder voor en na de partus, compendium voor paramedici. Lochem/Poperingen: Uitgeversmaatschappij De Tijdstroom, 1981.
Versprille-Fischer ES, Begeleiding van patiënten met bekkenbodem-disfunctie. Maarssen: Elsevier Gezondheidszorg, 2001.
Vlaeyen JWS, Kole-Snijderd AMJ, Boeren RGB, Eek H van. Fear of movement / reinjury in chronic low back pain and its relation to behavioral performance. Pain 1995;62:363-72.

Deel 2

Achtergrond: ZwangerFit theorie

1 Theorielessen

Behalve actief oefenen verzorgt ZwangerFit ook een onderbouwde uitleg over de zwangerschap en baring, de kraamperiode en de lichamelijke en psychische veranderingen in deze periodes. De theorielessen vormen een essentieel onderdeel van de totale peripartumbegeleiding. Bij ZwangerFit worden de theorielessen bewust apart gehouden van de actieve oefenlessen. Op deze wijze is er tijdens de theorieles alle tijd om een onderwerp nader toe te lichten, zonder dat dit ten koste gaat van de actieve oefentijd. Op specifieke vragen en opmerkingen van de cursisten kan de ZwangerFit-docent nu uitgebreid ingaan. Door de scheiding van theorie- en actieve lessen ontstaat de mogelijkheid voor de cursist om zelf te bepalen welke theorielessen zij wil volgen, afhankelijk van de eigen voorkennis of vragen over een specifiek onderwerp. Op deze manier creëert iedere cursist haar eigen ZwangerFit en worden de theorielessen alleen bezocht door geïnteresseerde cursisten. De verhouding tussen actieve lessen en theorielessen ZwangerFit is 3:1.

De partners van de cursisten kunnen bij iedere theorieles uitgenodigd worden of alleen bij specifieke onderwerpen. Dit is afhankelijk van de ZwangerFit-docent of de wens van de cursisten. Indien de theorieonderwerpen ruim van tevoren bekend zijn, kunnen de cursisten zich hiervoor opgeven of inschrijven. Sommige onderwerpen zullen specifiek bedoeld zijn voor zwangere cursisten, sommige meer voor vrouwen na de bevalling, maar er zijn ook onderwerpen waarvoor zowel cursisten in de pre- als postpartumperiode zich interesseren. Dit is afhankelijk van de ervaring of behoefte van de ZwangerFit-cursist. De theoretische onderwerpen keren in de loop van de totale ZwangerFit-cursus (pre- en postpartum) steeds terug. De onderwerpen kunnen op volgorde herhaald worden, maar de ZwangerFit-docent kan er ook voor kiezen specifieke onderwerpen vaker te herhalen of af en toe een 'blanco' theorieles in te delen. Deze blanco les kan dan worden ingevuld met een theorieblok waaraan op dat moment behoefte is.

De theorielessen worden ondersteund door didactisch materiaal. Hoe dit ingevuld wordt, is weer afhankelijk van de inbreng van de individuele ZwangerFit-docent. De ene docent gebruikt alleen een geboorteatlas, een ander verzorgt een complete boekentafel en maakt zelf voorlichtingsfolders, en weer een ander maakt gebruik van een aantal PowerPoint-presentaties waarin de diverse theoretische onderwerpen aan bod komen.

De hierna genoemde theorieonderwerpen kunnen ieder apart worden behandeld, maar ook gecombineerd worden als dat zo uitkomt. Sommige onderwerpen zijn dermate specifiek dat de ZwangerFit-docent kan overwegen een gastdocent uit te nodigen om samen de betreffende les te verzorgen, zoals een verloskundige, lactatiedeskundige (borstvoedingsdeskundige) of kinderfysiotherapeut. Hoewel iedere ZwangerFit-docent prima in staat is alle lessen zelf te verzorgen, is het belangrijk zich te realiseren dat men primair fysiotherapeut is. De docent zorgt ervoor dat de te geven adviezen overeenkomen met het verloskundig beleid in de regio of het beleid in de omringende ziekenhuizen. Voor de samenwerking met de verloskundigen, huisartsen, ziekenhuizen of kraamcentra kan het zinvol zijn contact op te nemen en adviezen af te stemmen. In zelf ontwikkelde ZwangerFit-folders kunnen aparte theorieonderwerpen thuis worden nagelezen. Op deze wijze wordt ZwangerFit tevens gepromoot.

Zowel de algemeen fysiotherapeut die opgeleid is tot NVFB-ZwangerFit® docent, als de geregistreerd bekkenfysiotherapeut, heeft veel kennis over de gehele peripartumperiode, het functioneren van het bekken en de bekkenbodem met de daarbij mogelijk optredende klachten en de fysieke, psychische, relationele en seksuele veranderingen in deze periode. Van belang is de benodigde kennis gedoseerd aan de cursisten door te geven, aangepast aan het niveau van de cursisten. Niet alle kennis moet per se verteld worden; een opsomming van alle mogelijke zwangerschapsklachten is bijvoorbeeld irrelevant. Wel dient de ZwangerFit-docent vragen hierover te kunnen beantwoorden, voor zover dit op het terrein van de zwangerschapsbegeleiding ligt. Omdat de ZwangerFit-docent tevens een signalerende taak heeft, dient deze voldoende kennis van de peripartumperiode te hebben om mogelijke klachten of pathologie te kunnen inschatten en zo nodig te verwijzen naar de begeleidend verloskundige of arts. Ook heeft de ZwangerFit-docent, als iedere fysiotherapeut, een adviserende taak betreffende het houdings- en bewegingsapparaat en kan deze de cursist adequaat advies geven over mogelijke bekkenklachten of zo nodig een geregistreerd bekkenfysiotherapeut aanraden.

Tabel 1.1 Mogelijke onderwerpen voor de theorielessen.

hoofdstuk	onderwerp
2 Tijdens de zwangerschap	veranderingen tijdens de zwangerschap
3 Na de bevalling	veranderingen na de bevalling, kraamweken
4 Emoties en seksualiteit	emotionele veranderingen, seksueel, belasting-belastbaarheid
5 Toilethouding	toilethouding en -gedrag
6 Bekken	stabiliteit, bekkenpijn, belasting-belastbaarheid
7 Bekkenbodem	functie en disfunctie, relatie met ademhaling en buikdruk, perineummassage
8 Ontspanning	theorie ontspanning en ademhaling
9 Het begin van de bevalling	thuis of ziekenhuis; eerste fase: ontsluiting
10 De geboorte	tweede fase: uitdrijving; derde fase: nageboorte; ingrepen, controle pasgeborene
11 Partner	rol partner, samen bevallen, massage
12 Voeding van de baby	borstvoeding, flesvoeding, voedingshoudingen
13 Baby	ongeborene en zuigeling, sensomotorische ontwikkeling, reflexen, voorkeurshouding, huilen, draagtechnieken
14 Babymassage	babymassage, Shantala-babymassage, afscheid

2 Tijdens de zwangerschap

Onder invloed van hormonale en mechanische veranderingen in de zwangerschap, vinden er bij de vrouw fysieke en emotionele veranderingen plaats. Veranderingen hoeven niet per definitie tot klachten te leiden! Bij de meesten passen lichaam en geest zich zodanig aan, dat er in het geheel geen specifieke klachten zijn. Sommigen voelen zich juist bijzonder goed en energiek in de zwangerschapsperiode, anderen hebben in min of meerdere mate last van de bekende zwangerschapskwaaltjes. Hoe de lichamelijke veranderingen beleefd worden hangt niet alleen af van de hormonale en mechanische veranderingen maar ook van de psychische gesteldheid. Van invloed is of de zwangerschap gewenst is, of de zwangere wel of geen vaste partner heeft, de houding van de partner ten opzichte van de relatie en de zwangerschap, onzekerheid over de relatie of zwangerschap en bevalling, cultuur en verwachtingspatroon. Veel factoren hebben invloed op de psychische beleving van de zwangerschap. Een cursist kan bijvoorbeeld al eerder zwanger geweest zijn met een ongunstige afloop en daardoor angstig, onzeker of terughoudend staan tegenover deze zwangerschap. Van belang voor de ZwangerFit-docent is te beseffen dat lichamelijke of psychische klachten in de zwangerschap invloed hebben op de beleving van de zwangerschap.

De groei van de baby stelt hoge eisen aan de stofwisseling van de zwangere vrouw. Er is een grotere doorbloeding van organen door meer zuurstofverbruik, meer vraag naar voedingsstoffen, een grotere excretie van stofwisselingsproducten en afgifte van warmte. Het totale energieverbruik in de zwangerschap neemt met gemiddeld 60% toe. Ook na de bevalling kan de stofwisseling verhoogd blijven in verband met de melkproductie bij borstvoeding. De motiliteit en tonus van het gladde spierweefsel nemen gedurende de zwangerschap iets af door de invloed van progesteron. Dit heeft onder andere invloed op de m. sfincter urethra en het maag-darmstelsel.

In dit hoofdstuk worden de fysiologische veranderingen in de ongecompliceerde zwangerschap besproken en tevens enkele mogelijk pathofysiologische complicaties waarvan de ZwangerFit-docent op de hoogte moet zijn. Uiteraard zijn de genoemde adviezen een algemene richtlijn, voor duidelijke klachten en gericht individueel advies is het zaak de cursist te adviseren haar klacht te bespreken met haar behandelend verloskundige, huisarts of gynaecoloog.

2.1 Veranderingen

De ZwangerFit-docent heeft specifieke kennis van de lichamelijke fysiologische veranderingen in de zwangerschap, met de mogelijk daarbij optredende klachten. Mede door de 'lage drempel' en de veelal wekelijkse contacten met de cursisten, kan de ZwangerFit-docent een signalerende, adviserende en waar nodig een verwijzende functie hebben en zo een waardevolle aanvulling op de peripartum gezondheidszorg bieden. Bij de hierna genoemde veranderingen in de zwangerschap staan steeds de mogelijk voorkomende klachten van de zwangere vermeld, de waarschijnlijke oorzaak en het te geven algemeen advies. Bij blijvende of ernstige klachten adviseert de ZwangerFit-docent de cursist contact op te nemen met de verloskundige, huisarts of gynaecoloog. En vraagt dit de volgende keer ook na.

Mogelijke klachten in de zwangerschap of terreinen waarop klachten kunnen voorkomen, zijn:		
aambeien	gewichtstoename	osteoporose
ademhaling	harde buiken	psychische veranderingen
baarmoeder (invloed op mictie)	houding en beweging	slaapproblemen
bandenpijn	huidveranderingen	slijmvliezen
bekkenpijn en rugklachten	hyperventilatie	spataders (varices)
blaas, nieren en urinewegen	kindsbewegingen	spijsvertering
bloedsamenstelling	kramp	stofwisseling
bloedsomloop	maagzuur	urineverlies, vaker plassen
borsten	misselijkheid	vaginale infecties
carpaletunnelsyndroom	nek- en schouderklachten	venacavasyndroom
cardiovasculair	onrustige benen (restless legs)	vermoeidheid
drukkend gevoel onderbuik	obstipatie (zwangerschapsgerelateerd)	vocht vasthouden
flauwvallen		

Aambeien

KLACHT

Trosvormige uitstulpinkjes uit de anus, gevuld met vocht of bloed of ingedroogd.

OORZAAK

Aambeien (hemorroïden) zijn een soort luchtkussentjes onder in het rectum. Ze dragen zorg voor het luchtdicht afsluiten van de anus, samen met de anale sfincter. Normaal gesproken blijven de hemorroïden tijdens defecatie in het rectum en slinken wat, zodat de feces erlangs kan. Door langdurig hard persen, zoals bij obstipatie, kunnen enkele hemorroïden mee naar buiten komen. Wanneer ze zich niet direct weer inwendig terugtrekken, noemen we ze aambeien. In de zwangerschap worden de darmen wat trager, waardoor meer vocht uit de feces kan worden gehaald en de kans op obstipatie toe kan nemen. Ook neemt de druk op de bekkenbodem toe, wat stuwing kan veroorzaken.

ADVIES

- Voldoende bewegen om de darmwerking te stimuleren. Voldoende drinken in de zwangerschap (1,5 tot 2 liter per dag). Letten op vezelgebruik en letten op een juiste toilethouding en perstechniek.
- Toilethouding: bolle rug, ontspannen bekkenbodem, voeten plat, niet persen.
- Perstechniek: gaan bij aandrang, rustig tienmaal bekkenkantelen, rustig in- en uitademen, licht meedrukken bij inademen en ontspannen bij uitademen.
- Zie ook bij *obstipatie* en *toilethouding*.

Deel 2

Ademhaling

KLACHT

Licht versnelde ademhaling, kortademigheid.

OORZAAK

In de zwangerschap ontstaat een hogere stand van het diafragma door de groeiende uterus, wat invloed heeft op het longvolume. Dit kan leiden tot een licht versnelde ademhaling of kortademigheid, met name bij activiteit ('fysiologische hyperventilatie'). In rust verandert de ademfrequentie slechts minimaal. In de eerste drie maanden van de zwangerschap heeft 60-70% van de vrouwen te maken met kortademigheid. Dit kan onder andere te maken hebben met het zwellen van het neusslijmvlies onder invloed van oestrogeen.

ADVIES

Rustig actief bewegen, de tijd nemen om op adem te komen na bijvoorbeeld traplopen.

Baarmoeder (invloed op mictie)

KLACHT

Toename mictiefrequentie, stressincontinentie voor urine (SUI), urineretentie.

OORZAAK

In het eerste trimester van de zwangerschap verandert de baarmoeder van peervormig naar bolvormig. De organen van het kleine bekken worden hierdoor opzijgedrukt. Door toenemende druk op de blaas ontstaat een hogere mictiefrequentie. In het tweede trimester groeit de baarmoeder boven het kleine bekken uit en wordt ovaal van vorm. De blaas komt zo minder onder druk te staan en de mogelijk verhoogde mictiefrequentie neemt af. In het derde trimester wordt de baarmoeder weer peervormig. Door toename van het gewicht van de baarmoeder neemt de druk op de blaas weer toe. De houding van de zwangere vrouw heeft invloed op de ligging van de baarmoeder. Wanneer de buik naar voren wordt gedragen (lordotische houding) kan er rek ontstaan op de blaashals die verstrijking veroorzaakt van de urethro-vesicale hoek. Hierdoor kunnen incontinentieklachten ontstaan. Bij een sterke lordotische houding kan druk op de urethra tegen het bekken juist urineretentie tot gevolg hebben. Stressurine-incontinentie (SUI) komt veel voor bij zwangere vrouwen door onder andere een insufficiëntie van de m. sphincter urethrae. Dit veroorzaakt urineverlies bij verhoging van de buikdruk (niezen, hoesten, lachen, tillen). Vrouwen met een familiaire aanleg voor urineverlies of verzakkingen van de baarmoeder of blaas, of bij eerdere klachten van deze aard tijdens of na een vorige zwangerschap, lijken hierop meer risico te hebben.

ADVIES

Letten op correct toiletgedrag, geen persende mictie, bekkenbodemspieren aanspannen bij drukverhoging. Letten op goede lichaamshouding: baby in het bekken dragen in plaats van naar voren. Bij het al bekend zijn met urineverlies of verzakkingsklachten (of bij het vóórkomen hiervan in de eigen familie) is het raadzaam al preventief op genoemde adviezen te letten.

Figuur 2.1
Groei van de baarmoeder gedurende de zwangerschap.

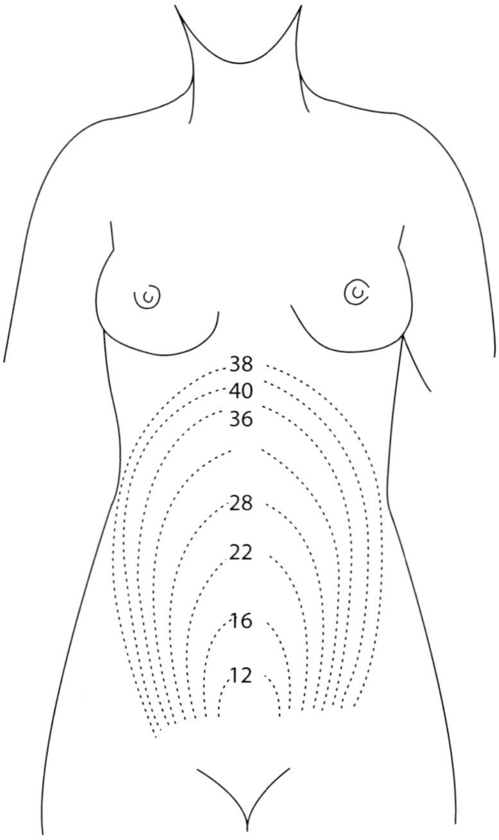

Bandenpijn

KLACHT

Krampen en rekpijnen in de onderbuik.

OORZAAK

De baarmoeder groeit in het begin vrij snel (van 1 ons naar 1 kilo), waardoor een krampachtige pijn kan worden gevoeld, doordat de baarmoeder uitrekt. Hierbij hoort vaak ook bandenpijn: de steun- en ophangbanden van de uterus lopen vanaf de zijkant ongeveer via de liesstreek naar voren (ligamenta rotunda), en worden tijdens de groei van de baarmoeder langzaam uitgerekt. De meeste zwangere baarmoeders zijn iets naar rechts gedraaid, zodat er aan de linker band wat harder wordt getrokken dan aan de rechter. Daarom wordt bandenpijn vaker linksonder in de buik gevoeld dan rechtsonder. Ook kan trek aan het sacrum ontstaan door trek aan de sacro-uteriene banden.

ADVIES

Bandenpijn kan geen kwaad. Wanneer het lichaam meer aan deze veranderingen gewend raakt, nemen de klachten meestal af.

Bekkenpijn en lage rugklachten

KLACHT

Pijn, moe, beurs gevoel op het schaambeen, in het bekkenbodemgebied, achter in de lage rug (LWK en/of SI-gewrichten), eventueel met uitstralingspijn naar de billen, heupen en benen.

OORZAAK

In het steun- en bindweefsel vinden in de zwangerschap veel veranderingen plaats, met name enige verweking. Dit heeft consequenties voor de spieren, de banden, de tussenwervelschijven en voor de organen en hun wanden, zoals de blaas. Mogelijke veranderingen in spierfunctie van de dwarse buikspieren (m. transversus abdominis) en de bekkenbodem kunnen invloed hebben op de stabiliteit van bekken en lage rug. De verandering in het houdings- en bewegingsapparaat vereist de nodige aanpassing van de zwangere vrouw.Als de balans belasting-belastbaarheid langdurig verstoord raakt, kunnen deze veranderingen leiden tot klachten in rug- en bekkengebied.

ADVIES

Regelmatig wisselen van houding, en activiteiten afwisselen met rustmomenten. Vaker even zitten of gaan liggen. Bij voortduren of verergeren van de klachten kan een geregistreerd bekkenfysiotherapeut verder adviseren.

- *Zitten*: met ontspannen heupen, door de stoelleuning iets naar achteren te brengen of een hogere stoel te nemen. De benen een beetje uit elkaar en de bovenbenen iets naar buiten gedraaid. Billen blijven ontspannen.
- *Gaan staan of gaan zitten*: symmetrisch of in schredestand, met stabilisatie van het bekken door de dwarse buikspieren eerst licht aan te spannen. Opkomen tot stand en komen tot zit via de squathouding.
- *Staan*: stahouding met licht gebogen knieën, gewicht op beide voeten en wat meer op de hielen, tenen wijzen licht naar buiten. Actief staan met de kruin richting het plafond.
- *Tillen en bukken*: in squathouding. Dit is met gebogen knieën voorover bukken, zodanig dat de schouders boven de knieën blijven. Op deze wijze blijft het zwaartepunt boven de knieën en komt er minder druk op bekken en lage rug.
- *Stuit en bekkenbodem*: klachten van het stuitje die veroorzaakt worden door een te gespannen bekkenbodem kunnen verminderen door de heupen wat meer te strekken in zit en de bekkenbodem en billen te ontspannen. Het is ook zinvol om op een balkussen te gaan zitten. Dit ontspant de bekkenbodem, stimuleert de juiste houding en versterkt de buik- en rugspieren. Met gestrekte benen zitten en de kleermakerszit zijn ook goede zithoudingen.

Blaas, nieren en urinewegen

KLACHT

Blaasontsteking(en), nierbekkenontsteking, minder goed uitplassen of urineverlies.

OORZAAK

De nieren worden in de zwangerschap groter en zwaarder ten gevolge van hyperemie. Nierbekkens en ureters worden wijder, waarschijnlijk door verslapping van het gladde spierweefsel van de wanden en mogelijk ook door de druk van de baarmoeder.

Vooral in de laatste maanden heeft de baarmoeder invloed op de blaasfunctie. De blaas wordt in het kleine bekken omhooggetrokken, waardoor de blaasbodem en -hals enigszins gestrekt worden. Deze veranderingen kunnen leiden tot urine-incontinentie of urineretentie die weer tot een blaasontsteking kan leiden. De doorstroming van de nieren neemt in de zwangerschap met 25-50% toe. Door toename van de filtratie is de uitscheiding van stofwisselingsproducten (zoals glucose en aminozuren) in de urine mogelijk. Ook kan de drempelwaarde voor glucoseresorptie verlaagd zijn. De eventuele aanwezigheid van glucose en aminozuren in de urine is een voedingsbodem voor bacteriën. Asymptomatische urineweginfecties komen dan ook vrij frequent voor. Nierbekkenontsteking kan onder andere ontstaan doordat de groeiende baarmoeder stuwing veroorzaakt op de urineleiders en door verwijding van de nierbekkens. De natriumbalans blijft in de zwangerschap positief. De blaas kan zich door de remmende invloed van progesteron minder goed legen, waardoor er een verhoogde kans is op residu en urineweginfecties. Tijdens de zwangerschap is de plasbuis meer verwijd, hierdoor kunnen bacteriën gemakkelijker naar de blaas. De urine ruikt vaak sterker, omdat er meer afvalstoffen in zitten dan normaal.

ADVIES

Adviezen over juiste toilethouding en -gedrag zijn zeer belangrijk om goed te kunnen uitplassen. De nierdoorstroming is afhankelijk van de houding. In ruglig wordt deze het meest belemmerd. Voor de optimale ondersteuning is de functie van de bekkenbodemspieren van belang.

- Voor een goede mictie: letten op goed zittend toiletgedrag, niet persend plassen en geen aandrang negeren. Voldoende blijven drinken (1,5-2 liter per dag).
- Ter voorkoming van urineweginfecties: liever zo min mogelijk inlegkruisjes (broeierig) gebruiken. Katoenen ondergoed dragen, afdeppen na het plassen van voor naar achter (niet boenen, poetsen, wrijven). Wassen met lauw water en niet met zeep. Geen badschuim gebruiken en geen vaginaal sprays (irritatie). Zowel voor als na het hebben van seksuele gemeenschap uitplassen en handen en genitaliën wassen (zelf en partner). Nat badgoed niet te lang blijven dragen maar laten drogen en niet (te lang) in een warm bubbelbad liggen (bacteriegroei).

Bloedsamenstelling

KLACHT

IJzertekort.

OORZAAK

In de zwangerschap neemt het bloedvolume toe. Wanneer de toename van bloedcellen, eiwitten en mineralen in verhouding tot de vochttoename (opname H_2O) minder groot is, daalt met name de concentratie erytrocyten en het eiwitgehalte. Dit is medebepalend voor de concentratie hemoglobine (Hb) in het bloed. De globulineconcentratie neemt in de zwangerschap flink toe, waardoor ook de ijzerbinding toeneemt. Desondanks heeft 50% van de zwangere vrouwen last van ijzertekort door een grotere behoefte aan ijzer. In de zwangerschap is de opname van ijzer uit voedsel verminderd door een verminderde maagsecretie. IJzertekort kan ook zijn ontstaan door hevige menstruaties voorafgaand aan de zwangerschap of door een recente voorgaande zwangerschap met lange lactatieperiode (borstvoeding). Als natuurlijke bescherming verhoogt de toename van globulinen (immunoglobulinen) de antistofactiviteit van het bloed. Tevens zorgt de toenemende kans op trombose voor een snellere bloedstolling na de bevalling. Tijdens de zwangerschap ontstaan verschuivingen in de water-zouthuishouding en neemt het extracellulaire vochtvolume met ongeveer drie liter toe.

ADVIES

- Extra ijzertoevoer door ijzerhoudende voeding of langs medicamenteuze weg (op voorschrift van de arts). IJzer zit in spinazie, appelstroop of Roosvicee Ferro.
- Melkproducten zorgen dat ijzer minder goed wordt opgenomen in het bloed, het advies is dan ook om geen zuivelhoudend toetje direct na het eten te nuttigen.

Bloedsomloop

KLACHT

Klachten die in verband staan met de circulatie zijn: kramp in kuiten of benen, spataders, onrustige benen, flauwvallen, vocht vasthouden.

OORZAAK

Bij gezonde vrouwen in een normaal verlopende eerste zwangerschap wordt het plasmavolume verhoogd met een gemiddelde van ten minste 1250 ml. (Normaal volume bij gezonde niet-zwangere vrouw is ongeveer 2600 ml.) De doorbloeding neemt toe door verwijding van de bloedvaten. Het hartminuutvolume is vergroot tijdens zowel rust als inspanning in vergelijking met een niet-zwangere vrouw. Deze verandering is vanaf het begin van de zwangerschap aanwezig. Het slagvolume is hierbij de belangrijkste factor. Er komen meer rode bloedcellen in de perifere circulatie. Door harder werken van het hart neemt het zuurstofgebruik sterk toe, zodat de grens van inspanning bij een zwangere vrouw veel eerder bereikt is.

ADVIES

Verbeteren en in stand houden van de doorbloeding door middel van beweging. Spierpompwerking benutten door bijvoorbeeld wandelen. Letten op afwisseling activiteit en rustmomenten. Voor specifieke adviezen: zie bij desbetreffende klacht.

Borsten

KLACHT

Zware borsten, lekkende borsten, ingetrokken tepels.

OORZAAK

De borsten nemen al vroeg in de zwangerschap toe in omvang waardoor ze zwaar kunnen aanvoelen. Dit wordt veroorzaakt door hyperemie en toename van vocht in het bindweefsel van de borsten. De melkgangen en de alveoli van het borstklierweefsel groeien verder uit. De vorm van borsten wordt bepaald door de stevigheid van huid, bindweefsel en vetweefsel. De grootte van de borsten zegt niets over de hoeveelheid en kwaliteit van de melkklieren. Sommige vrouwen verliezen in de zwangerschap al vocht uit de tepel. Tepels en tepelhof worden vaak groter in de zwangerschap. Sommige vrouwen hebben ingetrokken tepels. In de borsten komen bindweefselstructuren vooral aan de onderzijde voor. Bij borstspieroefeningen wordt er aan deze structuren getrokken. Prikkeling van bindweefselstructuren kan de kwaliteit ervan verbeteren.

ADVIES

- Bij lekkende borsten kan een katoenen zakdoek in de beha gestopt worden of zoogkompressen.
- Het is belangrijk een goed passende en steunende beha te dragen, zoals een zwangerschapsbeha. Deze kan door rek meegroeien met de borsten in de zwangerschap. Beugelbeha's klemmen de groeiende borstklieren af en zijn daarom af te raden. Af en toe de beha uit om de borsten 'te luchten' voelt vaak prettig aan.
- Ingetrokken tepels kunnen geregeld voorzichtig naar buiten worden getrokken. Dit kan ook door een vacuümzuigertje te gebruiken (borstpomp of zuigertje uit een seksshop). Ook kunnen de tepels voorzichtig af en toe gemasseerd worden met citroensap of lanoline.
- Borstspieroefeningen zijn belangrijk ter spierversterking en mogelijke verbetering van de bindweefselstructuur.

Cardiovasculair

KLACHT

Snel warm hebben, gevoel van hartkloppingen, hypotensie, venacavasyndroom.

OORZAAK

De groeiende vrucht, baarmoeder en placenta hebben een toenemende bloedvoorziening nodig. Het hart van de zwangere vrouw wordt zwaarder belast door toename van het hartminuutvolume. Het volume bloed dat in een minuut door het hart wordt uitgepompt neemt tot ongeveer 25-50% toe. Dit merkt de zwangere vrouw doordat ze bij een relatief lichte inspanning haar hart sneller voelt kloppen en ze licht kan hijgen (fysiologische hyperventilatie). Met de toename van het hartminuutvolume neemt de doorstroming in de longen en nieren toe en ontstaat een vaatverwijding in de huid. Hierdoor heeft een zwangere vrouw een hogere tolerantie voor koude en vindt ze het al snel te warm. Door hormonale verwijding van de bloedvaten kan, bij belemmering van met name de veneuze afvoer in de onderste extremiteiten, hypotensie ontstaan. In ruglig kan de baarmoeder tegen de vena cava inferior drukken en zo de veneuze afvoer stagneren.

ADVIES

Vooral in het derde trimester van de zwangerschap wordt (langdurige) ruglig afgeraden met het oog op de nadelige invloed hiervan op de bloeddruk (venacavasyndroom). De zwangere vrouw merkt dat ze zich onwel gaat voelen, misselijk of duizelig. Oefenen in zijlig of zit kan dan prettiger zijn. Tijdens de bevalling daalt de baby in het geboortekanaal in en drukt zo steeds minder op de vena cava, waardoor de barende vrouw veelal wel op haar rug kan liggen. Activiteiten dienen minder snel uitgevoerd te worden, waardoor minder energie wordt verbruikt.

Carpaletunnelsyndroom

KLACHT

Afklemmingssymptomen in het handgebied, de pols en soms de onderarm tot de schouder aan toe. Meestal tintelingen, maar ook stijfheid van de vingers, pols en arm. Met name na arm- en handbewegingen, 's nachts en bij het opstaan.

OORZAAK

Een compressieneuropathie van de n. medianus ter hoogte van de pols. De klachten worden in de zwangerschap veelal veroorzaakt door vochttoename. Twee weken postpartum zijn de klachten vrijwel altijd weer verdwenen.

ADVIES

'S Nachts een rustspalk dragen, bijvoorbeeld een polsbeschermer zoals gebruikt wordt bij skeeleren. Op deze wijze blijft de pols in een rustpositie ten opzichte van de onderarm. De polsen zo veel mogelijk in het verlengde van de onderarm houden bij armbewegingen. Proberen zo min mogelijk te tillen of bewegingen uit te voeren die de klachten verergeren. Bij pijn de handen in lauw water bewegen.

Drukkend gevoel onderbuik

KLACHT

Zwaar, drukkend gevoel in onderbuik, liezen of bekkenbodem.

OORZAAK

De sterke toename van de doorbloeding in het buikgebied kan een gevoel van stuwing geven: een zwaar, drukkend gevoel in de onderbuik of liezen. Daarnaast kan het indalen van de baby leiden tot extra druk in het bekken: een drukgevoel op het schaambeen of de bekkenbodem. Een soortgelijk gevoel van verzakking van baarmoeder, blaas of darmen kan ook veroorzaakt worden door een verzwakking van het ophangstelsel, mogelijk veroorzaakt door eerdere zwangerschappen en bevalling.

ADVIES

Niet te lang staan, eerder gaan zitten, niet te zwaar tillen en geen zware werkzaamheden uitvoeren. Vaker even tussendoor liggen.

Flauwvallen (collaberen)

KLACHT

Flauwvallen bij bijvoorbeeld te lang staan of bij een te laag bloedsuikergehalte.

OORZAAK

Door in vrij korte tijd een veel 'groter lijf' te krijgen, heeft de zwangere vrouw meer zuurstof nodig. Het hartminuutvolume en het ademminuutvolume nemen toe (fysiologische hyperventilatie). Door het vergrote hartminuutvolume stijgt de systolische bloeddruk. De diastolische bloeddruk blijft bij gezonde zwangeren wel gelijk. Om de doorbloeding te waarborgen, neemt de perifere weerstand af en de bloedvatwanden worden minder stevig. Bij langdurig staan neemt zo de veneuze stasis in de benen toe. Door deze verslechterde circulatie kan de zwangere vrouw flauwvallen (collaberen). Daarnaast kunnen in ruglig de grote bloedvaten (aorta) dichtgedrukt worden door de zwaardere uterus. Dit geeft een gevoel van flauwvallen of onwel worden. Deze klacht kan tevens veroorzaakt worden doordat een zwangere vrouw meer energie verbruikt. Drie maaltijden per dag eten is dan te weinig, omdat de bloedsuikerspiegel te veel daalt.

ADVIES

Niet te lang stil blijven staan, rustig wat rondlopen of van het ene been op het andere wiebelen. Af en toe diep ademhalen. Opletten met staande karweitjes in en om het huis, zoals ramen zemen of op een hoge (keuken)trap staan. Ook lange autoritten kunnen tot een flauwte leiden. Geregeld een pauze nemen en even lopen. Licht verteerbaar eten meenemen bij van huis gaan. Tussen de maaltijden door wat extra's eten zoals fruit, muesli of iets dergelijks. Na de dertigste week niet te lang op de rug liggen. Overigens voelt de zwangere vrouw dit zelf goed aan.

Gewichtstoename

KLACHT

Toename gewicht met meer dan twee kilo per maand (algemeen oedeem).

OORZAAK

Het gewicht van de zwangere vrouw kan uiteindelijk toenemen met ongeveer 25% van haar oorspronkelijke gewicht. De gewichtstoename wordt veroorzaakt door vier processen:

- de groei van de moederlijke organen: baarmoeder (1000 gram), borsten (400 gram), bloedvolumetoename (1250 gram);
- de kinderlijke groei: groei van de baby (3400 gram), de placenta met vliezen (650 gram), vruchtwatertoename (800 gram);
- de vetopslag (3500 gram);
- vochtretentie (1500 gram).

De gewichtstoename verloopt sneller in de tweede helft van de zwangerschap dan in de eerste helft. Een toename van meer dan twee kilo per maand kan wijzen op een algemeen oedeem. 'Voor twee eten' of te veel zouten binnenkrijgen kan invloed hebben op de gewichtstoename. Vetopslag vindt bij de zwangere vrouw plaats op de buik, rug en de dijen, met name voor de dertigste week. De grootste gewichtstoename wordt veroorzaakt door extracellulair vocht.

ADVIES

Niet 'voor twee' eten, maar geregeld kleine en licht verteerbare porties. Opletten met het gebruik van zouten in verband met het stijgen van de vochtretentie.

Harde buiken

KLACHT

Pijnlijke harde buik, meestal bij activiteiten.

OORZAAK

Harde buiken zijn fysiologisch en worden veroorzaakt door baarmoedercontracties, waardoor de baarmoeder in conditie blijft en het onderste uterussegment (OUS) wordt gevormd. Harde buiken worden vanaf week 16-20 gedurende de hele zwangerschap gevoeld. Ze kunnen optreden bij inspanning, bij druk of moe zijn, bij houdingsveranderingen of bij seksuele activiteit. Niet iedere zwangere neemt de harde buiken gewaar. Harde buiken horen niet pijnlijk te zijn. Te frequent een harde of pijnlijke buik hebben (bijvoorbeeld iedere tien minuten of twee uur achter elkaar) kan duiden op beginnende weeënactiviteit. Harde buiken frequent vroeg in de zwangerschap (voor de 30e week) leidt vaak tot het advies het rustiger aan te doen.

ADVIES

- Proberen inspannende activiteiten die frequent harde buiken opleveren te vermijden. Letten op een rustige buikademhaling, de buik masseren of deze ritmisch schudden.
- Tips of adviezen over ontspanning, ademhaling en rust kunnen duidelijk maken hoe hiermee kan worden omgegaan.
- Wanneer harde buiken vooral onderin de buik pijnlijk zijn of zeer frequent voorkomen, moet dit wel worden gemeld bij de behandelend arts of verloskundige.

Houding en beweging

KLACHT

Moeite met adl-bewegingen als opstaan, omrollen in bed, lopen.

OORZAAK

Vooral in de laatste drie maanden van de zwangerschap kan de buik in de weg zitten. Ook bekkenpijn en lage rugklachten kunnen een rol spelen.

ADVIES

- Omrollen vanuit zij- naar ruglig of omgekeerd: met gebogen benen liggen, schouders en heupen op één lijn. Daarna snel en recht in één keer omrollen, nadat eerst de dwarse buikspieren zijn aangespannen. Afzetten met voeten, knieën niet tegen elkaar gedrukt houden. Liefst op een uitademing.
  Of: bovenste been over onderste been heen zwaaien. Omrollen door middel van het veranderde zwaartepunt.
- Opstaan uit bed: om bij het opstaan de rechte buikspieren te ontlasten, kan beter eerst op de zij gerold worden (schouders en heupen op één lijn). Daarna recht opduwen tot zit en de benen direct over de rand van het bed laten vallen. Nu de voeten op de grond laten zakken en met de handen op de knieën (squathouding) oprichten tot stand.
- Lopen: niet met een holle rug gaan lopen. Gemakkelijke schoenen dragen en regelmatig schoenen afwisselen. Een (wat zwaardere) tas schuin over de schouder

dragen of een rugzak gebruiken om het gewicht zo veel mogelijk gelijkmatig te verdelen.

Hoofdpijn

KLACHT

Hoofdpijnklachten in de zwangerschap (of juist het ontbreken daarvan in de zwangerschap).

OORZAAK

Hoofdpijn kan veroorzaakt worden door bloedarmoede, dus is het zinvol hierop te letten en eventueel het bloed te laten onderzoeken. Bloeddrukschommelingen kunnen ook hoofdpijn veroorzaken, evenals vermoeidheid, slechter slapen, meer zorgen maken of een slechtere fysieke gesteldheid. Bij wie regelmatig migraine had vóór de zwangerschap, lijkt migraine tijdens de zwangerschap minder voor te komen. Na de bevalling komt de migraine echter vaak weer terug.

ADVIES

Hoofdpijn kan een optelsom van factoren zijn. Het is zinvol dat de zwangere dit met de begeleidend verloskundige of arts bespreekt.

Huidveranderingen

KLACHT

Jeuk, irritatie, pigmentvorming, striae of eczeem.

OORZAAK

Door een toename van de doorbloeding ontstaat door verwijding van de bloedvaten een actievere zweet- en talgklierproductie. Klachten als transpiratie en vetter haar kunnen hierdoor verklaard worden. Pigmentatie kan ontstaan in de navel, op de buik, tepels, tepelhof, vroegere littekens of in het gezicht (zwangerschapsmasker). Ook striae (de zogeheten zwangerschapsstrepen) kunnen voorkomen op buik, borsten, billen en/of benen. Ze ontstaan door het snel rekken van de huid en door structuurveranderingen van het onderhuidse bindweefsel. Onder invloed van het hormoon progesteron daalt de beweeglijkheid van de galwegen, wat een stagnatie van de galafvoer kan geven. Dit leidt tot een verhoogde bilirubinespiegel, wat jeuk kan veroorzaken. In extreme gevallen kan eczeem ontstaan.

ADVIES

Voor jeuk veroorzaakt door bilirubine bestaat geen goede oplossing. Wat kan verlichten is het gebruik van mentholpoeder en niet te warm douchen. Jeuk kan ook wijzen op suikerziekte; dus het is zinvol dat de zwangere deze klacht meldt aan de behandelend verloskundige of arts. Striae kunnen enigszins voorkomen worden door het bindweefsel al wat 'voor te rekken' oftewel huidrollen (bindweefselmassage). De doorbloeding van de huid kan tevens licht verbeteren door massage. Goede voeding en een milde verzorging van de huid zijn belangrijk.

Hyperventilatie

KLACHT

Hyperventilatie (duizelig, benauwd, tintelingen in vingers en mond).

OORZAAK

Bij lichamelijke of psychische inspanning kan er, door de in de zwangerschap fysiologisch licht verhoogde ademfrequentie en de al aanwezige verlaagde CO_2-spanning, gemakkelijker hyperventilatie ontstaan. Hyperventilatie veroorzaakt bloeddrukdaling, wat effect kan hebben op de placentacirculatie. De efficiëntie van de ademhaling en zuurstofopname zijn tijdens de zwangerschap verminderd. Dit houdt in dat voor eenzelfde hoeveelheid arbeid meer zuurstof verbruikt wordt en er dus meer geventileerd moet worden ('relatieve hyperventilatie').

ADVIES

Alert zijn op hyperventilatie bij inspanning, nervositeit of angst. Bij activiteit zorgen dat de behoefte aan een hogere gasuitwisseling evenredig is met een toename van gasuitwisseling, bijvoorbeeld ademhalingsoefeningen uitvoeren in een ontspannen houding. Bij hyperventilatie (duizelig, benauwd, tintelingen in vingers en mond) wordt de balans tussen zuurstof en kooldioxide hersteld door de uitgeademde lucht weer in te ademen. Dit kan door met de handen een kapje te maken voor de mond, of door te ademen in een plastic zakje.

Kindsbewegingen

KLACHT

Kindsbewegingen kunnen soms hinderlijk of pijnlijk zijn.

OORZAAK

Vanaf de zestiende week (multipara) of twintigste week (primipara) zijn de kindsbewegingen voelbaar. Dit is een eerste teken van leven en veel zwangeren ervaren dit als positief. De kindsbewegingen voelen eerst als licht gewriemel, maar kunnen gedurende het vorderen van de zwangerschap uitgroeien tot echt getrappel. Dit kan blaasdruk of urineverlies geven (stressurine-incontinentie), maagzuur of pijnlijke ribben opleveren. Kindsbewegingen treden vaak op bij rustig zitten of liggen. Vooral na actieve bewegingen van de zwangere zelf. Ritmische schokbewegingen duiden meestal op de hik van de baby.

ADVIES

Tegendruk geven op de buik, de buik rustig masseren en voelen of de baby de handbewegingen wil volgen. 'Spelen' met de baby. Bij hinderlijke kindsbewegingen bij het inslapen, kan het helpen om van tevoren ontspannen te liggen op de bank met een buikademhaling en de baby zo uit te nodigen tot bewegen.

Kramp

KLACHT

Kramp in de kuiten of voeten, met name 's nachts.

OORZAAK

Zuurstofgebrek in de spieren door cardiovasculaire veranderingen en verminderde mobiliteit. Het gewicht van de baarmoeder drukt de grote arteriën (aa. iliacae) naar de benen gedeeltelijk dicht. Door verstoring van de zuurstofvoorziening ontstaat zuurstofgebrek.

ADVIES

Ter voorkoming van kramp: circulatie-bevorderende bewegingen toepassen. Rondjes draaien met de voeten (enkels), de tenen bewegen, benen en voeten (laten) masseren, afwisselend en goed steunend schoeisel dragen, af en toe op blote voeten lopen, wisselbaden nemen, veneuze pompoefeningen of rekken.

- Wisselbad: één emmer met warm water en één emmer met lauw water vullen. Eerst de handen of voeten in het warme water houden, daarna in het koudere water. Steeds wisselen. Beginnen met warm water en eindigen met het koudere water.
- De benen wat hoger neerleggen in zit (op een poef) en in lig. Niet een kussen onder de knieën (klemt af) maar de hele benen hoger leggen door het matras schuiner te leggen. Ook veneuze pompoefeningen zijn goed toepasbaar in de zwangerschap. Bij bekkenpijnklachten de oefeningen zo nodig iets aanpassen.
- Geregeld de kuitspieren rekken, niet te lang staan of zitten (druk op de vaten) en eventueel steunkousen dragen. Advies geven voor het rekken van de kuitspieren in lig: de tenen en voorvoet omhoog bewegen of heffen met behulp van de handen of de partner.

Misselijkheid, brandend maagzuur

KLACHT

Misselijk gevoel, soms gepaard gaand met overgeven, met name in het eerste trimester van de zwangerschap. Brandend maagzuur, vooral bij bukken of liggen.

OORZAAK

De productie van het HCG-hormoon geeft als klacht vaak misselijkheid. Dit hormoon wordt in de eerste drie, vier maanden van de zwangerschap het meest geproduceerd. Progesteron kan ervoor zorgen dat de sluitspier aan de bovenkant van de maag slapper wordt, hierdoor kan maagzuur tot in de slokdarm terugkomen (zuurbranden), met name bij bukken, gaan liggen of bij flinke kindsbewegingen. De maag wordt immers omhooggeduwd door de groeiende baarmoeder.

ADVIES

- Tegen misselijkheid helpt het vaak om regelmatig lichte maaltijden te nuttigen om een lege maag te voorkomen.'s Ochtends voor het opstaan al een kopje thee in bed drinken met een licht verteerbaar crackertje of een beschuit.
- Ter voorkoming van zuurbranden is het belangrijk goed op de houding te letten: tillen, bukken en persen en onderuit op de bank liggen geven snel zuurbranden.

Niet helemaal horizontaal liggen, maar met een kussen onder het hoofdeinde van de matras. Roken, alcohol en koffie verlagen de spanning van de sluitspier tussen slokdarm en maag, dus bij voorkeur niet gebruiken. Ook sterk gekruide en scherpe spijzen liever vermijden. Ter verlichting kunnen melkproducten zoals vanillevla helpen.

– Bij ernstige misselijkheid of buikpijn in combinatie met tintelingen in de handen, hoofdpijn en zichtproblemen: alert zijn op het *HELLP-syndroom* (zie aldaar) en direct contact laten opnemen met de behandelend arts of verloskundige.

Nek- en schouderklachten

KLACHT

Pijn in de nek of tussen de schouderbladen.

OORZAAK

Nekklachten in de zwangerschap worden vaak veroorzaakt doordat het evenwicht is verstoord. De borsten worden zwaarder en geven extra gewicht aan de voorzijde. Om de balans te herstellen staan veel vrouwen met een te holle rug. Er wordt dan te veel aan de rug 'getrokken' en er ontstaat een spanning in de bovenrug en schouders.

ADVIES

Draag een goed ondersteunende zwangerschapsbeha. Ga vaker zitten bij langdurige sta-activiteiten (strijken, groenten snijden) en vaker liggen bij langdurige zitactiviteiten (tv-kijken, telefoongesprek, lezen). Let tevens op een goede stevigheid van de matras: het gewicht rond het bekken neemt in de zwangerschap enorm toe, en een te zachte matras zakt te ver door en biedt dus te weinig steun aan het bekken.

Oedeem

KLACHT

Vocht vasthouden, vooral in de benen. Opgezwollen voeten.

OORZAAK

Oedeem (vocht vasthouden) wordt veroorzaakt door een verslapping van de vaatwanden in combinatie met een veranderde functie van de nieren, waardoor meer vocht vastgehouden wordt. Het lichaam maakt in de zwangerschap meer bloed aan en er is een hogere druk in de bloedvaten van de benen, doordat het kind op de bloedvaten in het bekken duwt. Het vocht uit de bloedvaten verplaatst zich naar de weefsels en de benen worden dik.

ADVIES

Lang staan en lang zitten vermijden. De voeten wat hoger leggen tijdens het liggen. De benen veel bewegen (veneuze pompoefeningen) en letten op een goede buikademhaling. Geregeld met de enkels draaien en de voeten op en neer bewegen, ook lichte knie- en heupbewegingen maken stimuleert de doorbloeding.

Obstipatie

KLACHT

Obstipatie, darmverstopping, luie darmen, moeite met defecatie.

OORZAAK

In de zwangerschap ontstaat vaak een tragere darmwerking door toename van elasticiteit onder invloed van hormonen. Tevens worden de darmen enigszins afgeklemd door de groeiende baarmoeder. Er kan meer vocht uit de feces worden gehaald waardoor deze meer indikt, wat obstipatie kan veroorzaken. Daarnaast nemen de mobiliteit en de activiteit van de zwangere vrouw vaak af, wat een negatief effect heeft op de darmstimulatie. Ook ijzerpreparaten kunnen leiden tot obstipatie.

ADVIES

Goede adviezen over vezelrijke voeding evenals voldoende vochtintake zijn onontbeerlijk. Hierbij geldt: voldoende drinken (2 liter) en vezelrijk eten. Met name in zuidvruchten (gedroogde abrikozen, pruimen), kokos en pinda's zitten veel vezels. Ook ontbijtkoek en Roosvicee Laxo werken laxerend. Voldoende fruit en groenten blijven belangrijk. Bij aandrang naar toilet gaan (niet te lang ophouden), letten op een goede toilethouding en ontspannen perstechniek. Daarnaast is voldoende bewegen goed om de darmen actief te houden.

Onrustige benen (restless legs)

KLACHT

Onrustig, warm of kriebelig gevoel in de benen.

OORZAAK

In de zwangerschap neemt de elasticiteit in de bloedvaten toe door verweking van het bindweefsel in de vaatwanden. Hierdoor neemt ook de vaatcapaciteit toe en kan het bloedvolume toenemen. In de zwangerschap is er één tot twee liter bloed meer in het lichaam dan bij een niet-zwangere. Door de vaatwandverweking kunnen kleppen in de bloedvaten minder goed functioneren, waardoor bloed wat laag in de benen blijft 'hangen'. Dit veroorzaakt een warm, kriebelend of onrustig gevoel.

ADVIES

Activeren van de spierpompwerking door even te gaan lopen, bewegen of voetoefeningen te doen (rondjes draaien met de enkels). Ook geeft het vaak verlichting de benen even te laten afkoelen (buiten de dekens houden), waardoor de doorbloeding wordt aangezet. Wisselbaden of wisseldouches werken hier ook goed: afwisselend besproeien met warm en koud water, beginnend met warm en eindigend met koud.

Osteoporose (zwangerschapsgerelateerd) (Pregnancy and Lactation-associated Osteoporosis, PLO)

KLACHT

Osteoporose in de pre- en postpartumperiode, met kans op (meervoudige) ruggenwervelfracturen, soms femurfracturen. Weinig voorkomend.

OORZAAK

Mogelijk risico voor PLO lijkt te zijn: bekend met osteoporose, familiair voorkomen van osteoporose, geschiedenis van roken, laag lichaamsgewicht, vitamine-D-insufficiëntie. De kans op osteoporose is in de risicogroep verhoogd gedurende pre- en postpartum en gedurende de borstvoedingsfase. Scherpe rugpijnklachten die aspecifiek zijn voor bekkenpijn, kunnen wijzen op PLO.

ADVIES

Het vóórkomen van osteoporose in de familie of al vóór deze zwangerschap, is een gegeven waarvan de verloskundige of behandelend arts op de hoogte moet zijn. Extra zorg kan gegeven worden in de vorm van calcium en/of vitamine-D-supplementen. Dit mag alleen op advies van de (huis)arts.

Psychische veranderingen

KLACHT

Zich labieler, emotioneler of sneller geïrriteerd voelen in de zwangerschap.

OORZAAK

Zwanger zijn, bevallen en moeder worden zijn ingrijpende gebeurtenissen in een mensenleven. De vrouw maakt binnen enkele maanden diverse veranderingen mee, zowel lichamelijk en hormonaal als emotioneel en sociaal. Stemmingswisselingen, angstaanvallen of slapeloosheid komt bij 55% van de zwangere vrouwen voor. Deze zogenoemde emotionele labiliteit wordt gekenmerkt door snel wisselende gevoelens en extreme reacties op normale omstandigheden, en wordt veroorzaakt door de omschakeling die de zwangerschap met zich meebrengt alsmede door veranderingen in de hormoonspiegel. Progesteron heeft invloed op het chemisch evenwicht van het lichaam, de combinatie van progesteron en oestrogeen beïnvloedt in zekere mate het metabolisme in de hersenen.

ADVIES

Laten beseffen dat emotionele labiliteit erbij kan horen. De lat niet te hoog leggen en proberen de verwachtingen voor een dag reëel te maken, bijvoorbeeld maar één activiteit plannen die echt af moet en prioriteit heeft. De balans belasting-belastbaarheid speelt ook hierbij een rol: beseffen dat je minder 'hooi op je vork' kunt hebben in de zwangerschap, omdat een 'kindje uitbroeden' werk is dat continu energie vraagt van lichaam en geest. Gevoelens met de partner, verloskundige of begeleidend arts bespreken.

Slaapproblemen

KLACHT

Licht slapen, vaak plassen.

OORZAAK

Zwangere vrouwen worden vaak in hun natuurlijke dag- en nachtritme gestoord, omdat de baby in de baarmoeder een eigen bioritme heeft. De baby kan 's nachts druk zijn en overdag juist slapen. Hierdoor kan de zwangere vrouw lichter slapen en het gevoel hebben veel minder uitgerust wakker te worden. Aangezien mensen meer dromen tijdens een minder diepe slaapfase, wordt er tijdens de zwangerschap heel wat afgedroomd. Ook komt het extra vocht dat overdag in de weefsels zit 's nachts in de bloedbaan, en wordt via de nieren afgevoerd naar de blaas. Daardoor ontstaat in de loop van de zwangerschap 's nachts eerder het signaal om te moeten plassen.

ADVIES

Overdag vaker gaan rusten. Proberen het benodigde aantal uren slaap per etmaal te halen als het niet per nacht wil lukken. Vanaf twee uur voor het slapen weinig tot niet meer drinken.

Slijmvliezen

KLACHT

Toename speekselvorming, misselijkheid, verandering reuk en smaak, maagzuur.

OORZAAK

In de zwangerschap veranderen vrijwel alle slijmvliezen. Er is meer speekselvorming, wat aanleiding kan geven tot misselijkheid. Zowel smaak als reuk kan veranderen. Er kan ook meer vaginale afscheiding zijn. Als er hevige jeuk bestaat, moet de vrouw naar de huisarts, omdat er een schimmelinfectie kan zijn. Een zwangere vrouw is daar iets gevoeliger voor door de veranderde zuurgraad in de vagina. Het slijmvlies van de keel en de neus kan wat meer gezwollen zijn, wat een gevoel van chronische verkoudheid kan geven. Ook de ogen kunnen wat gevoeliger zijn, waardoor contactlenzen en ook lensvloeistoffen soms niet worden verdragen.

ADVIES

Bij ernstige hinder is het raadzaam de huisarts om advies te vragen. Voor adviezen bij misselijkheid, maagzuur en vaginale afscheiding: zie betreffende klacht.

Spataders (varices)

KLACHT

Ontsierende adertjes (verdikt, blauwig) op de benen, maar soms ook op de schaamlippen.

OORZAAK

Als gevolg van hormonen die door de placenta gevormd worden, wordt tijdens de zwangerschap het bind- en steunweefsel soepeler. De bloedsomloop kan belemmerd worden door de groter wordende baarmoeder, waardoor er meer druk op de aderen van de benen komt. Erfelijkheid speelt hierin ook een rol. Ook verminderde doorbloeding in het kleine bekken kan tot stuwing leiden, onder andere in de schaamlippen.

ADVIES

Voldoende bewegen zorgt ervoor dat met name de onderbeenspieren de beenaders helpen het bloed weer naar boven te stuwen. Lang staan is nadelig, beter is het te gaan zitten als dit kan. Goede schoenen dragen en geen knellende kledingstukken. In bed de matras bij de voeten iets hoger, bijvoorbeeld door een kussen onder het matras te leggen. In zijlig wordt voorkomen dat de baby de bloedvaten in het bekken bij het lang op de rug liggen onder druk kan zetten (venacavasyndroom). Veneuze pompoefeningen kunnen ervoor zorgen dat er minder stuwing optreedt. Een goede buikademhaling, met een juist gebruik van het middenrif is belangrijk om de doorbloeding te verbeteren.

Spijsvertering

KLACHT

Vertraagde spijsvertering, oprispingen, nare smaak in de mond, zuurbranden, misselijkheid, obstipatieklachten.

OORZAAK

De eetlust van de zwangere vrouw neemt door een toename van het energieverbruik toe, terwijl de motiliteit van de maagwand vaak vermindert onder invloed van progesteron. Het transport vertraagt hierdoor, terwijl tevens het afsluitmechanisme tussen slokdarm en maag minder goed kan functioneren. De druk van de baarmoeder tegen de maag kan misselijkheid en oprispingen geven, het langdurige verblijf van voedsel in de maag kan misselijkheid en zuurbranden geven.
Het transport van voedsel door de dunne darm in de zwangerschap is eveneens wat vertraagd, zodat opname van voedingsstoffen optimaal kan plaatsvinden. Door dit vertraagde transport vindt er in de dikke darm meer vochtresorptie plaats, waardoor de darminhoud indikt en er een verhoogde kans op obstipatie bestaat.

ADVIES

Liever vijf maal per dag kleine maaltijden nuttigen, licht verteerbaar en vetarm. In verband met vochtretentie liever weinig zout gebruiken. (Gespoten) rauwkost goed wassen, daar giftige stoffen de placenta kunnen passeren. Het gebruik van laxantia wordt afgeraden, vanwege een nadelig effect in de zwangerschap op de baby en mag alleen op doktersadvies. Beter is het Roosvicee Laxo te gebruiken of het eten van vezelrijk voedsel zoals vruchten (pruimen, gedroogd fruit), kokos, noten of pinda's.

Stofwisseling

KLACHT

Te laag glucosegehalte van het bloed (hypoglykemie): duizelig, transpireren, flauwvallen.
Zwangerschapsdiabetes, vrijkomen van aceton bij zware inspanning.

OORZAAK

- *Koolhydraatstofwisseling*. In de zwangerschap verandert de koolhydraatverbranding om aan de grotere vraag naar energie te voldoen. Er ontstaat een hogere bloedsuikerspiegel, wat gunstig is voor de afgifte van glucose aan de placenta en de baby. Wanneer de glucoseconcentratie van het bloed hoger is dan de nieren glucose kunnen uitscheiden, kan er suiker in de urine worden gevonden. Dit is binnen bepaalde normen fysiologisch in de zwangerschap en verdwijnt na de bevalling spontaan. Bij zwangere vrouwen met een latente of potentiële diabetes kan echter zwangerschapsdiabetes ontstaan. Dit kan bij niet-behandelen leiden tot placenta-insufficiëntie met alle ernstige gevolgen van dien voor de baby. Wanneer de zwangere vrouw arbeid moet leveren na langere tijd niet-eten, kan er hypoglykemie ontstaan.
- *Vetstofwisseling*. Vetten zijn de belangrijkste energiebron in de zwangerschap. Bij zware inspanning wordt extra glucose vrijgemaakt uit vetten. De afbraakproducten hiervan (onder andere aceton) verhogen de zuurgraad van het bloed.
- *Eiwitstofwisseling*. In de zwangerschap vinden er complexe veranderingen in de eiwitsynthese plaats. De lever verwerkt het hogere bilirubinegehalte van de moeder (door afgifte van bilirubine van de baby) en scheidt dit uit via de gal. Hierdoor stijgt het bilirubinegehalte van de moeder niet. De eiwitconcentratie van het plasma is minder hoog, waardoor de viscositeit van het bloed afneemt en de bloedbezinking wordt verhoogd.

ADVIES

Kleine, licht verteerbare maaltijden eten. Liever kleine maaltijden en tussen de maaltijden door wat licht verteerbaars. Wees alert als een zwangere vrouw een onbedwingbare behoefte krijgt aan zoetigheid. Bij de actieve oefentherapie dient gelet te worden op het mogelijk ontstaan van hypoglykemie (misselijk, duizelig, transpireren, flauwvallen). Wanneer een zwangere aangeeft een acetonsmaak te proeven of daarnaar te ruiken (transpiratie, mondreuk) is de belasting veel te zwaar!

Urineverlies, vaker plassen

KLACHT

Ongewild urineverlies bij drukverhogende momenten zoals bij hoesten, niezen of tillen (stressincontinentie). Vaker moeten plassen voor kleinere beetjes (frequency). Urineverlies bij aandrang (urge-incontinentie).

OORZAAK

- Toename van druk op de blaas door groei van de baarmoeder. Al vanaf het begin van de zwangerschap is er extra bloedtoevoer naar de baarmoeder, waardoor deze opzwelt en vaak op de blaas drukt. Na de vierde maand groeit de baarmoeder naar boven en wordt de druk op de blaas wat minder. Wanneer de baby aan het eind van de zwangerschap gaat indalen, ontstaat weer meer blaasdruk.

- Door versterking van de nierdoorstroming in de zwangerschap ontstaat sneller dorst en wordt er automatisch meer gedronken, wat, gekoppeld aan een kleinere blaascapaciteit, tot vaker plassen leidt.
- In de zwangerschap kan de spierwand van de blaas wat slapper worden, hierdoor kan er meer druk op de plasbuis komen, wat leidt tot aandranggevoel. Tevens kunnen de zwangerschapshormonen ervoor zorgen dat de elasticiteit van het ondersteunend bindweefsel (collageen) van de bekkenbodemspieren vermindert, wat een factor kan zijn voor het ontstaan van stressincontinentie.
- Urineverlies in de zwangerschap komt met name voor bij hoesten, niezen of tillen door de toenemende intra-abdominale druk (stressurine-incontinentie). Wanneer de baby gaat indalen (rond de 36e week van de zwangerschap), vermeerdert de abdominale druk op de bekkenbodem. Ook veroorzaakt een hogere (borst)ademhaling een continue buikdrukverhoging.
- De bekkenbodemspieren spelen een rol bij het stabiliseren van bekken en lage rug. Verminderde bekkenstabiliteit kan een rol spelen bij een aanspanningsverandering of krachtsverandering van de bekkenbodemspieren, wat invloed kan hebben op het continentiemechanisme. Ook de houdingsverandering in de zwangerschap geeft dikwijls een spanningsverandering van de bekkenbodemspieren. Bij niet-adequate aanspanning van de bekkenbodemspieren (onderactief, overactief of discoördinatief) wordt de buikdrukverhoging onvoldoende opgevangen wat betreft kracht of timing en is de kans op het ontstaan van stressincontinentie groter. Bekkenbodemspieren kunnen gedurende de zwangerschap tot een factor 3 gerekt worden. Eerdere vaginale baringen kunnen beschadigingen hebben nagelaten in de bekkenbodem, variërend van onvermijdelijke microrupturen tot littekenweefsel na inscheuren (rupturen) of inknippen (episiotomie), wat leidt tot veranderingen in de bekkenbodem.
- Anatomisch speelt nog mee dat een vrouw met een scherpe arcus pubicus een grotere kans lijkt te hebben op ventraal bekkenbodemletsel (zoals urine-incontinentieklachten of urethrale verzakkingen). Bij een stompe arcus pubicus lijkt meer risico te bestaan op dorsaal bekkenbodemletsel (zoals rectokèle, analesfincterletsel).
- Irritaties in het bekkenbodemgebied, bijvoorbeeld door urineweginfecties (blaasontsteking), vaginale schimmelinfecties of een continu schurend gevoel (string, inlegkruisjes), kunnen leiden tot spanningsverandering van de bekkenbodemspieren. Dit is mogelijk een oorzaak van geregelde aandrang om te plassen of verlies van urine bij aandrang.
- Hoewel urineverlies in enige mate fysiologisch is in de zwangerschap, is het belangrijk te proberen het urineverlies tegen te gaan. Dit lijkt een betere mogelijkheid te bieden voor verminderde kans op urineverlies postpartum en urineverlies op latere leeftijd (menopauze).

ADVIES

Goed blijven drinken is belangrijk, het liefst twee liter vocht per dag. Minder drinken kan averechts werken: de urine wordt dan meer geconcentreerd en zuurder, wat juist prikkelend kan zijn voor blaas en tot aandrang kan leiden. Sterk blaasprikkelende dranken (koffie, koolzuurhoudende dranken, zure fruitsappen) dienen met mate gebruikt te worden, alcohol wordt in de zwangerschap ontraden. In de ochtend en voormiddag het meeste drinken (2/3 deel vochtintake) en in de namiddag en avond minder (1/3 deel vochtintake). Hiermee wordt het nachtelijk plassen wat tegengegaan. Een juiste toilethouding is belangrijk om goed uit te plassen. Trainen van de bekkenbodemspieren blijkt zinvol om urine-incontinentie mogelijk te verminderen of te voorkomen.

Vaginale afscheiding en infecties

KLACHT

Toename afscheiding, vaginale schimmelinfecties.

OORZAAK

Ten gevolge van een verhoogde druk in de bloedvaten van de vagina kan vocht eerder naar buiten dringen in de vagina. Het milieu in de vagina is in de zwangerschap minder zuur, waardoor er sneller infecties kunnen optreden. De meest voorkomende infectie is een schimmelinfectie (Candida). Normale vaginale afscheiding hoort helder en lobbig te zijn (als gesplitst eiwit). Vaginale infecties zijn vaak herkenbaar aan sterk ruikende, korrelige of donkergekleurde afscheiding.

ADVIES

De vagina onder de douche met water wassen, niet extra gaan wassen en niet met zeep. Dit kan alleen maar meer irritatie opleveren. Eén keer per dag is genoeg. Zo min mogelijk inlegkruisjes gebruiken, deze kunnen de vagina juist extra irriteren. Liever geen strakke broeken dragen en ook geen te strakke strings, maar katoenen ondergoed. Zonder ondergoed slapen. Na plassen van voor naar achter afvegen. Een schimmelinfectie kan vanzelf overgaan, maar vaak wordt een zalfje of medicijnen voorgeschreven. Melden aan de begeleidend arts/verloskundige.

Vena cava syndroom

KLACHT

Duizelig of onwel worden bij (lang) liggen op de rug, gevoel flauw te gaan vallen.

OORZAAK

In ruglig kan de baarmoeder tegen de vena cava inferior drukken en zo kan de veneuze afvoer stagneren.

ADVIES

Vooral in het derde trimester van de zwangerschap wordt (langdurige) ruglig afgeraden met het oog op de nadelige invloed hiervan op de bloeddruk. De zwangere vrouw merkt dat ze zich onwel gaat voelen, misselijk of duizelig. Oefenen in zijlig of zit kan dan prettiger zijn. Tijdens de bevalling daalt de baby in het geboortekanaal en drukt zo steeds minder op de vena cava, waardoor de barende vrouw veelal wel op haar rug kan liggen.

Vermoeidheid

KLACHT

Snel moe of buiten adem zijn. Meer rust of slaap nodig hebben.

OORZAAK

Het gewicht en het zwaartepunt veranderen in de zwangerschap. De functie van het spier- en steunweefsel verandert, evenals het cardiovasculaire systeem en de ademhaling. Het lichaam heeft meer zuurstof en brandstof nodig, waardoor de ademhalingsfrequentie licht kan toenemen ('fysiologische hyperventilatie'). Hierdoor is de zwangere vrouw bij een relatief lichte inspanning sneller buiten adem. Vooral voor actieve vrouwen kan dit frustrerend zijn. De algehele fitheid (conditie) van vóór de zwangerschap speelt een rol, evenals de werkomstandigheden, de zwaarte van het huishouden of de verzorging van jonge kinderen.

ADVIES

Proberen de balans tussen belasting en belastbaarheid te hervinden. De balans tussen wat het lijf aankan en dat wat het lijf de zwangere aandoet. Alle activiteiten kosten energie, maar sommige meer dan andere. Traplopen, tillen, stofzuigen, dweilen of boodschappen doen in de supermarkt kunnen vermoeiende activiteiten zijn. Deze activiteiten proberen te minderen, kleine kinderen meer zelf laten doen (uit bed klimmen via een stoel) en de aangeboden hulp van vrienden of de buurvrouw aannemen. In plaats van staan vaker gaan zitten (strijken, aardappels schillen) en in plaats van zitten vaker liggen (bij tv-kijken, telefoneren, lezen). Activiteiten afwisselen met rustmomenten en liever gaan wandelen of fietsen dan lang staan koken. Gezond actief bewegen, afgewisseld met rust, blijft belangrijk!

Vocht vasthouden

KLACHT

Opgezette handen, voeten of benen. Soms met tintelingen in de handen (zie carpaletunnelsyndroom). Ook in het gezicht houdt de zwangere vaak vocht vast.

OORZAAK

Het hart moet in de zwangerschap meer arbeid verrichten, waardoor de pompfunctie soms niet meer optimaal is en er minder vocht kan worden afgevoerd. Vooral aan het einde van de zwangerschapsperiode kan er vochtophoping plaatsvinden. Na de bevalling verliest de kraamvrouw veel vocht en verdwijnen de klachten meestal spontaan.

ADVIES

Circulatiebevorderende bewegingen voor alle ledematen en met name voor de handen en voeten. Rustige rondjes draaien met de enkels en de polsen. Of de armen, handen, benen en voeten (laten) masseren. Wisselbaden nemen ter bevordering van de circulatie. (Eén emmer met warm water en één met lauw water vullen. Eerst de handen of voeten in het warme water houden, daarna in het koudere water. Steeds wisselen. Beginnen met warm water en eindigen met het koudere water.) De benen wat hoger neerleggen in zit (op een poef) en in lig. Niet een kussen onder de knieën (klemt af), maar de gehele benen hoger leggen door het matras schuiner te leggen. Ook veneuze pompoefeningen zijn goed toepasbaar in de zwangerschap. Bij bekkenpijnklachten de oefeningen zo nodig iets aanpassen.

2.2 Complicaties

De ZwangerFit-docent heeft specifieke kennis van de fysiologische veranderingen in de zwangerschap, met de mogelijk daarbij optredende klachten. Mede door de 'lage drempel' en de veelal wekelijkse contacten met de cursisten, kan de ZwangerFit-docent een signalerende, adviserende en waar nodig een verwijzende functie hebben en zo een waardevolle aanvulling in de peripartum gezondheidszorg bieden. Bij het vermoeden van een complicatie, verwijst de ZwangerFit-docent de cursist direct door naar de verloskundige, huisarts of gynaecoloog.

Mogelijke complicaties in de zwangerschap zijn:
- afwijkende groei
- HELLP-syndroom
- hoge bloeddruk
- resusfactor (resussensibilisatie)
- vroegtijdige weeën
- voorliggende placenta
- zwangerschapsdiabetes
- zwangerschapsvergiftiging.

Afwijkende groei

KLACHT

Te klein: de baby blijft in groei achter voor de duur van de zwangerschap, de buik is te klein voor de zwangerschapsduur (negatieve discongruentie). Te groot: de baby groeit te snel, de buik is te groot voor de zwangerschapsduur.

OORZAAK

Bij een in groei achterblijvende baby kan er een aanlegstoornis zijn, de aanwezigheid van te weinig vruchtwater of onvoldoende aanvoering van voedingsstoffen via de placenta naar de baby (placenta-insufficiëntie). Wanneer de baby juist voorloopt in groei, kan er sprake zijn van zwangerschapsdiabetes.

ADVIES

Tijdens de zwangerschapscontroles wordt een afwijkende groei door de verloskundige of behandelend huisarts opgemerkt, waarna verwijzing volgt naar de gynaecoloog. Bij signalering door de moeder, contact laten opnemen met de behandelend arts of verloskundige. Via echoscopie kan aanvullende informatie verkregen worden.

HELLP-syndroom

KLACHT

Hoofdpijn, moeite met zien, sterretjes en lichtflitsen zien. Tintelingen in de vingers en een knellend gevoel in de buik, waarbij ernstige misselijkheid. Uiteindelijk hoge bloeddruk.

OORZAAK

Het HELLP-syndroom staat voor *hemolysis, elevated liver enzymes, low platelets*. Dit is een ernstige complicatie waarbij de bloeddruk een rol speelt en die al vroeg in de zwangerschap kan ontstaan, soms al bij 24 weken. In eerste instantie begint het met de afbraak van rode bloedplaatjes, er ontstaat schade aan de lever, het aantal bloedplaatjes daalt en er volgt een verlies van eiwitten. In tweede instantie ontstaat juist een hoge bloeddruk. De gevolgen van het HELLP-syndroom zijn vaak ernstig, vooral als het niet tijdig wordt gesignaleerd.

ADVIES

Bij genoemde klachten meteen contact laten opnemen met de verloskundige of huisarts, waarna bij vermoedens van het HELLP-syndroom direct ziekenhuisopname zal volgen. De ziekte moet niet worden onderschat en kan bij niet-tijdig ingrijpen dodelijk zijn voor moeder en kind.

Hoge bloeddruk

KLACHT

Hoge bloeddruk, slechtere doorbloeding, vasthouden vocht.
Gevaar voor zwangerschapsvergiftiging of HELLP-syndroom.

OORZAAK

Een hoge bloeddruk alleen door het zwanger zijn komt slechts in de tweede helft van de zwangerschap voor. De bloeddruk wordt standaard tijdens de zwangerschapscontroles gemeten en de urine wordt geregeld nagekeken op eiwit. Eiwit in urine duidt op een verergering van het effect dat de hogere bloeddruk op het lichaam heeft. Continue hoge bloeddruk kan schade aanrichten in het lichaam. Het kan leiden tot slechtere doorbloeding van de lever, de hersenen maar ook van de baarmoeder, wat voor de bloedvoorziening van de baby van belang is.

ADVIES

Bij signalering contact laten opnemen met de behandelend arts of verloskundige. Extra controle op bloeddruk en op eiwit in urine kan nodig zijn. Alert zijn op klachten die wijzen op zwangerschapsvergiftiging en HELLP-syndroom.

> Cardiotraining tijdens de zwangerschap, gedurende dertig minuten op een matige intensiteit, blijkt vooral een te hoge onderdruk te verlagen.

Resusfactor (resussensibilisatie)

KLACHT BABY

Geelzucht, bloedarmoede bij de pasgeboren baby door afbraak van rode bloedlichaampjes door antistoffen van de moeder. Kan bij niet-toedienen van antiserum aan de Rh– moeder (na de bevalling van haar eerste Rh+ kind) tot sterfte van haar volgende Rh+ kind vlak voor of na de bevalling leiden.

OORZAAK

Rode bloedlichaampjes bevatten een eiwitachtige stof: resus positief (Rh+). Bij 15% van de bevolking ontbreekt deze stof: resus negatief (Rh–). Het kan voorkomen dat moeder en kind verschillende resusfactoren hebben. Bij een eerste zwangerschap is er nog niets aan de hand, aangezien de ongeboren baby een eigen bloedsomloop heeft en zodoende de twee verschillende bloedgroepen en resusfactoren elkaar niet raken. Tijdens de bevalling is er echter wel kans op bloedcontact tussen moeder en kind. Na de geboorte van haar eerste (Rh+) kind bestaat het risico dat de Rh– moeder antistoffen tegen Rh+ bloedcellen gaat aanmaken. Dit kan bij een volgende zwangerschap van een Rh+ kind ervoor zorgen dat de moeder de bloedcellen van haar eigen kind aantast en zelfs vernietigt.

ADVIES

Sinds in 1965 antiserum is ontwikkeld, worden zwangere vrouwen standaard gecontroleerd op hun resusfactor. Indien de moeder Rh– is, wordt na haar eerste bevalling bloed uit de navelstreng van de baby onderzocht. Als er sprake is van een Rh+ kind, krijgt de moeder binnen 24 uur een injectie met antiserum dat de vorming van antistoffen tegen Rh+ tegengaat. Deze injectie dient ze voortaan te krijgen na iedere bevalling, miskraam, abortus, buitenbaarmoederlijke zwangerschap of vruchtwaterpunctie. Dankzij dit antiserum wordt voor haar volgende baby de levensbedreigende resussensibilisatie tegenwoordig voorkomen.

Vroegtijdige weeën

KLACHT

Veelvuldig harde buiken, regelmatige samentrekkingen in rug of buik, weeën.

OORZAAK

Bij een geboorte vanaf 22-25 weken zwangerschapsduur zijn de overlevingskansen van een te vroeg geborene (neonaat) erg klein en worden afwegingen op medische en ethische gronden gemaakt om de mogelijk toekomstige risico's en kwaliteit van leven zo goed mogelijk in te schatten. Vanaf 28 weken nemen de overlevingskansen van de baby toe doordat de organen meer 'af' zijn. Wel wordt medicatie toegediend om de longen versneld te laten rijpen. Het kan zijn dat de zwangere vrouw de regelmatig terugkerende vage krampen niet herkent als weeën, mede omdat ze het nog niet verwacht in deze fase van de zwangerschap. Indien de weeën doorzetten, kan de zwangerschap eindigen in een vroeggeboorte. De neonaat zal eerst in een couveuse verblijven op de afdeling Neonatologie van het (kinder)ziekenhuis. Daarna kan de baby verder rijpen op de 'warme kamer', waarna de 'koude kamer' (kamertemperatuur) volgt, voordat de baby mee naar huis mag.

ADVIES

Bij voortijdige ($\leq$ 37 weken gravida) aanhoudende buik- of rugkrampen of weeën contact laten opnemen met de behandelend arts of verloskundige. Bij voortijdige weeactiviteit wordt met medicatie en rust geprobeerd de weeën te remmen. Vaak wordt medicatie ter stimulering van de longrijping bij de baby toegediend, zodat de baby betere startkansen heeft mocht de zwangerschap toch voortijdig eindigen.

Voorliggende placenta

KLACHT

Onverwacht en pijnloos bloedverlies na de twintigste week, vaak helderrood.

OORZAAK

De placenta kan geheel of gedeeltelijk voor de baarmoedermond liggen. Door toenemende spanning en druk van de groeiende baarmoeder kan de placenta scheurtjes gaan vertonen.

ADVIES

Bloedverlies is altijd reden om direct contact op te nemen met de behandelend arts of verloskundige. Vaak is ziekenhuisopname noodzakelijk. De zwangerschap kan eindigen in een (spoed) keizersnee. Verlies van roze gekleurd slijm kan duiden op het verliezen van de slijmprop, maar vóór de 37e week is het advies om ook hierbij contact te laten opnemen.

Zwangerschapsdiabetes

KLACHT

De baby groeit te snel, de buik is te groot voor de zwangerschapsduur, te veel vruchtwater.

OORZAAK

Zwangerschapssuiker (zwangerschapsdiabetes) duidt op een verstoorde suikerstofwisseling, ontstaan door de last van de zwangerschap. Door de extra belasting kan het lichaam het nauwkeurig regelen van de suikers minder goed aan. Het lichaam van een zwangere vrouw heeft meer insuline nodig. Als er te weinig insuline wordt aangemaakt, stijgt de glucoseconcentratie in het bloed. Door de suikers in de glucose wordt de baby te zwaar en kan deze rond de uitgerekende datum 9-10 pond wegen. Tevens kan suikerziekte leiden tot de aanmaak van extra vruchtwater. De te snel uitrekkende baarmoeder kan reageren door vroegtijdige weeënactiviteit. Afhankelijk van de ernst van de diabetes in de zwangerschap is er een vergrote kans op mogelijke complicaties, zoals een verhoogde kans op aangeboren afwijkingen, vroeggeboorte, doodgeboorte, problemen rond de bevalling en na de geboorte.

ADVIES

De behandelend verloskundige of huisarts is alert op het ontstaan van zwangerschapsdiabetes bij een snelgroeiende baarmoeder. Bij signalering door de moeder contact laten opnemen met de behandelend arts of verloskundige. Op diverse manieren wordt getracht de zwangerschapsdiabetes in de hand te houden. Zowel de moeder als de baby moet nauwlettend in de gaten gehouden worden gedurende de zwangerschap en na de bevalling. Soms kan een vroegtijdige geboorte noodzakelijk zijn.

Bij actief bewegen met een lichte tot matige intensiteit, neemt de gevoeligheid van de cellen voor insuline juist toe waardoor de kans op diabetes af kan nemen.

Zwangerschapsvergiftiging (pre-eclampsie)

KLACHT

Hoge bloeddruk, vocht vasthouden in benen, handen en gezicht.

OORZAAK

Hoge bloeddruk die het lichaam te veel gaat belasten leidt tot zwangerschapsvergiftiging (pre-eclampsie). In het uiterste geval kan dat leiden tot stuipen bij de zwangere vrouw (eclampsie), wat voor zowel voor de moeder als voor de baby gevaarlijk is.

ADVIES

Op de zwangerschapscontroles wordt de bloeddruk gemeten om alert te zijn op klachten als zwangerschapsvergiftiging. Bij signalering door de moeder direct contact laten opnemen met de behandelend arts of verloskundige. Ziekenhuisopname is bij zwangerschapsvergiftiging noodzakelijk. In ernstige gevallen leidt zwangerschapsvergiftiging tot een (spoed) keizersnee. Deze is nodig om de moeder te beschermen tegen orgaanschade.

REFERENTIES

Borghuis ME. Training van de bekkenbodemspieren en van de blaas. Malden, 1994.
Dijk GA van. Incontinentie; feiten, achtergronden en ervaring. Maarssen: Elsevier Gezondheidzorg, 2002.
Dijk H, Gorter A, Haan E de, Jong M de. Bevallen en opstaan. 31ste druk. Amsterdam/Antwerpen: Contact, 1999.
Grient Dreux A de, Labordus M, Nicolaï S, Vos C de. Zwanger; het nieuwe handboek voor aanstaande ouders. 2e druk. Utrecht: Het Spectrum, 2004.
Hellmeyer L, Kühnert M, Ziller V, Schmidt S, Hadji P. The use of i.v. bisphosphonate in pregnancy-associated osteoporosis-case study. Clin Endocrinol Diabetes 2007 Feb;115(2):139-42.
Pivarnik JM, Stein AD, Rivera JM. Effect of pregnancy on heart rate/oxygen consumption calibration pregnancy. Med Sci Sports Exerc 2002:34(5)750-4.
Östgaard HC, Andersson GBJ, Karlsson K. Prevalence of backpain in pregnancy. Spine 1991;16: 549-52.
O'Sullivan, Grey AB, Singh R, Reid IR. Bisphosphonates in pregnancy and lactation-associated osteoporosis. Osteoporos Int 2006;17(7):1008-12. Epub 2006 Apr 27.
Smulders B, Croon M. Veilig Zwanger. 8ste druk. Utrecht/Antwerpen: Kosmos-Z&K Uitgevers, 2004.
Spanjer J, Haan E de, Dijk H, Poortman L, Gorter A, Waal M de, et al. Bevallen en opstaan. 28ste druk. Amsterdam/Antwerpen: Contact, 1998.
Stoppard M. Baby! Vruchtbaarheid, zwangerschap en geboorte. 2e druk. Utrecht/Antwerpen: Kosmos-Z&K Uitgevers, 1995.
Smulders B, Croon M. Veilig zwanger, het complete handboek. 2e herz. druk. Utrecht: Kosmos-Z&K, 2000.
Versprille-Fischer ES. Begeleiding van de moeder voor en na de partus. Compendium voor paramedici. Lochem/Poperingen: Uitgeversmaatschappij De Tijdstroom, 1981.
Versprille-Fischer ES. Begeleiding van de patiënten met bekkenbodemdisfunctie. 2e gew. druk. Maarssen: Elsevier Gezondheidszorg, 2001.
Westerik-Verschuren EHML. Jonge moeders... ook onze zorg? Tienerzwangerschappen en bekkenfysiotherapeutische zorg. Scriptie onderzoek. Enschede: 2006.
Zegveld-van Schalkwijk J. De thuisbevalling, Kraamzorg met bijbehorende verloskunde voor het mdgo-vz. 3e druk. Rijswijk: Nijgh & Van Ditmar Educatief, 1986.

3 Na de bevalling

Na de bevalling verandert er veel voor de jonge moeder, zowel in lichamelijk en psychisch opzicht, als seksueel en relationeel. In de kraamtijd (eerste 10 dagen na de bevalling) heeft de kraamvrouw begeleiding van de verloskundige of huisarts en veelal de kraamverzorgende. Daarna volgt de kraamperiode (tot 6 weken na de bevalling) en start het bezoek aan het consultatiebureau. De hersteltijd na een bevalling wordt de ontzwangering of postpartumperiode genoemd (tot 9 maanden na de bevalling).

3.1 Veranderingen

De ZwangerFit-docent heeft kennis van de lichamelijke veranderingen na de bevalling en kan de cursist hierop al in de zwangerschap voorbereiden, zonder angst aan te jagen of alles te uitgebreid te benoemen. Hierna worden de meest voorkomende veranderingen en mogelijk optredende klachten behandeld na de bevalling, en algemene adviezen die hiervoor kunnen gelden. Bij aanhoudende of ernstige klachten, adviseert de docent de cursist contact op te nemen met de huisarts.

Voorkomende veranderingen bij de moeder postpartum met betrekking tot:

baarmoeder	depressie	osteoporose
babyblues	genieten	plassen
bekken	hechtingen	seksualiteit
bekkenbodem	moe	veranderde gezinssituatie
borsten	moedergevoel	veranderingen door de zwangerschap
buik	naweeën	vloeien
conditie en herstel	ontlasten	wennen

Baarmoeder

KLACHT

Krampgevoel in de onderbuik, menstruatieachtige pijn, soms in het begin bij het geven van borstvoeding of als de baby huilt.

OORZAAK

De baarmoeder krimpt na de geboorte van de baby vrij snel tot vaak iets groter dan de oorspronkelijke vuistgrootte. Dit krimpen wordt extra gestimuleerd wanneer de tepels worden geprikkeld. Dit gebeurt bij het geven van borstvoeding, maar ook bij het toeschieten van de melkreflex als de moeder de baby hoort huilen. De wond in de baarmoeder waar de placenta vastzat, wordt gesloten door samentrekken van de baarmoederspier. Hierdoor wordt ook het vloeien langzaam minder.

ADVIES

Bij veel pijn kan een pijnstiller na overleg met de arts of verloskundige een optie zijn. Warme kruiken op de buik of buikmassage geven echter ook verlichting.

Babyblues

KLACHT

Stemmingsveranderingen, vaak beginnend in de kraamtijd rond de derde dag (kraamtranendag) en eindigend na tien tot veertien dagen.

OORZAAK

Na de eerste euforie dat de bevalling voorbij is en er een kindje is, kan de stemming omslaan. Dit heeft te maken met een combinatie van overweldigende gevoelens van geluk, maar ook met de plotselinge verantwoording en zorg voor zo'n klein mensje. Samen met een enorme verandering in de hormoonspiegel en in het dag- en nachtritme kan dit bij 50-80% van de kraamvrouwen sombere stemmingen geven. Rond de derde dag komt ook de borstvoeding op gang, waarbij in het begin vraag en aanbod nog niet goed op elkaar zijn afgestemd. Dit kan stuwing, lichamelijke onrust of koortsig voelen tot gevolg hebben, wat ook kan bijdragen aan minder lekker in je vel zitten. De kraamvisite kan uitputtend zijn en het opgewekt doen alsof je op een roze wolk zit, terwijl je last hebt van slaaptekort, pijnlijke borsten en hechtingen kan psychisch even te veel zijn.

ADVIES

Gewoon toegeven dat het je even te veel is. Uithuilen om al het overweldigende dat je in zo'n korte tijd is overkomen is alleen maar goed. Erover praten met je partner of vriendinnen, je laten verwennen door de kraamhulp. Eten wat je lekker vindt, lekker je haren wassen en een lege dag plannen in de agenda om je te helpen weer even tot rust te komen. Babyblues horen er gewoon bij. Niet meteen bang zijn dat je een postnatale depressie hebt. Wel zouden deze gevoelens na één tot twee weken rustiger moeten worden, anders is het goed om ze te bespreken met je huisarts en verloskundige.

Bekken

KLACHT

Pijnklachten rond de bekkengewrichten: schaambeen of SI-gewrichten.

OORZAAK

Bekkenpijn postpartum kan al eerder ontstaan zijn in de zwangerschap (66%) of pas voorkomen na de bevalling (33%). Bekkenpijn ontstaan na de bevalling kan een relatie hebben met de persduur (uitdrijvingsduur), (forse) expressie op de buik gedurende het persen, een vacuümextractie of tangverlossing. Bekkenpijn die al in de zwangerschap aanwezig was, kan na de geboorte vrij snel afnemen, met name als de pijnlijke druk in het bekken veroorzaakt werd door het gewicht en de ligging van de baby. Pijnklachten en angst voor pijn kunnen bijdragen aan een veranderd houdings- en bewegingspatroon.

ADVIES

Klachten van bekkenpijn zijn na de bevalling vaak niet opeens voorbij. Globaal kun je stellen dat wat je in je zwangerschap langzaamaan ging minderen, je nu langzaamaan weer gaat oppakken. De bekkenbanden hebben tijd nodig om minder week te worden, de spieren rondom bekken en lage rug moeten opnieuw coördinatief met elkaar leren samenwerken nu de houding en het lichaamszwaartepunt zijn veranderd. Bovendien is er nu een nieuwe belasting bijgekomen: het optillen en dragen van je baby. Dit betekent dat alle adviezen die in de zwangerschap bij bekkenpijn van kracht waren, ook na de bevalling nog gelden. Bij aanhoudende klachten kan verwijzing naar een geregistreerd bekkenfysiotherapeut zinvol zijn.

Vergelijk een bevalling voor je bekken met het verzwikken van je enkel. Wanneer je je enkel hebt verzwikt, ga je ook niet meteen een wandeling maken, maar geef je je enkel rust door met je voet omhoog op een stoel te zitten of er een rekverband omheen te doen voor de steun. Zo is het ook met je bekken. Bij de bevalling worden je bekkenbanden gerekt, net als je je enkelbanden kunt verrekken. Hoe je je bekkenbanden 'verzwikt' is afhankelijk van de persduur en de manier van bevallen. Erg snel bevallen geeft in korte tijd enorme druk op je bekken, vrij lang persen geeft langere tijd constante druk op het bekken, en een kunstverlossing of expressie geeft meer druk op het bekken dan wanneer dat niet nodig is. Toch komt het eigenlijk altijd wel weer goed, alleen is de tijd waarin afhankelijk van hoe ver je bent 'verzwikt' in je bekken. Het eerste advies is dan ook: RUST! Gun je bekken rust na de bevalling, dus blijf als het kan 24 uur in je bed na de geboorte van je baby (laat je op bed wassen, ga niet douchen), loop de eerste drie dagen geen trap (zorg voor een postoel als de badkamer niet op je slaapverdieping is) en draag desnoods de eerste dagen een sluitlaken ('verbandje voor je bekken'). Ga wel gewoon op de wc of postoel plassen, want wiebelend op een ondersteek op bed is nog vervelender voor je bekken. Ontlasting komt meestal pas na drie dagen. Bij een ziekenhuisbevalling geldt: tel opnieuw 24 uur rust en drie dagen geen traplopen wanneer je weer thuis in je bed ligt. Probeer wel vanaf de tweede dag minstens eenmaal per dag een klein stukje te lopen en even rechtop (stoel) te zitten.

Bekkenbodem

KLACHT

Veranderd gevoel na de bevalling, niet goed voelen of je moet plassen of ontlasten, nog niet goed je plas of ontlasting kunnen ophouden, vaginale windjes, gekneusd of gezwollen gevoel.

OORZAAK

Gedurende de persfase komt er druk te staan op de bekkenbodemspieren en de structuren die daar doorheen lopen, zoals de plasbuis, de blaas en de endeldarm. Hierdoor kan er na de bevalling tijdelijk een veranderd gevoel zijn in het bekkenbodemgebied, waardoor het niet goed lukt het signaal te herkennen van een volle blaas of darmen. Ook worden de bekkenbodemspieren gerekt, waardoor ze vlak na de bevalling moeilijker de plasbuis en de anus kunnen afsluiten, wat klachten kan geven van urineverlies, verlies van windjes of zelfs wat ontlasting. Geregeld komt vaginale winderigheid voor: licht verlies van lucht uit de vagina, wat zelfs een plopgeluidje kan geven. Ook pijnklachten kunnen een verandering geven in het functioneren van de bekkenbodemspieren. Besef dat deze klachten vrijwel altijd tijdelijk zijn! Door persen kan er stuwing ontstaan in het perineum, wat tot een zwelling kan leiden na de bevalling. Ook hechtingen kunnen in het begin leiden tot wat zwelling. Soms voelen ook de schaamlippen erg gezwollen aan. Geregeld liggen is belangrijk, omdat te veel zitten of staan door de zwaartekracht extra druk op het perineum geeft. Vaak wordt geadviseerd te gaan zitten op een vrij harde stoel om de zwelling tegen te gaan, maar het nadeel hiervan is dat de bekkenbodem wat uitrekt en dus pijn gaat doen. Zitten op een zacht kussentje is dan beter. Dit drukt de bekkenbodem wat omhoog en geeft op deze wijze ondersteuning. Zitten op een ringvormig zwembandje is eveneens nadelig bij bekkenbodempijn, doordat de bekkenbodem ook hierbij niet voldoende ondersteund wordt.

ADVIES

- Blijven letten op goed toiletgedrag voor plassen en ontlasten. De blaas- en darmreflexen worden zo het meest gestimuleerd weer goed op gang te komen. Let eveneens op voldoende drinken en eten, en ga om de twee tot drie uur naar de wc. Ook als je geen aandrang voelt!
- Ga nog vaak liggen, zo ontspant de bekkenbodem het meest. Bij zitten: zit rechtop op een stoel, met de voeten goed op de grond en steun in de rug. Zit op een zacht (dons)kussentje. Dit ondersteunt de bekkenbodem doordat het licht opbolt wanneer je erop zit.
- Bij pijnlijke zwelling kan een ijskompres of koud, nat washandje tegen de bekkenbodem verlichting geven.
- Bekkenbodemoefeningen mogen al zodra de moeder zich daartoe in staat acht. Rustig weer leren voelen en licht aanspannen en weer loslaten. De beheersing van de spieren rond de plasbuis, anus en vagina worden zo geoefend en herstellen langzaamaan (zie 3.3 Oefeningen en adviezen in het kraambed).

Borsten

KLACHT

De borsten voelen pijnlijk, gezwollen of gespannen en zwaar aan. Stuwing begint meestal vanaf de derde tot vierde dag na de bevalling

OORZAAK

Zowel door bloed als door melkstuwing worden de borsten na de bevalling snel groter, wat een pijnlijk gespannen of gezwollen gevoel kan geven. Dit gebeurt ook wanneer geen borstvoeding wordt geven. Rond de derde dag na de bevalling (kraamtranendag) komt de borstvoeding goed op gang en moet afgestemd gaan worden op de vraagbehoefte van de baby. Als er meer borstvoeding wordt aangemaakt dan nodig is voor de baby, raken de borsten overvol en spreekt men van stuwing. Bij aanhoudende klachten is het zinvol contact op te nemen met de huisarts of lactatiedeskundige van het consultatiebureau.

ADVIES

- De kraamverzorgende helpt en adviseert de kraamvrouw de borsten leeg te krijgen door de baby geregeld aan te leggen of door afkolven of leegstrijken. Bij het geven van flesvoeding wordt de aanmaak van borstvoeding vanzelf gestopt, doordat er geen vraag naar is. Bij pijnlijke borsten kunnen ijskompressen verlichting geven.
- Het dragen van een strakke (voedings)beha helpt de stuwing tegen te gaan. Nu liever geen elastische zwangerschapsbeha dragen (te weinig steun) en geen beugelbeha (afklemmen melkklieren).
- Door de toegenomen doorbloeding zijn de borsten warmer en kunnen sneller 'kou vatten'. Ervoor zorgen dat je een omslagdoek of vestje bij de hand hebt als je even wilt meelopen naar de deur of de tuin inloopt.

Buik

KLACHT

Slappe huid, ander gevoel.

OORZAAK

De buik en buikspieren zijn tijdens de zwangerschap flink opgerekt geweest. Na de bevalling is er tijd nodig om te herstellen. Baarmoeder, blaas en darmen liggen nog enigszins flexibel in de buikholte, daar de steun vanuit de buikspieren en bekkenbodem nog verminderd is. Dit voelt soms onwennig 'anders' aan. Het kan ook zijn dat de kraamvrouw erg moet wennen aan haar nog slappe buik, of dat het gevoel van de buik door bijvoorbeeld hechtingen na een keizersnede, veranderd is. Bij vrouwen met een iets getinte tot donkere huidskleur ontstaat in de zwangerschap vaak een donkere pigmentstreep (een zwangerschapsstreep) op de buik, lopend van schaambeen naar navel. Na de bevalling trekt deze langzaam weer weg, soms duurt het wel enkele maanden.

ADVIES

Ondanks het feit dat je buik in het begin nog wat onwennig kan aanvoelen, is het belangrijk om trots te zijn op je buik en je lichaam. Je hebt immers maar mooi een baby in je buik laten groeien en op de wereld gezet! Je kunt je buik masseren met een lekkere massageolie of een vochtinbrengende crème. Dit verbetert de doorbloeding en helpt afvalstoffen sneller afvoeren. Daarnaast is je eigen buik aanraken en koesteren een goede stimulans om weer vertrouwd te raken met je eigen lichaam.

Conditie en herstel

KLACHT

Afname conditie en fitheid.

OORZAAK

Een bevalling kost veel energie, niet alleen door het persen maar ook door de vaak slapeloze nacht die eraan voorafging. Daarnaast was de fysieke fitheid in de zwangerschap al langzaam aan het afnemen. Deze wordt na de bevalling geleidelijk aan weer opgebouwd. De buikspieren en bekkenbodemspieren zijn opgerekt geweest en hebben tijd nodig om te herstellen. Pas na vier tot zes weken is er volledig weefselschadeherstel en kunnen de spieren steeds zwaarder belast worden. De uitleg over de balans tussen belasting en belastbaarheid blijft ook na de bevalling gelden.

ADVIES

Beseffen dat ook het herstel van fitheid tijd nodig heeft. Langzaamaan weer opbouwen en uitbouwen van activiteiten, zoals traplopen, tillen, boodschappen doen en huishoudelijke klusjes. Eerst de stabiliserende spieren trainen rondom bekken en lage rug en de bekkenbodemspieren, voordat je weer je eigen oude sportactiviteiten gaat oppakken.

Depressie

KLACHT

- *Postnatale depressie:* emotionele labiliteit, stemmingsstoornissen, in ernstiger mate dan bij 'babyblues'. Komt bij 6% postpartum voor.
- *Postpartumpsychose:* sterke rusteloosheid, angst, paranoïde gedachten of wanen vanaf de eerste tot tweede week na de bevalling. De huisarts dient bij deze klachten zo snel mogelijk ingeschakeld te worden.

OORZAAK

Niet alleen je lichaam reageert op alle veranderingen, maar ook je gevoelens en emoties zijn wat van slag. In de eerste zes weken na de bevalling zijn de meeste vrouwen emotioneel wat labiel (babyblues). Er bestaat een vergrote kans op stemmingsstoornissen door de grote veranderingen in de hormoonspiegels. Ook speelt mogelijke onzekerheid over de moederrol mee, net als te veel druk ervaren van andere taken (meerdere kinderen hebben, naar school brengen en halen, nachtelijke voeding, verhuizing, drukgevoel om weer te moeten werken) en sociale omstandigheden (stressfactoren, relatieproblemen). Soms treden stemmingsveranderingen op die ernstiger zijn dan babyblues, zoals een postnatale depressie of zelfs een postpartumpsychose.

ADVIES

De tijd nemen om te praten over je gevoelens en tijdig signalen geven. Jezelf de tijd gunnen om zowel lichamelijk als psychisch te herstellen. Aangeven dat sommige taken je gewoon nog wat zwaar vallen en de hulp accepteren die familie en vrienden aanbieden. Ook proberen minder veeleisend voor jezelf te zijn. Je kunt geen perfecte moeder, voorbeeldige huisvrouw, actieve carrièrevrouw en sexy minnares tegelijkertijd zijn. Proberen je verwachtingen voor de komende dag reëel te maken en maar één activiteit te plannen die je af wilt krijgen. Bij aanhoudende of ernstige klachten: direct doorverwijzen naar de huisarts. Bij postnatale depressie wordt een combinatie van hormoontherapie en psychotherapie geadviseerd.

'Na mijn eerste bevalling zat ik langere tijd niet lekker in mijn vel. Ik was onzeker over mijn moederrol, terwijl ik het juist zo graag perfect wilde doen. Als de baby huilde, wist ik niet altijd waarom. Ik suste hem dan en legde hem in bed, maar haalde hem er weer uit als hij bleef huilen. Ik gaf hem voeding als ik dacht dat hij honger had, maar vaak moest hij weer spugen en wist ik niet hoeveel hij nu gedronken had. Ik werd er steeds onzekerder van. Mijn man was overdag weg voor zijn werk en ik zat voor mijn gevoel wekenlang met een baby op schoot. Want alleen op schoot was hij stil. Ik was constant moe, want ook 's nachts was de baby vaak wakker en dan liep ik maar met hem rond tot hij weer in slaap viel. Ik kreeg last van mijn bekken bij het huishouden doen, maar dacht dat het erbij hoorde. Langzaam werd ik neerslachtig en vroeg me zelfs af waarom we eigenlijk zo graag een baby hadden gewild. Na een paar weken stelde mijn moeder voor om iedere week een 'verwendag' te doen. Ze kwam speciaal een hele dag oppassen en stuurde me weg om iets leuks voor mezelf te gaan doen. Na enig aandringen ging ik voor het eerst na de bevalling weer eens naar de kapper, kocht wat nieuwe kleren en schoenen, en voelde me heerlijk vrij en ongebonden om door de stad te kunnen lopen zonder kinderwagen en zonder steeds op de klok te letten of het voedingstijd of slaaptijd was. Na thuiskomst dronk ik thee met mijn moeder, waarna ze me 's middags naar bed stuurde en ik wakker werd terwijl het eten op tafel stond. Ik denk dat we dit maar drie of vier keer hebben gedaan, daarna was het al niet meer zo nodig en vond ik het gezelliger om samen met mijn kindje te gaan wandelen. Mijn moeder heeft later nog geregeld opgepast, maar die paar 'verwendagen' in de tijd na mijn bevalling waren net wat ik nodig had om tijd voor mezelf te vinden en me te leren dat ik de constante zorg voor mijn baby ook eens mocht loslaten.'

Genieten

KLACHT

Lichamelijke klachten lijken op de voorgrond te staan, opgeslokt worden door allerlei activiteiten die na de bevalling tijd vragen.

OORZAAK

Ondanks de lichamelijke ongemakken die er zullen zijn, is het belangrijk om ook te durven genieten van de geur en zachtheid van je baby, om het overweldigende gevoel van moeder zijn tot je te laten doordringen zonder aan de negatieve aspecten te denken, om te genieten van het samen zijn met je partner. De eerste tijd na de bevalling is vaak gevuld met visite en lijkt wel in een roes voorbij te gaan. Voor je het weet is de kraamweek voorbij en lijkt het dagelijkse leven weer te beginnen.

ADVIES

Je lekker laten verwennen in de kraamweek, de tijd nemen om ook zelf van je baby te genieten als je met de kleine in bed ligt. Vooral bij het geven van flesvoeding bestaat de kans dat geregeld anderen de baby de fles geven. Zorg dat je vooral ook zelf je baby voedt en daar een rust- en genietmoment voor allebei van maakt.

Hechtingen

KLACHT

Trekkend of pijnlijk gevoel op de plaats van de hechtingen of littekens.

OORZAAK

Na een knip of epi (episiotomie) of na een inscheuring (ruptuur) wordt er door de verloskundige of begeleidend arts gehecht. Vrijwel altijd gebeurt dit met een verdoving, maar wanneer deze is uitgewerkt kan het gebied gevoelig aanvoelen, tot branderig of stekend aan toe. Ook kan er een trekkende pijn ontstaan door het optreden van lichte zwelling (oedeem) in het perineum waar de hechtingen zitten.

ADVIES

- De wond regelmatig afspoelen met warm water, dit zorgt voor een goede doorbloeding van de wond. Daarna voorzichtig droogdeppen, eventueel drogen met een lauwwarme haardroger als deppen te pijnlijk is.
- Tijdens het plassen lauwwarm water langs de hechtingen laten lopen met behulp van een maatbeker of bidon. Zo wordt de zure urine verdund en voelt plassen minder schrijnend aan. Onder de douche plassen kan ook.
- Bij pijn kunnen ijskompressen verlichting geven.
- Om vochtophoping te voorkomen, wordt vaak geadviseerd om op een harde stoel te zitten. Beter is om op een zacht (dons)kussentje te zitten op de stoel. Het kussentje bolt wat op onder het perineum en ondersteunt de bekkenbodem en geeft zo tegendruk. Op deze wijze wordt de bekkenbodem niet extra gerekt en ontstaan er geen trekkrachten aan het perineum en de hechtingen.
- Bij aanhoudende klachten: contact laten opnemen met de verloskundige of huisarts.

Moe

KLACHT

Vermoeid zijn, lichamelijk moe voelen.

OORZAAK

Vaak is er bij een bevalling sprake van een overgeslagen nacht, soms zelfs twee. Ook kan door bloedverlies tijdens de bevalling een ijzertekort ontstaan (laag Hb-gehalte). Door de plotselinge vermindering van zwangerschapshormonen lijkt het wel of je energie verliest.

ADVIES

Voor voldoende rust zorgen, proberen na de laatste voeding te gaan slapen en de kraamvisite niet te lang te laten blijven. Drie keer per dag eten en letten op voldoende fruit. Letten op ijzerhoudende producten zoals appelstroop op brood of Roosvicee Ferro drinken. Per dag ten minste een halve liter melk drinken en nog eens minstens anderhalve liter andere vloeistoffen, zoals water en vruchtensappen. De moeheid aangeven bij de nacontrole en eventueel vragen of ijzertabletten of vitaminepreparaten (zoals Davitamon speciaal voor pas bevallen vrouwen) voorgeschreven kunnen worden. Bij aanhoudende klachten of verergering: contact laten opnemen met de huisarts.

Moedergevoel

KLACHT

Het idee geen 'moedergevoel' te hebben, niet direct binding voelen met je baby.

OORZAAK

Het 'moedergevoel' is niet bij iedere vrouw direct na de bevalling aanwezig. Vaak voel je je na de bevalling gekneusd, moe en wat verward om alles wat je hebt meegemaakt, zodat de gevoelens voor de baby even niet op de eerste plaats lijken te komen. Zeker na een zware bevalling of na toediening van anesthesie zoals bij een keizersnede, ben je als pas bevallen moeder soms nog te duf om alles goed te bevatten of lijkt het of je een hoofd vol watten hebt en daardoor niet alles goed tot je kunt laten doordringen. Na een tijdje komen de gevoelens voor je baby meestal vanzelf. Soms wil de moeder ook na enkele dagen nog weinig van haar kindje weten, dat kan door een onderliggende depressie of psychose veroorzaakt worden. Ook als de bevalling of kraamtijd anders is gegaan dan verwacht (onverwachts naar het ziekenhuis, te vroeg geboren, spoedkeizersnede) of als de baby 'tegenvalt' (jongen, meisje, lichamelijke of psychische afwijking) of doordat het moeilijk is een lichamelijke band met de baby op te bouwen (zelf te ziek, couveusebaby) kan het 'moedergevoel' even afwezig lijken.

ADVIES

- Beseffen dat 'moedergevoel' moet groeien. Een pasgeboren baby kan nog nietszeggend lijken en pas na enkele dagen een eigen identiteit gaan ontwikkelen, wat dan pas vertedering of herkenning oproept. Ook kan het zijn dat je geen overweldigend gevoel denkt te hebben voor je baby, maar wel ongerust wordt als de kraamverzorgende niet snel genoeg je huilende baby oppakt. Bezorgdheid voor je baby is ook 'moedergevoel'!
- Voor het opbouwen van een band tussen moeder en kind is het belangrijk lichamelijk contact te hebben in de eerste uren na de bevalling. Leg de baby lekker bloot tegen je aan, wanneer je maar wilt. Leg bij flesvoeding de baby ook geregeld eens tegen je blote huid aan.
- Lichamelijk contact blijft ook na enkele weken of maanden nog erg belangrijk. Ga bijvoorbeeld met je baby naar een cursus babymassage en merk hoe je baby geniet onder je aanrakingen. Ook samen in bad gaan kan zorgen voor een goede binding, doordat je samen met je baby dobbert in het warme water. Douchen met een blote baby tegen je huid is ook een heerlijk gevoel. Babyzwemmen kan eveneens prettig zijn om samen te leren genieten van elkaars aanrakingen.
- Praat over je gevoelens! Met je partner, moeder of vriendinnen. Maar het is ook belangrijk dit te bespreken met de consultatiebureauarts of huisarts.

Deel 2

'De geboorte van mijn tweede kindje ging voorspoedig. Relatief snel en lekker overdag, zodat ik, voor ik het wist, 's middags alweer opgefrist en gewassen rechtop in bed zat met de baby in zijn mooie kleertjes ingepakt op schoot. Klaar voor de felicitaties van de visite. Pas toen 's avonds iedereen weer weg was en ik alleen met de baby op bed lag, bekroop me het gevoel dat ik iets miste bij mijn tweede kindje. Een gevoel wat ik wel bij mijn eerste baby had gehad. Zou een tweede baby minder moedergevoelens opwekken? Zou het moedergevoel van mijn eerste kindje al zo vertrouwd zijn, dat dit niet meer bijzonder voelde bij deze kleine baby? Ik dacht terug aan hoe ik me voelde na de geboorte van mijn eerste baby. Erg vermoeid en gekneusd, eigenlijk veel slechter dan ik me nu voelde, maar wel overweldigd van vreugde en voldoening toen ik de baby uiteindelijk op mijn blote buik had liggen. En die daar ook zo lang was blijven liggen. Dát moment herinnerde ik me plotsklaps vlijmscherp: die warme blote, zoet geurende baby tegen mijn blote huid en de gevoelens die toen bij me loskwamen. Dát miste ik! Intuïtief pelde ik mijn tweede kindje uit zijn kleertjes en luier, trok mijn nieuwe nachtpon uit en ging heerlijk bloot tegen bloot onder de warme dekens genieten van mijn tweede wondertje. Het moedergevoel kwam direct opzetten toen ik de zoete geur weer herkende en de kleine met zijn voetjes en handjes klauwde tegen mijn blote buik, alsof hij nog in mijn buik zat en mij ook herkende.'

Naweeën

KLACHT

Krachtige samentrekkingen van de baarmoeder, na de geboorte van de baby en de placenta. Menstruatieachtige buikpijn tot pijnlijke krampen. Meestal tot drie tot vier dagen postpartum.

OORZAAK

Met name door het hormoon oxytocine, dat de melk laat 'toeschieten' en tevens zorgt voor baarmoedercontracties, geeft zuigen aan de borst extra stimulans aan de baarmoeder om samen te trekken. Hierdoor wordt de wond in de baarmoeder snel kleiner en vermindert het navloeien sterk. Bij een primipara zijn de naweeën vaak minder sterk dan bij een multipara. Na iedere bevalling is de baarmoeder meer gerekt en moet dus met meer kracht samentrekken om weer terug te keren naar de oorspronkelijke grootte. Na de tiende dag postpartum is de baarmoeder zover gekrompen dat deze nog net achter het schaambeen te voelen is.

ADVIES

- Zorgen voor een constante lichaamstemperatuur. Warme onderkleding dragen of een warme kruik op je buik leggen.
- Door het geven van borstvoeding herstelt het lichaam van de moeder zich na de bevalling sneller. De baarmoeder trekt zich door het zuigen aan de borst sneller samen. Het vloeien na de bevalling duurt dan ook korter. Bovendien raakt de zogende moeder het extra lichaamsvet dat tijdens de zwangerschap is aangelegd gemakkelijker kwijt.

Ontlasten

KLACHT

Obstipatie, angst voor persen, aambeien.

OORZAAK

Meestal komt de ontlasting pas na een aantal dagen (3^e dag: kraamtranendag) weer enigszins op gang. Dat komt doordat de darmen tijdens de bevalling zijn leeggeduwd en het weer even duurt eer de darmperistaltiek op gang komt. Door het vochtverlies na de bevalling kan de ontlasting wat indikken, wat hardere ontlasting tot gevolg heeft. Dit kan wat gevoelig zijn bij persen, ook omdat het gebied rond de anus nog beurs kan zijn van de bevalling. Aambeien kunnen ontstaan door het lang of hard persen bij de bevalling en trekken meestal bij rust weer weg.

ADVIES

- Letten op voldoende drinken (zeker 2 liter in de kraamweek) ook om de ontlasting soepel te houden. Letten op vezelgebruik is belangrijk om de darmen weer te activeren. Driemaal per dag eten om de darmen zo snel mogelijk weer regelmaat te geven.
- Bij aandrang voor ontlasting gewoon naar de wc gaan. Licht ingezakt zitten en ontspannen met een wat bolle rug. Proberen niet te persen, maar juist rustig en diep naar de buik te ademen. Licht meegeven bij aandrang mag, maar niet echt meepersen. Let op een correcte toilethouding.
- Bij pijnlijke kloofjes of aambeien kan het helpen om een dikke klodder vette crème (billetjescrème van de baby) tegen de anus te smeren. De ontlastingsprop glijdt zo langs de zalf en schuurt minder langs de pijnlijke huid.
- Persen voor ontlasting kan de eerste keer een angstig gevoel geven: vaak is de kraamvrouw bang dat er te veel spanning op de hechtingen komt of dat ze 'weer kan inscheuren'. Door deze angst wordt de ontlasting nogal eens opgehouden, maar dat maakt het probleem door indikking alleen maar groter. Probeer het perineum te ondersteunen tijdens persen, dus het gebied tussen vagina en anus wat steunen.
- Soms wordt geadviseerd om de eerste keer ontlasting hebben in bad te laten gebeuren of onder de douche. Belangrijkste advies is echter: niet persen, blijf ontspannen naar de buik ademen en ga altijd bij aandrang.
- Bij aanhoudende klachten of verergering: contact opnemen met de huisarts, mogelijk doorverwijzing naar de geregistreerd bekkenfysiotherapeut.

Osteoporose (borstvoedinggerelateerd)

KLACHT

Osteoporose in de pre- en postpartumperiode, met kans op meervoudige meestal vertebrale fracturen, soms femurfracturen. Weinig voorkomend.

OORZAAK

Mogelijk risico op Pregnancy and Lactation-associated Osteoporosis (PLO) lijkt te zijn: bekend met osteoporose, familiair voorkomen van osteoporose, geschiedenis van roken, laag lichaamsgewicht, vitamine-D-insufficiëntie. De kans op osteoporose wordt in de risicogroep verhoogd gedurende pre- en postpartum en gedurende de borstvoedingsfase. Scherpe rugpijnklachten die aspecifiek voor bekkenpijn zijn, kunnen wijzen op PLO.

ADVIES

Het vóórkomen van osteoporose in de familie of al in de zwangerschap, is een gegeven waarvan de verloskundige of behandelend arts op de hoogte moet zijn. Extra zorg kan gegeven worden in de vorm van calcium en/of vitamine-D-supplementen. Dit alleen op advies van de (huis)arts.

Plassen

KLACHT

Moeilijk kunnen plassen direct na de bevalling, spontaan urineverlies, pijn met plassen.

OORZAAK

De eerste dagen na de bevalling is het dikwijls moeilijk om te plassen, omdat het weefsel rond de urinebuis vaak wat opgezwollen is en de blaasspier onder invloed van hormonen slapper is geworden. Zowel het gevoel van aandrang als het plassen zelf kan 'anders' aanvoelen, doordat tijdens het persen de zenuwen die door de bekkenbodemspieren lopen wat gekneusd kunnen zijn. Vooral tussen de tweede en zesde dag na de bevalling loopt de blaas snel vol, omdat het lichaam het overtollige vocht begint af te voeren dat tijdens de zwangerschap werd vastgehouden. Een volle blaas kan weer leiden tot buikpijn en geeft een toename van de kans op urineweginfectie (blaasontsteking). Ook belemmert een volle blaas de baarmoeder om goed samen te trekken. Het komt geregeld voor dat je vlak na de bevalling soms spontaan wat urine verliest, zoals bij hoesten, niezen, lachen, maar ook bij opstaan of omdraaien in bed. Dat komt meestal doordat de bekkenbodemspieren tijdens zwangerschap en persen onder druk hebben gestaan en wat gerekt zijn. De coördinatie van de bekkenbodemspieren is nog niet optimaal na de bevalling. Vaginaal baren laat eigenlijk altijd lichte 'haarscheurtjes' tot rupturen achter. Deze wondjes, al dan niet met hechtingen, kunnen pijnlijk of branderig aanvoelen op het moment dat er urinezuur langsloopt.

ADVIES

- Letten op voldoende drinken (zeker 2 liter in het kraambed).
- Regelmatig naar de wc gaan om te plassen (om de 2½ uur), ook al heb je niet altijd aandrang. Ontspannen op de wc gaan zitten, licht naar voren geleund en proberen de bekkenbodem te ontspannen. Eventueel in de wastafel water laten lopen als 'opwekhulpje'. Let op correcte toilethouding.
- Tijdens het plassen lauwwarm water langs de hechtingen laten lopen met behulp van een maatbeker of bidon. Zo wordt de zure urine verdund en voelt plassen minder schrijnend aan. Onder de douche plassen kan ook.
- De vagina ook na het plassen goed naspoelen met water. Daarmee voorkom je dat je een infectie krijgt.
- Met behulp van bekkenbodemoefeningen kun je de controle over deze spieren weer terugkrijgen en ervoor zorgen dat ze weer goed leren aanspannen.
- Bij aanhoudende klachten of verergering: contact opnemen met de huisarts, mogelijk verwijzing naar de geregistreerd bekkenfysiotherapeut.

Seksualiteit

KLACHT

Wanneer mag 'het' weer? Nog geen zin in seks.

OORZAAK

Na de bevalling kan het even duren voordat je weer behoefte hebt aan seks. De vagina is opeens niet alleen een lustorgaan gebleken, maar ook een (pijnlijk) geboortekanaal. Ook voor de partner kan het een schok zijn geweest om de vagina in een zo andere hoedanigheid mee te maken, dat seksgevoelens even geen rol spelen. Bij het nog geen zin in seks hebben speelt ook mee dat de jonge ouders vaak moe zijn, gebroken nachten hebben en een nieuw ritme moeten vinden. Lustgevoelens staan dan dikwijls even op een lager pitje. Wanneer de vagina hersteld is van de bevalling en de baarmoederwond niet meer vloeit, is seks weer mogelijk. Hoewel de eerste keer na de bevalling 'anders' zal zijn, duurt het vaak niet lang voordat de oude intimiteit hersteld is.

ADVIES

- Vaak wordt geadviseerd te wachten met seksuele gemeenschap tot na de nacontrole (na 6 weken) bij de verloskundige of begeleidend arts. Maar wanneer er geen klachten zijn en de baarmoeder niet meer vloeit mag het ook eerder. Wel voelt de bekkenbodem vaak nog wat zwakker aan, wat na afloop een vermoeid gevoel in de bekkenbodem kan geven.
- Soms duurt het wel enkele maanden tot een jaar voordat de behoefte aan seks weer voldoende aanwezig is. Wel is het belangrijk uit te praten waarom de seks even geen rol speelt in de relatie en te zorgen dat je op andere manieren intiem bent met elkaar.
- Let op: het lichaam maakt zich na de bevalling weer op voor een nieuwe eisprong. Hoewel het geven van borstvoeding de eisprong vertraagt, kun je in principe gewoon weer vruchtbaar zijn na de bevalling.

Veranderde gezinssituatie

KLACHT

Onwennig zijn met de nieuwe situatie, veranderde gezinssamenstelling.

OORZAAK

Hoewel je rationeel wist dat er een baby bij zou komen, is het emotioneel niet goed te bevatten hoe dat daadwerkelijk zal zijn. Na de geboorte is het vaak een drukke en hectische tijd, met visite in de kraamweek en nog enige tijd daarna. Ook is het vaak wennen aan het drukke dagprogramma dat een baby met zich meebrengt: tijd voor voedingen, verschonen, slapen, badderen en véél wasjes draaien, en tussendoor nog proberen wat aan het huishouden te doen, een boodschap doen of bij een vriendin langs te gaan. Daarnaast kan het onwennig aanvoelen om opeens een 'gezinnetje' te zijn, alsof je de hele dag vadertje en moedertje aan het spelen bent. Naast je rol als partner en werkende vrouw of huisvrouw met al je verantwoordelijkheden, ben je nu opeens ook de moeder van. Een verantwoordelijkheid die veel tijd vraagt, tijd die ten koste lijkt te gaan van de tijd met je partner. Opeens is de baby nummer één geworden en zul je merken dat je moet investeren in tijd samen met je partner. Ook je partner moet wennen aan de eigen relatie met het kind en de veranderde relatie met jou als moeder. Er is nu naast de bestaande relatie van jou en je partner, ook een moeder-kindrelatie en een vader-kindrelatie ontstaan.

ADVIES

- Plan geregeld een 'kruisje' in de agenda: een lege avond voor jullie alleen met z'n tweetjes als de baby en eventueel andere kinderen naar bed zijn.
- Probeer één activiteit per dag te plannen, bijvoorbeeld boodschappen doen met de baby, koffiedrinken bij een vriendin of een huishoudklus.
- Probeer een ritme aan te houden, ook als de baby dat nog niet zo lijkt te hebben. Een redelijk vast dagritueel geeft vaak niet alleen de baby, maar ook jezelf structuur.
- Creëer voor jezelf rustmomenten op de dag. Zorg dat je geen visite krijgt als de baby 's middags gaat slapen. Ga als de baby slaapt niet vlug strijken, maar ga juist heerlijk uitgebreid douchen of op de bank een boek lezen.
- Plan eens een avondje weg met z'n tweetjes. Hoe eng het ook lijkt om je baby bij een oppas achter te laten, je zult zien dat het heerlijk is om weer eens samen eruit te zijn en niet steeds met een half oor naar babygeluiden te hoeven luisteren.
- Gun ook je partner de kans een band op te bouwen met de baby. Ook al denk je het zelf beter of sneller te kunnen doen, laat ook je partner de baby geregeld de fles geven, in bad doen, samen douchen, luiers verschonen of aankleden. Durf ook eens even de stad in te gaan terwijl je partner thuisblijft met de baby.
- Bespreek dit ook met je partner, moeder of vriendinnen. Of kaart het aan bij de consultatiebureauarts of huisarts. De Thuiszorg organiseert regelmatig gespreksgroepjes met jonge moeders. Dit is leuk en herkenbaar. Ook is het wellicht prettig om contact te houden met je postpartum oefengroepje. Hoe ervaren zij dit en herken je dat?

Je relatie kun je vergelijken met een mobile met twee poppetjes eraan: als het goed is zijn de poppetjes redelijk in evenwicht, met af en toe een schommeling bij onenigheid... Wanneer er opeens een nieuw poppetje bijkomt, is de hele mobiele in disbalans: hij beweegt heftig op en neer en draait om en om. Totdat er weer een nieuw evenwicht is gevonden en de mobiele weer vrij rustig hangt. Dit nieuwe ritme vinden duurt vaak wel drie maanden. Na enige tijd vindt de baby een nachtritme, worden de voedingstijden regelmatiger, ben je gewend aan het dagelijkse veranderde ritme en vind je weer tijd en rust voor elkaar.

Vloeien, kraamzuivering, kraamvloed (lochia)

KLACHT

Vaginaal verlies van bloed en wondvocht.

OORZAAK

Na de geboorte van de placenta blijft er een handgrote wond achter in de baarmoeder, die door de krimpende baarmoeder drie weken postpartum nog zo'n 3 cm is. De eerste dagen na de bevalling is het vloeien het sterkst, dit wordt ook wel de kraamzuivering of kraamvloed (lochia) genoemd. De kraamverzorgende controleert in het kraambed hoe het vloeien verloopt. De vloed is in het begin nog helderrood bloed, maar dit gaat over in een mengsel van bloed en vocht dat bruinachtig of bruingeel tot geelwit of rozeachtig van kleur is. Ook kunnen er in het begin redelijk grote bloedstolsels loslaten, bijvoorbeeld bij het douchen. Na drie weken mag er geen bloed meer in de kraamzuivering aanwezig zijn. Kraamvloed hoort een beetje zoetig en menstruatieachtig te ruiken. Het geven van borstvoeding bevordert het samentrekken van de baarmoeder, waardoor ook het vloeien sneller zal afnemen. Na zes weken is de baarmoeder weer voorzien van een nieuwe laag baarmoederslijm en komt de menstruatie weer op gang.

ADVIES

- Als de vloed echt onaangenaam ruikt, kan het zijn dat er een stukje placenta in de baarmoeder is achtergebleven of dat het baarmoederslijmvlies ontstoken is. Contact laten opnemen met de huisarts of verloskundige.
- Ook bij plotseling veel meer vloeien of wanneer het vloeien plotseling ophoudt, is het verstandig om contact te laten opnemen met de verloskundige of huisarts. Er kan een bloedstolsel of stukje placenta in de weg zitten.
- Gebruik speciaal kraamverband tijdens de eerste dagen na de bevalling. Dit 'ademt' beter dan maandverband omdat het van katoen is. Ook is het dikker en kan meer vocht absorberen.
- Bij langdurig of veel bloedverlies: melden aan de huisarts.

3.2 Kraamweken

Kraamtijd

Na de bevalling breekt de kraamtijd (of kraamweek) aan, dit zijn de eerste tien dagen na de bevalling. Vanaf nu kan de ontzwangering en herstelperiode beginnen. Een bevalling blijft altijd een ingrijpende gebeurtenis, zowel fysiek als emotioneel, waarvoor tijd nodig is om van bij te komen. Na een ziekenhuisbevalling zonder complicaties mag de kraamvrouw met haar baby binnen enkele uren naar huis. In de kraamtijd heeft de kraamvrouw rust nodig voor het helen van de wonden en het op gang komen van de aanmaak van borstvoeding. Er kunnen in deze periode kraamkwalen zijn, zoals wat pijn en ongemak in het vaginagebied of de buik. Het is de periode waarin de innige onderlinge band tussen moeder en kind gaat ontstaan.

Het is handig om al tijdens de zwangerschap nagedacht te hebben hoe dingen na de bevalling moeten gaan. Nadenken over de slaaptijden 's middags en 's avonds voorkomt dat visite tijdens rusttijden komt of lang blijft hangen. Ook is het belangrijk om na te denken over weer werken na de bevalling: wanneer en hoe lang. Tien weken na de geboorte is het minimum, maar twaalf of meer weken na de geboorte is vaak prettiger omdat het gemiddeld drie maanden duurt eer je met je baby een ritme hebt gevonden en zelf voldoende hersteld bent. Professionele kinderopvang of -oppas heeft vaak een wachtlijst en moet dus al bijtijds in de zwangerschap zijn aangevraagd.

Kraamverzorgende

Een kraamverzorgende (kraamhulp) is in eerste instantie de assistent van de verloskundige bij de thuisbevalling, en daarna een privéverzorgende voor de jonge moeder en haar baby en de rest van haar gezin in de kraamtijd. Dit is uniek voor Nederland en zorgt er mede voor dat thuis bevallen kan blijven bestaan. De kraamverzorgende verzorgt thuis niet alleen de moeder en de baby, maar neemt ook een deel van de huishouding op zich, vangt de oudere kinderen op en neemt de taak van gastvrouw op zich als er bezoek komt. Zij is ook degene die de moeder leert om de baby te verzorgen en helpt bij het aan de borst leggen van de baby. De kraamhulp rapporteert aan de verloskundige of huisarts over kraamzuivering, borstvoeding, herstel van de hechtingen en bekkenbodem en over eventueel lichamelijke of psychische problematiek. Wie in het ziekenhuis is bevallen en daar een aantal dagen blijft, heeft vaak thuis geen kraamverzorgende meer en leert in dat geval in het ziekenhuis alles over babyverzorging.

Kraamperiode

De kraamperiode van zes weken na de bevalling is bedoeld om uit te rusten, weer aan te sterken, een eigen ritme met de baby op te bouwen en langzaamaan het dagelijks leven op te pakken. In deze periode kan de pas bevallen moeder merken dat haar lichaam misschien nog niet functioneert zoals ze gewend was. De kraamperiode kan een mooie maar ook een verwarrende tijd zijn. Na de geboorte van je eerste kind ben je nu opeens moeder geworden. En pas nu weet je hoe dat voelt. Als er al kinderen zijn, moeten ook zij wennen aan hun nieuwe broertje of zusje. In deze periode is er veel kraamvisite en heerst er vaak drukte en onrust in huis. In de kraamperiode wordt gestart met het proces van aanpassing aan het leven met een kind en de hormonale verandering van de moeder (ontzwangering). Het leven vindt langzaamaan een nieuw ritme en de moeder voelt zich zowel lichamelijk als psychisch weer sterker worden. In de volksmond heet het: 'Negen maanden op, negen maanden af'. Hiermee wordt aangegeven dat de ontzwangeringsperiode hormonaal net zolang duurt als de zwangerschapsperiode.

Postpartumperiode ('ontzwangering')

Na de bevalling maakt het lichaam zich weer snel op om te herstellen van de zwangerschap en baring. Feitelijk maakt het lichaam zich weer op voor de volgende eisprong met eventuele innesteling. Het is niet aan te raden om kort op elkaar zwanger te zijn: doordat het lichaam gemiddeld negen maanden nodig heeft om de zwangerschapshormonen af te breken en voldoende te herstellen (met name wat betreft bekkenbodem, bekkenstabiliteit en op emotioneel gebied) zou snel weer zwanger worden de kans op klachten doen toenemen. Los van het feit dat het zwaar is om zwanger te zijn en een nieuwe baby te hebben als het vorige kindje nog niet kan lopen of trapklimmen. Meestal geldt als advies dat een nieuwe zwangerschap pas na een jaar gunstig is voor je lichamelijke en psychische balans tussen belasting en belastbaarheid.

3.3 Oefeningen en adviezen in de kraamtijd

Al in het kraambed kan begonnen worden om te werken aan een goed herstel van de bekkenbodemspieren en de stabiliteit van het bekken. Beginnen met oefenen kan zodra de kraamvrouw zich daartoe weer in staat voelt, dat kan per persoon verschillen. Ook na een keizersnede kunnen deze oefeningen gedaan worden. Door de zwangerschap heeft er immers ook druk gestaan op de bekkenbodemspieren en mogelijk is er eerst een tijdje geperst. De operatie veroorzaakt enige schade aan de buikspierfascie en bij een spoedkeizersnede vaak schade aan de buikspieren zelf, die naast fysiologische hersteltijd ook gerichte training nodig hebben.

De volgende oefeningen zijn speciaal afgestemd op de kraamperiode en zijn zeker niet te zwaar. Oefen rustig in lig of zit en goed geconcentreerd. Bij lig: leg de benen niet gestrekt neer, maar zorg voor een kussentje onder de knieën. Laat de benen ontspannen wat naar buiten wegdraaien. Bij zit: de knieën niet tegen elkaar en de benen weer ontspannen wat naar buiten laten wegdraaien.

Buikademhaling

Het is belangrijk om rustig met de buik te kunnen en te durven ademen. Door een goede buikademhaling raakt de kraamvrouw weer vertrouwd met de eigen buik. Een buikademhaling zorgt dat er ruimte gecreëerd wordt in de buik, waardoor blaas en darmen beter kunnen functioneren. Ook zorgt een buikademhaling voor een verbetering van de doorbloeding in het buik- en bekkenbodemgebied. Dit kan het genezingsproces helpen versnellen. Ook lukt het zo beter om de bekkenbodemspieren te ontspannen.

OEFENING BUIKADEMHALING VOOR DE KRAAMVROUW

- Doe deze oefening als je rustig ligt of zit en je je kunt concentreren op jezelf.
- Een buikademhaling ontstaat vanzelf in rust, zoals bij liggen of ontspannen zitten.
- Probeer bewust te worden van het feit dat de buik meebeweegt bij ademhalen.
- De buik beweegt vanzelf mee op het ritme van de inademing en uitademing.
- Bij inademen wordt de buik wat bol (de buik zet uit).
- Bij uitademen veert de buik weer terug (de buik wordt platter).
- Om hier bewust van te worden kun je je handen op je lage buik leggen (tussen navel en schaambeen in) en de beweging van je buik voelen.
- Voel in het kommetje van je handen de buik bol worden op de inademing.
- Voel hoe de buik weer vanzelf daalt met de uitademing.
- Niet forceren, alleen maar voelen en bewust worden van de buikademhaling.
- Let erop dat je de billen slap laat en de anus niet dichtknijpt.

OEFENING BEKKENBODEMSPIEREN VOOR DE KRAAMVROUW

- Je kunt met deze oefening beginnen wanneer je een rustige buikademhaling hebt.
- Uitgangshouding: billen slap laten en de anus niet dichtgeknepen. De benen ontspannen en wat naar buiten gedraaid. Blijf zo rustig liggen of zitten en concentreer je op jezelf.
- Zucht eens diep door, voel of je een rustige buikademhaling hebt.
- Verleg je aandacht naar je onderlichaam.
- Probeer je voor te stellen dat bij iedere inademing de bekkenbodem lijkt uit te zakken.
- Probeer bij inademen de bekkenbodem bewust te ontspannen.
- Bij uitademen kun je proberen de anus en vagina heel lichtjes iets aan te spannen, dus iets in te trekken.
- Als het moeilijk is om tegelijk op zowel de ademhaling als de bekkenbodemspieren te letten, kun je de oefening ook zonder bewuste buikademhaling doen: trek de anus en vagina lichtjes in en laat dan weer heel bewust los. Probeer dit vijf keer te doen en houd de bekkenbodemspieren drie tot vijf seconden licht aangespannen.
- Of trek alleen de vagina licht in (3-5 seconden) en laat weer los. Herhaal dit vijf keer.
- Daarna hetzelfde voor de anus.
- Let op: de billen blijven slap! Het gaat alleen om de beheersing van de bekkenbodemspieren, dus de spieren rond de anus en de vagina.

Het bekken

Voor het bekken is een bevalling te vergelijken met een verzwikking van de enkel. Alleen zijn nu de bekkenbanden in plaats van de enkelbanden verzwikt en opgerekt. In het begin is rust hierbij belangrijk. Het advies is om direct na de bevalling zo min mogelijk te staan en lopen. Bij thuiskomst uit het ziekenhuis is een en ander niet te vermijden. Kom na aankomst eerst bij in bed en let de eerste dagen op bij het traplopen. Voor een goede bekkenstabiliteit zijn de bekkenbodemspieren en buikspieren erg belangrijk. Het kost enige tijd voordat de bekkengewrichten door herstel van de hormoonbalans weer voldoende verstijfd zijn. Rustig aan weer activiteiten opbouwen is dus het advies. Met voldoende rustmomenten tussendoor om de spieren rondom het bekken niet te veel te belasten.

ADVIEZEN VOOR HET BEKKEN IN DE KRAAMPERIODE

- Direct na de bevalling 24 uur zo min mogelijk staan of lopen (liever niet douchen).
- Gebruik wel gewoon een toilet of postoel op de slaapverdieping (een po op bed is instabiel).
- De eerste twee tot drie dagen liever geen traplopen.
- Let op voldoende rustmomenten. Probeer viermaal per dag even te liggen.
- Alleen liggen is rust voor het bekken!
- Wissel activiteiten met elkaar af en zorg voor rustmomenten tussendoor. Niet in de ochtend van alles plannen en in de middag doodop zijn!
- Loop niet te veel trap. Zorg dat er beneden luiers en dergelijke liggen. Laat de baby desnoods in het begin overdag beneden slapen in de box of kinderwagen.
- Ga na de kraamweek niet meteen zware huishoudelijk taken doen, zoals boodschappen, bedden opmaken, stofzuigen, lang staan strijken of wasmanden tillen. Bouw activiteiten langzaam op en laat je partner meehelpen.
- Leg het aankleedkussen als het kan recht voor je op de commode. Wanneer dit dwars ligt, is er constant een draaiing in het bekken en scheve belasting.
- Probeer zo min mogelijk te tillen en, indien noodzakelijk, recht voor de buik. Niet scheef bukken en tillen tegelijk. Pak de baby in schredestand uit wieg, ledikant of box.
- Span de bekkenbodem en lage buikspieren aan voor activiteiten. Het liefst op de uitademing. Als er bekkenklachten zijn, ook bewust de lage buik aanspannen bij opstaan, gaan zitten, omdraaien in bed, bukken en oppakken (tillen) van de baby.

OEFENINGEN VOOR HET BEKKEN NA 4-6 WEKEN

- *Bruggetje:* op de rug liggen met gebogen benen, de knieën iets uit elkaar, armen langs het lichaam. Adem ontspannen uit en span de lage buik licht aan. Op deze manier 'klikt' het bekken in elkaar en ontstaat stabiliteit.
- Hetzelfde. Uitademen en de lage buik licht intrekken, daarna met de armen licht afzetten tegen de ondergrond (hierdoor spannen ook de rugspieren aan). Til de billen rustig 1 centimeter op. Let erop dat de knieën uit elkaar blijven. Houd dit 3-5 seconden vol en laat het bekken langzaam weer zakken. Dan pas ontspannen. Herhaal vijfmaal. Als het gemakkelijk gaat: iets hoger optillen.
- *Opdrukken:* op handen en knieën zitten (kruiphouding) met de schouders recht boven de handen. Rustig door de ellebogen zakken en het hoofd richting handen bewegen. Daarna opdrukken tot uitgangshouding. Herhaal tienmaal. Als het gemakkelijk gaat: knieën wat naar achteren zetten, het hoofd en de schouders blijven echter boven de handen staan.
- *Kniebuigingen:* vanuit stand door de knieën buigen en de schouders, knieën en voeten boven elkaar houden (squathouding). Dit lukt door gelijktijdig naar voren te

buigen met de romp en de knieën te buigen. De handen kunnen eventueel langs de bovenbenen glijden en de knieën aanraken.

Darmfunctie postpartum

Na een bevalling zijn de darmen wat van slag. Tijdens de ontsluitingsweeën is de barende vrouw al naar het toilet geweest voor ontlasting (baarmoedercontracties stimuleren de darmfunctie) en tijdens de persfase is de endeldarm leeggeduwd. Het duurt enige tijd eer de darmen weer nieuwe ontlasting hebben gevormd. De meeste kraamvrouwen voelen de derde dag postpartum aandrang.

VOEDINGSADVIEZEN VOOR DE KRAAMVROUW

- Probeer driemaal per dag een maaltijd te eten. Hierdoor hervinden de darmen sneller hun ritme.
- Het ontbijt is belangrijk, dit geeft de start om de darmen te laten verteren.
- Na iedere maaltijd kun je toiletoefeningen doen om de darmen op gang te helpen (zie toilethouding bij ontlasting).
- Vezelrijk eten helpt de darmen om het eten goed te verteren. Vezels zitten in fruit (vooral rode bessen), volkoren producten, noten en pinda's, kokosnoten of kokoskoeken. Ook Roosvicee Laxo bevat veel vezels.
- Overleg met de verloskundige, arts of kraamhulp over vezelgebruik in de periode van borstvoeding. Of neem contact op met een lactatiedeskundige (borstvoedingsdeskundige).

Hoesten en niezen

- Hoesten en niezen verhogen de buikdruk. Dit kan na een operatie of bevalling pijnlijk zijn.
- Als je voelt dat je moet hoesten of niezen probeer je te blijven ontspannen.
- Pas als de nies of hoest echt komt, trek je de buikspieren licht in (voorspanning).
- Als het lukt trek je, samen met de buik, ook de bekkenbodem daarbij in (anus en vagina intrekken).
- Vaak wordt ook geadviseerd om een kussen tegen de buik te duwen bij hoesten of niezen, of met de handen op de buik te duwen. Zo verminder je de pijnlijke buikdruk.

Zitten

- Postoperatief en postpartum is het advies vaak om op een ring te gaan zitten. Het idee erachter is dat de pijnlijke onderkant dan wordt ontlast.
- Zitten op een ring geeft echter vaak rek op de bekkenbodem! En dus pijn.
- Beter is om te zitten op een zacht kussentje. Dit geeft een lichte opbolling onder de bekkenbodem en ondersteunt zo juist het pijnlijke gebied.
- Eventueel de billen eerst aanspannen voor het gaan zitten. Zo knijp je het bekkenbodemgebied samen en voorkom je rek op het pijnlijke gebied. Als je zit, ontspan je de billen en bekkenbodemspieren weer.

Liggen

Ga geregeld even liggen, zo kan de bekkenbodem tot rust komen!

REFERENTIES

Bochove van J, Vlijmen R van. Rondom zwangerschap. 8ste druk. Amsterdam: Forum, 2000.
Dijk H, Gorter A, Haan E de, Jong M de, et al. Bevallen en opstaan. 31ste druk. Amsterdam/Antwerpen: Contact, 1999.
Gianotten WL. Seksualiteit in de bekkenfysiotherapie. Rotterdam: Erasmus MC, 12 december 2003.
Grient Dreux A de, Labordus M, Nicolaï S, Vos C de. Zwanger. 1ste druk. Utrecht: Het Spectrum bv, 2003.
Hellmeyer L, Kühnert M, Ziller V, Schmidt S, Hadji P. The use of i.v. bisphosphonate in pregnancy-associated osteoporosis-case study. Clin Endocrinol Diabetes 2007 Feb;115(2):139-42.
Heineman MJ, Bleker OP, Evers JL, Heintz AP. Obstetrie en gynaecologie. 4e druk. Maarssen: Elsevier Gezondheidszorg, 2001.
Hvidman L et al. Postpartum urinary incontinence. Acta Obstetrica et Gynaecologica Scandinavia 2003;82:556-63.
Mørkved S, Bø K. Effect of postpartum floor muscle training in prevention and treatment of urinary incontinence: a one year follow-up. British Journal of Obstetry and Gynaecology 2000;107:1022-8).
Mørkved S, Bø K. The effect of post-natal exercise to strengthen the pelvic floor muscles. Acta Obstet Gynecol Scand 1996;75:382-5).
O'Sullivan, Grey AB, Singh R, Reid IR. Bisphosphonates in pregnancy and lactation-associated osteoporosis. Osteoporos Int 2006;17(7):1008-12. Epub 2006 Apr 27.
Röst C. Bekkenpijn tijdens en na de zwangerschap. 4e licht gewijzigde druk. Maarssen: Elsevier Gezondheidszorg, 2003.
Salomé C, Wit J de. Duik in je weeën! Een bewuste voorbereiding op de bevalling. 9e druk. Houten: Van Holkema&Warendorf, 1999.
Smulders B, Croon M. Veilig bevallen. 12e, geheel herziene druk. Utrecht/Antwerpen: Kosmos-Z&K Uitgevers bv, 2003.
Versprille-Fischer ES. Begeleiding van de moeder voor en na de partus. Compendium voor paramedici. Lochem/Poperingen: Uitgeversmaatschappij De Tijdstroom, 1981.

4 Emoties en seksualiteit

Zwangerschap en bevallen zijn ingrijpende gebeurtenissen in het leven van een vrouw. Er vinden vele veranderingen plaats, zowel van lichamelijke als van psychische en emotionele aard. Veel veranderingen zijn het gevolg van de invloed van hormonen en mechanische veranderingen en hoeven niet altijd last of ongemak te geven. De meeste veranderingen in het lichaam van de vrouw zijn er al vanaf het begin van de zwangerschap, andere vinden geleidelijk plaats naarmate de zwangerschap vordert of ontstaan pas na de bevalling. Bij sommige vrouwen past het lichaam (en de geest) zich zo goed aan dat ze vrijwel geen last of ongemakken ervaren. Deze vrouwen voelen zich vaak juist bijzonder en vitaal tijdens de zwangerschapsperiode. Bij anderen kunnen de diverse veranderingen juist tot lichamelijke of psychische klachten leiden die de zwangerschap of postpartumperiode min of meer negatief kunnen bepalen.

4.1 Emotionele veranderingen

Zwanger zijn is niet alleen een lichamelijk gebeuren maar heeft ook een psychische invloed. Geen enkele vrouw is eigenlijk voorbereid op de heftigheid en onberekenbaarheid van haar emoties gedurende de zwangerschap. Het ene moment kan ze zich stralend en evenwichtig voelen, het andere moment voelt ze zich depressief en maakt zich zorgen. Onderzoek heeft uitgewezen dat 55% van de zwangere vrouwen last heeft van stemmingswisselingen, angstaanvallen en/of slapeloosheid. Sommige zwangere vrouwen geven aan last te hebben van levendige dromen, fantasieën of gevoelig te zijn voor obsessies en fobieën. Deze zogenoemde emotionele labiliteit wordt gekenmerkt door snel wisselende gevoelens en extreme reacties op normale omstandigheden, en wordt veroorzaakt door de omschakeling die de zwangerschap met zich meebrengt alsmede door veranderingen in de hormoonspiegel. Progesteron heeft invloed op het chemische evenwicht van het lichaam, de combinatie van progesteron en oestrogeen beïnvloedt in zekere mate het metabolisme in de hersenen.

Ook verschillende factoren van buitenaf hebben er invloed op in hoeverre deze veranderingen ontstaan. Denk aan cultuurpatroon, de houding van de partner, of de zwangerschap gewenst is of niet, of er grote onzekerheid of angst is over wat er komen gaat. Belangrijke factor lijkt tevens of de vrouw vertrouwd is met, en daardoor zekerder van, haar eigen lichaam of juist niet.

Postnatale depressie

Zwanger zijn, bevallen en moeder worden zijn ingrijpende gebeurtenissen in een mensenleven. De vrouw maakt binnen enkele maanden diverse veranderingen mee, zowel lichamelijk en hormonaal als emotioneel en sociaal. Een baby krijgen schept verantwoordelijkheden en nieuwe verplichtingen, wat je als jonge moeder ineens 'kan aanvliegen'. Plotseling kan er de angst ontstaan of je wel een 'goede moeder' kunt zijn. Of je de baby niet zult laten vallen, verdrinken of vergeten. Of je wel voldoende van hem kunt houden en of de baby wel van jou zal gaan houden. Soms is die angst zo groot dat het je zelfs reëel kan gaan lijken dat je baby beter af is zonder jou. Wanneer deze klachten langer duren of sterker zijn dan de babyblues, kan er sprake zijn van een depressie na de geboorte: een postnatale depressie. Het is belangrijk te beseffen dat juist de snelle verandering van de hormoonspiegel tot depressieve gevoelens kan leiden; medicatie hiervoor kan vaak goed helpen de klachten van depressieve aard te verminderen.

KLACHTEN VAN POSTNATALE DEPRESSIE

- sombere stemming;
- extreme vermoeidheid, lusteloosheid;
- huilbuien, prikkelbaarheid of agressief worden;
- futloos, gebrek aan interesse en initiatief;
- weinig plezier beleven aan de baby;
- geen 'moedergevoel' denken te hebben of juist overbezorgd zijn voor de baby;
- concentratieproblemen, verwardheid en vergeetachtigheid;
- slapeloosheid/vergrote slaapbehoefte;
- gebrek aan eetlust/vergrote eetlust;
- weinig zelfvertrouwen, gevoel niets waard te zijn, van binnen dood of leeg gevoel;
- gevoel van machteloosheid, wanhoop en angst, sterke neiging tot piekeren;
- algemene klachten (hoofdpijn, duizeligheid, misselijk).

ADVIEZEN BIJ POSTNATALE DEPRESSIE

- Neem de tijd om te praten over je gevoelens en geef tijdig signalen.
- Praat bijtijds met de huisarts of verloskundige over je negatieve gevoelens.
- Gun jezelf de tijd om zowel lichamelijk als psychisch te herstellen. Geef aan dat sommige taken je gewoon nog wat zwaar vallen en accepteer de hulp die familie en vrienden aanbieden.
- Probeer ook minder veeleisend voor jezelf te zijn. Je kunt niet tegelijkertijd een perfecte moeder, voorbeeldige huisvrouw, actieve carrièrevrouw en sexy minnares zijn.
- Moeder zijn leer je iedere dag weer opnieuw. Je kind ontwikkelt zich razendsnel, en zo ontwikkelt je moederrol zich mee.
- Probeer je verwachtingen voor de komende dag reëel te maken en plan maar één activiteit die je af wilt krijgen.

Baby

Als een moeder weinig oogcontact maakt met haar kindje of weinig naar hem lacht, zal de baby in eerste instantie proberen om een reactie uit te lokken door sociale vaardigheden in te zetten, zoals zelf gaan lachen, kirgeluidjes maken of de armpjes naar de moeder uitstrekken. Krijgt hij geen reactie dan uit de baby zijn ongenoegen door zijn poging te staken en zich met een frons terug te trekken. Wanneer de moeder alsnog reageert, blijft de baby soms nog een minuut afstandelijk en gespannen. Lachen en oogcontact maken zijn dan ook essentieel voor de emotionele ontwikkeling van een kind. Bij een langdurige postnatale depressie van de moeder (en onvoldoende emotionele zorg van anderen) zou het kind op den duur problemen kunnen krijgen met het oppikken van emotionele signalen, en daardoor afstandelijk kunnen worden in latere eigen relaties.

ADVIES

- Dwing jezelf geregeld naar je kind te lachen.
- Lach bewust terug als hij naar je lacht, geluidjes maakt of de armpjes naar je uitstrekt.
- Als het even duurt voor de baby op je reageert: gewoon naar hem blijven lachen en kletsen. De baby reageert vanzelf weer met een lach op je.
- Klets bewust tegen je baby. Als je op een hogere toon tegen je baby klanken maakt met veel klinkers (ooh, ooh, laa, laa, okiedokiedokie), reageert de baby met een lach en ontwikkelt hij taalgevoel.
- Ook al voel je je gedeprimeerd, probeer toch met je baby te kletsen en naar hem te lachen. Vraag anders een vriendin of (schoon)moeder om geregeld lekker met de baby te kletsen. Uiteraard kan je partner dit ook doen!

4.2 Seksualiteit in de zwangerschap

In de zwangerschap verandert de seksualiteit. Wanneer je al een tijdje probeerde om zwanger te worden, is plotseling de 'noodzaak' om in je vruchtbare week geregeld te vrijen afwezig. Bij angst voor een miskraam kan het zijn dat vrijen even een lagere prioriteit heeft, hoewel die angst vaak niet reëel is. Na verloop van tijd wordt de buik dikker, wat invloed kan hebben op je seksleven doordat sommige houdingen misschien niet meer prettig aanvoelen. Daarbij komt dat sommige mannen hun zwangere partner met haar vollere rondingen aantrekkelijker vinden, terwijl andere mannen erg moeten wennen aan de andere lichaamsvormen tijdens het seksuele spel. Ook is de hoeveelheid oestrogeen in de hormoonspiegel veranderd, wat invloed kan hebben op lustgevoelens (libido) en emotionele labiliteit, en zodoende eveneens de seksualiteit kan beïnvloeden.

Seksuele respons man

Bij de man worden lustgevoelens (libido) met name bepaald door aanwezigheid van het hormoon testosteron. Gedurende de opwindingsfase wordt de doorbloeding van de penis verhoogd en door vulling van de zwellichamen in de penis ontstaat een erectie. Gedurende de plateaufase blijft de erectie aanhouden en is seksuele gemeenschap (penetratie) mogelijk. Na het hoogtepunt (orgasme) neemt de erectie vaak snel af en volgt de herstelfase. In deze refractaire periode kan de man vermoeid zijn en snel in slaap vallen.

Seksuele respons vrouw

Bij de vrouw zijn voor het ontwikkelen van lustgevoelens (libido) vaak contact, intimiteit, sensualiteit en betrokkenheid nodig. Belangrijkste hormonen hierbij zijn oestrogeen en oxytocine. Tijdens de opwindingsfase wordt de vagina vochtiger, worden de schaamlippen beter doorbloed en lijkt de vagina zich wat te openen. Tijdens de plateaufase is de vagina klaar voor seksuele gemeenschap (penetratie). Na een eventueel hoogtepunt (orgasme) volgt de herstelfase waarin bij de vrouw nog een tijd een gevoel van verbondenheid met de partner kan blijven bestaan.

Verandering van seksualiteitsbeleving in de zwangerschap kan te maken hebben met:
- angst voor een miskraam;
- bloedverlies;

- harde buik bij vrijen;
- houdingen tijdens seks;
- partner;
- tot wanneer mag je vrijen en wanneer niet meer?
- zin hebben in seks (libido).

ANGST VOOR EEN MISKRAAM

Een miskraam kan niet veroorzaakt worden door een vrijpartij, maar ontstaat doordat het vruchtje zich onvoldoende ontwikkelt of onvoldoende hecht aan de baarmoederwand. Hierdoor wordt het vanzelf afgestoten door het moederlichaam. Wel kan het zijn dat vrijen of een orgasme het moment van de miskraam vervroegt, maar dit kan ook na zwaar tillen gebeuren.

BLOEDVERLIES

De baarmoedermond is extra goed doorbloed tijdens de zwangerschap. Door het duwen tegen de baarmoedermond bij gemeenschap, kan er wat bloed vrijkomen door kleine contactbloedingen of wondjes op de baarmoedermond of vagina. Dit heeft niets te maken met de baby en kan geen kwaad. Bij echt vloeien of ongerustheid over bloedverlies is contact opnemen met de verloskundige of begeleidend arts verstandig.

HARDE BUIK BIJ VRIJEN

Een harde buik wordt veroorzaakt door samentrekkingen van de baarmoederspier. Zowel bij vrijen (lichte mate) als bij het krijgen van een orgasme (sterke mate) trekken de spieren rond vagina, buik en baarmoeder samen, wat een harde buik tot gevolg kan hebben. Stimuleren van de borsten geeft eveneens een baarmoedercontractie, evenals de hormonen die in sperma zitten.

HOUDINGEN TIJDENS SEKS

Vaak zijn seksuele partners in hun relatie vertrouwd geraakt met steeds ongeveer dezelfde manier van seks beleven. Bij het dikker worden van de buik van de zwangere vrouw, blijkt dat niet alle houdingen even prettig meer zijn. Samen nieuwe 'standjes' uitproberen en de humor erin houden, is belangrijk. Met een dikke buik kan het fijner zijn om als zwangere vrouw niet onder te liggen ('missionarishouding'), maar voor zijlig te kiezen ('lepeltjeshouding'), handen en knieënstand ('hondjes') of zelf bovenop te gaan zitten.

PARTNER

Hoezeer de partner zich ook betrokken voelt bij het zwanger zijn, feitelijk staat deze er toch wat buiten. Alle aandacht gaat vaak uit naar de zwangere vrouw en de aanstaande baby en de partner lijkt er wat bekaaid af te komen, soms ook op het gebied van seks. Terwijl in de periode vóór de bevalling zwanger willen worden en daarom vaker vrijen wellicht vooropstonden, lijkt dat nu in één keer afgelopen. Seksuele spontaniteit kan veranderen door de angst iets te beschadigen of een miskraam op te wekken. Zwaardere borsten kunnen voor extra seksuele aantrekkingskracht zorgen, maar soms ook voor een lichte bevreemding. Het lichaam van de zwangere vrouw verandert, zíj draagt hun kindje met alle mooie maar ook zware momenten. Aan de ene kant kan dit leiden tot een gevoel van extra bescherming en verzorging, aan de andere kant heeft ook de partner in deze periode vaak meer behoefte aan intimiteit. Dit kan leiden tot een wat dubbel gevoel met betrekking tot de seksualiteit. Elkaar aandacht geven en affectie tonen is belangrijk om weer het wij-gevoel te krijgen. Deze

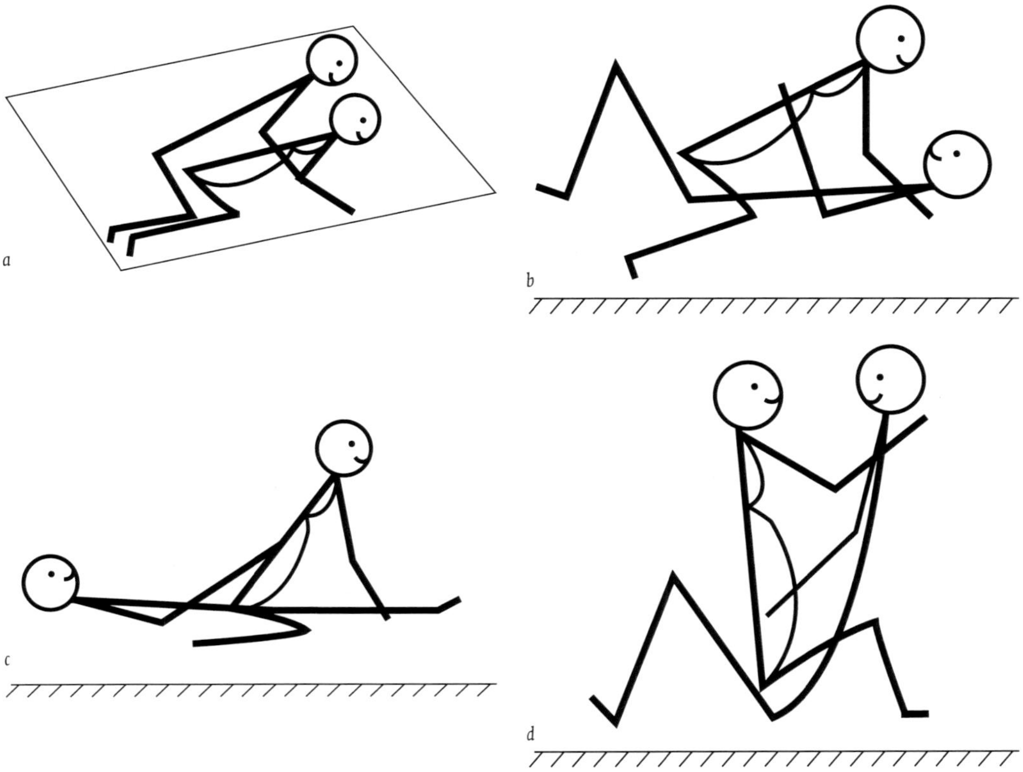

Figuur 4.1 a t/m d Seksualiteit tijdens de zwangerschap. a Lepeltjeshouding. b en c Vrouw bovenop. d Zithouding.

zwangerschap is iets van sámen, ook al is de lichamelijke en psychische beleving anders. De toekomstverwachting, de plannen met elkaar, het plaats gaan maken in huis voor de baby en het besef dat de komst van een kind de relatie vanaf nu voorgoed verandert, zorgt voor een levenslange onderlinge band en maakt dat de relatie opeens in een ander licht komt te staan. Als het goed is, krijgt de relatie een extra dimensie, wat ook in het seksleven kan doorwerken door meer aandacht voor elkaar, zorgzaamheid en intimiteit te beleven.

TOT WANNEER MAG JE VRIJEN?

Tot aan de 36e week kan seks hebben geen kwaad bij een eenlingzwangerschap (bij een meerlingzwangerschap tot rond de 30e week). Vanaf 36 weken is er een toename van het risico op vervroegde weeënactiviteit, doordat bij seksuele activiteit het hormoon prostaglandine vrijkomt (door stimulering van de baarmoedermond bij stoten, en door sperma) en het hormoon oxytocine (door stimuleren van de borsten en het krijgen van een orgasme bij de vrouw). Prostaglandine kan de ontsluiting bevorderen en oxytocine kan de bevalling op gang brengen. Een vrouwelijk orgasme kan tevens de aanzet vormen voor de baarmoeder om door te gaan met samentrekken: weeën.

EN WANNEER NIET MEER?

Het wordt ontraden om seksuele activiteit te hebben bij voortijdige weeënactiviteit, bij een voorliggende placenta, na het breken van de vliezen en bij lichte ontsluiting van de baarmoedermond terwijl dat nog niet de bedoeling is (cervixinsufficiëntie).

ZIN HEBBEN IN SEKS (LIBIDO)

Hormonen bepalen mede de lustgevoelens in seks. Testosteron is de brandstof voor de seksbehoefte en komt van nature meer voor bij mannen. In het begin van de zwangerschap is bij vrouwen een verhoogde testosteronspiegel aanwezig, aan het eind van de zwangerschap verlaagt deze. Gedurende de zwangerschap stijgt het hormoon oestrogeen, wat een toename aan 'knuffelbehoefte' geeft. Daarnaast zorgt verbeterde doorbloeding van de vagina ervoor dat er een verhoogde seksbehoefte is. Van belang is ook hoe de vrouw haar eigen lichamelijke veranderingen beleeft en of ze letterlijk 'lekker in haar vel' zit.

4.3 Seksualiteit na de bevalling

Na de bevalling kan het even duren voordat er weer behoefte is aan seks. De vagina is opeens niet alleen een lustorgaan gebleken maar ook een (pijnlijk) geboortekanaal. Ook voor de partner kan het een schok zijn geweest om de vagina in een zo andere hoedanigheid mee te maken, dat seksgevoelens even geen rol spelen. Vaak wordt geadviseerd te wachten met seksuele activiteit tot na de nacontrole (na 6 weken) bij de verloskundige of begeleidend arts. Maar wanneer er geen klachten zijn en de vrouw niet meer vloeit, mag het ook eerder. Wel voelt de bekkenbodem vaak nog wat zwakker aan, wat een vermoeid gevoel na afloop in de bekkenbodem kan geven. Soms duurt het wel enkele maanden tot een jaar voordat de behoefte aan seks weer voldoende aanwezig is. Jonge ouders, en met name de moeder, zijn vaak de eerste weken tot maanden voor hun gevoel alleen maar druk bezig met de baby voeden, verschonen en troosten. Na de laatste voeding ben je blij je bed in te kunnen duiken, want de kans is groot dat je er 's nachts weer uit moet. Een partner die op zo'n moment ook 'aanspraken' wil maken op je lijf, kan gewoon te veel zijn. Wel is het belangrijk naar elkaar uit te spreken waarom de seks even geen rol speelt in de relatie en ervoor te zorgen dat je op andere manieren intiem bent met elkaar. Knuffelen, zoenen, tegen elkaar aan liggen, het is allemaal belangrijk om de oude intimiteit weer op te pakken. Toch is het goed om te beseffen dat je ook weer tijd voor elkaar moet máken. Vrouwen hebben hormonaal (oestrogeen) een langere 'opwarmtijd' nodig om tot gemeenschap te komen dan mannen (testosteron). Intimiteit en een gevoel van betrokkenheid zijn hierbij belangrijk, daarom is 'sfeer maken' een goede eerste start om het seksleven weer op te pakken.

Aandachtspunten voor seks na de bevalling kunnen zijn:
- borsten;
- littekens, striae;
- vagina;
- zin maken (stimuleren libido).

Borsten

Bij het geven van borstvoeding kunnen door lustgevoelens, tepelstimulatie of bij een orgasme (met bijbehorende baarmoedercontracties) de borsten gaan 'lekken'. Dit kan ook nog in enige mate voorkomen bij het al afbouwen van de borstvoeding of het geven van flesvoeding. Voor het ene stel kan dit lustopwekkend werken, het andere stel vindt het niet passen bij het seksleven of de vrouw vindt het moeilijk als haar lichaam twee 'rollen' (die van moeder en minnares) door elkaar haalt. In ieder geval kunnen 'lekkende borsten' tijdens het seksspel geen kwaad.

Littekens, striae

Na vier tot zes weken zijn de vaginale hechtingen en eventuele wondjes meestal hersteld. Wanneer je bij jezelf zou kijken, zie je dat bij het litteken een soort 'deukje' in de schaamlip zit. Hoewel je het zelf misschien even wennen vindt, is het goed te beseffen dat je lichaam altijd wel wat verandert na de bevalling, maar ook normaal bij het ouder worden. En schaamlippen zijn nooit zo glad en mooi rond als je op (getoucheerde!) naaktfoto's of seksfilms op tv misschien ziet. Het kan zijn dat het litteken nog wat gevoelig is, masseer het gebiedje dan geregeld met wat babyolie. Zo wen je aan aanraking en stimuleer je de doorbloeding. Dit geldt eveneens voor een litteken op de buik na een keizersnede: het litteken kan nog wat dikker of gevoeliger zijn. Masseer ook hier geregeld je litteken en hele buik. Ook striae zijn gebaat bij massage en verbetering van de doorbloeding. Overigens worden zowel de littekens van hechtingen als van striae in de loop van de tijd dunner en witter.

Vagina

In het begin kan de vagina nog wat gevoelig zijn voor geslachtsgemeenschap. Ook als de bevalling zonder ingrepen is verlopen, kan de vagina 'anders' aanvoelen. Door de lage oestrogeenspiegel wordt de vagina na de bevalling wat minder snel vochtig dan in de zwangerschap, wat bij gemeenschap wat droger kan aanvoelen. Gebruik eventueel een glijmiddel. Vrijen met een wat droge vagina is niet prettig, waardoor de bekkenbodemspieren zich gaan aanspannen. Dit vernauwt de vagina en levert bij doorgaan een pijngevoel op waardoor de vaginale vochtigheid, die normaal gesproken door lustgevoel wordt opgewekt, stagneert. Ontspanning en een vochtige vagina zijn dus belangrijk om penetratie mogelijk te maken. Dit geldt ook na een keizersnede. Hierbij kan tevens de buik de eerste zes weken nog erg gevoelig zijn. Wacht gewoon met vrijen tot je je voldoende hersteld voelt.

Zin maken (stimuleren libido)

Seksualiteit is niet het belangrijkste in een relatie, maar het is wel een bindmiddel. Seks is iets wat je meestal alleen met je partner hebt, iets wat jullie relatie benadrukt en aangeeft dat je alles met elkaar wilt delen. Om weer zin te krijgen in vrijen, moet je tijd maken. Niet de toenadering van je partner zomaar afwijzen, maar aangeven dat je nu te moe bent en bijvoorbeeld morgenavond wél tijd wilt maken voor elkaar. Doe op de bewuste avond bijvoorbeeld weer alsof je een 'date' hebt met elkaar: neem een lekkere douche of bad en trek desnoods iets aan waar je je sexy in voelt. Of maak jezelf wat op en doe een lekker geurtje op. Laat die babymelkvlekken en babyluchtjes even achter je en voel je niet alleen maar moeder, maar ook weer minnares. Zorg dat de slaapkamer weer gezellig is (geen luiers en spuugdoekjes in het zicht) of wat romantischer lijkt (kaarsjes, dimlicht, mooi beddengoed). Zin maken lukt vaak beter als je er wat moeite voor wilt doen. Uiteraard moet je niets doen als het je nog erg zou tegenstaan of als je het alleen maar zou willen doen om je partner te plezieren. Als er nog klachten zijn die je seksleven kunnen beïnvloeden of waarover je je zorgen maakt, is het belangrijk om het in ieder geval bespreekbaar te maken met je partner, en eventueel met je verloskundige of huisarts.

4.4 Belasting-belastbaarheid

Je gejaagd of gestrest voelen is iets van alle tijden. Het spreekwoord zegt 'er is een tijd om te doen en een tijd om te laten'. Tegenwoordig zouden we stellen dat een mens zich het gelukkigst voelt als zijn of haar leven in balans is. Er moet een zekere balans bestaan tussen werk en privé, tussen activiteiten en rustmomenten, tussen druk bezig zijn en kunnen niksen. Balans is een dynamisch evenwicht: een evenwicht tussen belasting en belastbaarheid. Het wordt ook wel vergeleken met een weegschaal, met aan de ene kant de schaal met alle belasting die op je schouders komt en aan de andere kant de schaal met je belastbaarheid. Normaal is deze weegschaal redelijk in evenwicht en mag de belasting niet zwaarder zijn dan de belastbaarheid. Wanneer dit evenwicht verstoord is (hoge belasting en/of lage belastbaarheid), is iemand gevoeliger voor overbelasting en als dit lang duurt kunnen er zelfs overbelastingsklachten ontstaan. Deze zijn vaak afhankelijk van iemands 'zwakke plek': de een voelt bij overbelasting hoofdpijn opkomen, de ander krijgt buikpijn. In de peripartumperiode wordt een belastingsklacht vaak gevoeld in de bekkenregio, omdat dit hormonaal en mechanisch in deze periode een zwakkere plek is.

Figuur 4.2 Weegschaal: balansverstoring.

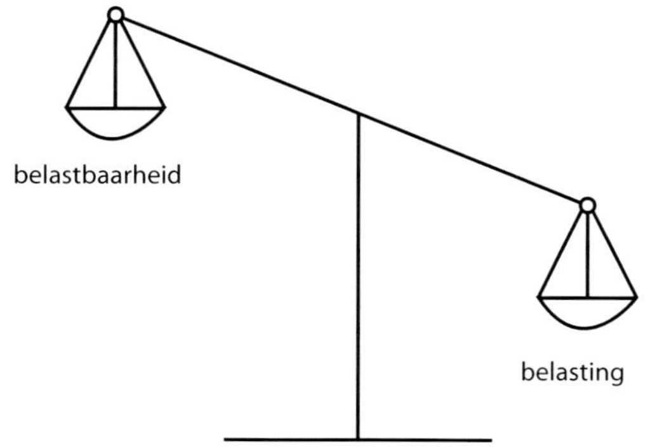

Zwanger zijn is een continu in 'verandering' zijn. Dit is al bij de bevruchting in gang gezet en duurt van negen maanden voor de bevalling tot zelfs negen maanden daarna. Als je zwanger bent, wordt je lijf trager, alles lijkt meer energie te kosten. Niet alleen lichamelijk gaat alles wat langzamer (omdraaien in bed) maar ook psychisch lijken je hersenen rustiger aan te willen doen (concentratieverlies, 'zwangserschapdementie'). Dit heeft invloed op je functioneren. In onze jachtige tijd lijkt het echter wel alsof vrouwen 'even zwanger zijn' er gewoon bij willen doen en pas vanaf vier weken voor de aanstaande bevalling rust willen gaan inbouwen. Hierin komen veel zwangere vrouwen zichzelf tegen. Er kunnen overbelastingsklachten ontstaan, zowel lichamelijke als psychische klachten.

Wees je bewust van de veranderde balans tussen belasting en belastbaarheid, zowel in de zwangerschap als de periode na de geboorte. Besef dat je lichaam het in een rustiger tempo wil doen, neem dus meer tijd voor alles. Probeer (te) stressvolle taken op je werk af te bakenen of te delegeren. Plan tijd voor jezelf en de baby, bijvoorbeeld door naar ZwangerFit te gaan en bewust bezig te zijn met je lichaam in de zwangerschap of herstel na de bevalling. Maar ook door gewoon eens met een tijdschriftje lekker op de bank te gaan liggen. Maak het jezelf gemakkelijk door hulp te vragen bij het huishouden of voor kinderopvang, koop wat vaker kant-en-klaarproducten in de supermarkt, strijk alleen de noodzakelijkste kledingstukken en sla de theedoeken of beddenlakens eens over, kortom probeer wat minder perfectionistisch te zijn. Plan voor jezelf geregeld rustmomenten in, waarin je even niets van jezelf 'hoeft'. Ook als de baby is geboren, zul je merken dat niet alles te plannen valt. Een doorwaakte nacht, darmkrampjes of een veranderd slaapritme van de baby kan een geplande activiteit in de war brengen. Probeer meer flexibel te zijn en verander je plannen voor die dag. Verzet je afspraak, laat de boel de boel en ga bijvoorbeeld lekker wandelen met de baby in de kinderwagen of laat je hangerige kind lekker op schoot in slaap vallen bij het kijken naar je favoriete soap. Je zult zien dat het aloude cliché opgaat: als je kind rustig en tevreden is, vind ook jij je rust. Een nieuwe dag, nieuwe kansen.

REFERENTIES

Afman H. Huilbaby's en postpartum depressie. Tijdschrift NVFK 1996;15:6-7.
Gianotten WL. Seksualiteit in de bekkenfysiotherapie. Rotterdam: Erasmus MC, 12 december 2003.
Gijs L, Gianotten W. Seksuologie. Houten: Bohn Stafleu van Loghum, 2004.
Grient Dreux A de, Labordus M, Nicolaï S, Vos C de. Zwanger; het nieuwe handboek voor aanstaande ouders. 2e druk. Utrecht: Het Spectrum, 2004.
Hartevelt MHLW van. Bekkenbodemproblemen tijdens en na de zwangerschap. Eindhoven: Hartevelt, 2000.
Koltyn KF, Schultes SS. Psychological effects of an aerobic exercise session and rest session following pregnancy. J Sports Med Phys Fitness 1997;37(4):287-91.
Mandy A, Gard PR. Long-term psychological sequelae in women following day surgery and postpartum. British Journal of Therapy and Rehabilitation 1995;2(3):133-8.
Slob AK, Vink CW, Moors JPC, Everaerd W. Leerboek seksuologie. Houten / Diemen: Bohn Stafleu Van Loghum, 1998.
Stadelmann I. Zwangerschap, geboorte en eerste maanden met de baby. München: Deltas, 2002.
Stam L. Seksualiteit in de zwangerschap en postpartum periode. YVLO: Zwangerschapseducatie, 2000.
Stoppard M. Geboren! Gezond en gelukkig opgroeien van dreumes, peuter tot kleuter. Utrecht/ Antwerpen: Kosmos-Z&K, 1996.
Westerik-Verschuuren EHML. Seksualiteit in de zwangerschap. NPi cursus fysiotherapie in de pre- en postpartumbegeleiding, 1998.
YVLO. Peripartum Actueel. Boxmeer, 2003.

5 Toilethouding

In de zwangerschap of na de bevalling is er vaak een veranderd gevoel in het bekkenbodemgebied. Soms is de vrouw angstig om postpartum te plassen of te ontlasten. Voorkomende problemen zijn onder andere het niet goed herkennen van het vullingsgevoel van de blaas of het rectum. Hierdoor kunnen urineverlies, urineweginfecties of obstipatieklachten optreden. Ook pijnklachten kunnen een verandering geven in een goede beheersing en correct gebruik van de bekkenbodemspieren. Als het door pijn of angst moeilijk is de bekkenbodemspieren te ontspannen tijdens plassen en ontlasten, kunnen klachten ontstaan op het gebied van een goede blaas- of rectumlediging. Daarnaast kunnen bepaalde gewoonten leiden tot klachten of irritatie in het bekkenbodemgebied of zelfs blaasontsteking. Hoewel nooit met zekerheid te zeggen is welke specifieke gewoonte bij iemand tot de meeste irritatie leidt, kunnen adviezen wel helpen om bewust te worden van bepaalde ingeslepen gewoonten. Belangrijkste doel is rust in te bouwen in het bekkenbodemgebied, dus zo min mogelijk nieuwe irritatie oproepen.

Tillen en dragen zijn functies waarbij stabiliteit in het bekken en lage rug nodig is. Verkeerde buikdrukregulatie (vaak met een verkeerd ademhalingspatroon of disfunctionerende bekkenbodemspieren) speelt bij klachten vaak een rol. Peripartum is het zinvol deze functies zo goed mogelijk aan te leren en te behouden.

5.1 Toilethouding en toiletgedrag

Tijdens de zwangerschap verandert de druk in het lage buikgebied, op blaas en darmen, waardoor een ander aandranggevoel en darmklachten kunnen optreden. Het is belangrijk dat vrouwen in hun zwangerschap al correct toiletgedrag aanleren! De blaas en darmen komen door de groeiende baarmoeder in de zwangerschap immers langzaam in de verdrukking. Hoe beter de vrouw zich kan ontspannen en de juiste toilethouding voor plassen of ontlasten aanneemt, hoe beter de blaas- en darmreflexen blijven functioneren. Ook blijft goed toiletgedrag dan een gewoonte die direct postpartum al vruchten afwerpt.

Dat veel kraamvrouwen bang zijn om voor de eerste keer postpartum weer te gaan ontlasten, komt uit het gevoel weer 'in te scheuren' of uit angst voor pijn bij het oprekken van het nu gekneusd aanvoelende bekkenbodemgebied. Belangrijk is te beseffen dat bij het hebben van ontlasting de druk op de anus gericht is en niet vaginaal. Eventueel kan het perineum ondersteund worden tijdens het ontlasten. Bij plassen kan de urine wat schrijnen langs de nog gevoelige vaginarand of mogelijk aanwezige hechtingen. Onder de douche plassen is een goed advies, hoewel staand goed uitplassen vaak moeilijk is. Beter is dan om te plassen en ondertussen een bidon met lauw water leeg te spuiten langs de vulva, zodat de urine verdund wordt met water en minder schrijnt. Voldoende drinken is uiteraard ook noodzakelijk om de urine minder geconcentreerd (minder zuur) te maken: 1½-2 liter per dag in de zwangerschap en bij het geven van borstvoeding wat meer.

De juiste uitleg en adviezen over het functioneren van de bekkenbodemspieren en aandacht voor een correcte toilethouding en toilethygiëne, kunnen de angst voor plassen en ontlasten doen afnemen. Een goede toilethouding helpt om beter te kunnen plassen of te ontlasten. Het is belangrijk om altijd te gaan zitten op het toilet! Want alleen bij zitten ontspannen de bekkenbodemspieren. Bij andere manieren dan zitten kan het plassen of ontlasten moeilijker gaan en klachten geven.

ADVIEZEN OM TE ZITTEN OP HET TOILET

- Om te (durven) zitten is het prettig als het toilet en de toiletbril (visueel) schoon zijn.
- 'Vreemd' toilet: reinig de bril desnoods met wc-papier en leg schoon papier op de rand.
- Zorg dat de voeten altijd plat staan. Bij andere houdingen ontstaat er te veel spanning in de bekkenbodemspieren. De heupen en knieën moeten in een hoek van 90° staan.
- Zorg dat er bij een verhoogd toilet een voetenbankje is voor de voeten. Dit is ook bedoeld voor mensen met korte benen en voor kinderen.
- Neem de tijd om naar het toilet te gaan! Het duurt even voor de bekkenbodemspieren goed ontspannen zijn en de blaas en darmen hun werk (reflexmatig) kunnen doen.

ADVIES TOILETGEDRAG BIJ PLASSEN

- Ga altijd zitten! Alleen zo kan de bekkenbodem goed ontspannen.
- Om te plassen zit je goed rechtop, met een wat holle rug iets naar voren geleund. De handen liggen op de bovenbenen of knieën.
- De voeten staan plat op de grond. Gebruik eventueel een voetensteuntje.
- Niet persen!
- Ontspan de bekkenbodem, adem rustig door en wacht tot de blaas uit zichzelf gaat plassen. Meepersen kan de plasbuis zelfs wat dichtduwen.
- Als er geen urine meer komt, kantel je rustig je bekken van voor naar achter (holle en bolle rug maken). Zo kunnen de laatste restjes urine door de plasbuis stromen.
- Wanneer je wel plasdrang hebt maar de plas wil niet komen, kun je ook deze kanteloefening doen. Ook kun je de bekkenbodemspieren een aantal keren rustig even aanspannen en weer loslaten. Zo komt de plasreflex vaak wel op gang.
- Ga geen stippeltjes plassen! Dit leidt tot slecht uitplassen en verhoogt de kans op urineweginfecties.
- Droog deppen. Altijd van voor naar achter!
- Na afloop span je de bekkenbodemspieren nogmaals aan en sta je op.

Achtergrond toilethouding bij mictie

Houding:
- Bij rechtop plassen wordt de urethra door voorover kantelen van het bekken in een meer verticale positie gebracht en wordt de blaas door het strekken van de romp, naar ventrocraniaal getild.

Ontspannen:
- Door bewuste bekkenbodemrelaxatie wordt de mictie willekeurig in gang gezet.
- Let op: geen onderbreking plasstraal ('stippeltjes plassen')! Contractie van de bekkenbodemspieren geeft immers een reciproke inhibitie van de blaasspier,

via het sacrale mictiecentrum en het autonome mictiecentrum in de pons. Contractie van de bekkenbodemspieren tijdens de mictie stuwt de urine tegen de stroomrichting in terug in de reflectoir ontspannen blaas. Het steunweefsel van het corpus intrapelvinium drukt de uretrovesicale hoek omhoog. Er ontstaat kans op blaasontsteking. Na herhaald onderbreken van de mictiereflex is de blaasinhoud ten slotte zo gering, dat de rekreceptoren in de blaaswand geen afferente impulsen meer afgeven. Het gevoel van aandrang verdwijnt en de vrouw stopt te vroeg met de mictie door de reflex niet nogmaals willekeurig in gang te zetten. Urineresidu kan het gevolg zijn.
- Niet persend plassen: door transmissie van de intra-abdominale druk op de urethra wordt de weerstand in de urethra hoger, naarmate de perskracht groter is. Wel mogen de buikspieren aan het eind van de mictie worden aangespannen, maar dan op de juiste wijze.

Controleer of de blaas leeg is:
- Daartoe wordt het bekken enige malen gekanteld. Is er nog een residu in de blaas, dan vindt de ontlediging op deze wijze zo goed mogelijk plaats.
- Na de mictie eventueel licht napersen tijdens een uitademing. Dus met weinig perskracht.

Blaasafsluiting bevorderen:
- Vervolgens de bekkenbodemspieren aanspannen.

Met toestemming uit: Versprille-Fischer (1981).

Deel 2

ADVIES TOILETGEDRAG BIJ ONTLASTEN

- Ga altijd naar het toilet bij aandrang voor ontlasting!
- Ga rustig zitten met de voeten plat op de grond. Gebruik desnoods een voetenbankje. Het ondergoed laat je op de enkels zakken.
- De heupen en knieën dienen minstens een hoek van 90° te hebben.
- Zit rechtop met de schouders boven de heupen en maak een bolle rug.
- Met een bolle rug en gekanteld bekken is de anus het laagste punt geworden.
- Niet persen!
- Adem rustig door, wacht tot er aandrang komt.
- Pers rustig mee terwijl je uitademt en de buik bol maakt. Probeer de anus en billen ontspannen te laten. Richt de druk op de anus.
- Na ontlasting schoonvegen van voor naar achter.
- Indien je geregeld obstipatie hebt, kun je deze oefeningen na iedere maaltijd doen:
  - Wanneer de ontlasting niet komt, adem je tien keer rustig in en uit. De buik beweegt hierbij goed mee (buikademhaling).
  - Hierna kantel je het bekken tien keer; dit is een holle en bolle rug maken. Als je een holle rug maakt, adem je rustig in, bij een bolle rug adem je rustig uit.
  - Komt de ontlasting dan nog niet terwijl je wel goede aandrang hebt, ga dan tien minuten intensief bewegen zoals traplopen. Probeer daarna op het toilet weer de vorige oefeningen te doen om ontlasting te krijgen. Niet hard persen.

Achtergrond toilethouding bij defecatie

Bij ontlasten geldt dat bij achterover kantelen van het bekken de transmissie van de buikdruk naar het laagste punt van het bekken wordt geleid, waardoor de buikdruk wordt verhoogd door compressie van de buikinhoud.

Met toestemming uit: Versprille-Fischer (1981).

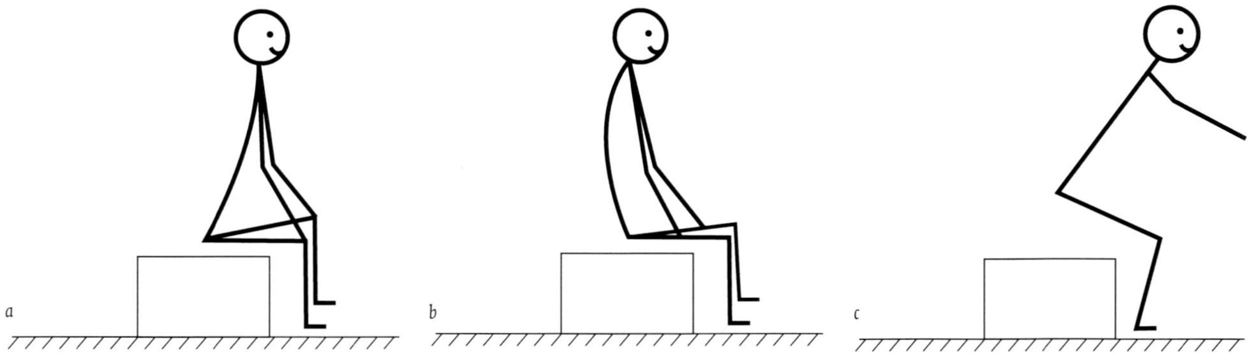

Figuur 5.1
a Toilethouding plassen. b Toilethouding ontlasten. c Zo nooit!.

ADVIEZEN BIJ KLACHTEN OF IRRITATIE IN HET BEKKENBODEMGEBIED

- Na toiletbezoek: dep van voor naar achter.
- Wees kritisch met het gebruik van inlegkruisjes. Deze kunnen door voortdurend licht schuren irritatie opwekken in het bekkenbodemgebied of een broeierig gevoel geven. Goedkope (huis)merken zijn vaak prettiger (minder plastic). Draag eventueel een katoenen zakdoekje in het ondergoed.
- Gebruik om ongewenst urineverlies op te vangen zo licht mogelijk incontinentieverband in plaats van maandverband. Maandverband is bedoeld voor dikkere afscheiding.
- Draag katoenen ondergoed dat kan 'ademen', liever niet synthetisch.
- Draag zo min mogelijk strakke (spijker)broeken of strings. Dit geeft door de constante druk kans op irritatie of een schurend gevoel.
- Gebruik geen zeep of vaginale sprays bij of in de vagina.
- Probeer bij jeuk toch zo min mogelijk te krabben.
- Slaap luchtig, dus zonder ondergoed of strakke broek.
- Ga plassen vóór, maar juist ook ná seksuele activiteit. Door nogmaals uit te plassen wordt de plasbuis schoongespoeld.
- Was je vagina zowel voor als ná het hebben van seksuele activiteit. Na het plassen afspoelen is voldoende.
- Vraag je partner om ook de handen en genitaliën te wassen voordat jullie seksuele activiteit gaan hebben.
- Het frequent hebben van seksuele activiteit of gemeenschap hebben (penetratie) als de vagina niet vochtig genoeg is, kan ook bijdragen aan huidirritatie rond de vagina en klachten geven. Gebruik bij een wat drogere vagina een glijmiddel.
- Verbod bij pijn: pas weer seksuele gemeenschap (penetratie) hebben als de irritatie van de huid rond de vagina verdwenen is.
- Bij het niet goed sluiten van de anus na ontlasting: de anus schoondeppen, even de anus aanspannen en ontspannen en opnieuw deppen. Probeer niet trekkend te vegen: zo wordt de anus juist wat opengetrokken, waardoor er opnieuw wat ontlasting kan komen. Bekkenbodemoefeningen gericht op de anus zijn hierbij geïndiceerd. Bij voortdurende klachten is training bij een geregistreerd bekkenfysiotherapeut een goede optie.
- Gebruik bij irritatie rond de anus zacht toiletpapier of vochtige babydoekjes. Deze bevatten olie, zijn zacht en drogen de huid niet uit. Ze mogen echter niet door het toilet worden gespoeld. Gebruik liever geen vochtige toiletdoekjes: deze bevatten alcohol en hebben daarom een uitdrogend effect.
- Of spoel de anus of vagina bij irritatie af met water (fles, bidet, douche) en gebruik eventueel een föhn in de laagste stand om droog te föhnen.

- Bij pijnlijke kloofjes rond de anus kan een flinke hoeveelheid vette crème of zalf rond de anus gesmeerd worden, vlak voor de ontlasting komt. Bijvoorbeeld billetjeszalf voor baby's of vaseline. Op deze manier glijdt de ontlasting langs de crème of zalf en schuurt minder langs de kloofjes.

DRINKADVIES (VOCHTINTAKE)

- Het advies is 1,5 tot 2 liter vochtinname per dag. In de zwangerschap en na de bevalling is het advies 2 tot 2,5 liter vocht per dag.
- Bij een goede verdeling van de vochtinname over de dag, is zes- tot achtmaal plassen per dag normaal. Peripartum is de frequentie fysiologisch verhoogd.
- Bij vaak 's nachts moeten plassen, is het zinvol om in de ochtend en voormiddag (tot 15.00 uur) meer te drinken en in de namiddag en avond juist minder *(verhouding 2/3 : 1/3)*.
- Koffie, alcohol, koolzuurhoudende dranken (cola, sinas, spa) en zure fruitdranken (appelsap, sinaasappelsap) kunnen prikkelend zijn voor blaas en darmen. Te veel hiervan drinken geeft een onrustig gevoel in de buik of vaak aandrang voor plassen of ontlasten.

REFERENTIES

Hartevelt MHLW van. Bekkenbodemproblemen tijdens en na de zwangerschap. Eindhoven: Hartevelt, 2000.

Hogen Esch F. Bekkenbodem re-educatie, diagnostiek en behandeling. Rotterdam: Erasmus MC, 17 september 2004.

Kreek N van der. Tekeningen portfolio MOB I-II-III, 2002.

NVFB. Patiënten / Gezond toiletgedrag, 2005.

Schouten WR. Therapeutische mogelijkheden obstipatie en fecale incontinentie;. Rotterdam: Erasmus MC, 14 mei 2004.

Versprille-Fischer ES. Begeleiding van de moeder voor en na de partus. Compendium voor paramedici. Lochem/Poperingen: Uitgeversmaatschappij De Tijdstroom, 1981.

Versprille-Fischer ES. Begeleiding van de patiënten met bekkenbodemdisfunctie. 2e gewijzigde druk. Maarssen: Elsevier Gezondheidszorg, 2001.

6 Bekken

Tijdens hun zwangerschap of na de bevalling geven vrouwen geregeld aan last te hebben van bekkenklachten. Omdat de klachten per persoon kunnen verschillen wat intensiteit en locatie betreft, weten de meesten niet goed hoe nu het beste met hun eigen, specifieke klachten om te gaan. Vaak hebben vrouwen vragen zoals: Wat mag nu wel of juist niet? Kan ik normaal bevallen? Zal ik weer herstellen? Juist die onzekerheid en vaak goedbedoelde maar tegenstrijdige adviezen van anderen maken dat de bekkenklachten een negatief stempel kunnen drukken op de zwangerschapsperiode of de kraamtijd. En dat is jammer van die toch zo bijzondere periode.

Het bekken bestaat uit drie botstukken die samen een ring vormen. De linker en rechter bekkenhelft (ossa ilium) worden aan de achterzijde verbonden door het driehoekige heiligbeen (os sacrum). Het sacrum is het verlengde van de lage wervelkolom (LWK) en eindigt in het stuitje (os coccygis). Het sacrum vormt met de beide bekkenhelften aan de achterzijde van het bekken twee gewrichten: de SI-gewrichten (sacro-iliacale gewrichten). Het derde bekkengewricht is de schaamvoeg (symphysis pubica), waar beide schaambeenderen (ossa pubica) aan de voorkant van het bekken bij elkaar komen.

Dit alles samen heet de bekkengordel. De bekkengordel vormt de basis van de romp en brengt de verbinding tot stand tussen de onderste extremiteiten en de wervelkolom. De bekkengordel als geheel brengt krachten over van de wervelkolom op de onderste extremiteiten en omgekeerd. Alle krachtlijnen samen vormen een gesloten ring, gelokaliseerd in de bekkeningang.

6.1 Structuur van het bekken

SI-gewricht

De twee SI-gewrichten aan de achterzijde van het bekken zijn platte gewrichten, waardoor weinig beweging mogelijk is. De gewrichtsvlakken zijn oorschelpvormig en hebben beide een onregelmatig oppervlak. Na de puberteit treedt verruwing op van het kraakbeen en de groeven worden meer uitgesproken. De bij elkaar passende groeven en richels zijn per sekse en individu verschillend aangelegd. Er bestaat ook vrijwel altijd een links-rechtsasymmetrie. Om het SI-gewricht bevindt zich een kapsel, dat zowel aan de achterzijde als aan de voorzijde versterkt wordt door ligamenten. Tijdens de zwangerschap neemt de mobiliteit van de SI-gewrichten mogelijk wat toe. Voldoende mobiliteit, symmetrie, stabiliteit en coördinatie zijn voorwaarden om gedoseerd te kunnen bewegen.

Schaambeen

De schaamvoeg (symphysis pubica) is samengesteld uit de twee gewrichtsvlakken van beide ossa pubis. Deze zijn bekleed met een dun laagje kraakbeen. Hiertussen ligt een kraakbeenzone, de discus interpubicus. Om het bot en het kraakbeen ligt bindweefsel waarvan de vezels in alle richtingen lopen. Hierdoor kunnen alle voorkomende afschuifkrachten en trekkrachten worden weerstaan. De discus kan drukkrachten weerstaan. De symfyse is praktisch onbeweeglijk. Aan het eind van de zwangerschap en bij de partus, zorgt opname van water in de weke delen voor wat meer beweeglijkheid en kunnen de beide ossa pubis ten opzichte van elkaar iets verschuiven. De bouw van de symphysis pubica verschilt ook per geslacht. Bij mannen is de discus hoger en bevat meer vezels dan bij vrouwen.

Figuur 6.1 Het bekken (Mens, 2007)

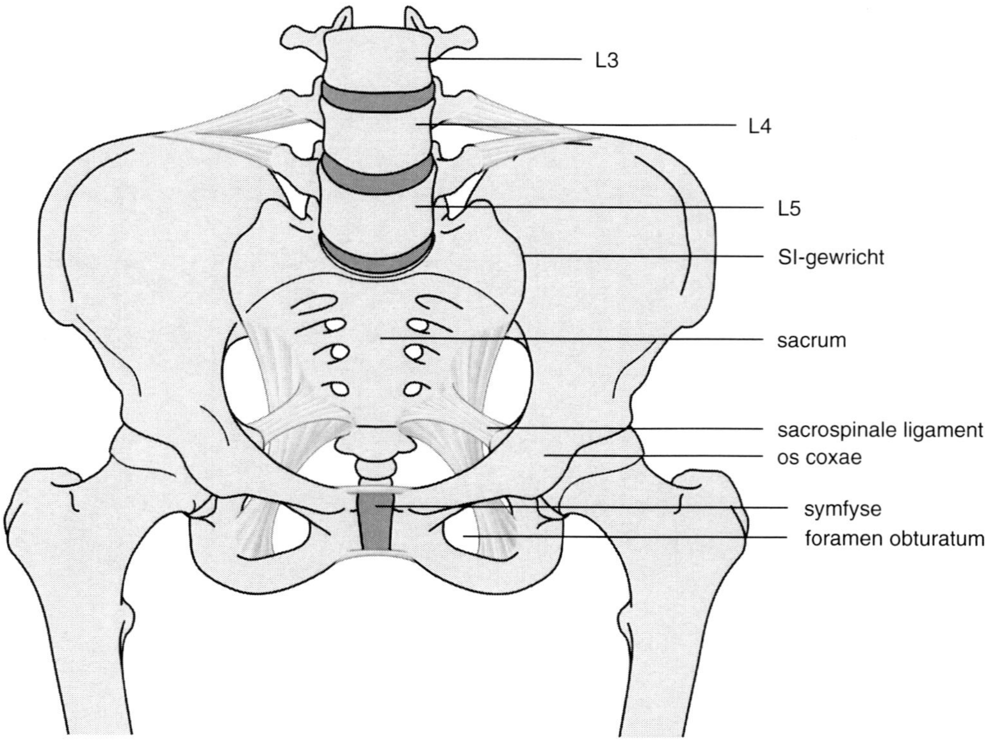

Van de voorkant af gezien heeft het bekken de vorm van een trechter, waarvan de basis bij stand naar voren is gericht en de trechteruitgang richting anus wijst. De bekkeningang vormt de scheiding tussen het gebied van buik en bekken. De bekkengordel van mannen en die van vrouwen vertonen enkele vormverschillen:
- Een vrouwelijk bekken is veel breder en staat naar boven meer open dan een mannelijk bekken: de driehoek die het bekken omvat heeft bij vrouwen een bredere basis.
- Een vrouwelijk bekken is minder hoog dan een mannelijk bekken.
- In verhouding is de bekkeningang bij vrouwen groter en meer open dan bij mannen.
- De gewrichtsvlakken van de SI-gewrichten bevatten in een vrouwelijk bekken minder richels en groeven dan in een mannelijk bekken.

Een kwetsbare schakel bij de krachtenoverbrenging door het bekken is het SI-gewricht. Voor een effectieve krachtoverdracht is het van belang dat de gewrichtsvlakken tegen elkaar worden gedrukt: het sluitingsmechanisme. Dit bestaat enerzijds uit vormsluiting en anderzijds uit krachtsluiting. Vormsluiting ontstaat door de vorm van de SI-gewrichtsvlakken, namelijk in elkaar passende richels en groeven, waardoor het gewricht niet kan afglijden. De wigvorm van het sacrum draagt ook bij aan de sluiting. Krachtsluiting wordt geleverd door de spanning in ligamenten, rompspieren en de zwaartekracht.

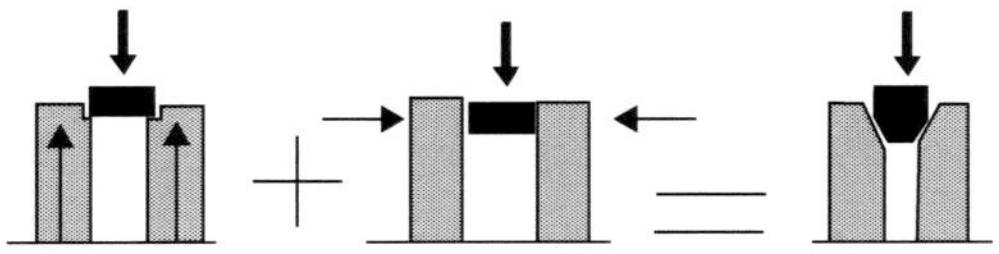

Figuur 6.2 Vorm en krachtsluiting.

Ligamenten

De gewrichten van het bekken worden bij elkaar gehouden door banden van stevig weefsel, de ligamenten. Gedurende de zwangerschap wordt het steun- en bindweefsel onder invloed van de zwangerschapshormonen mogelijk wat weker. Door deze verweking worden ook de ligamenten soepeler en kan er meer speling in de gewrichten komen. Dit beïnvloedt het houdings- en bewegingsapparaat, met de kans op een vergrote asymmetrie. Door deze houdingsverandering en mogelijke toename van beweeglijkheid van de gewrichten, verandert de stabiliteit van het bekken. Belangrijke structuren aan de dorsale zijde tussen het sacrum en ilium zijn:
- lig. iliolumbale;
- lig. sacro-iliacale;
- lig. sacrospinale;
- lig. sacrotuberale;
- lig. interosseum;
- fascia thoracolumbalis.

Spieren

Voor de stabiliteit van bekken en lage rug zijn diverse spiergroepen van belang:
- primaire stabilisatoren:
  - dwarse buikspieren (mm. transversi abdominis)
  - bekkenbodemspieren
- secundaire stabilisatoren:
  - schuine buikspieren (mm. obliquus externus en internus).

De stabiliteit van het bekken kan verdeeld worden in drie bekkentypen:

Type I
Iemand met een type-I-bekken is niet eerder zwanger geweest (primipara), heeft geen trauma in de bekkenregio in het verleden en geen hypermobiliteit in de gewrichten. Zelfs bij vermoeidheid zal er geen bekkenpijn optreden, zeker niet in de eerste zes maanden van de zwangerschap.

Type II
Een type-II-bekken heeft iemand die in het verleden vaginaal is bevallen van een kind zwaarder dan 5 pond, of die ooit een bekkentrauma heeft gehad of hypermobiel is. Vanaf de derde maand van de zwangerschap kunnen stabiliteitsklachten ontstaan.

Type IIa
- Pijn met name rond de symfyse, vaak al in de eerste zwangerschap of na een te grote beenbeweging bij sporten. Soms genoemd als liesblessure.
- In de 33e week van de zwangerschap heeft 10% van de vrouwen met bekkenpijn hier last van. Goede prognose na de bevalling.
- Postpartum: vrijwel alle vrouwen met type IIa zijn na vier maanden klachtenvrij.

Type IIb
- Asymmetrie SI-gewricht door contranutatie aan kant bekken van afhangende been in ooievaarsstand (Chamberlain): eenzijdig SI-syndroom. Combinatie van vergrote mobiliteit in de symfyse met één SI-gewricht.
- In de 33e week van de zwangerschap heeft 25% van de vrouwen met ernstige bekkenpijn hier last van.
- Postpartum: na vier maanden heeft 10% nog klachten, na zes maanden heeft 5% nog klachten.

Type IIc
- Combinatie van vergrote mobiliteit in symfyse en twee SI-gewrichten: tweezijdig SI-syndroom.
- In de 33e week van de zwangerschap heeft 30% van de vrouwen met aanzienlijke bekkenpijn hier last van.
- Postpartum: na vier maanden heeft 20% nog klachten, na zes maanden heeft 10% nog klachten en twee jaar na de bevalling heeft 5% van de vrouwen nog klachten.

Type IId
- Combinatie van een verminderde stabiliteit in zowel het bekken (type IIc) als in de lumbale wervelkolom, meestal door discopathie. Normaliter geeft een stevig bekken steun aan L4 en L5 en omgekeerd. Door verminderde stabiliteit in beide structuren is dit moeilijk te behandelen.
- Komt bij ongeveer 30% van de zwangeren met aanzienlijke bekkenpijn voor.
- Postpartum: na zes maanden heeft 30% nog klachten, na twee jaar heeft 20% nog klachten (wordt type III).

Type III
Iemand met een type-III-bekken heeft meestal een ernstig trauma in het bekken meegemaakt. Dit type komt ongeveer op 1 per 1000 bevallingen voor. Naast intensieve oefentherapie bij een gespecialiseerde bekkenfysiotherapeut kan in deze groep een operatieve vastzetting van het bekken plaatsvinden (triple fixatie: 1 op 5000 vrouwen).

Met toestemming vrij naar: Mens (2007).

Deel 2

6.2 Afname stabiliteit

Tijdens de zwangerschap verweekt de bekkenring mogelijk doordat meer vocht wordt afgescheiden in de drie bekkengewrichten en de gewrichtsbanden. Hierdoor kan de stand van de SI-gewrichten veranderen. De dwarse buikspieren (mm. transversi abdominis) zijn in staat het SI-gewricht te stabiliseren. Zowel door toename van de buikinhoud bij de zwangerschap als postpartum veranderen het lichaamszwaartepunt en het houdings- en bewegingspatroon, wat kan zorgen voor een ander spier- en gewrichtsgevoel en mogelijk tot onnatuurlijke bewegingen leidt. Het gevolg is dat sommige spieren erg gespannen worden en andere juist verslappen.

Waarschijnlijke oorzaken zijn:
- veranderde passieve of actieve stabiliteit van het bekken;
- doorgemaakt bekkentrauma;
- hormonaal;
- coördinatiestoornis rond bekken en lage rug.

Veranderde passieve stabiliteit

Tijdens de vaginale bevalling worden de ligamenten van het bekken min of meer opgerekt. Na een eerste vaginale baring hebben de meeste vrouwen een type-II-bekken gekregen. Dit komt doordat de passieve stabiliteit door verminderde stevigheid van de bekkenligamenten is verzwakt.

Veranderde actieve stabiliteit

ONDERACTIVITEIT

Een veranderde spierbalans rond het bekken en de lage rug kan leiden tot onvoldoende krachtsluiting of onvoldoende vormsluiting van de SI-gewrichten. Spieren hebben een duidelijke invloed op de stabiliteit van het bekken, maar zwakke buik- en rugspieren leiden niet automatisch tot verminderde bekkenstabiliteit. Van invloed is ook het uithoudingsvermogen van de stabiliserende spieren op het voorkómen van bekkenpijnklachten. De spieren rond bekken en lage rug fit en actief houden gedurende de zwangerschap lijkt dan ook een goede manier om afname van de bekkenstabiliteit te verminderen.

OVERACTIVITEIT

Behalve een onderactiviteit van de spieren rondom bekken en lage rug, kan er sprake zijn van een overactiviteit van de spieren, zoals van de bilspieren (wat kan leiden tot uitstraling en afklemmingsverschijnselen naar de benen) of van de buik- en bekkenbodemspieren. Dit kan leiden tot functiestoornissen van de bekkenbodem met bijbehorende klachten zoals incontinentie voor urine, obstipatieklachten, veelvuldige aandrang of urineweginfecties, pijn bij seksuele activiteit en stuitpijn.

Bekkentrauma

Na een ongeval of eerdere zware bevalling met complicaties tijdens de uitdrijving (forse expressie, kunstverlossing, langdurige uitdrijving) kunnen de bekkenligamenten beschadigd zijn geraakt door forse oprekking of zelfs scheuring. Wanneer de ligamenten rond de symfyse en de voorzijde van de SI-gewrichten zodanig zwaar beschadigd zijn, spreken we van een open-boekletsel. Ook kan er na een ernstig ongeval een verschuiving in het SI-gewricht voorkomen.

Hormonen

PREPARTUM

Vanaf de derde maand van de zwangerschap veranderen de SI-gewrichten en symfyse geleidelijk. De afbraak van collageen neemt toe en de aanmaak neemt af, waardoor het kraakbeen licht opzwelt en de ligamenten langzaam iets worden opgerekt. Welke hormonen hiervoor exact verantwoordelijk zijn, is nog niet bekend (relaxine speelt waarschijnlijk een minder belangrijke rol dan tot nog toe werd gedacht). Klachten door een toename van zwangerschapshormonen kunnen ontstaan door kort na een zwangerschap weer zwanger te worden (kort na miskraam, binnen een jaar na de bevalling), na langdurige hormoonbehandeling zoals bij ivf of bij het doormaken van een meerlingzwangerschap.

POSTPARTUM

Postpartum duurt de hormonale ontzwangering ongeveer net zo lang als de zwangerschapsduur. Er wordt soms aangegeven dat borstvoeding het herstel van bekkenpijn in de weg kan staan. Tijdens de borstvoedingsperiode menstrueren veel vrouwen echter niet, wat juist een cyclische toename van bekkenpijnklachten kan voorkómen. Ook na stoppen met borstvoeding duurt het nog enige tijd voordat de zwangerschapshormonen het lichaam hebben verlaten, zodat stoppen geen directe verbetering laat zien van de bekkenpijn. Wel kan het zijn dat borstvoeding geven veel energie kost (slecht drinkgedrag baby, nachtvoedingen, vermoeidheid), wat negatief kan werken op de beleving en op het herstel van bekkenpijn.

ANTICONCEPTIE

Pilgebruik blijkt geen duidelijk verband te houden met bekkenpijnklachten. Bij 90% van de vrouwen wordt geen verschil gemerkt en bij de 10% die wel verschil merkt is dat verdeeld in 5% meer klachten en 5% minder klachten van bekkenpijn gedurende het pilgebruik. Dit zou mogelijk ook kunnen gelden voor spiraaltjes of implantatietabletten met progesteron. Waarschijnlijk heeft de menstruatie wel invloed op de klacht: er is bij 80-90% van de vrouwen pijntoename rond de menstruatie. Gebruik van hormonen om de menstruatie te verminderen kan in die zin wel invloed uitoefenen op de mate van bekkenpijn bij niet-zwangere vrouwen.

Coördinatiestoornis

Bij verminderde bekkenstabiliteit is de coördinatie rond bekken en lage rug verstoord, wat inhoudt dat het aanspannings- en ontspanningspatroon van de verschillende spieren ten opzichte van elkaar verstoord is. Hierbij raakt eveneens de ademhaling verstoord (oppervlakkig, snel, soms met vastzetten van de adem – persen – waardoor buikdrukverhoging). Meestal wordt bij verminderde bekkenstabiliteit pijnontwijkend gedrag ontwikkeld door spieren krachtiger aan te spannen (vooral de bilspieren, buikspieren en bekkenbodemspieren) en iets te persen. Hierdoor ontstaat een inefficiënt bewegingspatroon dat in eerste instantie goed lijkt te werken, maar uiteindelijk kan leiden tot energieverlies, gespannen ademhaling (verhoogd en oppervlakkig), veranderd looppatroon, bekkenbodemdisfuncties en slechts matige bekkenstabiliteit.

INEFFICIËNT BEWEGINGSPATROON

Bij elke beweging spant de m. transversus abdominis normaal gesproken iets eerder aan dan andere spieren (voorspanning). Bij pijnklachten in de lage rug of het bekken verandert dit aanspanningsmoment, wat tot een coördinatiestoornis kan leiden. Ook als de pijnklacht verdwenen is, kan dit inefficiënte bewegingspatroon blijven bestaan. Bij angst voor pijn of bewegingsangst speelt ditzelfde mechanisme een rol.

VICIEUZE CIRKEL

Een inefficiënt bewegingspatroon kan in stand blijven door het ontstaan van een vicieuze cirkel vanwege slecht functionerende proprioceptoren in spieren, pezen en ligamenten. Zoals door abnormale gewrichtsstand, te veel rek of scheuring van de ligamenten, pijn of vochttoename (hydrops) in het gewricht. Ook lijkt aannemelijk dat (over)vermoeidheid en emoties een negatieve invloed hebben op de coördinatie.

6.3 Bekkenpijn

Er is een veronderstelde relatie tussen de verlaagde belastbaarheid van het bekken en de belasting die erop wordt uitgeoefend. De verlaagde belastbaarheid van het zwangere of pas bevallen bekken kan te maken hebben met meer immobiliteit of een hormonale oorsprong. De spieren die voor stabiliteit in het bekken zorgen zijn wel te trainen wat betreft kracht en coördinatie. De uitgeoefende belasting op het bekken is voor een groot deel zelf in de hand te houden. Op het moment dat klachten gaan leiden tot minder kunnen functioneren in het adl en tot afname van de sociale participatie, wordt de fysiologische situatie een pathologische situatie. Er is dan een verstoring van de balans tussen belasting en belastbaarheid en van de structuren in de bekkenregio. Deze disbalans kan zowel door een verhoogde lichamelijke, als door een verhoogde psychische belasting veroorzaakt worden.

Bekkenpijn wordt veroorzaakt door:
- bepaalde bewegingen;
- te lang lopen, zitten, staan of liggen (meer dan 30 minuten);
- opstaan uit of omdraaien in bed;
- bukken, tillen;
- traplopen;
- in en uit de auto stappen;
- seksuele gemeenschap;
- fietsen.

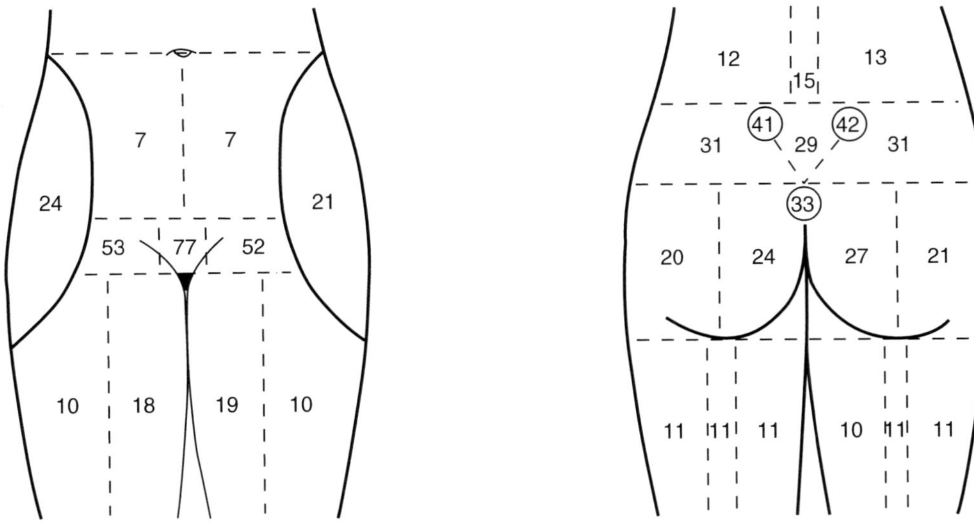

Figuur 6.3 Meest voorkomende plaats van de pijn rond bekken en lage rug (Mens, 2007).

Er is meestal een pijnlijk, beurs of moe gevoel rondom het schaambeen of in de lage rug. Soms is er uitstralende pijn naar billen, benen of de liezen.

Tabel 6.1 Activiteiten en pijntoename bij bekkeninstabiliteit.

activiteit	pijntoename
staan 30 minuten	90%
volle boodschappentas dragen	86%
lopen 30 minuten	81%
traplopen	79%
omdraaien in bed	74%
seksuele gemeenschap	68%
fietsen 30 minuten	63%
bukken	62%
in en uit bed stappen	62%
autorijden 30 minuten	52%
zwemmen	51%
zitten 30 minuten	49%
reizen met trein of bus	46%
persen	32%
niezen	28%
hoesten	26%
liggen 30 minuten	8%

Met toestemming vrij naar: Mens (2007).

Om internationaal consensus te verkrijgen over een eenduidige naamstelling, praten we tegenwoordig over pelvic girdle pain (PGP) of pregnancy-related pelvic girdle pain (PPGP). In het Nederlands: zwangerschapsgerelateerde lage rug- en bekkenpijn (ZLBP). Hiermee worden pijnklachten rondom het bekken bedoeld, zodat ook bekkenbodempijn onder deze benaming valt. Eerdere, onvolledige benamingen voor deze klachten waren bekkeninstabiliteit, peripartum pelvic pain (PPPP), peripartum bekkenpijnsyndroom of symfysiolyse. Vroeger sprak men ook wel van zwangerschapshernia of zwangerschapsischias.

In Nederland kreeg het begrip bekkeninstabiliteit in de jaren 1992-1995 een negatieve lading. Zwangere vrouwen werden met name door de media en alle 'spookverhalen' bang gemaakt dat bekkenklachten in de zwangerschap direct konden leiden tot invaliditeit. In 1996 werd het Spine & Joint Centre in Rotterdam geopend. Mede door steeds meer wetenschappelijke onderzoeken zowel nationaal als internationaal naar bekkenpijnklachten en gericht advies en behandeling door deskundige (bekken)fysiotherapeuten, is de hype uit de jaren negentig gelukkig afgenomen. Daarvoor was de beladen term 'bekkeninstabiliteit' niet bekend. Vrouwen hadden wel klachten, maar dat werd geaccepteerd als iets wat normaal was in de zwangerschap en waarover niet gezeurd hoorde te worden. Bij ernstige klachten zei men dat de vrouw zwangerschapshernia of -ischias had en werd (langdurige) bedrust geadviseerd, al dan niet in het ziekenhuis. Als mogelijke redenen voor toenemende bekkenpijn in de jaren negentig werd gedacht aan:

Op oudere leeftijd voor het eerst moeder?
Toename gemiddelde leeftijd van vrouwen in Nederland bij de geboorte van hun eerste kind:
- rond 1950: 26,4 jaar;
- rond 1970: 24,3 jaar;
- rond 2004: 29,4 jaar.

De gemiddelde leeftijd van vrouwen met bekkenpijn in de zwangerschap is echter nog steeds gelijk aan die van vrouwen zonder bekkenpijn. Wel is het zo dat bij oudere moeders vaker een kunstverlossing (tang, vacuüm) nodig is, wat mogelijk bijdraagt tot bekkenpijn postpartum.

Minder toepassen van keizersneden?
Nederland heeft het laagste percentage keizersneden van landen met een gelijke gezondheidszorg. Bekkenpijn ontstaat echter vaak in de zwangerschap en is dus onafhankelijk van de toekomstige manier van bevallen. Wel komt bekkenpijn postpartum na een keizersnede veel minder voor.

Verandering in sociale omstandigheden?
Toenemende mondigheid kan geleid hebben tot een meer kenbaar maken van klachten rond bekken en lage rug in de zwangerschap. In de jaren vijftig had een Nederlandse kraamvrouw tien dagen kraamtijd waarin ze veertig uur per week gezinshulp had, ze droeg in de kraamweek een sluitlaken en daarna vaak nog een korset. Ze was hoofdzakelijk huisvrouw, zorgde voor de kinderen en het huishouden en werkte weinig buitenshuis. In de kraamperiode van zes weken na de bevalling kwam de jonge moeder nog weinig met de baby buiten de deur. Vaak was de kerkelijke doop de eerste gang buitenshuis van moeder en kind. In een halve eeuw tijd veranderde dat in een toename van buitenshuis werkende vrouwen, terwijl de verdeling van de thuistaken tussen man en vrouw vaak niet wezenlijk veranderde. Daarbij is er (nog steeds) weinig professionele kinderopvang beschikbaar, wat veel geregel en stress kan opleveren, en is tevens de zorg voor jonge kinderen intensiever geworden dan vroeger (toezicht houden bij buiten spelen, halen en brengen van school of sportclubjes). Er ontstaat zodoende een grotere kans op een verstoorde balans tussen belasting en belastbaarheid, met een toenemend aantal jonge moeders die chronisch overbelast lijken. Tevens is de hulp in de kraamweek verminderd tot zes halve dagen hulp, zijn sluitlakens en een week bedrust niet meer standaard en lijkt het wel of vrouwen zo snel mogelijk met de baby eropuit willen trekken.

Met toestemming vrij naar: Mens (2007).

ADVIEZEN BIJ PERIPARTUM BEKKENPIJN

Iemand met een pijnlijk of instabiel gevoel in het bekken heeft de neiging de benen bij elkaar te houden, wat juist meer druk op het bekken creëert. Denk maar aan het staan in een rijdende trein: wijdbeens is stabieler! Dus houd de benen juist uit elkaar en *niet* de knieën tegen elkaar aan geklemd. Let erop dat de benen en voeten 'open' staan, dus iets naar buiten gedraaid (exorotatie, abductie). Daarnaast in stand of zit liever wat meer druk zetten op de buitenkant en achterkant van de voet dan op de binnenkant en voorkant. Te veel aanspannen naar binnen gericht geeft pijnklachten op de symfyse, namelijk botpijn door trekkrachten van de mm. adductores en overactiviteit van de bekkenbodemspieren (met kans op obstipatie, plasklachten, blaasontsteking en pijn bij vrijen). Chronische pijnklachten in het bekken kunnen zelfs leiden tot slijmbeursontsteking van de heupen (bursitis trochanterica) of afklemmingsverschijnselen in de benen (tintelingen, slechte doorbloeding, krachtsverlies). Soms is er sprake van een kapselontsteking van de heup (capsulitis).

Napijn

Bekkenpijn is (net als spierpijn) vaak een napijn: de pijn komt meestal na een inspanning. Maar wanneer is een inspanning te zwaar? Wat kan nog wel of niet meer? Belangrijk is de eigen grenzen te leren kennen. Wanneer er na een bepaalde activiteit een lichte napijn wordt gevoeld die na een rustmoment (ontspannen zitten, liggen) weer vermindert, is er niets aan de hand. Er is dan 'groene pijn', dat wil zeggen groen licht om die activiteit uit te voeren, mits er daarna voldoende gerust wordt. Wanneer er echter na een activiteit uren tot dagen pijn blijft die niet wegtrekt met rust, is er sprake van 'rode pijn'. Voor deze activiteit is nu rood licht, het bekken wordt zodanig belast dat er sprake is van overbelasting en de balans zoek is. Voor een keer is dat heus niet erg (er kan niets beschadigen), soms is de situatie gewoon niet anders, maar besef dat het niet te veel keer achter elkaar moet plaatsvinden. Al doende leert iemand de eigen grenzen te kennen. Een terugkerende vraag is steeds: kan ik dit op dit moment of liever op een ander tijdstip, in een andere volgorde, of wellicht tijdelijk niet meer?

Bevalling

De bevalling bij een zwangere vrouw met bekkenpijn hoeft in principe niet anders te verlopen dan een bevalling zonder bekkenpijnklachten. Bedenk dat de klachten juist kwamen door een te soepel bekken, wat praktisch is bij het uitdrijven. Wel is het tijdens het persen prettig als de benen niet 'los' aan het bekken hangen, maar steun hebben door bijvoorbeeld de voeten plat op bed te houden of als de benen hoger moeten, door ondersteuning van anderen (bij een thuisbevalling) of van beugels (in het ziekenhuis). Til de benen het liefst begeleid op, daarna zelf vasthouden. Een bevalling is voor je bekken wat een verzwikking is voor je enkel: in het begin veel rust en langzaamaan steeds meer belasten. Hoe lichter de 'kneuzing', hoe sneller het herstel. De bekkenbanden komen bij een bevalling immers flink op rek tijdens de uitdrijvingsfase en hebben rust en hersteltijd nodig. Algemeen kan gesteld worden dat de kraamvrouw de eerste 24 uur na een bevalling het liefst op bed moet blijven liggen. Wel is plassen op het toilet prettiger dan wiebelen boven een ondersteek, mits het toilet op dezelfde etage is (zo niet: gebruikmaken van een postoel). Daarna is het raadzaam de eerste drie dagen geen trap te lopen en de baby nog niet zelf in bad te doen (lang staan). Een sluitlaken dragen in de eerste dagen van de kraamweek kan bij (forse) bekkenpijn prettig stevig aanvoelen.

Bekkenfysiotherapie

Bij voortdurende bekkenklachten kan het raadzaam zijn te verwijzen naar een geregistreerde bekkenfysiotherapeut. Naast uitleg, advies en leefregels wordt geleerd het bekken te stabiliseren. De nadruk ligt op bewustwording en verantwoord leren omgaan met de verminderde belastbaarheid van het bekken. Aan de hand van oefeningen wordt geleerd het bekken en de bekkenbodem weer op de juiste manier te belasten, door bewuste beheersing van de m. transversus abdominis en de bekkenbodemspieren. Hierbij wordt gebruikgemaakt van oefentherapie om de spieren te versterken, maar ook van ontspanning en ademhaling. Soms wordt een bekkenband aangemeten, maar dit is zeker niet altijd nodig. Overigens hoort eerst getest te worden of een bekkenband de bekkenstabiliteit kan verbeteren (active straight leg raising – ASLR – met en zonder bekkenband). Prepartum wordt toegewerkt naar een zo probleemloos mogelijke zwangerschap en bevalling en worden uitleg en advies gegeven voor de kraamperiode. Vanaf vier tot zes weken postpartum kan er opnieuw begonnen worden met het trainen van bekkenstabiliteit en coördinatie, met aandacht voor het herstel van de bekkenbodem.

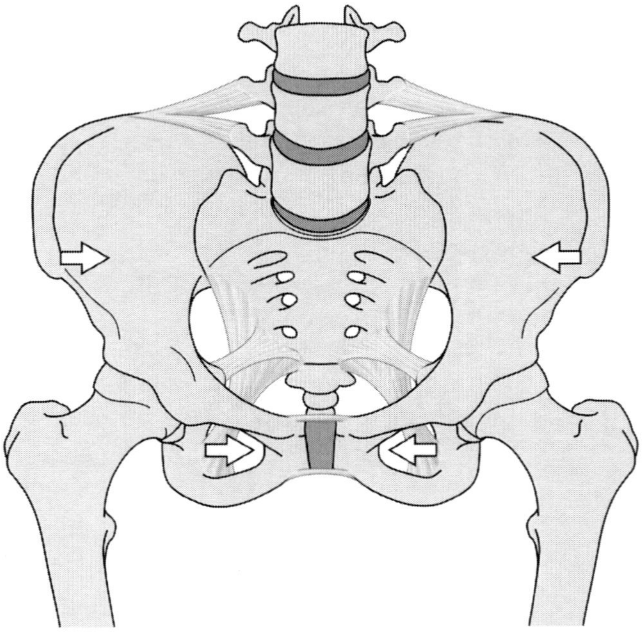

Figuur 6.4 Krachten die inwerken op het bekken bij aanspannen van m. transversus en bekkenbodem. Door het aanspannen worden de twee bekkenhelften stevig tegen elkaar gedrukt (Mens, 2007).

ADVIEZEN

Leer je bekken te stabiliseren!
- Let op dat bij pijnlijke startmomenten (gaan omdraaien, gaan zitten, gaan staan, gaan tillen) éérst het bekken gestabiliseerd is door de dwarse buikspieren licht aan te spannen.
- Specifieke oefeningen hiervoor leer je bij een geregistreerde bekkenfysiotherapeut.

Zorg voor afwisseling
- Wissel lang zitten, staan, liggen en lopen af.
- Probeer staande klusjes zittend te doen (strijken, groente snijden) en zittende activiteiten liggend (telefoon, televisie, lezen).

Zorg voor rustmomenten
- Ga geregeld even liggen.
- Verdeel je werkzaamheden: niet alles achter elkaar, maar verspreid over de dag of week.
- Baby: voed liggend of zit er ontspannen bij (kussen in de rug, arm ondersteund). Probeer in de kraamtijd 's middags te slapen of rust in te plannen; plan dan dus juist geen strijkwerk of visite.

Zorg voor je bekken
- Let erop dat je je benen niet stijf tegen elkaar klemt, dit geeft extra druk bij het schaambeen.
- Zit liever met je benen iets uit elkaar en je tenen wat naar buiten gedraaid of lig op je zij met een kussentje losjes tussen de benen.
- Als je lekker zit met de benen over elkaar is dat prima, als je maar niet aanspant.
- Kleermakerszit kan ook fijn zijn.

- Of buig in ruglig je benen eens naar je toe (bolletje maken) met de benen uit elkaar en ontspannen billen. Kruis de enkels om het gevoel van spagaat te voorkomen (betere ontspanning) en houd de bovenbenen vast met je handen. Dit ontspant de lage rug, bilspieren en het bekkenbodemgebied.

Zorg voor ontspanning
- Geen inspanning zonder ontspanning!
- Gun je spieren rust: let erop dat je billen ontspannen zijn als je ligt of zit, draai je schouders los, zucht eens diep door, adem bewust naar je buik.
- Let op hoe je beweegt.
- Vermijd draaibewegingen, zeker in combinatie met buk- of tilbewegingen.
- Loop zo min mogelijk trap! Neem 's ochtends alles wat je nodig hebt (sleutels, handtas, luiers) mee naar beneden en zorg voor extra tandenborstels voor de andere kinderen in de keuken. Blijf het liefst op dezelfde verdieping als de baby: óf samen boven, óf samen beneden.
- Probeer zware karweitjes zoals boodschappen doen, stofzuigen, dweilen of wasmanden sjouwen te vermijden of anders aangepast te doen. Koken: maak groenten zittend schoon en zet het vuur onder de pannen laag: zo duurt het langer voor het kookt en kun je weer even tien minuten tussendoor liggen. Laat eventueel oudere kinderen zelf overal inklimmen (kinderstoel, auto, op schoot) in plaats van ze op te tillen.
- Ook autorijden of lang op een (kantoor)stoel zitten kan klachten opwekken. Afwisselen met rustmomenten of andere activiteiten!
- Gun je lichaam de kans om weer even tot rust te komen. Ga een paar keer per dag (liefst 4 keer) minstens tien minuten liggen. Alleen liggen is rust voor het bekken!

Zorg voor de baby
- Blijf op dezelfde verdieping als de baby, traplopen is zwaar voor je bekken.
- Zet bij flesvoeding 's nachts een flessenwarmer op je slaapkamer, dan hoef je niet naar beneden voor de magnetron (fles, water en voeding los meenemen).
- Laat je baby overdag beneden in de box/kinderwagen slapen, zorg voor luiers en dergelijke beneden.
- Let erop dat je voeten onder de box kunnen, zet desnoods de box op pootjes.
- Leg het aankleedkussen als het kan recht voor je op de commode. Zo hoef je niet gedraaid te staan bij het verschonen en aankleden van de baby.
- Benader het wiegje of ledikant diagonaal, dus niet gedraaid de baby in of uit bed tillen.

Zorg voor jezelf
- Vraag je partner klusjes over te nemen, neem hulp van vrienden aan. Jouw tijd komt wel weer.
- Denk niet dat je lui of egoïstisch bent als je vaker gaat liggen, maar zorg goed voor jezelf. Een ontspannen moeder straalt rust uit naar haar baby en gezin. Voel je niet schuldig!
- Investeer in je eigen lichaam door goed uit te rusten in de kraamweek en op de hiervoor genoemde adviezen te letten in de kraamtijd, en dat is zes weken lang! Zorg daarnaast voor normaal bewegen, zoals wandelen en fietsen zonder kinderen bij je, als training.

Zie deel 5: Bijlage 6 Adviezen bij bekkenpijn.

6.4 Belasting-belastbaarheid

Bekkenpijn kan ook positief worden beïnvloed door het verbeteren van de persoonlijke balans tussen belasting en belastbaarheid. Deze balans wordt vaak voorgesteld als een weegschaal met twee schalen die in evenwicht horen te zijn: de schaal met belasting (dat wat je op je bordje krijgt) en de schaal met belastbaarheid (dat wat je aankunt).

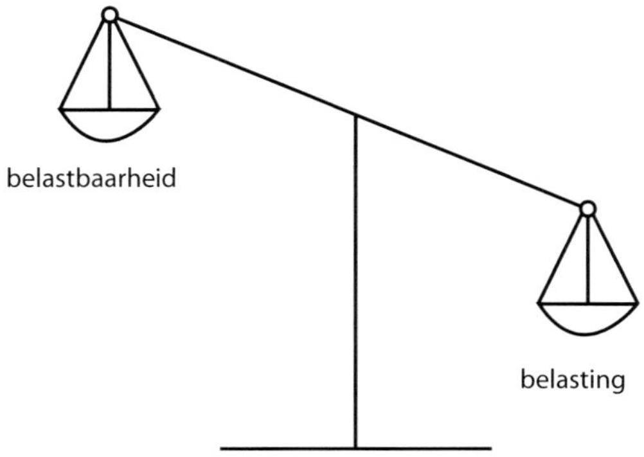

Figuur 6.5 Balans belasting-belastbaarheid.

Belasting

De belasting is een geheel van factoren die bepalen wat je als individu in het dagelijks leven moet of wilt verrichten, alles wat er op je bordje terechtkomt. De belasting in de zwangerschap neemt toe door de groei van de baby en toename van gewicht. Daarbij kunnen belastende factoren die je normaal gesproken licht vielen nu al snel te zwaar worden: lang werken, veel zitten, lang autorijden, kinderen verzorgen, huishouden doen (met name de zware activiteiten, zoals traplopen, stofzuigen, wasmanden tillen, dweilen).

ADVIES OM DE BELASTING TE VERMINDEREN

- Afwisselen van activiteit (zitten, lopen, liggen, staan);
- Doe een staande activiteit ook eens zittend (groente snijden, strijken);
- Doe een zittende activiteit ook eens liggend (telefoon, televisie, lezen, iets drinken of eten).

Belastbaarheid

De belastbaarheid is het geheel van factoren die bepalen wat je als individu aankunt en is mede afhankelijk van fitheid, vermoeidheid, emotioneel zware periode of een periode van juist ontspanning. De belastbaarheid in de zwangerschap kan afnemen door slechter eten of slapen, maar ook doordat de fysieke fitheid en de conditie langzaam verminderen. Het lichaam moet harder werken (hart, longen, nieren), wat extra energie vraagt. Dit gaat ten koste van andere activiteiten. Ook emotionele gebeurtenissen, zorgen of relatieproblemen zorgen voor een hoge belasting.

ADVIES OM DE BELASTBAARHEID TE VERBETEREN

- geregeld even liggen (alleen liggen is rust voor het bekken);
- ontspanningsoefeningen;

- verbeteren kracht en coördinatie;
- iedere dag een stukje wandelen (dóórlopen) of fietsen (zonder kinderen bij je).

Adviezen

Door de veranderingen in je lichaam wordt de belastbaarheid anders of minder en hiermee moet je met je werk of thuisactiviteiten rekening houden.

- Veel vrouwen voelen zich eerder en meer moe in de zwangerschap. Probeer wat meer te slapen, vroeger naar bed of indien mogelijk een middagdutje te doen om je belastbaarheid te verhogen. Het liefst vóórdat je je te moe voelt. Als je eenmaal moe bent (na een lange dag of een uurtje winkelen), kost het meer tijd om te herstellen.
- Ga wat vaker zitten in plaats van staan (klusjes aan het aanrecht, strijken) en liggen in plaats van zitten (koffiedrinken, kind voorlezen, telefoongesprek, tv-kijken, lezen).
- Je moet je bewust worden wat er aan de hand is, wat de oorzaak is van eventuele klachten. Dit maakt het gemakkelijker om ermee om te gaan en dingen te vermijden die de klachten kunnen laten ontstaan of verergeren.
- Niets is verboden, maar bedenk goed dat alle activiteiten energie kosten en dat je je moet afvragen of die activiteiten je dat waard zijn.
- Varieer met het tijdstip waarop je een relatief zware activiteit uitvoert, of met de volgorde waarin je activiteiten hebt gepland.
- Weeg af welke bewegingen, activiteiten en situaties vooral belastend zijn.
- Traplopen, stofzuigen en bedden opmaken kosten veel energie, maar leveren weinig spierversterking op.
- Activiteiten als fietsen, zwemmen en wandelen versterken de spieren en verbeteren je conditie.
- Wissel activiteiten af, ook op je werk. Voer een zittende activiteit voor een bepaalde periode uit (bijvoorbeeld een half uur, in ieder geval vóórdat er pijn ontstaat) en ga dan even lopen. Voorkom continue startmomenten door steeds op te staan om iets te pakken.
- Vraag je omgeving om je te helpen. Als zwaardere huishoudelijke taken je uit handen worden genomen en als ze op het werk rekening met je willen houden, ben je al een heel eind.
- Boven alles moet je zélf accepteren dat je een stap terug moet doen. Acceptatie en tijd om leren om te gaan met al deze veranderingen zijn het belangrijkste.
- Zwanger zijn betekent dat het leven wat rustiger geleefd mag worden! En dan niet alleen in de laatste weken voor de bevalling wanneer je met verlof bent. Met een goede balans geniet je meer van je zwangerschap.
- Maak je niet te veel zorgen: net als een verzwikte enkel, gaat ook een 'verzwikt' bekken in de meeste gevallen vanzelf over.

REFERENTIES

Brouwer T, Nonhof-Boiten JC, Uilendreef-Tobi FC. Diagnostiek in de fysiotherapie, proces en werkwijze. Utrecht: Bunge, 1995.

Cowan SM, Schache AG, Brukner P, Bennell KL, Hodges PW, Coburn P, Crossley KM. Delayed onset of transversus abdominis in long-standing groin pain. Med Sci Sports Excerc 2004;36: 2040-5.

Critchley DJ, Coutts FJ. Abdominal muscle function in chronic low back pain patients. Physiotherapy 2002;88:322-32.

Hodges PW, Richardson CA. Inefficient muscular stabilisation of the lumbar spine associated with low back pain. A motor control evaluation of transversus abdominis. Spine;1996:15(22):2640-50.

Hodges PW, Richardson CA. Delayed postural contraction of transversus abdominis in low back pain associated with movements of the lower limb. J Spinal Disord 1998;11:46-56.

Hodges PW. Is there a role for transversus abdominis in lumbopelvic stability? Man Ther 1999;4: 74-86.

Deel 2

Mens JMA, Vleeming A, Stoeckart R, Stam HJ, Snijders CJ. Understanding peripartum pelvic pain. Implications of a patient survey. Spine 1996;21:1363-70.
Mens JMA, Vleeming A, Snijders CJ, Koes BW, Stam HJ, Reliability and validity and of the active straight leg raise test in posterior pelvic pain since pregnancy. Spine 2001;26:1167-71.
Mens JMA, Damen L, Snijders CJ, Stam HJ. The mechanical effect of a pelvic belt in patients with pregnancy-related pelvic pain. Clin Biomech 2006;21:122-7.
Mens JMA. Bekkeninstabiliteit diagnostiek en therapie. Editie voor professionals. Houten: Bohn Stafleu van Loghum, 2007.
Noren L, Östgaard S, Johansson G, Östgaard HC. Lumbar back and posterior pelvic pain during pregnancy: a 3-year follow-up. Eur Spine J 2002;11(3):267-71.
NPi. Cursus Peripartum Bekken Instabiliteit. Rotterdam/Amersfoort, 1998.
Östgaard HC, Andersson GB. Postpartum low-back pain. Spine 1992;17(1):53-5.
Pool-Goudzwaard AL, Slieker-ten Hove MCPh, Vierhout M, Mulder P, Pool J, Snijders C, Stoeckaert R. De relatie tussen peripartum bekkenpijn en bekkenbodem disfuncties. NVFB Bulletin 2004; 16(4):12-3.
Pool-Goudzwaard AL, Vleeming A, Stoeckart R, Snijders CJ, Mens J. Een instabiel sacro-iliacaal gewricht. Een oorzaak van a-specieke lage rugklachten? Ned Tijdschr Man Ther 1996;15(2):40-7.
Pool-Goudzwaard AL. Biomechanics of the sacroiliac joints and the pelvic floor. Rotterdam: Erasmus Mc, 2003.
Richardson CA, Snijders CJ, Hides JA, Damen L, Pas MS, Storm J. The relation between the transversus abdominis muscles, sacroiliac joint mechanics and low back pain. Spine 2002;27(4): 399-405.
Röst C. Bekkenpijn tijdens en na de zwangerschap. 4e gewijzigde druk. Maarssen: Elsevier Gezondheidszorg, 2003.
Stuge B, Mørkved S, Dahl HH, Vøllestad N. Abdominal and pelvic floor muscle function in women with and without long lasting pelvic girdle pain. Manuel Ther 2005, Epub.
Willemsen MMP, Hentzepeter-van Ravensberg HD, Mens JMA. Het aanspanningpatroon van de buikspieren in relatie tot zwangerschapsgerelateerde lage rug en bekkenpijn: een cross-sectioneel echografisch onderzoek bij zwangere vrouwen (afstudeerscriptie). Master Opleiding Bekkenfysiotherapie. Rotterdam: 2007.
Wingerden JP van, Vleeming A, Buyruk HM, Raissadadat K. Stabilization of the sacroiliac joint in vivo: verification of muscular contribution to force closure of the pelvis. Eur Soni J 2004;13(3): 199-205.
Wu W, Meijer OG, Lamoth CJ, Uegaki K, Mens JMA, Dien JH van, Wuisman PI, Östgaard HC. Pregnancy-related pelvic girdle pain: terminology, clinical presentation and prevalence. Eur Spine J 2004;13(7):575-89.

Deel 2

7 Bekkenbodem

De bekkenbodem is op de cortex (motorische homunculus) in verhouding slechts een klein gebiedje. Van lichaamsdelen die beter geproportioneerd zijn op de homunculus zijn we ons meer bewust: voornamelijk ons hoofd, daarna de ledematen met vooral de handen en voeten, dan de buik en romp, zodat er slechts een klein gebiedje overblijft voor de genitaliën met de bekkenbodem. Informatie verkrijgen we via onze vijf zintuigen: gezichtsvermogen, gehoor, reukzin, smaakzin en tastzin. De laatste kan weer onderverdeeld worden in pressieperceptie (drukgevoel), thermoperceptie (warmte- en koudegevoel) en nociceptie (pijngevoel). Als 'zesde' zintuig staat de intuïtie (telepathie) bekend.
Oefenen met de bekkenbodem heeft als nadeel dat het niet zichtbaar is, je hebt immers geen direct zicht op je eigen vagina of anus. Daarom is duidelijke uitleg waar de bekkenbodem zich bevindt, hoe deze aanvoelt en wat je ermee kunt doen, belangrijk voor de beeldvorming in onze hersenen. Zo kunnen we ons de bekkenbodem beter voorstellen en meer controle krijgen over de functie ervan. Om informatie over te dragen is het goed te weten dat slechts 30% van onze communicatie bestaat uit verbale communicatie, waarvan slechts 50% wordt gehoord en daarvan wordt weer slechts 50% herinnerd! Puur verbale communicatie is dus onvoldoende om belangrijke informatie goed over te brengen. Beter is het dan ook om niet alleen gebruik te maken van de gehoorzin (verbale uitleg) maar ook van andere zintuigen, zoals het gezichtsvermogen (platenmap, beeldmateriaal) en tastzin (voelen, oefenen). Daarnaast is het belangrijk om informatie vaak te herhalen, zodat het van ons kortetermijngeheugen in ons langetermijngeheugen wordt opgeslagen.

7.1 Aanleren bewuste aanspanning bekkenbodemspieren

Om een (nieuwe) motorische vaardigheid, zoals bewuste aanspanning van de bekkenbodemspieren, eigen te maken worden de volgende drie fases doorlopen.

FASE 1 VERKENNENDE FASE

Verbale uitleg (gehoorzin), aangevuld met plaatmateriaal (gezichtsvermogen), zorgt voor sensorische informatie over hoe de ideaal uitgevoerde beweging 'zou moeten gaan'. In dit geval het correct aanspannen van de bekkenbodemspieren. Er wordt een geheugenspoor ontwikkeld: het sensorisch engram.

FASE 2 OEFENFASE

Door het aanspannen van de bekkenbodemspieren bewust te oefenen, wordt feedback verkregen over de eigen bewegingen (proprioceptie). Op deze wijze wordt in het geheugen vastgelegd welk sensorisch impulspatroon tot deze specifieke beweging (het intrekken van de bekkenbodem) heeft geleid. Dit vormt het motorisch engram.

FASE 3 AUTOMATISCHE FASE

Na voldoende oefenen is bijna geen sensorische informatie meer nodig om de gewenste beweging uit te voeren. Wanneer het motorisch engram is gevormd, is de vaardigheid aangeleerd en verloopt de beweging vloeiend en vrijwel automatisch.

Holistische benadering

De bekkenbodem dient, meer dan enige andere spiergroep in ons lichaam, op een holistische wijze benaderd te worden. Het bewustzijn van de bekkenbodem en zijn functie worden immers sterk bepaald door eerdere ervaringen, leeftijd, emotionele staat, stressfactoren en lichamelijke of psychische trauma's in het verleden. In Nederland heeft 33% van de vrouwen ooit in haar leven een seksueel traumatische ervaring meegemaakt en 7% van de mannen. Dit heeft vaak een relatie met klachten van disfunctioneren van de bekkenbodem. Niet alleen de psyche heeft immers een herinnering, ook het lichaam heeft een (fysieke) herinnering. Deze kan bijvoorbeeld opgeroepen worden door bewust met de aandacht en het gevoel naar de buik en bekkenbodem te gaan. Belangrijk is te benoemen dat negatieve ervaringen in dit gebied een goed spiergevoel en goed functioneren van de bekkenbodem in de weg kunnen staan. Geef aan dat het zinvol is dat de verloskundige of behandelend arts, maar ook de partner, van dit verleden op de hoogte is. De cursist moet hierover echter zelf beslissen en de docent mag het nooit kenbaar maken aan derden. Bespreek deze eventuele zaken dan ook in een privégesprek met de cursist. Doorverwijzen naar een geregistreerd bekkenfysiotherapeut voor individuele begeleiding tijdens de zwangerschap of na de bevalling kan zinvol zijn. Deze eventueel bekkenfysiotherapeutische begeleiding kan desnoods naast het meedoen aan ZwangerFit plaatsvinden. Overigens is een negatieve of traumatische ervaring geen directe contra-indicatie voor het meedoen aan de ZwangerFit-cursus!

7.2 Bekkenbodemspieren

Bekkenbodemspieren zijn een groep spieren die als een 'hangmatje' onder in het bekken zijn gespannen. Ze kunnen worden vergeleken met een trechter die verzonken ligt in de bekkenkom. De randen van de bekkenbodemtrechter zitten onder andere vast aan het schaambeen (os pubis), het staartbeen (os coccygis) en enkele punten van het bekken, zoals de zitbeenknobbels (ossa ilium). De anus is het diepste punt van de bekkenbodemtrechter en wijst in staande positie licht naar achteren. De opening van de bekkenbodemtrechter wijst enigszins naar voren. De druk van zwaartekracht en lichaamsgewicht rust in staande positie dan ook op de voorwand van de bekkenbodemtrechter, juist de plek waar het urogenitale systeem uitgangen (plasbuis, vagina) heeft door de bekkenbodem. Mogelijk opgelopen schade door zwangerschap en bevalling in dit gebied, maakt mede dat het kwetsbaar is en gevoelig voor het ontstaan van disfuncties.
De bekkenbodem vormt letterlijk de bodem van het bekken, waarop de blaas, baarmoeder (vrouw) of prostaat (man) en endeldarm rusten.
De bekkenbodem van de vrouw heeft de volgende drie openingen:
uitgang blaas: plasbuis (urethra);
uitgang baarmoeder: schede (vagina);
uitgang endeldarm: anale kanaal (rectum).

Figuur 7.1 Buikorgaan en bekkenbodem.

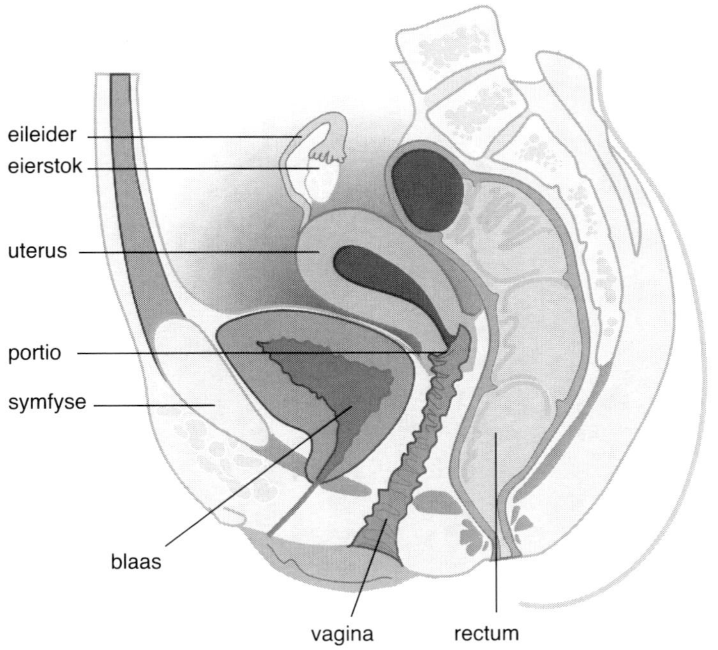

Spieren en innervatie

Bekkenbodemspieren horen voor het grootste deel tot het dwarsgestreept spierweefsel en zijn willekeurig te beheersen. Daarnaast zijn er delen van de bekkenbodem verweven met glad spierweefsel van de urethrale en anale sfincters, wat buiten de wil om geregeld wordt. De bekkenbodem bestaat uit een complexe groep spieren. Een veelgebruikte indeling is:

oppervlakkige laag:
- m. sfincter ani externus
- m. ischiocavernosus
- m. bulbocavernosus
- m. transversus perinei superficialis

middelste laag:
- m. transversus perinei profundus
- m. sfincter urethrae externus

diepe laag:
- m. levator ani
  - m. puborectalis
  - m. iliococcygeus
  - m. pubococcygeus
  - m. coccygeus.

De bekkenbodemspieren worden geïnnerveerd door de nervus pudendus en nervus levator ani uit de plexus sacralis van S2-S4. De n. pudendus ligt op een kwetsbare plaats in de bekkentrechter, aangezien tijdens de baring de passerende baby de zenuw klem kan duwen tegen de bekkenrand. Dit kan leiden tot (tijdelijk) verminderde zenuwgeleiding. Dit uit zich in minder goed aandrang gewaar kunnen worden of niet goed kunnen voelen of de blaas goed leeg is. De blaas, baarmoeder en endeldarm liggen niet los in de buikholte. Om de bekkenbodem te ontlasten zitten ze met banden (ligamenten) vast. Tussen de organen ligt steunweefsel. Er ligt een groot netwerk van zenuwen en bloedvaten in het bekkengebied dat de bekkenbodem en de organen verzorgt.

Figuur 7.2
Bekkenbodemspieren.

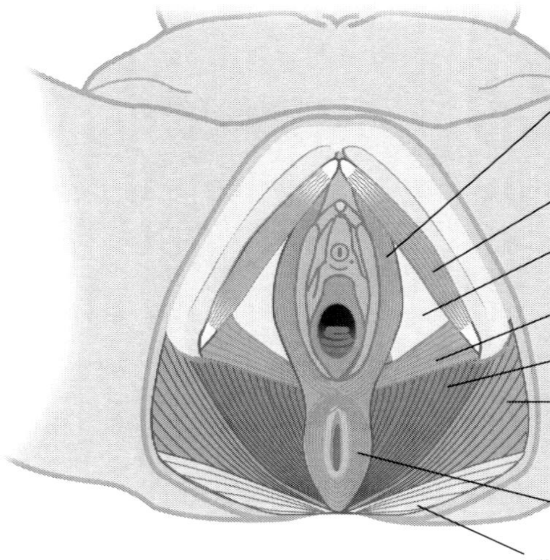

Deel 2

Orgaan

We zouden kunnen stellen dat de bekkenbodem een orgaan is: de bekkenbodem heeft invloed op het al dan niet laten passeren van een lichaamsstof (urine, feces) of op het laten passeren van een niet-lichaamseigen voorwerp (baby, toegang bij penetratie). Daarnaast heeft de bekkenbodem bij een niet goed functioneren invloed op andere buikorganen en op het emotionele en fysieke welbevinden.

Een orgaan is onderdeel van een organisme en bestaat uit een geheel van weefsels die een of meerdere bepaalde, specifieke functie(s) uitoefenen en tevens een macro- of microscopisch afzonderlijk geheel vormen.

Bodem = basis

De bekkenbodem is de basis van onze romp, het middelpunt van het lichaam. Als we het hart als een pomp beschouwen voor de doorbloeding, bevatten de bekkenbodem en darmen eigenlijk de 'ziel' van het lichaam. Nerveus? Verliefd? Gespannen? Vaak worden deze emoties teruggevoeld in de lage buik: 'bal in je buik, vlinders in je buik, kramp in je buik' (een kind wijst op zijn naveltje wanneer hij zich niet lekker voelt). Iedere emotionele stressactiviteit voel je vrijwel direct terug in je lage buikorganen en de bekkenbodem: bijvoorbeeld obstipatie in de vakantie, diarree bij examens, vaak plassen bij nervositeit. Laat staan bij een zo emotioneel ingrijpende gebeurtenis als een zwangerschap en bevalling. De buik is de bron van leven en sensualiteit, van vrouwelijkheid en seksualiteit. Niet voor niets geven klachten in dit gebied direct een gevoel van niet lekker in je vel zitten. Ook de relatie ademhaling-bekkenbodem speelt een rol: gespannen of overactieve bekkenbodemspieren leiden vaak op den duur tot een hogere (borst)ademhaling (en omgekeerd). Wat weer kan leiden tot een gevoel van gespannen zijn, gejaagdheid of stress, dat zodoende de negatieve spanning in de bekkenbodem in stand houdt. Bewust worden van de bekkenbodemspierspanning en het aanleren van bewuste relaxatie in het algemeen en van de bekkenbodem in het bijzonder, in combinatie met de lage buikademhaling, vormen dan ook een belangrijk aspect van de functie van de geregistreerd bekkenfysiotherapeut. Deze is immers gespecialiseerd in klachten van de bekkenbodem in relatie tot de lage buikorganen of bekkenstabiliteit en omgekeerd.

Je kunt je bekkenbodem pas trainen als je bekkenbodembewustzijn hebt!

7.3 Functie bekkenbodem

De spieren van de bekkenbodem hebben drie hoofdtaken en dragen tevens zorg voor belangrijke nevenfuncties.

Functies bekkenbodemspieren

De bekkenbodemspieren hebben de volgende functies:
- dragen van de buikorganen (steunfunctie):
  - ondersteunen van de blaas, endeldarm en baarmoeder (vrouw) of prostaat (man);
  - voorkomen van verzakkingen (prolaps) van blaas, baarmoeder of endeldarm;
- sluiten van de urinebuis, vagina en anus (contractie):
  - ophouden van urine en ontlasting of windjes;
  - opvangen van buikdrukverhoging (zoals bij hoesten, tillen en springen);
- openen van de urinebuis, vagina en anus (relaxatie):
  - plassen, ontlasten, windjes laten (mictie, defecatie, flatulentie);
  - zorgen voor toegankelijkheid van de vagina tijdens seksualiteit en baring.

Nevenfuncties bekkenbodemspieren

Nevenfuncties van de bekkenbodemspieren zijn:
- seksualiteit: functie bij opwinding (libido), vochtig worden bij de vrouw (lubricatie) en stijf worden van de penis (erectie) bij de man, mogelijkheid tot gemeenschap (penetratie) en klaarkomen (orgasme);
- stabiliteit bekken: in relatie met de m. transversus abdominis;
- buikademhaling: ondersteuning buikademhaling;
- bloedcirculatie: bijdrage aan doorbloeding in buik en bekken;
- algemeen welbevinden: veelal verstoord bij disfunctioneren van de bekkenbodemspieren.

Belang goede functie bekkenbodem peripartum

Goed functionerende bekkenbodemspieren zijn van belang voor het continentiemechanisme. Onder invloed van de zwangerschapshormonen (lichte verweking) valt het de zwangere vrouw soms zwaarder om haar bekkenbodemspieren coördinatief goed te beheersen. Daarnaast speelt de toename van gewicht van de baarmoeder een negatieve rol in de steunende functie van de bekkenbodem. Zestig procent van de zwangere vrouwen geeft aan in de eerste helft van de zwangerschap veel vaker te moeten plassen, in de tweede helft loopt dit op tot zelfs 80%. Stressincontinentie voor urine is bij zwangere vrouwen een veelvoorkomend verschijnsel, dat kan blijven bestaan na de bevalling. Uit onderzoek is bekend dat er een relatie is tussen het bestaan van urineverlies tijdens de zwangerschap, en urineverlies op latere leeftijd. Het is daarom van groot belang in de zwangerschap al te starten met het goed aanleren van bekkenbodemoefeningen. Hierdoor kunnen klachten van urineverlies tijdens de zwangerschap zo minimaal mogelijk worden gehouden, waarna postpartum de oefeningen weer zo snel mogelijk kunnen worden opgepakt. Oefeningen bestaan uit het leren bewust worden (awareness), herkennen en voelen van de bekkenbodemspieren, waarna uiteindelijk een gecontroleerde aanspanning (contractie) zonder cocontracties moet volgen. Zelfs als het verlies van urine in de zwangerschap niet geheel valt te voorkomen, blijft het zinvol dit toch zoveel mogelijk door goed aanspannen van de bekkenbodem tegen te gaan. Dit maakt de kans op betere spierbeheersing van de bekkenbodem postpartum groter.

7.4 Disfunctie bekkenbodem

Spieren horen normaliter licht aangespannen te zijn en zijn te vergelijken met een elastiek: bij te veel spanning is er weinig of geen veerkracht, bij te weinig spanning verliest het zijn werking. De bekkenbodemspieren vallen in deze context te vergelijken met een trampoline: bij toenemende druk wordt de trampoline naar beneden gedrukt, na afname van de druk veert de trampoline weer terug in zijn oorspronkelijke positie. Zo is dit ook met de bekkenbodem: bij rustige toename van de buikdruk zakt de bekkenbodem iets omlaag. Wanneer de buikdruk vermindert, veert de bekkenbodem terug in zijn oorspronkelijke positie. Wanneer de veren van de trampoline niet goed op elkaar zijn afgestemd, ontstaat een disbalans in de springmat: bij klachten van bekken of lage rug is er een mogelijk toenemende kans op bekkenbodemklachten en omgekeerd.

Functiestoornis bekkenbodem

onderactiviteit: te lage basisspanning, verslapt, zwakke contractie;
overactiviteit: te hoge basisspanning, verkrampt, inefficiënte contractie;
coördinatiestoornis: niet-correct functioneren wat betreft timing of spiercoördinatie.

Belangrijk
Al deze vormen van functiestoornissen kunnen klachten veroorzaken, maar de klacht alleen valt niet te herleiden tot een specifieke functiestoornis!

Stressincontinentie voor urine kan bijvoorbeeld ontstaan door verzwakking van de bekkenbodem (onderactiviteit), maar ook door niet-adequaat aanspannen van de bekkenbodem bij een goede spierspanning (coördinatiestoornis), en zelfs door te gespannen bekkenbodemspieren (overactiviteit), waarbij extra aanspannen bij buikdrukverhoging nog onvoldoende mogelijk is. Bekkenbodemklachten kunnen herleiden tot bekkenbodemdisfuncties is een specialisme van de geregistreerd bekkenfysiotherapeut.

Stoornissen en klachten bij bekkenbodemdisfunctie

De volgende stoornissen en klachten kunnen optreden bij bekkenbodemdisfunctie:
- ongewild verlies van urine tijdens buikdrukverhoging (stressincontinentie);

- veelvuldig optredende, plotseling hevige aandrang vaak met urineverlies (urge-incontinentie);
- ongewild verlies van ontlasting (fecale incontinentie);
- niet te onderdrukken aandrang om te plassen en/of te ontlasten, veel te vaak plassen, steeds terugkerende urineweginfecties (blaasontsteking);
- het bij herhaling moeizaam kwijt kunnen van ontlasting (obstipatie);
- klachten als gevolg van verzakkingen van blaas, baarmoeder of darmen;
- pijnklachten in de onderbuik, rond de anus of de geslachtsdelen;
- seksuele problematiek gerelateerd aan functiestoornissen van de bekkenbodem;
- voor en na operaties in de onderbuik of het bekkenbodemgebied (gynaecologische, urologische en colorectale operaties);
- bekkenpijn en lage-rugklachten in de periode rond zwangerschap en bevalling;
- bekkenpijn en lage-rugklachten door andere oorzaken dan zwangerschap of bevalling.

Risicofactoren

ZWANGERSCHAP EN BARING

Het grootste risico op het krijgen van bekkenbodemdisfuncties is het vaginaal baren. Hierbij zijn mogelijk de belangrijkste risicofactoren:

- langdurige uitdrijving;
- kunstverlossing: tangverlossing (forceps) en vacuümpomp (vacuümextractie);
- forse expressie tijdens de uitdrijving (krachtig meeduwen op de buik);
- multipariteit;
- bekend met eerder inscheuren (ruptuur) of inknippen (episiotomie);
- grote diameter van het babyhoofdje, afwijkende hoofdligging, klemmen armpje;
- zwaarlijvigheid (obesitas) van de moeder;
- maar ook alleen al het zwanger zijn heeft invloed op de functie van de bekkenbodem.

FAMILIAIR

Daarnaast lijken onderzoeken steeds vaker aan te tonen, dat het familiair belast zijn met een mogelijk minder goed functionerende bekkenbodem kan leiden tot meer kans op bekkenbodemdisfuncties zoals urine-incontinentie of een verzakking (prolaps). De kans om deze klachten te ontwikkelen lijkt groter als je moeder of zussen bekkenbodemdisfuncties hebben, zelfs zonder dat de vrouw in kwestie zelf al kinderen gebaard heeft. Ook blijkt dat de kans op urine-incontinentie, fecale incontinentie of verzakkingsklachten op latere leeftijd (menopauze) kan toenemen wanneer de vrouw in kwestie deze klachten al eerder in de zwangerschap of na de bevalling gehad heeft. Mede hierom is het van groot belang dat vrouwen zowel gedurende hun zwangerschap als na de bevalling hun bekkenbodemspieren adequaat trainen om optimaal functieherstel te bewerkstelligen.

ZwangerFit-docent – bekkenfysiotherapeut

De ZwangerFit-docent heeft kennis van de fysiologische veranderingen peripartum van bekken en bekkenbodem en heeft voldoende expertise om spieren rondom het bekken en de bekkenbodem functioneel te trainen en mogelijke disfuncties te herkennen. Wanneer bekken- of bekkenbodemklachten ondanks gericht advies en specifieke oefeningen niet of onvoldoende verminderen, is het zinvol te verwijzen naar een geregistreerd bekkenfysiotherapeut (intake via de Wet directe toegankelijkheid fysiotherapie: DTF) of contact te laten opnemen met de behandelend arts of verloskundige. De geregistreerd bekkenfysiotherapeut is gespecialiseerd in kennis en inzicht in mogelijk complexe onderliggende problematiek en beschikt over specifieke onderzoeks- en behandelmogelijkheden.

7.5 Relatie bekkenbodem met ademhaling en buikdruk

Een andere belangrijke functie van de bekkenbodem is het ondersteunen van de ademhaling. Het bekken en de buik zijn aan alle kanten afgesloten. Bovenin de buik gebeurt dit door het middenrif, aan de voorzijde door de buikspieren, aan de achterzijde de rugspieren en aan de onderzijde sluiten de bekkenbodemspieren de buik en het bekken af.

Relatie bekkenbodem en ademhaling

Ademhalen is een ritmische beweging. Bij een volledige ademhaling ademen we vanuit de zij, de borst, het middenrif, de buik en het bekken. Een natuurlijke ontspannen ademhaling (in rust) verloopt regelmatig, laag en diep, en kost weinig inspanning. Een rustige ademhaling geeft een dynamische beweging van de bekkenbodem, wat weer belangrijk is voor een goede doorbloeding in het bekkengebied. De ademhaling verandert bij lichamelijke spanning en door emoties.

INADEMEN

Het inademen in rust is een actief gebeuren door spieractiviteit van het middenrif (diafragma): bij de inademing gaat het middenrif naar beneden en de buik, flank en borst zetten lichtjes uit. De longen vullen zich, er komt meer druk in de buikholte, waardoor de buik en de bekkenbodem iets uitbollen (aan de achterzijde zit de wervelkolom en deze kan dus moeilijk uitbollen).

UITADEMEN

Het uitademen in rust is een passief gebeuren waarbij geen spieractiviteit plaatsvindt, het middenrif gaat naar boven en er ontstaat een luchtstroom naar buiten gericht. De buik wordt vlakker en de bekkenbodem veert weer terug. De borstkas veert terug. Na de uitademing is er even rust, waarna de lucht weer kan binnenstromen.

GEREMDE ADEMHALING

Een geremde ademhaling (bij spanning in het lichaam) vergt meer inspanning: een stugge borstkas wijkt minder gemakkelijk. De ademhaling is oppervlakkig en je gaat nog sneller ademen om dezelfde hoeveelheid zuurstof binnen te krijgen. Als je spanning op de buik houdt of strakzittende kleding draagt, zakt het middenrif onvoldoende, de buikwand blijft vlak, de borstkas gaat zich meer zijwaarts uitzetten (borstademhaling) en er is geen beweging in de bekkenbodem. Iemand die de adem inhoudt, houdt alles in. De lippen worden op elkaar gehouden en de stembanden worden samengeperst. Het is vaak aan de stem te horen dat iemand zich inhoudt, gespannen is. Bij het niet goed doorademen of adem inhouden neemt de druk op de bekkenbodemspieren toe.

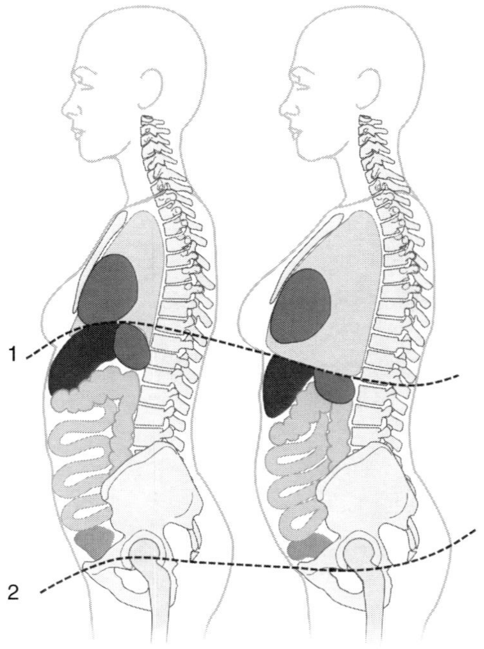

Figuur 7.3 Bekkenbodem: diafragma. Links: uitademen; rechts: inademen.

1 = diafragma;
2 = bekkenbodem.

Relatie bekkenbodem en buikdruk

De druk in de buik wordt hoger bij de adem inhouden tijdens bukken of kracht zetten en veroorzaakt meer druk en spanning in de onderbuik. Voor de blaas kan dit letterlijk 'de druppel zijn die de emmer doet overlopen'. De druk in de blaas wordt te groot en bij onvoldoende afsluitkracht van de bekkenbodem is er verlies van urine (stress-urine-incontinentie). Hoesten, niezen, lachen en tillen zijn eveneens activiteiten waarbij de buikdruk fors toeneemt. Daarom moet de bekkenbodem tijdens deze activiteiten samen met de (dwarse) buikspieren deze drukverhoging opvangen. Bij toenemende buikdrukverhoging, zoals bij tillen of krachtig uitademen (hoesten of niezen), moeten de bekkenbodem en onderbuik dus bewust worden aangespannen.

TILLEN

Ook bij tillen neemt de druk in de buik toe. Vaak wordt hierbij ook de adem ingehouden (afsluiten stemspleet), wat de buikdrukverhoging nog meer doet toenemen en wat kan leiden tot klachten van urineverlies of verzakkingen (prolaps). Ook vindt er een inefficiënte stabilisatie van bekken en lage rug plaats, wat van invloed kan zijn bij bekkenpijnklachten. Belangrijkste voorzorgsmaatregel is het voorkomen van te zwaar belasten! Niet te zwaar tillen, peutertjes zelf de trap laten op- en aflopen, vaker met minder boodschappen lopen, partner inschakelen voor zwaardere klussen (wasmanden tillen, boodschappen uit de auto halen). Tiladvies:

- Pak het te tillen voorwerp eerst alleen maar vast en adem normaal in (ontspannen).
- Adem uit en span de bekkenbodem en dwarse buikspieren (m. transversus abdominis) aan.
- Til het te tillen voorwerp op en blijf uitademen of doorademen (openhouden stemspleet).
- Bij het optillen van een kind: tel hardop tot drie (1-2-3) en laat het kind meespringen/meegeven bij de derde tel. Op de derde tel worden de bekkenbodem en de dwarse buikspieren aangespannen. Door het hardop uitspreken is er automatisch een open stemspleet en dus minder buikdruk, ondanks het optillen. Dit kan baby's vanaf drie maanden al aangeleerd worden!

Til nooit meer dan je bekkenbodem dragen kan!

Bron: Hartevelt (2000)

HOESTEN, NIEZEN

Hoesten of niezen is een uitademing. Er hoort dus een aanspanning van de bekkenbodemspieren plaats te vinden. Wanneer dit niet of niet adequaat genoeg gebeurt, kunnen klachten van urineverlies of verzakking (prolaps) optreden. Om dit tegen te gaan moet de bekkenbodem niet alleen op kracht, maar ook op timing en uithoudingsvermogen getraind worden. Dit vergt veel oefening! Advies:

- niezen = 'ha' + 'tsjoe'
  - Op de 'ha' moet ontspannen ingeademd worden (en nog niet aangespannen!).
  - Op de 'tsjoe' wordt uitgeademd en moeten de bekkenbodem en lage buik (lichtjes) aangespannen worden.
- hoesten: idem
  - Probeer eerst in te ademen en de bekkenbodem nog ontspannen te houden.
  - Daarna de bekkenbodem en lage buik aanspannen en hoesten.

7.6 Perineummassage

Tijdens het persen wordt het weefsel tussen de vagina en anus (perineum) zodanig belast dat kans op inscheuren van het weefsel aanwezig is. Schade aan het perineum door inscheuren (ruptuur) of inknippen (episiotomie) kan postpartum klachten geven, zoals ontstekingen tijdens het genezingsproces, pijn bij het vrijen (dyspareunie) of verandering in spierfunctie van de bekkenbodem, waardoor bekkenbodemdisfuncties zoals incontinentie kunnen ontstaan.

In de zwangerschap kan de vrouw zelf het perineum al door perineummassage voorbereiden op de uitdrijving. Na enige malen kan het weefsel ontspannen oprekken en wordt het soepeler. Behalve dit fysieke resultaat is er ook een psychische component: het herkennen van het gevoel van druk op de vaginaring bij het 'insnijden van het hoofdje' en daarmee weten om te gaan. Met name in Amerika wordt deze vorm van bekkenbodemmassage geregeld toegepast, in Europa en met name in Nederland is deze manier van het perineum preventief wat oprekken nog vrij onbekend. Perineummassage kan in principe door iedere zwangere vrouw zelf worden uitgevoerd. Eventueel kan de partner de massage uitvoeren met de wijsvingers en later eventueel met twee vingers per hand. Perineummassage kan postpartum tevens het herstel van bekkenbodemschade bevorderen, zowel fysiek (verbeteren doorbloeding) als emotioneel door het weer durven aanraken en leren voelen.

indicatie:	Vanaf de 34e week van de zwangerschap;
contra-indicatie:	niet toepassen bij gebroken vliezen, vaginale ontstekingen en bloedingen, eerder dan 34 weken;
waarmee:	gebruik voor de massage een daarvoor geschikte, liefst etherische olie (tarwekiemolie of calendula-olie);
hoe lang:	5 à 10 minuten per dag.

Figuur 7.4 Perineum-massage.

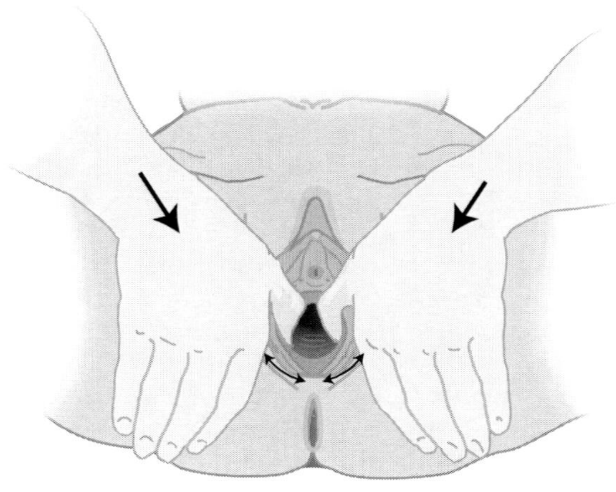

VOORBEREIDING

- Zorg voor een lege blaas en was de handen. Let op korte nagels.
- Zorg ervoor dat het bekkenbodemgebied ontspannen is: neem bijvoorbeeld eerst een warme douche of bad, of leg warme kompressen tegen het perineum aan.
- Ga comfortabel onderuitgezakt zitten met een kussen in de rug. Benen wat gebogen en iets uit elkaar.
- Doe wat olie op de vingers en smeer het perineum (huid tussen vagina en anus) in, evenals de benedenrand van je vagina. Zorg ervoor dat er geen olie aan de voorkant van de vagina bij de plasbuisuitgang kan komen (infectiegevaar).

TECHNIEK

- Plaats de duimen zo diep mogelijk (3-4 cm) in de vagina en duw ze naar achteren (richting de anus) en opzij. Beweeg je duimen onder het vasthouden van de druk in een u-vormige beweging of een slingerbeweging van links naar rechts en omgekeerd.
- Nadat de olie een paar minuten is ingemasseerd, kan de druk op het perineum en op de zijwanden van de vagina wat verhoogd worden (harder duwen met de duimen), totdat er een branderig of stekend gevoel ontstaat. Deze rek dient ongeveer twee minuten vastgehouden te worden, maar zonder een echt pijngevoel te geven.
- Per dag of week kan de intensiteit van de massage wat opgevoerd worden.
- Hierna de olie tussen duimen (inwendig) en wijsvingers (uitwendig) verder inmasseren.
- Gedurende drie tot vier minuten weer opnieuw met de duimen masseren (u-vormige beweging vanaf anus naar opzij). Besteed daarbij aandacht aan eventueel aanwezige littekens.
- Afsluitend met de duimen het weefsel weer op rek brengen, nu door van binnenuit licht naar buitenvoorzijde (richting voorkant vagina) te drukken en te schuiven. Dit gebeurt ook bij de geboorte van het hoofdje.
- Het branderige gevoel dat bij de massage zal ontstaan, is later een herkenbaar gevoel bij het insnijden van het hoofdje. Combineer dit eventueel met de daarvoor aangeleerde ademhalingstechnieken.

Deel 2

REFERENTIES

Berezin D. On the significance of the trauma of labour in the causation of symphyseal rupture. Acta Obstet Gynaecol Scan 1963;42(Suppl 6):16-20.

Björklund K, Nordström ML, Odlind V. Combined oral contraceptives do not increase the rick of back and pelvic pain during pregnancy or after delivery. Acta Obstet Gynaecol Scand 2000;79: 979-83.

Everhardt E, Doornik C van, Polman-Bruggink M, Westerik-Verschuuren EMHL. Kwaliteitsonderzoek gynaecologie bij vrouwen na een (sub)totaal ruptuur, 2005.

Feinsod M. Kershman's sad reflections on the homunculus. Neurology 2005; 64:524-5.

Gijs L, Gianotten W. Seksuologie. Houten: Bohn Stafleu van Loghum, 2004.

Groot J, Hogen Esch F. Buikmassage en buikdrukregulatie. Rotterdam: Erasmus MC, 4 februari 2005.

Hansen A, Jensen DV, Larsen E, Wilken-Jensen C, Petersen LK. Relaxin is not related to symptom-giving pelvic girdle relaxation in pregnant women. Acta Obstet Gynaecol Scand 1996;75(3):245-9.

Hartevelt MHLW van. Bekkenbodemproblemen tijdens en na de zwangerschap. Eindhoven: Hartevelt, 2000.

Hendriks EJ, Bernards AT, Berghmans BC, De Bie RA. The psychometric properties of the PRAFAB-questionnaire: A brief assessment questionnaire to evaluate severity of urinary incontinence in women. Neurourol Urodyn 2007, jun 11.

Hogen Esch F. Bekkenbodem re-educatie, diagnostiek en behandeling. Rotterdam: Erasmus MC, 17 september 2004.

Kitchenham-Pec S, Bopp A. Bekkenbodemtraining. Amsterdam: De Driehoek BV, 1999.

Kristiansson P, Svärdsudd K, Schouldtz B. Serum relaxin, symphyseal pain and back pain during pregnancy. Am J Obstet Gynaecol 1996;175:1342-7.

Leeuw JW de, Vierhout ME, Struyk P, Wallenburg HCS. Risk factors for third degree perineal ruptures during delivery. British Journal Obstet Gynaec 2001;108:383-7.

Leeuwen-Nellestijn JPF van. Opsporing verzocht: waar zit de bekkenbodem? Afstudeer presentatie. Rotterdam: Erasmus MC Opleiding Bekkenfysiotherapie, 2007.

Marani E. The pelvis. Another view. Twente University Press, 2002:97-109.

Mens JMA, Vleeming A, Stoeckart R, Stam HJ, Snijders CJ. Understanding peripartum pelvic pain; implications of a patient survey. Spine 1996;21:1363-70.

Mens JMA. Bekkeninstabiliteit diagnostiek en therapie. Houten: Bohn Stafleu van Loghum, 2007.

Mørkved S, Bø K, Schei B, Salvesen KA. Pelvic floor muscle training during pregnancy to prevent urinary incontinence: a single-blind randomized controlled trial. Obstet Gynaecol 2003;101: 313-9.

Östgaard HC, Zetherström G, Roos-Hansson E. Reduction of back and posterior pelvic pain in pregnancy. Spine 1994;19:894-9.

O'Sulivan PB, Beales DJ, Beetham JA et al. Altered motor control strategies in subjects with sacroiliac joint pain during the active straight leg raise test. Spine 2002;27:E1-8.

Podnar S, Voldusek DB. Protocol for clinical neurophysiologic examination of the pelvic floor. Neurourol Urodyn 2001;20(6):669-82.

Pool-Goudzwaard AL. Biomechanics of the sacroiliac joints and the pelvic floor (proefschrift). Rotterdam: Erasmus MC, 2003.

Pool-Goudzwaard AL, Slieker-ten Hove MSPh, Vierhout M, Mulder P, Pool J, Snijders C, Stoeckaert R. De relatie tussen peripartum bekkenpijn en bekkenbodemdisfuncties. NVFB Bulletin, 2004.

Reilly ET, Freeman RM, Waterfield MR, Waterfield AE, Steggles P, Pedlar F. Prevention of post-partum stress incontinence in primigravidae with increased bladder neck mobility: a randomised controlled trial of antenatal pelvic floor exercises. BJOG 2002;109:68-76.

Röst C. Bekkenpijn tijdens en na de zwangerschap. 1e druk, derde oplage. Maarssen: Elsevier Gezondheidszorg, 2000.

Shafik A, El-Sibai O. Levator ani muscle activity in pregnancy and the postpartum periode. Clin Exp Obstet Gynecol 2000(2):129-32.

Thompson JA, O'Sullivan PB, Briffa NK, Neumann P. Altered muscle activation patterns in symptomatic women during pelvic floor muscle contraction and valsalva manoeuvre. Neurourol Urodynamics 2006;25:268-76.

Voldusek DB, Enck P. Neural control of pelvic floor muscles. Physiology of the gastrointestinal tract. 4th edition Johnson LR. Academy Press, 2006:995-1008.

Voldusek DB. Anatomy and neurocontrol of the pelvic floor. Digestion 2004;69(2):87-92.

Westerik-Verschuuren EMHL. De bekkenbodem: solitair of deel van een keten? Lezing RGF Groot IJsselland, 2003.

Wu WH, Meijer OG, Uegaki K, Mens JMA, Drieën JH van, Wuisman PIJM, Östgaard HC. Pregnancy-related pelvic girdle pain (PPP), I: Terminology, clinical presentation, and prevalence. Eur Spine J Epub 2004;13:575-89.

YVLO Aalpoel E. Didactiek nascholingscursussen. Utrecht, 2003.

Zwienen CM, Bosch EW van den, Snijders CJ, Vugt AB van der. Triple pelvic ring fixation in patients with severe pregnancy-related low back and pelvic pain. Spine 2004;15:478-84.

8 Ontspanning

Ontspanning en ademhaling zijn nauw met elkaar verweven. Enerzijds is ontspanning niet mogelijk wanneer de ademhaling wordt belemmerd, anderzijds is rustig ademhalen moeilijk voor wie gespannen is. De ademhaling wordt niet voor niets de spiegel van je emoties genoemd. Ontspanningsoefeningen hebben tot doel de verhoogde spierspanning terug te brengen tot het normale niveau. Dit is mogelijk door bij een goed lichaamsbewustzijn overbodige spierspanning te signaleren en deze los te laten. Iedere spier heeft zijn eigen basisspanning. Een constant aanwezige, te hoge spanning in een bepaalde spier is verspilling van energie en kan leiden tot pijnklachten of zelfs functiestoornissen. Angst, spanning, pijn en afweer tijdens de bevalling kunnen de baarmoeder en bekkenbodemspieren indirect of direct laten verkrampen en de baring vertragen. Ook kunnen verkrampingen de pijnsensatie versterken. Door deze vicieuze cirkel te doorbreken met behulp van bepaalde ontspanningsmethodieken en ademhalingstechnieken, kan de baring zeer bewust worden ervaren.

8.1 Methoden om te ontspannen

Er zijn vele ontspanningsmethodieken, de meest bekende binnen de fysiotherapie zijn de methode Jacobson, de methode Laura Mitchell en de autogene training volgens Schultz. Alle methodieken hebben als basis aandacht, waarneming, observatie en beleving van het lichaam en de lichaamsprocessen. De psychoprofylaxe is de eerst beschreven vorm van ademhalingstechnieken en ontspanningsoefeningen ter vermindering van de pijnsensaties tijdens de baring. De ZwangerFit-docent kan voor één methode kiezen, of voor een combinatie van verschillende methoden om tot ontspanning met een juiste ademhaling te komen. Tevens kunnen er elementen gebruikt worden uit de zwangerschapsyoga en haptonomie.

Een ander uitgangspunt om ontspanning een plaats te geven in een zwangerschapscursus is het verhogen van de belastbaarheid. De baring kan worden vergeleken met een strijd tussen twee krachten: belasting en belastbaarheid. De belasting wordt gevormd door de moeilijkheden die de vrouw tijdens de baring ervaart. De belastbaarheid wordt gevormd door factoren die kunnen meehelpen het verloop van de bevalling te bevorderen. Dit verloop is tot op zekere hoogte te beïnvloeden.

8.2 Bewuste ontspanning

Door middel van bewuste ontspanning kan de vrouw tijdens de weeën proberen om het baringsproces ‘te laten gebeuren’. Tussen de weeën kan zij bewuste ontspanning gebruiken om uit te rusten en weer op adem te komen. Een toestand van volkomen rust en algehele ontspanning is voor de meeste vrouwen tijdens de bevalling niet haalbaar, zeker niet aan het einde van de ontsluitingsperiode. Het voorspiegelen van dit ideaalbeeld van totale ontspanning tijdens de bevalling als een voor iedereen bereikbaar doel, is dan ook uit den boze. Door bewuste ontspanning aan te leren wordt het gedragsrepertoire van de vrouw uitgebreid. Ze heeft hiermee concreet copinggedrag tot haar beschikking. Dit kan op zichzelf al het zelfvertrouwen en incasseringsvermogen vergroten naast de meer lichamelijke effecten. Uit ervaringen van vrouwen met ontspanning tijdens de bevalling blijkt dat ontspanning vooral te maken heeft met rustig blijven en een gevoel van controle of van 'meegeven' met het baringsproces.

Het toepassen van ontspanning tijdens de baring komt neer op:
- bewust worden van het meer of minder gespannen zijn;
- trachten zo veel overbodige of ongewenste spanning achterwege te laten als op dat moment mogelijk is.

Nut angst-spanning-pijnsyndroom

Dr. Grantly D. Read is een van de eersten (1933) geweest die ontspanning binnen de verloskunde heeft gebracht. Hij stelde dat geboorte hoort bij de essentie van het mens-zijn en daarom bewust moet worden beleefd. Het doel dat Read voor ogen had was pijnvermindering tijdens de baring door middel van ontspanning en voorlichting. Volgens Read ontstaat pijn bij de baring door angst voor de baring: 'Een gespannen vrouw heeft een gespannen baarmoedermond.' Bewust ontspannen in combinatie met ademhalingstechnieken geeft de barende vrouw controle over zichzelf en mede daardoor zelfvertrouwen. Het voornaamste doel van zelfcontrole tijdens de weeën is het sparen van krachten, vooral bij de primipara bij wie zowel de ontsluitingsperiode als de uitdrijvingsperiode langer kan duren dan bij de multipara. Deze zelfcontrole tijdens de baarmoedercontracties heeft tevens een hyperalgetisch effect. Het voorkómen van ernstige vermoeidheid heeft immers een gunstige invloed op de pijndrempel.

Nut psychoprofylaxe

De psychoprofylactische methode van dr. Nicolajev (Rusland, 1947) is gebaseerd op de principes van Pavlov en door dr. Lamaze (Frankrijk, 1952) verder ontwikkeld voor West-Europa en Amerika. Door de psychofysiologie hebben we inzicht verkregen in de samenhang van angst en het vrijkomen van adrenaline, wat een negatieve invloed kan hebben op het verloop van de ontsluitingsfase. Bij stress vindt een verhoogde afscheiding plaats van onder andere adrenaline, wat een remmende invloed heeft op de baarmoederactiviteit. Het is nog steeds niet goed bekend waardoor de baring op gang komt. Wel weet men dat er als de baring eenmaal op gang is gekomen oxytocine vrijkomt, wat baarmoedercontracties stimuleert.
Het is daarom van groot belang dat een vrouw bevalt in een omgeving waar zij zich veilig en vertrouwd voelt. Zo ondervindt de barende vrouw zo min mogelijk externe stress. Het is meestal prettig dat, wanneer de weeën echt goed op gang zijn gekomen, de barende vrouw zich op zichzelf kan concentreren en niet meer de zorg of verantwoording voelt voor haar eventuele andere kinderen. Of een bevalling nu thuis of elders plaatsvindt, een belangrijke voorwaarde is het gevoel van veiligheid en durven doen wat je gevoel je ingeeft. In zo'n omgeving kan de barende vrouw zichzelf zijn en haar lichaam en gevoel volgen. De pijn lijdende vrouw wordt de pijn accepterende vrouw, die vertrouwen heeft in eigen kunnen. Doel en wijze van ontspannen worden slechts aangereikt door de ZwangerFit-docent, en wel op zo'n manier dat iedere zwangere cursist er optimaal gebruik van kan maken.

Methode Jacobson (progressieve relaxatie)

De progressieve spierontspanning volgens Edmund Jacobson ontstond in 1938 in Amerika. Jacobson beschrijft een manier van ontspannen voor patiënten met hypertensie ten gevolge van emotionele of lichamelijke stoornissen. Zijn doel is in verschillende situaties absolute of relatieve rust in het neuromusculaire systeem te verkrijgen. Bij normale (bed)rust blijft een restspanning (residuspanning) van de spieren aanwezig. Het doel van de methode is deze residuspanning te verminderen of op te heffen. Jacobson wil de patiënt leren zelf initiatief te nemen om bewust tot ontspanning te komen, door het gevoel van spanning en ontspanning van de spieren bewust te maken via het cultiveren van het spiergevoel ('nerveuze heropvoeding').
Ontspanningsoefeningen volgens Jacobson worden in de zwangerschapsbegeleiding frequent gebruikt. Het blijkt echter dat de ontspanning die aan de zwangere vrouwen wordt geleerd niet op die intensieve wijze gebeurt als Jacobson met zijn methode voorhad. De originele methode vereist veel meer tijd en oefening dan waarover men bij de voorbereiding van de zwangere vrouw beschikt.
Gebruikt men echter het wezenlijke principe van de methode, bewust worden van ontspanning via het aanspannen van spieren, dan bevordert dit een gevoeligheid voor lichamelijke spanningen. Hierdoor leert men tijdig gespannenheid in spieren waar te nemen en adequaat te reageren door het bewust loslaten ervan: de ontspanning. Het observeren van de opzettelijk verhoogde spiertonus en het waarnemen van de verschillen tussen spanning en ontspanning verhogen het concentratievermogen van de cursist, omdat dit een actieve handeling is.

Deel 2

KERN METHODE JACOBSON

- ontspanning van spiergroepen door concentratie en oefening;
- doel: ware rust door verdwijnen residuspanning (zoals onregelmatige ademhaling, pols, reflexen, dromen);
- progressief, voortschrijdend, steeds meer en gemakkelijker kunnen ontspannen

Door middel van:
- rustige ruimte, ruglig, niets knellend of gekruist, zacht praten;
- cultiveren spiergevoel: bewust worden spanning – herkennen – kunnen ontspannen;
- oefenen aanspannen – ontspannen: armen, benen, romp, schouders, gezicht;
- controle via observatie, passief bewegen, palpatie;
- negatief effect als er overactiviteit optreedt zoals défense musculaire.

Methode Laura Mitchell (reciproke inhibitie, Simple Relaxation)

In 1963 beschreef de Engelse fysiotherapeut Laura Mitchell haar ontspanningsmethode 'Physiological Relaxation', die in 1977 een vervolg kreeg in het boekje 'Simple Relaxation'. Zij geeft een uitgebreide beschrijving van het ontstaan van deze methode. Tijdens een langdurig en pijnlijk ziekbed lukte het Mitchell niet om via ontspanning de pijn te verlichten. Zij realiseerde zich dat de houding waarin zij door de pijn gedwongen lag, kon veranderen door die spieren aan te spannen die een antagonistische werking hadden op de spieren die pijnlijk waren. De basisgedachte achter deze methode is dat stress altijd in een herkenbaar patroon het lichaam beheerst.
Door de aanwezige stress ontstaat een aanvalshouding of vechthouding, waardoor de schouders worden opgetrokken, het gezicht gefronst, de romp en armen gebogen en de vuisten gebald zijn. Dit patroon is bijvoorbeeld zichtbaar bij patiënten met nerveuze spanningen, astma en bij vrouwen in barensnood en staat bekend als de 'vechtvluchtreactie'. Door de antagonistische spiergroepen te laten aanspannen en ver-

volgens te ontspannen, kunnen de spieren uit het stresspatroon via de reciproke innervatie ontspannen. De opbouw van de ontspanning is altijd gelijk:

1 beweeg en voel;
2 stop;
3 voel.

Bij het aanleren van ontspannen legt Mitchell de nadruk op het gevoel in de gewrichten. Zij baseert haar methode op de fysiologische reflexen: een contractie van een spiergroep geeft reciproke ontspanning van de antagonisten van deze spiergroep. De proprioceptieve informatie komt uit de gewrichten, pezen en spieren. De gewrichtskapsels geven een grote hoeveelheid proprioceptieve informatie over de stand van het gewricht. Tijdens het oefenen wordt op normale toon gesproken, de therapeut zit niet op één plaats, maar loopt al pratend rond. Het woord 'ontspanning' wordt niet gebruikt, ontspanning is immers het eindproduct. Leren ontspannen is een vaardigheid die ieder zich eigen kan maken door zelf te oefenen. Het wordt aanbevolen dagelijks te oefenen, bij voorkeur op een vast tijdstip, zodat het een gewoonte wordt.

KERN METHODE LAURA MITCHELL

- reciproke inhibitie: aanspannen antagonisten van de 'vechtspieren', waardoor juist ontspannen wordt;
- normale ruimte, gewoon hardop praten;
- accent ligt niét op de ontspanning! ontspanning is het resultaat;
- opdrachten altijd hetzelfde en gemakkelijk (Simple Relaxation);
- rustige omgeving, aangename temperatuur en ventilatie (geen tocht);
- goede onderlaag en zo nodig veel kussens;
- gemakkelijke kleding, geen knellende banden, geen grote sieraden;
- aangename houding (voor zwangeren vaak zijlig).

Door middel van:

- beweeg en voel – stop – voel;
- opdracht: beweeg de antagonist – houd dit gevoel vast en voel – laat los en voel (het verschil); bijvoorbeeld:
  - Duw het hoofd in het kussen, duw de schouders omlaag, strek de arm en vingers.
  - Houd deze spanning een aantal seconden vast.
  - Laat de spanning los en voel (het verschil).
- verzwaring door variatie:
  - liggende houding: zittend
  - rustige omgeving: storende invloeden
  - lang oefenen (10-15 minuten): kort oefenen (2 minuten)
  - passieve ademobservatie: bewuste ademcontrole
  - strak schema: wisselende volgorde

Methode volgens Schultz (autogene training)

Prof. dr. J.H. Schultz, de grondlegger van de autogene training, noemde zijn methode de 'Konzentrative Selbstentspannung' (Duitsland, 1920). Later worden door zijn volgelingen de woorden zelfhypnose en autosuggestie gebruikt. In de huidige opvatting vindt men het onjuist het woord zelfhypnose te noemen in samenhang met autogene training, aangezien een reeks fysiologische veranderingen in functioneel opzicht precies tegengesteld is aan die welke bij hypnose optreden. De Duitse psychiater Prill, een leerling van Schultz, heeft de autogene training binnen de verloskunde gebracht.

Autogene training is een ontspanningstechniek waarbij men door middel van passieve concentratie op het lichaam, zowel een lichamelijke ontspanning, vermindering van storende vegetatieve verschijnselen, als geestelijke rust en kalmering bereikt. Met autogeen wordt niet alleen bedoeld het zelfvormende, het zelf tot stand komen, maar ook het zich eigen maken van de methode. Om de ontspanningsrespons adequaat te gebruiken in stresssituaties (zoals de baring) dient deze een geconditioneerde reflex te zijn. Om dit autogene karakter van de methode te handhaven en afhankelijkheid van de therapeut te voorkomen, dient de cursist zich de vaardigheid eigen te maken en dagelijks thuis te oefenen. Het dagelijks ontspannen vormt in combinatie met lichaamsoefeningen een goede basis voor een optimale lichamelijke conditie. De toestand van diepe ontspanning ('Autogene Versenkung') kan benut worden om innerlijke zekerheid en vertrouwen in eigen kunnen op te bouwen door zogeheten voornemings- of oefenformules: 'Ik kan het aan'. Dit alles in samenhang met het verwerven van kennis omtrent het verloop van de bevalling. De dagelijks toegepaste autogene training versterkt al tijdens de zwangerschap de zo belangrijke draagkracht van de aanstaande moeder, omdat er zowel een somatische als psychische voorbereiding plaatsvindt op een stresssituatie.

De autogene training bestaat uit een 'Unterstufe' en 'Oberstufe'. De Unterstufe (onderbouw) omvat de basisontspanningsoefeningen en vormt een geheel afgeronde methode. Deze methode wordt het meest toegepast. De Oberstufe (bovenbouw) is een vorm van autogene meditatie, die alleen toegepast mag worden door in deze methode opgeleide psychotherapeuten.

KERN METHODE AUTOGENE TRAINING

- Nadat een juiste houding is gevonden stelt men zich in op rust, waarbij men geluiden en gedachten probeert uit te schakelen door deze onbelangrijk te vinden.
- Gebruik van voornemings- of oefenformules: 'Ik ben rustig, de rust komt vanzelf'.
- Passieve concentratie (zelfhypnose) door lichamelijke ontspanning en geestelijke rust.
- Onderscheid in Unterstufe of onderbouw (basisontspanning) en Oberstufe of bovenbouw (psychotherapeutisch).
- Veel trainen (15 minuten, 2-3 keer per dag).
- Conditioneringsproces, perioden van vegetatieve rust in het adl creëren.

Door middel van:
- rustige, koele, donkere omgeving (geen prikkels), niets knellend;
- gemakkelijk zitten of liggen, ogen gesloten;
- voornamelijk groepsgewijs;
- gemoedsstemming door het geestelijk concentreren: 'Ik ben helemaal rustig';
- herhaling van deze zin tussen andere zinnen door.

De zes basisoefeningen van autogene training

1 De zwaartebeleving
De zwaartebeleving ontstaat door volledige ontspanning van de spieren. Door passieve concentratie ervaart men het gewicht van de ledematen. De oefenformule: 'armen of benen zijn zwaar' wordt gekoppeld aan de reactie van de zwaartebeleving. Dit wordt na verloop van tijd een geconditioneerde reflex en de oefenformules worden sleutelwoorden waarmee men de ontspanningsreactie kan opwekken.

2 De warmtebeleving
Door ontspanning van de spieren volgt automatisch een verwijding van de bloedvaten, wat gepaard gaat met een gevoel van warmte. De oefenformule: 'armen of benen zijn warm'.

3 De ademhaling
De ademhaling wordt terecht de sleutel tot ontspanning genoemd. Het is de duidelijkste verbindingsschakel tussen lichaam en geest. De ademoefening heeft als doel het bewust maken van het ademproces, het beïnvloeden en reguleren van de ademhaling en het fixeren van de aandacht op de ademhaling ter ontspanning van lichaam en geest. De oefenformules: 'mijn ademhaling is rustig en ontspannen', 'ik word geademd' of 'mijn ademhaling gaat vanzelf'.

4 De buikoefening
Fysiologisch gezien worden tijdens spanningen de motorische en secretiefuncties van het spijsverteringskanaal geremd of juist aangezet. Uitleg waar de plexus solaris (zonnevlecht) zich bevindt. Hierbij hoort de formule: 'zonnevlecht of buik is (stromend) warm'.

5 De hartbeleving
De hartoefening is bedoeld om in positieve zin met het hart bezig te zijn. De oefenformule is: 'mijn hart klopt of is rustig'.

6 Hoofd
In de autogene training is het niet de bedoeling het hoofd in de vegetatieve veranderingen te betrekken. Het hoofd blijft helder en vrij. Bewust een aangename koelte opwekken in het voorhoofd verbetert en versterkt het concentratievermogen. Oefenformule: 'voorhoofd (aangenaam) koel'.

Tot besluit: 'ik ben (en blijf) rustig'

Opheffingsformule of terugname:
De spieren spannen door vuisten te maken, de armen te buigen en te strekken en uitgebreid uitrekken. Daarna bewust diep in- en uitademen. Ogen openen en langzaam terugkomen tot zit of rechterop gaan zitten.

Elementen uit de yoga

Yoga is een filosofisch gedachtegoed dat is ingebed in de Indiase cultuur. Filosofisch gezien is yoga een werktuig om twee tegenstrijdige krachten in evenwicht te houden of krijgen. Tegenwoordig noemen we dit de balans tussen belasting en belastbaarheid. Of tussen ontspanning en spanning, het willen en het kunnen, het gevoel versus de ratio. Met name de relatie belasting-belastbaarheid is op vele fronten uit te leggen en toe te passen in de oefeningen van ZwangerFit.

Er zijn verschillende yogamethoden, waarvan de hatha yoga (lichaamskracht) de bekendste is en ook wordt gebruikt voor zwangerschapsyoga. Een yogales is een organisch geheel met een vaste structuur. Diverse thema's keren regelmatig terug, zoals de basisuitgangshoudingen, de integratie van ademhaling en beweging, van ontspanning en overgave. Gespannen lichaamsgebieden die een ontspannen ademhaling belemmeren kunnen gemasseerd worden, zoals te gespannen kaken. De deelnemer wordt zich door de yogaoefeningen bewust van het eigen lichaam en de invloed die de ademhaling hierop heeft. Een specifieke yogales wordt gegeven door een gespecialiseerde yogadocent.

Elementen uit de haptonomie

Haptonomie legt de nadruk op het aanraken, op het contact maken en bewust worden van jezelf, je eigen lichaam leren voelen met je handen en je eigen lichamelijke reacties leren herkennen en kunnen beïnvloeden. Door bewust aan te spannen en te ontspannen, door de invloed van de ademhaling te ervaren en bewust te worden van de invloed van de bekkenbodem, leert de deelnemer zichzelf te kennen en vertrouwen te krijgen in het eigen functioneren.

Zwangerschapshaptonomie is een privéles voor de zwangere cursist en haar partner, gegeven door een hierin gespecialiseerde fysiotherapeut, vanaf het moment dat de aanstaande moeder haar baby voelt bewegen in haar buik. Doel is de ouders contact te laten maken met hun ongeboren kind door met de handen over de buik te bewegen. Het kind leert vanzelf op de aanraking te reageren en deze te volgen. De positie van het kind valt op deze wijze enigszins te beïnvloeden, evenals de houding van het bekken en het ontspannen van de baarmoeder. Bewuste spierspanning wordt vermeden, alles is gericht op ontspanning van de buik zelf. De uitdrijving van het kind hoort door persweeën te gebeuren, zonder aangeleerde perstechniek.

8.3 Ademhaling

Door te ademen krijgen we zuurstof in de longen. Van daaruit gaat de zuurstof via het bloed naar het hart en wordt daarna naar de organen en spieren vervoerd. Zuurstof is nodig voor het verbranden van voedingsstoffen, waarbij energie vrijkomt en koolzuurgas. Het laatste gaat via het bloed naar de longen en wordt daar uitgeademd.

Inademen (inspiratie)

Bij een ontspannen buikademhaling duwen de zich vullende longen het middenrif omlaag. Door deze passieve druk en ontspanning van de betrokken spieren bolt zowel het middenrif, de bekkenbodem (naar caudaal) als de lage buik.

Uitademen (expiratie)

Het middenrif, de bekkenbodem en de lage buik herkrijgen hun afgevlakte vorm door een reflectoire contractie na beëindiging van de passieve rek. (Dit is een reactie op de impulsen uit de spierspoelen in de bekkenbodem en lage buikspieren en in de pars cruralis van het middenrif.) Na de ontspannen uitademing veren middenrif en bekkenbodem terug (naar craniaal) en wordt de licht opgebolde buik weer platter. Bij een krachtige uitademing hoort het middenrif passief naar boven gedrukt te worden door de aanspanning van de bekkenbodem en de buikspieren.

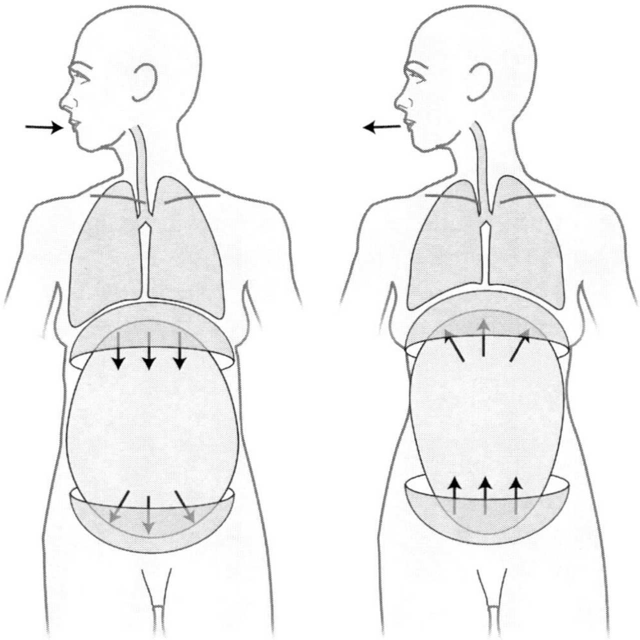

Figuur 8.1 Bekkenbodem en ademhaling. Links inademing; rechts uitademing.

Lage en hoge ademhaling

LAGE ADEMHALING (BUIKADEMHALING)

Bij een lage ademhaling of buikademhaling worden de longen tot onderin gevuld met lucht, waardoor ze uitzetten richting de onderkant van de romp en zo de onderbuik laten opbollen. De bekkenbodem wordt door de ademhaling licht naar beneden gedrukt. Ook de flanken en de rug kun je voelen wegdrukken (flankademhaling). De lage ademhaling wordt gebruikt in rust, de frequentie van ademen is laag.

HOGE ADEMHALING (BORSTADEMHALING)

Bij de hoge ademhaling of borstademhaling worden de longen minder ver gevuld en is beweging meer voelbaar bij het borstbeen en bovenste ribben. De ademfrequentie is verhoogd, waardoor de zuurstofopname wordt versneld. Het is een oppervlakkiger manier van ademhalen en wordt gebruikt bij activiteiten die veel zuurstof vereisen zoals bij (in)spanning. Tijdens de zwangerschap neemt de ademfrequentie toe, omdat het lichaam 'groter' wordt en meer zuurstof nodig heeft. Dit is een fysiologisch gebeuren wat weer afneemt na de bevalling. De hoge ademhaling wordt ook wel de hulpademhaling genoemd, omdat deze bij extra (in)spanning wordt ingezet. Ook bij angst, schrik, stress of pijn zie je een verhoogde ademhaling. Soms blijft een verhoogde ademhaling 'hangen' uit gewoonte of bij langdurige stress.

Kortademigheid

In de zwangerschap ontstaat een hogere stand van het diafragma door de groeiende uterus, wat invloed heeft op het longvolume. Dit kan leiden tot een licht versnelde ademhaling of kortademigheid, met name bij activiteit ('fysiologische hyperventilatie'). In rust verandert de ademfrequentie slechts minimaal. In de eerste drie maanden van de zwangerschap heeft 60-70% van de vrouwen te maken met kortademigheid. Dit kan onder andere te maken hebben met het zwellen van het neusslijmvlies onder invloed van oestrogeen.

Hyperventilatie

Ook bij angst en spanning ga je sneller of dieper ademen. Vaak zelfs sneller of dieper dan nodig is. Hierdoor kan de balans tussen het zuurstofgehalte en het koolzuurgehalte in het bloed worden verstoord. Door lichamelijke of psychische inspanning kan er hyperventilatie ontstaan. Hyperventilatie veroorzaakt een daling van de bloeddruk, wat effect kan hebben op de placentacirculatie. De normale efficiëntie van ademhaling en zuurstofopname is tijdens de zwangerschap verminderd. Dit houdt in dat voor eenzelfde hoeveelheid arbeid meer zuurstof verbruikt wordt en er dus meer geventileerd moet worden (relatieve hyperventilatie). Wees alert op hyperventilatie bij inspanning, nervositeit of angst. Zorg dat bij activiteit de behoefte aan een hogere gasuitwisseling evenredig is met een toename van gasuitwisseling, dus bijvoorbeeld ademhalingsoefeningen uitvoeren in een ontspannen houding. Bij hyperventilatie wordt de balans tussen zuurstof en kooldioxide hersteld door de uitgeademde lucht weer in te ademen. Dit kan door met de handen een kapje te maken voor de mond, of door te ademen in een plastic zakje. Verschijnselen van hyperventilatie zijn:
- hoofdpijn, duizeligheid, benauwd gevoel;
- snellere hartslag;
- pijn op de borst, tintelingen in vingers en mond;
- misselijkheid, gevoel van flauwvallen;
- droge mond;
- angst voor hartklacht, paniekaanval.

8.4 Ademhalingstechnieken om weeën op te vangen

Ademhalingsoefeningen kun je ook gebruiken om te ontspannen tijdens de baring. Wanneer je bewust het tempo van de ademhaling vermindert, kun je gemakkelijker de spierspanning verminderen en daardoor vaak ook de geestelijke spanning laten afnemen. Tijdens de bevalling vordert de ontsluiting beter als de aanstaande moeder zich goed kan ontspannen en haar lijf niet tegenwerkt. Ook voor het persen is het belangrijk om te weten hoe je je ademhaling gebruikt. Hardop ademen is goed voor jezelf om feedback te krijgen hoe je ademt (hortend en stotend of vloeiend wegzuchtend?) en dwingt je vaak tot een bepaald ritme.

Technieken

Buikademhaling:
- rustige, lage ademhaling waarbij de buik en bekkenbodem vanzelf meebewegen;
- inademen: buik bolt op, bekkenbodem daalt;
- uitademen: buik wordt vlak, bekkenbodem veert terug.

Borstademhaling:
- snelle, hoge ademhaling waarbij de borst zichtbaar op en neer gaat;
- inademen: borst bolt op, soms gaan de schouders omhoog;
- uitademen: borst veert terug, schouders zakken.

Puffen:
- hoorbare, hoge borstademhaling in een bepaald ritme.

Persen:
- diep inademen en adem vastzetten;
- persen met vastgezette adem (meestal) of lichte ontsnapping van de adem;
- persen op de inademing: fysiologisch logischer, maar moeilijker.

Zuchten:
- adem loslaten, geen druk zetten.

Beginfase van de ontsluiting

WEGZUCHTEN WEEËN DOOR BUIKADEMHALING

Probeer zo lang mogelijk naar de buik te ademen: rustige ademhaling waarbij de buik mee opbolt op de inademing en vlak wordt op de uitademing. Door een rustige buikademhaling krijgen de buikorganen, waaronder de baarmoeder, meer zuurstof en letterlijk meer ruimte om te bewegen. Inademen door de neus en uitademen door de mond: wanneer je inademt door de neus, droogt de mond minder uit, door uit te ademen door de mond krijg je feedback of je hortend en stotend je adem uitblaast of juist rustig de wee kunt wegzuchten.

Middenfase van de ontsluiting

AFWISSELEND BUIKADEMHALING EN PUFFEN

Ontsluitingsweeën hebben een golvend verloop: langzaam bouwt de spanning zich op (golf gaat omhoog), deze blijft even bestaan (top van de golf) en daalt weer (golf gaat omlaag). Met je ademhaling probeer je de 'golf' van de wee te volgen: buikademhaling bij het begin van de golf, even kort puffen op het hoogtepunt van de wee, en weer proberen langzamer naar je buik terug te ademen als de golf afneemt. Op deze manier put je jezelf het minste uit en blijven buik en baarmoeder goed doorbloed. Als de wee weg is: diep inademen of doorzuchten, zo weet je zeker dat je weer op je buikademhaling zit en ben je klaar om de volgende wee op te vangen.

Eindfase van de ontsluiting

PUFFEN

De weeën zijn nu zo sterk dat er geen sprake meer is van een rustige opbouw van de weeën. In deze fase kun je bijna alleen nog maar puffen. Voordeel van puffen is dat je geen kracht kunt zetten en dus niet kunt meepersen. Omdat de laatste ontsluitingsweeën relatief lang duren valt de hele wee wegpuffen niet vol te houden. Daarom wordt het puffen verdeeld in 'brokjes'. Wat het fijnste pufritme is, hangt van de situatie en de persoon af. Je kunt er ook voor kiezen om niet te puffen op de uitademing, maar om een ritmisch zinnetje te zeggen op de uitademing. Bijvoorbeeld:
- in één keer inademen en in twee pufjes (kort-lang) uitademen;
- inademen en in drie pufjes (kort-kort-lang) uitademen;
- inademen en in vier pufjes uitademen enzovoort, tot aan vijf tot zeven pufjes toe (kort-kort- ... -lang);
- 'Hoe-ra de ba-by komt er-aan' (8 pufjes);
- 'De-ze wee komt nooit meer te-rug' (8 pufjes);
- 'Al-tijd is Kort-jak-je ziek' (7 pufjes).

Persfase

Bij persen wil je kracht zetten, hiervoor moet je eerst goed inademen (let op: niet té diep). Door de diepe inademing worden de longen gevuld en wordt het middenrif omlaaggeduwd. Hierdoor is het gemakkelijker om met behulp van de verhoogde buikdruk te gaan persen. Meestal wordt aangeleerd om na de diepe inademing de adem in te houden en dan te gaan persen. Fysiologisch zou het logischer zijn om op de inademing al te gaan persen, dit vereist echter een goede adembeheersing en is niet voor iedereen weggelegd op zo'n belastend moment als tijdens een bevalling. Om te voorkomen dat er te veel druk op het hoofd van de barende vrouw komt:

- hoofd niet te ver op de borst houden;
- ogen openhouden;
- mond licht openhouden;
- armen en ellebogen naar buiten houden.

ZUCHTEN

Tijdens de persfase wordt de baby steeds verder het geboortekanaal ingedreven. Op het moment dat het hoofdje bijna wordt geboren, zal worden aangegeven dat de barende vrouw moet zuchten en niet meer mag persen. De vagina is nu immers op zijn breedst opgerekt en bij doorpersen bestaat er meer kans op inscheuren van het perineum (ruptuur). Bij zuchten vervalt de opgebouwde buikdruk en wordt de baby verder door de laatste perswee ontspannen geboren.

REFERENTIES

Derks L, Hollander J. Essenties van NLP. Meppel/Groningen: Servire, 1997.
Dixhoorn JJ van. Ontspanningsinstructie; principes en oefeningen. Maarssen: Elsevier/Bunge, 1998.
Herbig R. De adem, bron van ontspanning en vitaliteit. Haarlem: De Toorts, 2004.
Katwijk A van. Autogene training binnen de individuele gezondheidszorg. 's-Gravenhage: Vuga, 1981.
Leffelaar. Cursusmap psychosomatiek. Amsterdam: Leffelaar, 1995.

9 Het begin van de bevalling

Het is voor de zwangere vrouw van belang zich zo goed mogelijk voor te bereiden op wat haar te wachten staat tijdens de komende bevalling. De informatie en adviezen worden gegeven op basis van: wat gebeurt er, wat kun je voelen en wat kun je doen. Dit betreft dan respectievelijk: uitleg van het anatomisch fysiologisch proces, de beleving en gevoelservaring en ten slotte de mogelijkheden voor adequaat gedrag. Het is belangrijk voor de vrouw (en haar partner) om te weten en te begrijpen wat er tijdens de ontsluiting kan gebeuren. Hierdoor kan zij een realistisch verwachtingspatroon en zelfvertrouwen ontwikkelen en adequaat gedrag hiervoor aanleren. Angst en paniek kunnen dan in veel gevallen voorkomen worden, maar ook de kans op overbelastingsverschijnselen zoals weeënzwakte, hyperventilatie en uitputting.

De zwangere vrouw krijgt van haar behandelend arts of verloskundige informatie over het verloop van de bevalling en het beleid dat gevoerd gaat worden. Dit kan per praktijk of kliniek enigszins verschillen, maar komt in grote lijnen op hetzelfde neer. Voor de ZwangerFit-docent is het belangrijk om algemene informatie en adviezen te geven, met de vermelding dat de behandelend arts of verloskundige mogelijk een ander beleid voert en dat dat dan opgevolgd moet worden. Het beste is wanneer de ZwangerFit-docent op de hoogte is van de gewoonten en het beleid van de verloskundige praktijken in de regio en de omliggende ziekenhuizen.

9.1 Thuis of ziekenhuis

Wanneer er geen medische indicatie voor een ziekenhuisbevalling is, is een vrouw in Nederland meestal vrij in haar keus voor een thuisbevalling of een poliklinische ziekenhuisbevalling. De vrouw blijft in dit geval onder begeleiding van de verloskundige of huisarts, zowel gedurende de zwangerschap als tijdens de bevalling. De ongecompliceerde bevalling kan zowel thuis plaatsvinden als op de polikliniek van het ziekenhuis. In het laatste geval kan de eigen verloskundige of huisarts de bevalling begeleiden, of de ziekenhuisverloskundige (in grotere steden). In diverse plaatsen in Nederland zijn tevens zogenoemde geboortehuizen, waar verloskundigen de ongecompliceerde bevalling kunnen begeleiden en moeder en kind desgewenst de kraamtijd kunnen doorbrengen.

Wanneer er wel een medische indicatie is, wordt de vrouw door de verloskundige of huisarts overgedragen aan de gynaecoloog en bevalt zij onder diens verantwoordelijkheid in het ziekenhuis.

Ongecompliceerde bevalling: keuze thuis of poliklinisch

Een poliklinische ziekenhuisbevalling verschilt in praktisch opzicht niet veel van een thuisbevalling: in beide gevallen wordt de bevalling begeleid door de eigen verloskundige of huisarts en bij complicaties moet er in beide gevallen een gynaecoloog of kinderarts gewaarschuwd worden. Bij een optredende medische indicatie moet de barende vrouw óf vanuit de poliklinische setting naar de gespecialiseerde verloskamers worden gebracht, óf vanuit de thuissituatie alsnog naar het ziekenhuis worden vervoerd. In Nederland is het streven dat iedereen in nood binnen vijftien minuten in het ziekenhuis bij de specialist op de behandelbank moet kunnen liggen. Deze tijd is bij een poliklinische bevalling iets korter. Juist door de vele ziekenhuizen in de regio, met goede bereikbaarheid en snel ter plaatse zijnde ambulances, kan in Nederland de 'ouderwetse' thuisbevalling nog bestaan. In Nederland zijn verloskundigen hbo-opgeleid en gespecialiseerd in het begeleiden van de fysiologische zwangerschap en baring en het herkennen van pathologische patronen. De gynaecoloog is met name gespecialiseerd in het begeleiden van de pathologische zwangerschap en baring. Huisartsen die nog praktiseren in de verloskunde, dienen zich hierin geregeld bij te scholen en een minimumaantal bevallingen per jaar te doen.

Aan de toestemming voor de thuisbevalling gaat een uitgebreide screening vooraf bij de verloskundige of begeleidend arts in de zwangerschap. Bij twijfel wordt gekozen voor een poliklinische ziekenhuisbevalling of volgt een medische indicatie voor een ziekenhuisbevalling onder begeleiding van de gynaecoloog. Een thuisbevalling kan een ziekenhuisbevalling worden als zich tijdens de bevalling problemen voordoen, waardoor er een medische indicatie ontstaat. Van alle zwangere vrouwen die onder behandeling zijn bij de verloskundige (ongecompliceerde zwangerschap) geeft 70% aan liever thuis te willen bevallen. Slechts 30% van de in aanzet thuis bevallende vrouwen, bevalt echter daadwerkelijk thuis.

THUISBEVALLING (ONGECOMPLICEERD)

De voordelen van thuis bevallen zijn:
- De barende vrouw en haar partner zijn in een vertrouwde omgeving: je kunt doen en laten wat je wilt en voelt je lekker op je gemak, wat goed is voor de ontspanning.
- De kraamverzorgende en verloskundige blijven tijdens de weeën langer bij je.
- Na de bevalling lig je direct in je eigen bed, je hebt je eigen badkamer en je hoeft niet vervoerd te worden.
- Je krijgt alle aandacht en hebt veel afleiding.
- Na de bevalling kunnen jij en je partner (en eventuele kinderen) samen blijven.
- De kraamverzorgster heeft meteen tijd voor je, evenals voor je kind.

Nadelen van thuis bevallen zijn:
- Na de bevalling moet er wel worden opgeruimd. Dit is echter snel gedaan en geen echte reden om niet thuis te willen bevallen.
- Soms denk je dat je je thuis niet goed zou kunnen ontspannen: er zijn meerdere kinderen in huis, je woont erg gehorig of je voelt je veiliger in het ziekenhuis. Dan kan dat een reden zijn om voor een poliklinische bevalling te kiezen.
- Mocht er iets dreigen mis te gaan dan moet je in een vergevorderd stadium van de bevalling en misschien met heftige weeën alsnog naar het ziekenhuis.

POLIKLINISCHE ZIEKENHUISBEVALLING (ONGECOMPLICEERD)

Voordelen van een poliklinische ziekenhuisbevalling zijn:
- Medische zorg en apparatuur zijn meer binnen handbereik.
- Je hoeft geen extra spullen in huis te halen.
- De eigen verloskundige mag vaak ook daar de bevalling begeleiden.
- Sommige ziekenhuizen hebben speciale kraamsuites met een huiselijke sfeer waar de partner kan overnachten.

- Mocht er iets op het laatste moment niet goed gaan dan hoef je niet te worden vervoerd terwijl je sterke weeën hebt.
- In veel ziekenhuizen worden dezelfde mogelijkheden geboden als thuis: huiselijke sfeer met je eigen muziek tot soms zelfs de mogelijkheid in bad te bevallen.

Nadelen van een polikinische ziekenhuisbevalling zijn:
- Je kunt maar in beperkte mate doen en laten wat je wilt.
- Wanneer de weeën al begonnen zijn, moet je nog naar het ziekenhuis toe (je bent poliklinisch vaak pas welkom halverwege de ontsluitingsfase).
- De verpleging moet de aandacht verdelen over een aantal vrouwen.
- Je loopt meer risico om ziekenhuisinfecties op te lopen.

Huidige discussie
Enerzijds stellen Nederlandse verloskundigen dat wanneer niet kan worden aangetoond of een ziekenhuis veiliger bevalt dan thuis, de betreffende zwangere vrouw zelf zou mogen beslissen. Thuis bevallen lijkt voor een laag-risicopopulatie immers niet ongunstiger dan een ziekenhuisbevalling, en zou bij multipara's tot aantoonbaar minder interventies leiden. Anderzijds stellen gynaecologen dat bij nullipara's de kans op ingrepen tijdens de partus groter is, zodat de bevalling van deze groep vrouwen liever al direct in het ziekenhuis zou moeten starten. In deze discussie mengen zich tevens de pas bevallen vrouwen, die een ziekenhuisbevalling vaker negatief beoordelen dan de thuisbevalling. Voor een hernieuwde kijk op de Nederlandse thuisbevalling lijkt een gefundeerde discussie tussen gynaecologen, verloskundigen, kinderartsen én bevallen vrouwen, en verder wetenschappelijk onderzoek nodig naar risico's voor moeder en kind bij zowel een thuisbevalling als een ziekenhuisbevalling.

MEDISCHE INDICATIES VOOR EEN ZIEKENHUISBEVALLING (GECOMPLICEERD)

Indicaties om alsnog in het ziekenhuis te bevallen bij een geplande thuisbevalling:
- Bij gebroken vruchtvliezen zonder duidelijke ontsluitingsweeën binnen (meestal) 24 uur.
- Als de baby in het vruchtwater gepoept heeft (meconiumhoudend vruchtwater).
- Bij een afwijkende houding van de baby (dwarsligging, stuitligging).
- Wanneer ontsluitingsweeën niet goed op gang komen.
- Wanneer bij goede ontsluitingsweeën de volledige ontsluiting uitblijft.
- Wanneer na lang persen de uitdrijving niet vordert.
- Bij bloedverlies.
- Bij vroeggeboorte: < 37 weken gravida.
- Bij laatgeboorte: > 42 weken gravida.

Indicaties om alsnog in het ziekenhuis opgenomen te worden, na de geboorte van de baby:
- Wanneer de placenta niet of incompleet geboren wordt (nageboorte).
- Bij gecompliceerde ruptuur (totaalruptuur) of episiotomie die operatief gehecht moet worden.
- Indien er sprake is van te veel bloedverlies.
- Indien de baby een slechte start heeft.

Deel 2

9.2 Het aankondigen van de bevalling

De volgorde waarin de spontane bevalling zich aankondigt wisselt per bevalling en ligt dus niet vast. Tijdens het verliezen van vruchtwater kan de slijmprop mee afgedreven worden, of pas na het hebben van langdurige ontsluitingsweeën kunnen de vliezen breken of door de behandelend arts of verloskundige 'gebroken worden' (doorgeprikt).

Aankondigingen die wijzen op een naderende bevalling:
- lichamelijke onrust;
- verliezen van de slijmprop ('tekenen');
- breken van de vliezen (verliezen vruchtwater);
- krijgen van ontsluitingsweeën.

Lichamelijk onrust

Eigenlijk is lichamelijke onrust geen echt teken dat de bevalling gaat beginnen. Wel is het zo dat veel hoogzwangere vrouwen een paar dagen tot een paar uur voordat er weeënactiviteit plaatsvindt lichamelijk onrustig zijn. Dit kan zich uiten in 'niet lekker in je vel zitten', een gevoel alsof je tegen je menstruatie aanhikt, onrustig zijn, steeds weer gaan staan of lopen, bezig willen zijn, de neiging hebben alles op te ruimen of wat misselijk worden van koffie of andere sterke geuren.

Verliezen van de slijmprop ('tekenen')

Tegen het eind van de zwangerschap wordt de baarmoederhals (cervix) zachter of 'rijp', evenals de slijmprop die de baarmoederhals stevig afsluit. Deze slijmprop kan in de laatste periode van de zwangerschap naar buiten vloeien. De vrouw krijgt wat afscheiding met sliertjes bloed, afkomstig van enige gesprongen vaatjes. De kleur is lichtroze. Helderrood bloed kan duiden op pathologie, uit voorzorg moet de behandelend arts of verloskundige altijd gewaarschuwd worden! Bij multipara's lijkt de bevalling zich na het verlies van de slijmprop eerder aan te dienen dan bij primipara's. Het verlies van de slijmprop kan dagen voor de bevalling doorzet al plaatsvinden en er kan zelfs weer een nieuwe aangemaakt worden. Bij sommigen is er nauwelijks een slijmprop. Als eerst de vliezen breken, gaat de slijmprop ook mee met het vruchtwater.

Breken van de vliezen

Tien procent van de bevallingen begint met het breken van de vliezen. Dit is het scheuren van de vruchtvliezen waardoor het vruchtwater plots wegvloeit (lage vliesbreuk), langzaam wegsijpelt of stootsgewijs wegloopt (hoge vliesbreuk). Vruchtvliezen zijn twee op elkaar gekleefde structuren die vanaf de placenta naar beneden lopen en het kind als het ware omvatten. De vliezen bevatten geen bloedvaten of zenuwvezels waardoor het geen pijn doet wanneer deze breken of gebroken worden. Soms is het niet duidelijk of het vocht vruchtwater of urine is: vruchtwater valt niet tegen te houden, urine vaak wel. Bij twijfel kan de zwangere vrouw wat vocht opvangen in een potje of maandverband en kijken of ruiken. Vruchtwater ruikt zoetig en ziet helder blank met vaak witte vlokjes erin, dit komt door het huidsmeer van de baby. Vruchtwater wordt ook gedurende de bevalling aangemaakt, om de baby voor uitdroging te behouden. Indien er weeën zijn, wordt het vruchtwater met enige scheutjes per wee verloren. De vliezen beschermen het kind tegen infecties die via de schede kunnen opstijgen, na het breken van de vliezen is er een open verbinding met buiten en dus infectiegevaar. De bevalling moet nu binnen 24 uur op gang komen. Als de vliezen niet eerder zijn gebroken, breken de vliezen vaak op het moment dat de ontsluiting bijna volledig is door de kracht van de weeën. Meld aan de verloskundige of behandelend arts of de vruchtvliezen gebroken zijn en zo ja, hoe het vruchtwater eruitziet.

MECONIUMHOUDEND VRUCHTWATER

Wanneer de baby in het vruchtwater heeft gepoept (meconium), ziet het vruchtwater groenig. Bij een geplande thuisbevalling moet de zwangere vrouw in dit geval toch naar het ziekenhuis en klinisch bevallen om de veiligheid van moeder en kind te waarborgen. Na de geboorte wordt het kind gecontroleerd op mogelijke infecties aan de luchtwegen, wanneer de baby wat verontreinigd vruchtwater in de longetjes heeft gekregen. De zwangere vrouw moet direct haar behandelend arts of verloskundige melden dat het vruchtwater niet helder is. Niet-helder betekent meestal groen, maar het kan ook geel zijn (prematuur) of bruinrood (slechtere prognose).

INDALEN BABY

Belangrijk is ook of de baby al ingedaald is. Bij een goed ingedaalde baby drukt het babyhoofdje op de baarmoedermond en kan de navelstreng niet uitzakken. Indien de baby niet of niet goed is ingedaald (dit vertelt de behandelend arts of verloskundige in de 37e week aan de zwangere), bestaat er een kans dat de navelstreng met het vruchtwater omlaag zakt en kan het daarna pas indalende babyhoofdje een navelstrengafklemming veroorzaken. Daarom is het advies bij een niet-ingedaalde baby om direct te gaan liggen (horizontaal blijven) bij het breken van de vliezen en contact op te nemen met de verloskundige of behandelend arts.

TIJDSTIP

Het tijdstip van spontane vliesbreuk is van belang, omdat er nu een open verbinding is naar het kind, wat infectiegevaar kan opleveren. Daarom mag de zwangere vrouw met gebroken vliezen niet baden en geen seksuele gemeenschap (coïtus) meer hebben. Douchen mag vaak wel. Meestal komen de weeën binnen 24 uur op gang. Gebeurt dit niet dan zal de zwangere vrouw waarschijnlijk klinisch moeten bevallen. Tegenwoordig wacht men soms tot 72 uur na de vliesbreuk met inleiden, mits moeder en kind het goed maken, om toch een spontane ziekenhuisbevalling te krijgen.

Weeën (ontsluitingsweeën)

Weeën zijn contracties van de baarmoederspier. Afhankelijk van de fase waarin ze voorkomen, verschillen ze in frequentie en intensiteit. Baarmoedercontracties kennen we als harde buiken gedurende de zwangerschap, voorweeën (oefenweeën), ontsluitingsweeën (echte weeën), persweeën en naweeën. Weeën hebben als kenmerk dat de baarmoedercontractie eerst in sterkte toeneemt, daarna een hoogtepunt heeft en een uitloop. Hierna is er een weeënpauze, waarna de volgende wee zich weer aankondigt. Weeën zijn te vergelijken met de golven van de zee, ze komen en gaan met een golvend verloop: omhoog – hoogtepunt – omlaag – even pauze.

De baarmoedermond gaat onder invloed van weeën zowel verstrijken als ontsluiten:
- verstrijken of verweken: zachter en 'rijper' worden (uitzakken) van de cervix;
- ontsluiten: openen van de baarmoedermond naar 10 cm ontsluiting.

VOORWEEËN

Voorweeën zijn oefenweeën en worden in de volksmond ook wel valse weeën genoemd. Vaak komen ze de laatste weken van de zwangerschap geregeld voor, soms enkele keren per dag tot mogelijk enige uren achter elkaar. Voorweeën veroorzaken nog geen ontsluiting en zeggen ook niets over de snelheid waarmee de naderende bevalling zich zal aandienen. Bij voorweeën worden niet alle spierbundels van de baarmoederspier (uterus) gebruikt, ze maken alleen de baarmoedermond (cervix) rijper en slechts bij multipara's (vrouwen die al eerder bevallen zijn) kunnen ze zorgen voor enige ontsluiting. Er kan een diffuse druk in de onderbuik, benen of onderrug gevoeld worden. Er zit vaak een ritme in de contractiefrequentie, om de vijf of tien minuten. Dit gaat dan na een tijdje weer over wat zeer ontmoedigend kan zijn, omdat het leek alsof de bevalling ging beginnen. Het kan ook zijn dat de zwangere vrouw het gevoel heeft dat de baby indaalt; dan spreek je van indalingsweeën. Tips over afleiding, ontspanning, rustige buikademhaling, een warm bad/kruik of een massage in deze periode kunnen handig zijn.

ONTSLUITINGSWEEËN

Ontsluitingsweeën zijn 'echte' weeën en ritmisch optredende aanspanningen van de baarmoederspier (uteruscontracties) die aanleiding geven tot het verweken en opengaan van de baarmoedermond (cervix uteri). Hoe lang dit proces duurt is niet te voorspellen, bij een multipara gaat dit vaak sneller dan bij een primipara. Tijdens de uteruscontractie is er een aanzienlijke drukverhoging in de buikholte. Dit, samen met de enorme trek aan de banden van de baarmoeder, kan behoorlijk pijn doen. Vrouwen omschrijven dit vaak als een drukkend, krampachtig gevoel in rug of buik en soms in de benen. Of een soort menstruatieachtig gevoel: zeurend gevoel in de onderbuik. De overgang van voorweeën naar echte ontsluitingsweeën gaat geleidelijk en is niet altijd aan te geven. Het is belangrijk om te weten dat de aanloop en de beginfase soms lang kunnen duren, zeker bij primipara's. De portio moet eerst verweken en verstrijken en de ontsluiting neemt in het begin nog niet snel toe.

9.3 Stimuleren van de bevalling

Wanneer de bevalling niet of onvoldoende op gang komt, kan de baarmoeder op diverse manieren gestimuleerd worden om zodoende weeënactiviteit op te wekken of deze te versterken.

Breken van de vliezen ('doorprikken')

Wanneer de vliezen niet spontaan breken, zal de behandelend arts of verloskundige de vliezen breken oftewel doorprikken. Vaak versnelt dit de bevalling, doordat het meestal leidt tot een toename van weeën. Bij weeën zonder goede ontsluiting kan het breken van de vliezen net de aanzet zijn voor goede baarmoedercontracties.

Strippen

Wanneer de zwangere vrouw voorbij de 42e week is (over tijd), kan de behandelend arts of verloskundige de baarmoedermond strippen. Hierbij wordt de baarmoedermond (cervix) manueel wat gerekt, met als doel de bevalling op te wekken. Dit kan alleen indien de cervix al wat verweekt en rijp is. Het is raadzaam een maandverbandje na het strippen te dragen, omdat hierna vaak de slijmprop verloren wordt en er kans bestaat op het breken van de vliezen. Strippen van de vliezen na de 41e week lijkt de kans op over tijd zijn (serotiniteit) te verkleinen.

Serotiniteit (zwangerschapsduur ≥ 42 weken)
Als de controles goed blijven verlopen, kan afgewacht worden tot de bevalling zich alsnog aankondigt. Vaak wordt geadviseerd om tweemaal per week een CTG (cardiotocografie: registratie van de hartslag van de baby als reactie op baarmoedercontracties) en een echo te laten maken door de gynaecoloog. Serotiniteit is een medische indicatie om in het ziekenhuis te bevallen. Er is kans op verminderde functie van de placenta, waardoor de baby minder voeding kan krijgen. De hoeveelheid vruchtwater neemt eveneens langzaam af. Er is meer kans op meconiumhoudend vruchtwater en (zeldzaam) verminderde zuurstofopname.

Inleiden

Wanneer de bevalling (desondanks) niet op gang wil komen of de ontsluitingsfase te lang duurt, kan de bevalling worden ingeleid in het ziekenhuis (medische indicatie). Ook kunnen er andere redenen zijn om de baby eerder geboren te laten worden. Bij inleiden wordt in de vagina een prostaglandinehoudende gel of tabletten gebracht. De baarmoedermond wordt hierdoor meer verweekt en gaat als het goed is ontsluiten. Daarna volgt een infuus met oxytocine of syntocinon om de weeën op te wekken. Via een vaginaal ingebracht drukmetertje op het hoofdje van de baby wordt de toestand van het kind in de gaten gehouden. Daarbij worden de vliezen gebroken. Soms volgt er een te grote toename van weeën (weeënstorm), waarna de weeënopwekkende dosis wordt teruggebracht. Indicaties voor inleiden:
- bij ongunstige omstandigheden, zoals onvoldoende krachtige weeën of een niet volledig willen ontsluiten van de baarmoedermond;
- bij onvoldoende groei van de baby is het beter om deze geboren te laten worden;
- als de baby in nood is, maar er is geen indicatie voor een keizersnee;
- wanneer de placenta minder goed gaat werken;
- wanneer er te weinig vruchtwater is;
- wanneer de conditie van de moeder verslechtert.

9.4 Eerste fase van de bevalling: ontsluiting

De bevalling kan verdeeld worden in drie fasen, elk vaak met een eigen kenmerkend verloop wat betreft de intensiteit van de weeën:
eerste fase: ontsluiting; ontsluitingsweeën verweken en openen de baarmoedermond (cervix);
tweede fase: uitdrijving; persweeën drijven de baby door het geboortekanaal;
derde fase: nageboorte; placenta en vliezen worden geboren door naweeën.

Eerste fase: ontsluiting

In deze eerste fase van de bevalling wordt onder invloed van ontsluitingsweeën de baarmoedermond (cervix) verweekt en ontsloten tot 10 cm (volledige ontsluiting).

De ontsluitingsfase wordt verdeeld in drie fasen:
beginfase: 0-5 cm ontsluiting;
middenfase: 5-8 cm ontsluiting;
eindfase of overgangsfase (naar het persen): 8-10 cm ontsluiting.

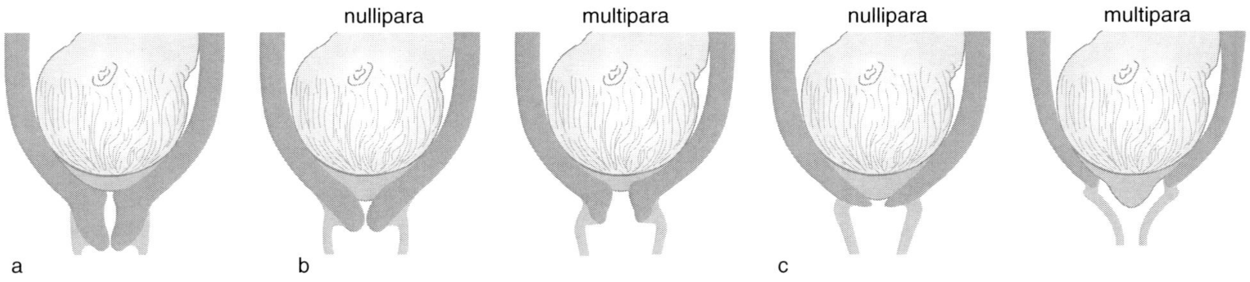

Figuur 9.1
Ontsluiting baarmoedermond.
a Staande cervix aan het eind van de zwangerschap.
b Verstrijken van de cervix met beginnende ontsluiting (links nullipara, rechts multipara).
c Volledig verstreken cervix (links nullipara, rechts multipara).

BEGINFASE

In de beginfase komen de weeën langzaam op en zakken weer langzaam weg. Soms is er een frequente aandrang tot urineren en defeceren, wat alleen maar handig is om blaas en darmen zo leeg mogelijk te krijgen voor de bevalling verder doorzet. De contracties voelen vaak nog niet zo sterk, duren niet zo lang en de pauzes tussen de weeën duren ongeveer vijf tot zeven minuten. De beginfase geeft ongeveer 0-5 cm ontsluiting en duurt in verhouding het langst.

Advies

Wanneer de eerste weeën zich 's nachts aandienen, is het raadzaam te proberen nog zo lang mogelijk te slapen, de komende uren worden nog druk genoeg. Wanneer het overdag is, is het advies om rustig in beweging te blijven. Dus niet direct gaan liggen, maar wandelen of in en om het huis aanrommelen. Dit houdt de ademhaling en doorbloeding goed op gang en intensiveert de weeën. Bij gaan zitten of liggen: gebruik een kraammatrasje als onderlegger om vruchtwater op te vangen als de vliezen zouden breken of al gebroken zijn.

Ademhaling

Probeer zo rustig mogelijk te blijven tijdens een wee en adem het liefst met een rustige buikademhaling. Zo vindt de doorbloeding naar de buik en optimale zuurstofopname door de longen goede doorgang.

Gedrag

Wanneer het begin van een wee gevoeld wordt, is het vaak prettig een houding te zoeken om de wee op te vangen. Vaak is dit door de buik te ontzien en de buikspieren te ontspannen. Bijvoorbeeld door even voorover te steunen op de tafel, het aanrecht of een stoelleuning. Blijf rustig doorademen tot de wee weg is, zucht diep door na afloop en ga weer door met de activiteit waar je mee bezig was.

MIDDENFASE

De contracties worden nu sterker, de top van de wee duurt langer en de pauzes tussen de weeën juist korter (3-4 minuten). De middenfase geeft ongeveer 5-8 cm ontsluiting. Het wordt voor de barende vrouw nu vaak moeilijker om de weeën op te vangen. De weeën worden onberekenbaarder en de vrouw heeft haar ademhalingstechniek en concentratie tijdens een wee echt nodig. Een positieve instelling is heel belangrijk, maar emoties mogen gezien worden. In deze fase komt de verloskundige om door middel van een vaginaal toucher te controleren hoever de ontsluiting gevorderd is.

Advies

Het is belangrijk om van wee naar wee te leven en te handelen, zonder te focussen op hoe lang het gaat duren. Het beste is om in je 'weeën te duiken', naar de pijn toe te gaan met je gedachten en je zo goed mogelijk te concentreren op de wee. Ook een houding aannemen waarin ontspannen en concentreren op de wee goed gaat is belangrijk; de zogeheten opvanghoudingen. Tips om de ontsluiting te bevorderen zijn behalve ademhaling en houding onder andere: warmte, rust en concentratie. Warmte kan heel ontspannend werken (douche, bad), waardoor de weeën beter op te vangen zijn. Door betere ontspanning kunnen de weeën vaak intensiveren. Bij een (te) snelle ontsluiting kan het echter ook averechts werken: het kan de al heftige weeën zo versterken dat ontspannen juist moeilijker wordt.

Ademhaling

Probeer tijdens de wee de buikademhaling zo lang mogelijk toe te passen. Vaak is hardop ademen prettig ('zuchten'): rustig inademen door de neus en uitademen door de licht geopende mond. Dit helpt om de ademhaling te reguleren en niet in paniek te raken. Op het hoogtepunt van de wee wordt een buikademhaling moeilijker, dan wordt het tijd om over te gaan naar een snellere borstademhaling (puffen). Dit gebeurt eigenlijk vaak vanzelf, omdat de buik door de wee te gespannen wordt en pijnlijk wordt bij meebewegen op de buikademhaling. Soms wordt eerst op de flankademhaling overgegaan. Bij het puffen kan zelfs een riedeltje bedacht worden dat steeds wordt herhaald in gedachten of hardop; dit geeft ook afleiding. Als er geluiden worden gemaakt dan lage geluiden en geen hoge keelgeluiden. Dit geeft namelijk een hogere ademhaling. In plaats van puffen kan de zwangere vrouw ook 'hummen', kreunen of tellen. Zodra de wee echter weer afneemt, is het belangrijk de wee te volgen en de ademhaling weer richting de buik te laten gaan. Hiermee wordt voorkomen dat de vrouw te lang te hoog blijft ademen (energieverlies, kans op hyperventilatie). Terugkeren naar de buikademhaling kan door een diepe zucht te slaken en bewust weer naar de buik te gaan ademen. De weeënpauze is er niet voor niets: de ademhaling dient weer te normaliseren en de spieren kunnen even bewust ontspannen. Dat geeft weer kracht om de volgende wee het hoofd te bieden.

Gedrag

Veel barende vrouwen voelen de behoefte om (ritmisch) te bewegen tijdens de weeën, als afleiding van de pijn en om zich goed te kunnen concentreren op zichzelf en de eigen ademhaling (trance). Bekkenbewegingen, heen en weer wiegen, weeëndans, lopen of van houding veranderen, het kan allemaal zolang de barende vrouw zich er prettig bij voelt en het mogelijk is. Anderen liggen stil en concentreren zich op die manier op het opvangen van weeën.

EINDFASE OF OVERGANGSFASE

De laatste ontsluitingsfase wordt de eindfase genoemd en is de overgangsfase van ontsluiting naar uitdrijving. Deze fase is vaak de zwaarste periode van de ontsluiting: enerzijds heeft de barende vrouw nog onvoldoende ontsluiting om te mogen persen, dus moet ze blijven ontspannen. Anderzijds is de baby al flink aan het drukken op de portio wat een onmiskenbare persdrang oplevert, waaraan ze echter nog niet mag toegeven. Deze tegenstrijdige gevoelens, samen met de heftigheid van de weeën, maken dit tot het lastigste deel van de ontsluiting. Te vroeg meepersen levert een lichte zwelling van de portio op, waardoor de zo gewenste volledige ontsluiting juist langer op zich wachten. Deze fase is de kortste fase van de ontsluiting, maar wel de heftigste.

Advies

Probeer te blijven realiseren dat dit echt het laatste stukje is van de ontsluitingsperiode. Het einde komt in zicht. Je hebt het zo moeilijk, omdat je wilt toegeven aan de persdrang, maar je nog steeds moet ontspannen en je niet echt mag persen. Op het hoogtepunt van de wee mag je nu al wel een klein beetje meegeven met de onhoudbare persdrang, maar niet echt hard meepersen. Dit iets meegeven met het persgevoel is op dat moment vaak een heerlijk gevoel van opluchting. Zodra de wee echter afneemt, moet je proberen de wee weer weg te puffen, dus niet meer toegeven aan de persdrang.

Ademhaling

De weeën komen nu snel achter elkaar en duren lang (soms 1 minuut). Puffen (hoge, hoorbare ademhaling in een bepaald ritme) is nu het advies. Om dit niet continu te moeten doen tijdens de langere weeën, kun je het puffen in 'hapklare brokjes' verdelen: steeds drie- tot vijfmaal puffen, daarna iets langer uitblazen en opnieuw drie- tot vijfmaal puffen, net zolang tot de wee weg is. Daarna proberen diep door te zuchten, voordat de volgende wee zich aandient. Ogen bewust openen tussen de weeën door helpt om 'bij te blijven' en je weer te realiseren waar je mee bezig bent. Tijdens de weeën duik je weer 'in je weeën' en ben je helemaal één met je lijf.

Gedrag

In deze fase van de ontsluiting raak je vaak in jezelf gekeerd. Door het pijngevoel komen endorfinen vrij, die te vergelijken zijn met morfine en enig pijnverminderend effect hebben. Het maakt dat je je geestelijk terugtrekt, dat niets meer belangrijk lijkt, dat niets je deert. Je bent jezelf psychisch aan het afsluiten en alleen nog maar gefocust op je lichaam en het gevoel in je buik. Concentreer je op jezelf, laat je niet afleiden door je te bemoeien met taken die je partner af kan, focus eventueel op een punt in de kamer of een beeld in je hoofd.

Doel puffen

- niet meepersen tijdens een wee;
- persdrang opvangen;
- spanning verminderen in de buik;
- beter concentreren op de wee;
- aandacht verleggen naar de ademhaling en niet naar de pijn.

Niet meepersen bij onvolledige ontsluiting

Soms ontstaat al persdrang wanneer de rand van de baarmoedermond nog niet voorbij het breedste deel van het hoofdje is geschoven. Er staat dan nog een 'randje'. Wanneer je gaat persen, kan hier een lichte zwelling ontstaan, waardoor de doorgang alleen maar kleiner wordt. Pas als het 'randje' weg is, is er volkomen ontsluiting (VO). Meestal is dit bij 10 cm ontsluiting, maar dat hangt van de grootte van het hoofdje af.

Randje wegmasseren

Wanneer de ontsluitingsweeën al langere tijd aanhouden en de laatste centimeter van de ontsluiting niet wil vorderen, kan een arts of verloskundige dit randje proberen weg te masseren om volledige ontsluiting te versoepelen.

Toucheren (inwendig onderzoek)

De verloskundige of de begeleidend arts doet af en toe een inwendig onderzoek om te bepalen hoe ver de baarmoedermond verweekt en ontsloten is, meestal bij nog weinig ontsluiting (minder verweekte baarmoedermond) of bij toucheren tijdens een wee. Dit kan gevoelig zijn.
Advies: ontspan bewust je bekkenbodem en concentreer je op een lage buikademhaling. Lichtjes meepersen tijdens toucheren helpt vaak.

Deel 2

Vergelijking van weeën met de golven van de zee

Stel je voor dat je op het strand loopt, de zee tegemoet. Iedere dag is een stap dichter bij de zee, bij je bevalling. Voor sommigen lijkt het wel eb: steeds weer krijg je al natte voeten (voorweeën), maar daarna is er weer een zandbank en stoppen de weeën, en lijkt de zee en daarmee de bevalling verder weg dan ooit. Voor anderen is het vloed: voor je het weet heb je al natte voeten en gaat de bevalling snel van start. Soms zelfs lijkt de zee nog niet in zicht, maar val je plotsklaps van een klif in het water en is de bevalling al gestart.
Maar meestal loop je geleidelijk aan richting het water. Je krijgt wat natte voeten (voorweeën) en daarna wordt het water langzaamaan dieper en is er een golvend verloop in te ontdekken (beginfase ontsluiting). Het water kabbelt om je voeten en je bent verheugd: de bevalling gaat eindelijk beginnen! Langzaam loop je verder het water in en de golven worden wat hoger. Je voelt wat meer weerstand van de golven, van je weeën. Het vrolijke doorstappen door het water verandert. Je merkt dat de golven duidelijk omhoog en omlaag gaan, dat je je ademhalingstechniek moet gaan gebruiken. Maar het lukt je en daar ben je trots op. Deze fase geeft je vertrouwen in je lijf, in je manier van weeën opvangen, in je ademhaling, in jezelf.
Daarna worden de golven steeds hoger (middenfase ontsluiting): de buikademhaling valt moeilijker vol te houden. Op het hoogtepunt van de wee ga je vanzelf puffen om je buik te ontzien (hoge ademhaling). Als de golf omlaag zakt, zakt je ademhaling mee en eindig je met de buikademhaling (lage ademhaling). In de pauzes, als er geen golf of wee is, zucht je eens diep door om automatisch naar een lage buikademhaling te gaan en klaar te zijn voor de volgende weeëngolf.
De eindfase van de ontsluiting valt te vergelijken met het zwemmen door de branding: je voelt de bodem af en toe niet meer onder je voeten, wordt overspoeld door een hoge golf en weet niet meer of je boven of onder bent. De golven bewegen van voor naar achter, de onderstroming trekt je van boven naar beneden: net als de tegengestelde trekkrachten in je lijf in deze laatste ontsluitingsfase (de cervix opent nog, de baby drukt al omlaag). In deze brandingsgolven is het moeilijk rustig te blijven, toch is dat wel belangrijk. Haal adem als de golf weg is en duik in de volgende wee.
Aan de kant staat de loods (je partner), hij coacht je en moedigt aan. Om je heen

zwemmen de reddingszwemmers (arts, verloskundige, verpleegkundige) om je te steunen en advies te geven. Je bent niet alleen, je wordt op alle mogelijke manieren begeleid.
Zodra je de branding gepasseerd bent, wordt het rustig. De zee is kalm, de ontsluitingsweeën zijn gestopt. Wanneer je weer een beetje op adem bent gekomen, realiseer je je dat er een bootje voor je op het water drijft. Hierin ligt je baby op je te wachten. Er rest nu nog een laatste inspanning: zwemmen om je baby te bereiken (persen). Met iedere zwemslag of perswee kom je dichter bij je baby, tot je met een laatste krachtsinspanning over de rand van de boot klimt (laatste perswee). Eindelijk heb je je doel bereikt en kun je uitrusten in de boot, met je baby op je buik.
Zacht dobberend op de golven (naweeën), die soms nog wat onstuimig kunnen zijn, wordt je bootje naar de haven gesleept, waar enige reparaties nodig zijn (nageboorte placenta, hechten).
Daarna ben je veilig aangemeerd en start het nieuwe leven met je baby!

REFERENTIES

Bochove J van, Vlijmen R van. Rondom zwangerschap. 8ste druk. Amsterdam: Forum, 2000.

Dijk H, Gorter A, Haan E de, Jong M de, et al. Bevallen en opstaan. 31ste druk. Amsterdam/Antwerpen: Contact, 1999.

Eskes M, Treffers PE. Midwifery in The Netherlands. The Wormerveer study; selection, mode of delivery, perinatal mortality and infant morbidity. Br J Obstet Gynaecol 1989 Jun; 96(6):656-62.

Grient Dreux A de, Labordus M, Nicolaï S, Vos C de. Zwanger; het nieuwe handboek voor aanstaande ouders. 2e druk. Utrecht: Het Spectrum, 2004.

Heineman MJ, Bleker OP, Evers JLH, Heintz APM. Obstetrie en gynaecologie. De voortplanting van de mens. 5e druk. Maarssen: Elsevier gezondheidszorg, 2004.

Hulst LA van der, Teilingen ER van, Bonsel GJ, Eskes M, Bleker OP. Does a pregnant woman's intended place of birth influence her attitudes toward an occurrence of obstetric interventions? Birth 2004 Mar;31(1):28-33.

Noten K. Fitness bij zwangerschap. Utrecht: AW Bruna bv, 2004,

Röst C. Bekkenpijn tijdens en na de zwangerschap. 4e licht gewijzigde druk. Maarssen: Elsevier gezondheidszorg, 2003.

Salomé C, Wit J de. Duik in je weeën. 10e herziene en uitgebreide druk. Houten: Van Holkema & Warendorf, 2000.

Smulders B, Croon M. Veilig bevallen. 12e, geheel herziene druk. Utrecht/Antwerpen: Kosmos-Z&K Uitgevers bv, 2003.

Spanjer J, Haan E de, Dijk H, Poortman L, Gorter A, Waal M de, et al. Bevallen en opstaan. 28ste druk. Amsterdam/Antwerpen: Contact, 1998.

Stoppard M. Baby! Vruchtbaarheid, zwangerschap en geboorte. 2e druk. Utrecht/Antwerpen: Kosmos-Z&K Uitgevers, 1995.

Visser GHA, Steegers EAP. Beter baren. Nieuwe keuzen nodig in de zorg voor zwangeren. Medisch Contact 2008 jan 18;63(3):96-100.

Westerik-Verschuuren EMHL. Jonge moeders... ook onze zorg? Tienerzwangerschappen en bekkenfysiotherapeutische zorg. Enschede, 2006.

Wiegers TA, Keirse MJ, Berghs GA. Outcome of planned home and planned hospital births in low risk pregnancies: prospective study in midwifery practices in The Netherlands. BMJ 1996 Nov 23; 313(7068):1309-13.

YVLO. PeriPartum Actueel, Bijscholing zwangerschapdocenten. Utrecht: Tirol 98, 2003.

10 De geboorte

Het laatste stukje van de bevalling is aangebroken, de uitdrijvingsfase of persfase. Nu mag je eindelijk gaan persen en wordt je baby bijna geboren. Soms is het moeilijk te bevatten dat het nu echt bijna gaat gebeuren, ben je het doel van alles een beetje kwijt. Maar zodra er volledige ontsluiting is, veranderen de hormonen in je lijf. Wanneer de baarmoedermond 10 cm is ontsloten, ontstaat er ruimte om de baby de baarmoeder te laten verlaten en het geboortekanaal in te laten gaan. Omdat je geen ontsluitingspijn meer hebt, verdwijnt het hormoon endorfine, dat zorgde voor een soort trancegevoel. Daarvoor in de plaats komt het hormoon adrenaline, dat je actief en alert maakt en nieuwe energie geeft om te persen. De weeën veranderen, van trekkende krampen worden het duwende persweeën. Tijdens de persweeën kun je druk van de baby ervaren op de anus en de endeldarm, of komt er zelfs een beetje ontlasting mee. Je weet dan dat de baby al zo laag ligt dat je mag gaan persen. Ook de baby merkt de hormoonverandering op: door de endorfine zal de kleine zich ondanks de weeënstorm rustig hebben gehouden tijdens de ontsluitingsfase. Door de adrenaline wordt de baby vlak voor de geboorte alert en 'op scherp gezet', wat nodig is om direct na de geboorte in staat te zijn zelf te gaan ademhalen en de eigen bloedsomloop van zuurstof te voorzien.

10.1 Tweede fase van de bevalling: uitdrijvingsfase

De tweede fase van de bevalling is de uitdrijvingsfase. In deze fase wordt de baby door persweeën geboren.

Persweeën

Persweeën komen vaak om de twee tot drie minuten en zijn krachtig, soms onregelmatig en kunnen vrij lang duren, zelfs één tot anderhalve minuut. In de uitdrijvingsfase (of eindfase) wordt de baby uiteindelijk geboren. Deze fase verschilt van de ontsluitingsfase, doordat de weeën nu niet voor ontsluiting zorgen maar voor perskracht. De persweeën voelen ook anders aan dan de ontsluitingsweeën: vaak niet echt pijnlijk (de ontsluiting of het oprekken van de baarmoedermond is al gebeurd), beetje vergelijkbaar met een harde buik. Persweeën veroorzaken vaak een 'oergevoel' van persdrang.

Niet altijd herkent de barende vrouw de persweeën echter als zodanig, soms lijkt het alsof ze moet ontlasten (poepdrang). Vooral bij een zeer snelle ontsluiting (ongeloof: 'dit kan niet zo snel') is dit het geval en mogelijk is de verloskundige of begeleidend arts nog niet aanwezig. Ga je toch naar het toilet: leg een handdoek in de toiletpot voor het geval dat de baby plotseling snel omlaag zakt.

ADVIES

Hoewel persweeën lang kunnen aanhouden, zit er vaak meer tijd tussen de weeën in. Dit geeft de barende vrouw tijd om na het persen op adem te komen en zich voor te bereiden op de volgende wee. Hoe alerter je bent, des te eerder je de perswee voelt komen en optimaal kunt meepersen. Soms zit er te veel tijd tussen de persweeën, terwijl er aanwijzingen zijn dat de baby sneller geboren moet worden, of vallen de persweeën wat weg. In dat geval moet je zonder persweeën persen, dus op 'eigen kracht'. Dat is niet moeilijker (dezelfde ademhalings- en perstechniek), wel vermoeiender. Ook omdat er haast bij kan zijn, dus de rustpauzes korter zijn.

ADEMHALING

Tijdens een perswee van anderhalve minuut kun je vaak drie- tot viermaal inademen en persen. Een goede teug is voldoende, niet overdreven diep inademen (levert juist te veel aanspanning op). Adem de lucht in en zet deze vast: zet neerwaartse kracht door de stemspleet gesloten te houden (dus geen of niet te veel geluid maken) en pers omlaag, vervolgens uitademen. Daarna opnieuw een hap lucht nemen en weer persen, totdat de perswee weg is.

GEDRAG

Tijdens het persen moet je proberen niet met je hele lijf te persen, maar het accent te leggen op de buik en de vagina. Let op dat je niet druk op je hoofd zet! Persen is niet moeilijk, maar kan wel vermoeiend zijn. Met de persweeën duwt de baarmoeder, met jouw hulp, je baby naar buiten. Probeer met alle energie te persen, je zult merken dat ondanks dat je doodop bent van de laatste wee, je altijd weer energie vindt om de volgende wee in te zetten. Adrenaline helpt je hierbij! Het gaat met millimeters vooruit, totdat ineens een klein stukje van het hoofdje zichtbaar wordt. Ook al schuift het hoofd na elke wee weer een stukje terug, bij de volgende wee is het weer daar waar het gebleven was. Zo schuift het hoofdje stukje voor stukje naar buiten.

HOUDING

De houding waarin je perst is sterk afhankelijk van je persoonlijke voorkeur of van wat de verloskundige of arts op dat moment het beste vindt. Mogelijkheden zijn een baarkruk (een beetje zoals op de wc), half zittend met de benen gebogen en de voeten plat op het bed, ondersteunde ruglig met opgetrokken benen, zijlig, of zelfs in kruiphouding. Als je in het ziekenhuis ligt en aangesloten bent op apparatuur, moet je meestal op het verlosbed (halfbed met de benen in ondersteunende beugels) blijven.

Bij bekkenpijn wordt meestal aangeraden om de benen zoveel mogelijk ondersteund te houden, dus voeten plat op het bed of de benen ondersteund geheven, al dan niet in de beugels. Dit geeft minder rek op de bekkenbanden en gewrichten. Bij het optillen van de benen is het prettig als anderen (partner, kraamverzorgende) je benen voor je optillen. Wél zelf daarna je bovenbenen vastpakken en actief iets naar je toe trekken (automatische stabilisatie).

HET 'STAAN' VAN HET HOOFDJE

Als het hoofdje 'staat', bevindt het zich in het midden van de vaginaopening en glijdt niet meer terug als de wee afzakt. Dit duurt kort: bij de volgende wee wordt het babyhoofdje geboren. Dit geeft meestal een scherp en branderig gevoel in de schede/ bekkenbodem. Vooral niet doorpersen (kans op inscheuren), maar met de wee meezuchten (puffen, dus adem niet meer vastzetten) om inscheuren zoveel mogelijk te voorkomen. Als het hoofdje geboren is, mag je vaak weer rustig meepersen en volgt de geboorte van het lijfje en krijg je een vochtige, warme baby op je buik gelegd.

Hoe moet je persen?

Adem in en zet de adem vast met de mond iets open (om te voorkomen dat je te veel druk op je hoofd zet) en duw naar beneden naar de bekkenbodem. Als de duwkracht op is, blaas je uit en adem je opnieuw in, en herhaalt de procedure. Meestal kun je driemaal persen op een wee. Het is belangrijk dat je de ellebogen naar buiten houdt. Als je de armen en ellebogen tegen je lijf aanhoudt, zet je sneller veel druk op je gezicht. Je partner kan je hierop wijzen.

Spildraai baby

INWENDIGE SPILDRAAI

De baby volgt met het hoofd de kromming van het geboortekanaal. Wanneer hij het geboortekanaal ingaat, is de bekkeningang overdwars het grootst, zodat de baby het hoofd dwars moet houden (gezicht naar links of rechts gedraaid). Daarna volgt het lichaam deze inwendige draaiing. De bekkenuitgang is echter juist van voor naar achter het grootst, zodat de baby zijn gezicht vlak voor het geboren worden weer recht draait.

- Meestal draait de baby met het gezicht naar de rugkant van de moeder toe. Voordeel van deze houding is dat de baby nog druk op het geboortekanaal kan uitoefenen met het achterhoofd. Bij het geboren worden is het achterhoofd zichtbaar. Als het hoofdje wordt geboren, komt eerst het achterhoofd en dan het gezicht (voorhoofd, ogen, neus, mondje en kin).
- Wanneer de baby het hoofd zo houdt dat de grootste diameter (kruin) op het geboortekanaal drukt (kruinligging), komt er meer rek op het geboortekanaal. Dit is nadelig voor de persduur en vaak bij primipara's reden voor een kunstverlossing.
- Als het kindje met zijn gezicht naar de buikkant van de moeder ligt (aangezichtsligging) verloopt de bevalling eveneens moeizamer, omdat het schaambeen in de weg zit en de kracht van duwen minder effectief is.

UITWENDIGE SPILDRAAI

Zodra het hoofdje geboren is, draait het weer naar opzij zoals het begon toen het de bekkeningang passeerde. Zodra de rest van het lichaam geboren wordt, ligt de baby dus met het gezichtje naar links of rechts gedraaid.

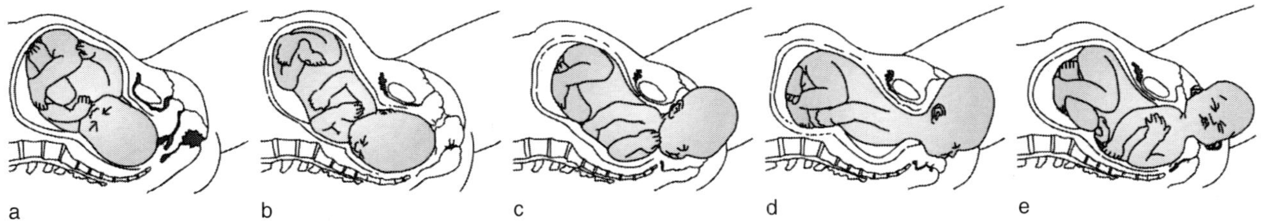

Figuur 10.1
Uitdrijving.
a achterhoofd linksdwars.
b en c achterhoofd linksvoor.
d achterhoofd voor.
e correctiedraai naar achterhoofd linksdwars.

10.2
Derde fase van de bevalling: nageboorte

De laatste fase van de bevalling is de nageboorte. De moederkoek (placenta) met navelstreng en vliezen wordt nu door naweeën geboren. Pas als de nageboorte compleet is, is de bevalling ten einde. Wanneer er bij de nageboorte onverwacht complicaties optreden, kan de pas bevallen vrouw alsnog op medische indicatie naar het ziekenhuis worden gebracht.

Nageboorte: vliezen, navelstreng en moederkoek (placenta)

De nageboorte is het laatste stukje van de bevalling. Nadat de baby is geboren, verlaat ook de placenta of moederkoek binnen enkele minuten tot een uur het moederlichaam en is de zwangerschap definitief ten einde. Dit gebeurt onder invloed van naweeën en wordt gestimuleerd door de verloskundige of begeleidend arts door licht trekken aan de navelstreng. Soms wordt een injectie gegeven in het bovenbeen om de baarmoeder extra te laten samentrekken. De nageboorte omvat de placenta, de navelstreng en de vliezen. De placenta wordt gecontroleerd of deze in zijn geheel de baarmoeder heeft verlaten, net als de vliezen. Stukjes achtergebleven placenta veroorzaken een onvoldoende inkrimpen van de baarmoeder, waardoor de wond waar de placenta zat blijft vloeien en de kans verhoogt op infectiegevaar bij de kraamvrouw. Indien de placenta incompleet is, is alsnog een gang naar het ziekenhuis noodzakelijk om de baarmoeder onder narcose operatief schoon te maken (curettage).

Figuur 10.2 Nageboorte.

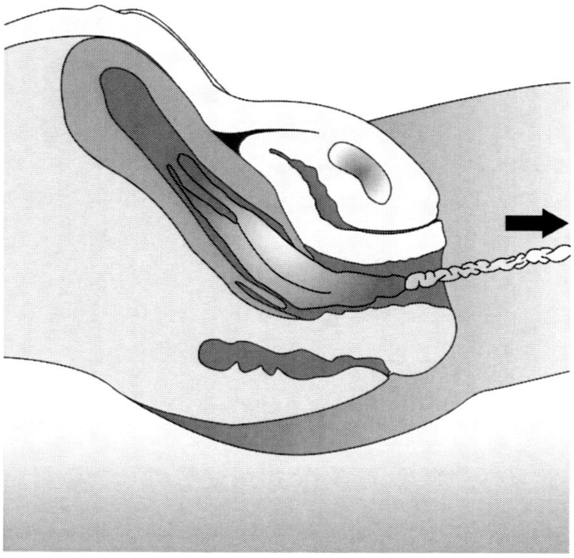

NAVELSTRENG

De navelstreng zit aan de placenta vast. Nadat de navelstreng is afgeklemd, wordt deze tussen babybuikje en klemmetje doorgeknipt. Dit voelt als het doorknippen van een rubber tuinslang, en wordt vaak aan de partner gevraagd om te doen. Het is zowel een symbolische als letterlijke daad van 'losmaken' van de moeder en welkom heten in dit leven. Het navelstompje dat achterblijft op het babybuikje sterft af en valt er na enkele dagen af. De kraamverzorgende houdt goed in de gaten of het navelstompje niet gaat ontsteken, want dat kan een buikinfectie bij de baby veroorzaken. Het litteken dat achterblijft is de navel.

Naweeën

In principe zijn naweeën nodig om de nageboorte geboren te laten worden, en daarna om de baarmoeder te laten krimpen. Naweeën zijn ook baarmoedercontracties, die als gevoelig ervaren kunnen worden. Deels komt dit ook omdat de kraamvrouw opgelucht is dat de bevalling voorbij is, en haar aandacht wil geven aan haar pasgeboren baby, partner, andere kinderen of wil uitrusten. Pijnlijke naweeën zijn dan hinderlijk en voelen als overbodig (de baby is immers al geboren). Bij vrouwen die een zeer snelle bevalling achter de rug hebben, kunnen de naweeën soms langer en heftiger aanhouden dan na een langdurige bevalling. Na een keizersnede kunnen naweeën als extra vervelend worden ervaren, doordat de baarmoederwond samentrekt. De naweeën worden meestal snel minder, wel blijven mildere baarmoedercontracties bestaan om de baarmoeder te laten slinken. Deze worden krachtiger door tepelstimulatie (borstvoeding).
Advies: ademhalingsoefeningen (wegpuffen) kunnen helpen, evenals ontspanningsoefeningen of een warme kruik op de buik. Bij sterke naweeën kan de verloskundige of begeleidend arts een pijnstiller (paracetamol) adviseren. Overleg dit altijd van tevoren bij het geven van borstvoeding.

Deel 2

10.3 Ingrepen en handelingen bij de baring

Soms zijn ingrepen nodig om de baby sneller geboren te laten worden. De meest voorkomende ingreep is het zetten van een knip (episiotomie) en het meeduwen op de buik van de barende vrouw (expressie) tijdens persen. Dit kan zowel thuis als in het ziekenhuis voorkomen. Een kunstverlossing, zoals vacuümextractie of tangverlossing, kan alleen in het ziekenhuis plaatsvinden, net als operatieve ingrepen zoals de keizersnede (sectio caesarea) en vormen van lokale of totale anesthesie. Een inscheuring (ruptuur) van het perineum valt niet geheel te voorkomen en helaas komen (sub)totaalrupturen ook nog geregeld voor.

Voor de ZwangerFit-docent is het zaak bij de postpartum intake navraag te doen naar eventuele ingrepen en mogelijk aanwezige disfuncties van de bekkenbodem, om daarmee met oefeningen en adviezen rekening te kunnen houden of om selectief door te verwijzen naar de geregistreerd bekkenfysiotherapeut. Het is bekend dat bekkenbodemklachten op latere leeftijd (menopauze) een relatie hebben met bekkenbodemschade tijdens de bevalling, en positief beïnvloed kunnen worden door deskundige bekkenbodemoefeningen postpartum.

Knip of epi (episiotomie)

Soms kan een knip worden gezet om vlak vóór de passage van het hoofdje de opening in de bekkenbodem te vergroten om zo de bevalling te bespoedigen of een dreigende inscheuring (ruptuur) te voorkomen. Ook kan bij dreigende schade door langdurige uitdrijving (ischemie) of bij foetale nood voor een knip worden gekozen. Een knip wordt gezet als het hoofdje van de baby al bijna 'staat', dus de druk op de bekkenbodem en het perineum het grootst is. Er wordt zo veel mogelijk geknipt tijdens een wee: door de druk op dat moment wordt het weefsel zo opgerekt dat de huid gevoelloos blijkt. Desondanks is het beleid om vóór het zetten van de knip een plaat-

Figuur 10.3
Op rek komen van de bekkenbodemspieren tijdens de uitdrijving.

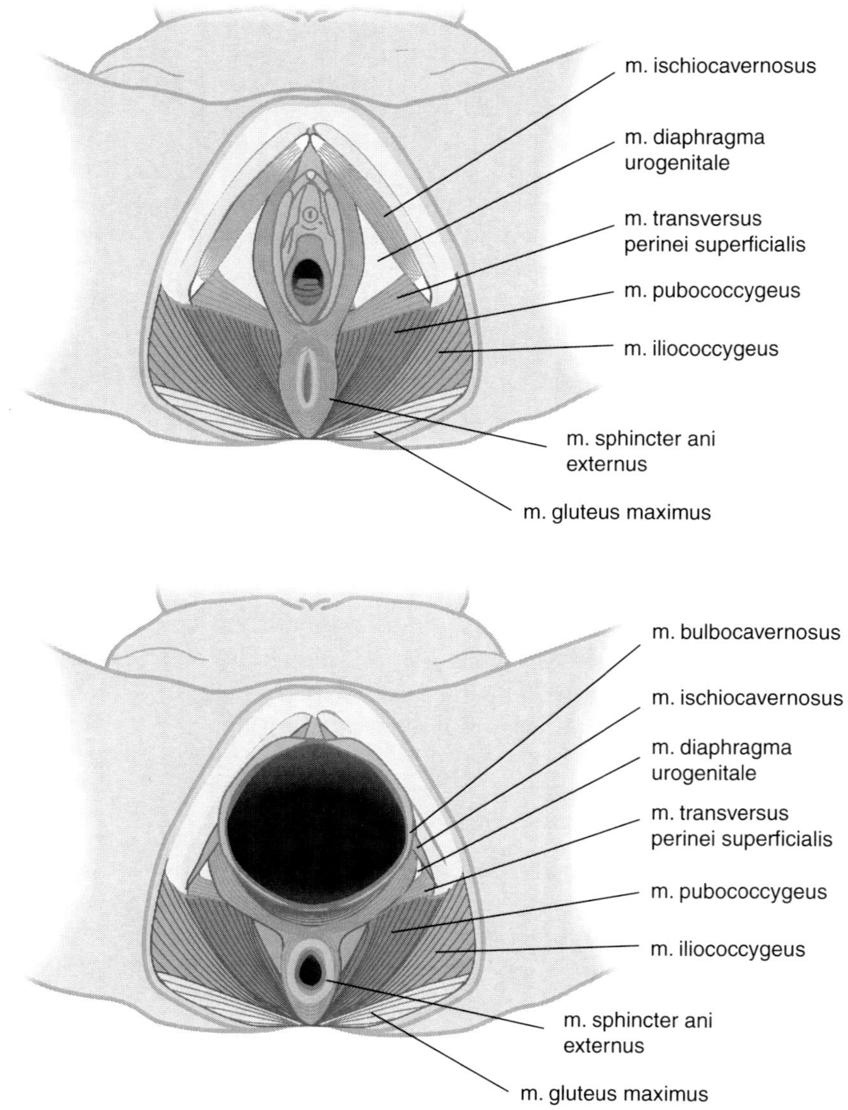

selijke verdoving in het perineum toe te dienen tijdens een wee. Een epi wordt in Nederland normaliter onder een hoek van 40° tot 60° gezet, afhankelijk van de anatomie van de barende vrouw, en meestal naar links (voorkeur rechtshandige begeleider).

- *Hechten:* Na de baring is de verdoving nog niet uitgewerkt, zodat hechten minder vervelend aanvoelt. Wanneer er maar een paar hechtingen nodig zijn, wordt er meestal niet verder verdoofd. Bij meer hechtingen worden er verdovingen bijgespoten. Deze zijn nu echter wel pijnlijk, omdat de vagina niet meer op spanning staat. De prik van verdoving of hechtnaald 'wegpuffen' net als tijdens de weeën, helpt.

Inscheuren (ruptuur)

Inscheuren is geen technische ingreep maar een natuurlijk proces om de vagina-uitgang te vergroten. Het preventief zetten van een knip voorkomt niet altijd een ruptuur of zelfs (sub)totaalruptuur. Om inscheuren naar de anus te voorkomen wordt in Nederland vrijwel altijd een schuine epi gezet. Een knip geneest door de rechte naden echter minder mooi dan de 'rafelige' randen van een ruptuur. Bij een ruptuur bestaat de neiging tot inscheuren naar dorsaal, dus vanuit de vagina (dorsolateraal) naar de anus toe. Hierbij is er een risico van beschadiging van de anale kringspier (mm. sfincter ani externus/internus).

BESCHADIGING ANALE KRINGSPIER

De externe anale sfincter (EAS) raakt beschadigd bij een (sub)totaalruptuur. Uit onderzoek is bekend dat van de primipara's 37% een (echografisch aantoonbaar) sfincterletsel heeft opgelopen. Bij sfincterletsel heeft 7% van de vrouwen direct postpartum klachten. Elke vorm van beschadiging van de anale kringspier geeft met name op latere leeftijd (postmenopauzaal) geregeld klachten als het moeilijk kunnen afsluiten van de anale kringspier. Variërend van het slecht kunnen tegenhouden van windjes (flatulentie) tot echt verlies van ontlasting (fecale incontinentie). Bij de geregistreerd bekkenfysiotherapeut kan door specifieke bekkenbodemoefeningen, indien nodig aangevuld met inwendige diagnostiek (intrarectale palpatie, myofeedback) en behandeling (functionele elektrostimulatie, rectale ballontherapie), de spierfunctie van de dwarsgestreepte externe anale sfincter (EAS) zo veel mogelijk verbeterd worden. De uit glad spierweefsel bestaande interne anale sfincter (IAS) is niet bewust trainbaar. Het sluitingsmechanisme van de anale sfincters wordt voor 30% door de EAS en voor 70% door de IAS bepaald.

Eerstegraads ruptuur
- beschadiging van het vaginaal epitheel weefsel ('haarscheurtjes');
- feitelijk ontstaat altijd enige weefselschade na een vaginale baring;
- *hechten*: kleine rupturen hoeven vrijwel nooit gehecht te worden.

Tweedegraads ruptuur
- idem eerstegraads ruptuur, tevens beschadiging van de perineale spieren (steunweefsel);
- beschadiging van bekkenbodem en het perineum;
- *hechten*: kleine rupturen hoeven niet altijd gehecht te worden. Hechten kan thuis door de verloskundige of huisarts worden gedaan onder lokale verdoving.

Derdegraads ruptuur: (sub)totaalruptuur
- idem tweedegraads ruptuur, tevens beschadiging van de anale sfincter;
- onvolledige tot volledige inscheuring van de externe anale sfincter met schade aan steunweefsel en vagina;
- *hechten*: onder volledige narcose (anesthesie) op de OK om de vagina en anale kringspier te hechten, en perineum en bekkenbodemspieren weer op te bouwen.

Graad 3a
minder dan 50% van de externe anale sfincter beschadigd.
Graad 3b
meer dan 50% van de externe anale sfincter beschadigd.
Graad 3c
beschadiging van zowel de externe als interne anale sfincters.

Vierdegraads ruptuur: ernstige totaalruptuur
- idem graad 3c ruptuur, tevens beschadiging anaal epitheel weefsel;
- volledige inscheuring van de externe én interne anale sfincters met schade aan zowel steunweefsel, vaginaal als anaal epitheel;
- *hechten*: onder volledige narcose (anesthesie) op de OK om vagina, anus, perineum en bekkenbodemspieren weer op te bouwen.

Vrij naar: Sultan (1999).

Meeduwen op de buik (expressie)

Op het hoogtepunt van een perswee duwt de verloskundige, arts, kraamverzorgende of aanstaande vader, op advies van degene die de bevalling begeleidt, geregeld hard mee op de buik van de barende vrouw. Op deze manier wordt de baby mee naar beneden geduwd en sneller geboren.

HERSTEL

Expressie kan pijnlijk zijn: soms wordt er uit alle macht op de buik meegeduwd tot blauwe plekken nadien toe. Ook wordt er soms zo krachtig geduwd dat de vrouw het gevoel heeft dat haar buikorganen zakken, en postpartum mogelijk verzakkingsklachten (prolapsklachten) ondervindt. Desondanks is het in het belang van moeder en kind om de bevalling tot een goed einde te brengen en zijn klachten niet altijd te voorkomen. Goede onderkenning en begeleiding zijn belangrijk in het herstelproces.

Pijnbestrijding

Los van het feit dat weeën door (pijnlijke) baarmoederkrampen zorgen voor het natuurlijk pijnverzachtende hormoon endorfine, waardoor de barende vrouw tevens meer in zichzelf gekeerd raakt en zich beter kan concentreren, kan het voorkomen dat een barende vrouw meer pijn lijdt dan ze aankan en zo de bevalling als een traumatische ervaring ondergaat. Of dat de pijnlijke weeën door uitputting niet meer goed op te vangen zijn, wat weer kan leiden tot een ingreep om de bevalling te bespoedigen. Bij een thuisbevalling kan de verloskundige of huisarts vrijwel alleen kiezen voor vrij verkrijgbare pijnstillers (zoals paracetamol). In het ziekenhuis kan de gynaecoloog kiezen voor morfinepreparaten om de pijn te bestrijden (zoals pethidine) of voor epidurale pijnbestrijding of spierontspanners (als diazepam, lorazepam). Nadeel is dat deze medicatie kan leiden tot een ademdepressie bij de baby.

PIJNBESTRIJDING IN NEDERLAND

In Nederland heerste tot aan deze eeuw toe het idee dat pijnbestrijding tijdens de bevalling niet direct de voorkeur geniet. Enerzijds wordt geredeneerd dat medicatie het natuurlijke proces van baren kan beïnvloeden, wat tot negatieve gevolgen kan leiden (minder persdrang waardoor eerder een kunstverlossing), anderzijds dat er een minder goede start van de moeder-kindbinding kan zijn, doordat de moeder minder voor haar kind moet 'vechten'. Tegenwoordig blijkt echter dat pijnbestrijding zeker niet altijd hoeft te leiden tot verdere ingrepen en juist een goede ondersteuning kan bieden aan de (door pijn en vermoeidheid) uitgeputte barende vrouw. Hierdoor kan de bevalling voorspoediger verlopen voor zowel moeder als kind en, niet onbelangrijk, wordt de bekkenbodemschade mogelijk meer beperkt. Bij een goed verlopende bevalling hoeft pijnbestrijding zeker niet altijd nodig te zijn. Doordat pijnbestrijding tegenwoordig voorhanden is en de vrouw zelf steeds meer keuzemogelijkheden krijgt, is het een nieuwe verworvenheid in het zelfbeschikkingsrecht van de vrouw over haar eigen lichaam.

TENDENS

Sommige klinieken bieden tegenwoordig een '24 uurs bevalservice': de garantie dat je baby binnen 24 uur geboren kan worden, met gegarandeerde pijnbestrijding wanneer de barende vrouw hier uitdrukkelijk om vraagt.

Weeën-ondersteunend infuus

Bij afnemende weeënkracht kunnen zowel in de ontsluitingsfase als in de uitdrijvingsfase de weeën gestimuleerd worden door middel van medicatie (syntocinon) per infuus. Dit kan alleen in het ziekenhuis op gynaecologisch advies.

Vacuümpomp (vacuümextractie)

Bij vacuümextractie wordt een speciale vacuümpomp als een soort zuignapje op het hoofdje van de baby aangebracht wanneer deze zich nog in het geboortekanaal bevindt. Door de zuignap vacuüm te zuigen blijft het napje stevig genoeg vastzitten om de baby door trekkracht geboren te laten worden, liefst tijdens de perswee en onder meepersen van de barende vrouw. Het vacuüm zuigen van het zuignapje duurt vaak eventjes. Afhankelijk van de stugheid van de bekkenbodem en de ernst van de situatie, wordt besloten of een knip zetten nodig is. Na de bevalling is er vaak een 'bultje' op het hoofdje van de baby te zien, dat na enige tijd weer wegtrekt. De nieuwste generatie vacuümpompen trekt sneller vacuüm, waardoor de afdruk op het hoofdje van het kind minder is. Zodra het hoofdje geboren is, wordt het vacuüm opgeheven en komt de baby verder door perskracht van de moeder ter wereld. Wanneer voor een vacuümpomp gekozen wordt, is de baby al ingedaald in het geboortekanaal en is het smalste punt van het bekken gepasseerd, zodat de gynaecoloog weet dat de baby vaginaal geboren kan worden. Een afwijkende hoofdligging van de baby (kruin, aangezicht) leidt tot een grotere diameter in het geboortekanaal, wat de natuurlijke bevalling kan belemmeren. Een vacuümpomp kan de geboorte dan bespoedigen. Ook bij spoed kan de vacuümpomp ingezet worden.

Figuur 10.4 Vacuümpomp.

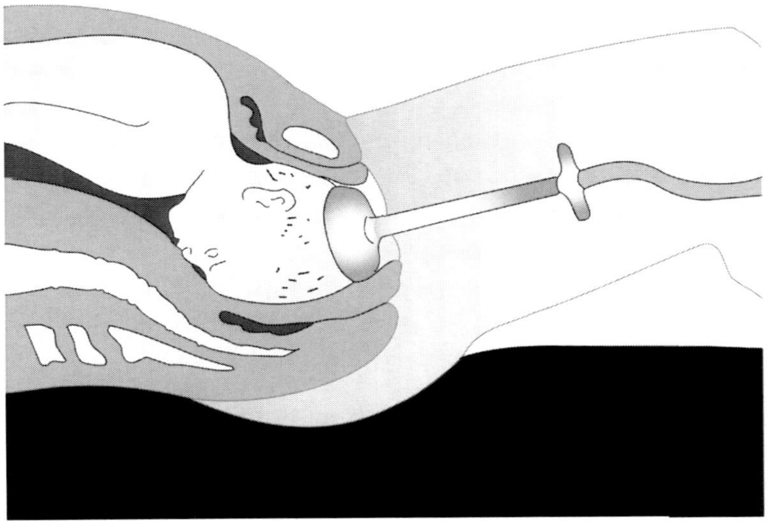

HERSTEL

Bij een kunstverlossing wordt in korte tijd veel druk gezet op de bekkenbodem, wat tot beschadiging en zelfs functieverlies kan leiden. Van belang is onderkenning van deze klachten, zodat de vrouw deskundige begeleiding kan krijgen bij het functieherstel van haar bekkenbodemspieren.

Verlostang (forceps)

De tangverlossing is de oudste vorm van kunstverlossing. De verlostang bestaat uit twee 'lepels' die vaginaal één voor één worden ingebracht en om het babyhoofdje worden geklemd. Dit gebeurt na plaatselijke verdoving en vaak na het zetten van een knip. De verlostang kan hoger in het geboortekanaal worden ingezet dan de vacuümpomp (hoge tang), maar ook bij een lagere babyligging gebruikt worden (lage tang). Na inbrengen en klemmen van de lepels wordt, het liefst tijdens een perswee, de baby uit het geboortekanaal getrokken. In een spoedsituatie waarin een keizersnede geen optie meer is, kan een tang de voorkeur genieten boven de vacuümpomp. De tang is namelijk sneller in het gebruik.

Figuur 10.5 Verlostang.

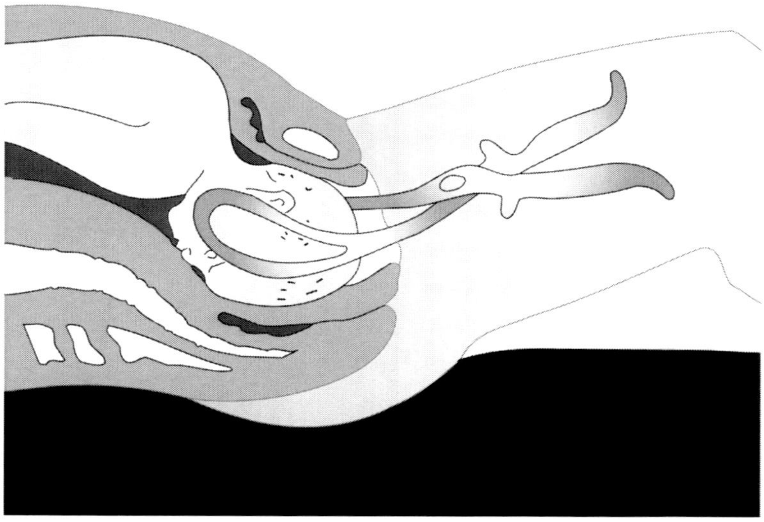

HERSTEL

Hoewel de tang in het verleden veel vrouwen van een benauwde bevalling verlost heeft, is het gebruik ervan op zijn retour. Nadeel van de verlostang is dat deze extra ruimte inneemt naast het babyhoofdje en stugger in gebruik is, wat meer schade kan veroorzaken aan het baringskanaal van de moeder. Indien mogelijk wordt eerder gekozen voor een keizersnede of vacuümverlossing. Een tangverlossing in de voorgeschiedenis leidt zeer vaak tot bekkenbodemdisfuncties (met name insufficiëntie van de EAS), variërend van direct postpartum tot pas optredend rond de menopauze (afname stevigheid bekkenbodem onder invloed van hormonen). Voor de baby kan een tangverlossing meer risico op *plexusletsels* opleveren.

Voor een nullipara is de kans op een kunstverlossing (vacuümextractie of tangverlossing) groter dan voor een multipara. Tevens neemt de kans op een kunstverlossing toe bij het stijgen van de leeftijd van de moeder:
- laagste percentage kunstverlossingen: multipara van 18 jaar (5%);
- hoogste percentage kunstverlossingen: nullipara van 41 jaar (28%);
- gemiddelde percentage kunstverlossingen nullipara: 18,5%;
- gemiddelde percentage kunstverlossingen multipara: 3,5%.

Keizersnede (sectio caesarea)

Een keizersnede is een buikoperatie waarbij de baby uit de baarmoeder wordt verlost. Vanwege de buikoperatie is de herstelperiode na een keizersnede vaak langer en zwaarder dan na een vaginale baring. Voor de verdoving wordt gebruikgemaakt van spinale of epidurale anesthesie ('ruggenprik') en wordt nog slechts zelden voor volledige narcose gekozen. Pas vlak voor de OK wordt de moeder verdoofd, zodat de baby zo min mogelijk verdoving binnenkrijgt. Een keizersnede kan gepland of ongepland (spoed) zijn.

Voor een nullipara is de kans op een keizersnede groter dan voor een multipara. Tevens neemt de kans op een keizersnede toe bij het stijgen van de leeftijd van de moeder:
- laagste percentage keizersnede: multipara van 18 jaar (4%);
- hoogste percentage keizersnede: nullipara van 43 jaar (41%);
- gemiddelde percentage keizersnede: nullipara: 15%;
- gemiddelde percentage keizersnede: multipara: 8%.

GEPLANDE KEIZERSNEDE (PRIMAIRE KEIZERSNEDE)

Een keizersnede wordt gepland bij:
- te smalle bekkeningang of -uitgang;
- dwarsligging van de baby;
- placentaligging (geheel of gedeeltelijk) voor de baarmoedermond;
- meerlingbevalling waarvan de houding zodanig is dat ze niet vaginaal geboren kunnen worden;
- stuitligging waarbij er indicaties zijn dat een vaginale baring niet verantwoord is;
- moederlijke indicaties, zoals cardiale afwijkingen.

SPOEDKEIZERSNEDE (SECUNDAIRE KEIZERSNEDE)

Een spoedkeizersnede wordt uitgevoerd bij:
- uitzakken van de navelstreng (na breken van de vliezen zonder dat de baby is ingedaald). Risico op afsnijden van de bloedtoevoer van de baby bij indalen van de baby;
- acute verslechtering van de conditie van de baby;
- een zodanige ligging van de baby dat een vaginale baring te veel risico oplevert;
- constateren tijdens de bevalling dat het bekken te smal is;
- niet vorderen van de bevalling en een kunstverlossing (vacuüm, tang) niet mogelijk is;
- acuut gevaar voor de gezondheid van de moeder.

SNIJVLAK KEIZERSNEDE

Het snijvlak van de keizersnede kan zijn een:
- horizontale snede (bikinisnee): indien er voldoende tijd is, wordt gekozen voor een dwarse snede. Dit geeft een mooier litteken;
- verticale snede: bij spoed is er meestal tijdnood en is een rechte snede het snelst.

De cursist
'Mijn hele zwangerschap verliep fantastisch. Dat de baby met een keizersnede gehaald zou worden deerde me niet. Ik had al in een vroeg stadium te horen gekregen dat mijn bekken te nauw was, en bovendien lag de baby consequent in stuitligging. De keizersnede werd gepland aan het begin van de 38e week, dat was ruim op tijd voor een eerste kindje dachten we. Tot die dag halverwege de 37e week. Ik had 's avonds nog een stukje gefietst met een vriendin, omdat ik me zo goed voelde en rolde daarna moe mijn bed in. Ik viel als een blok in slaap, maar werd een paar uur later wakker in een nat bed met gebroken vliezen! Voor ik me realiseerde wat er aan de hand was, begonnen ook de weeën en viel ik gelijk in een weeënstorm. Gelukkig belde mijn man direct het ziekenhuis. Daar aangekomen bleek ik al 5 cm ontsluiting te hebben en kreeg meteen een infuus om de weeën af te remmen: de baby zou immers niet vaginaal geboren kunnen worden. Het operatieteam was al opgeroepen en ik werd vliegensvlug klaargemaakt voor de keizersnede: scheren, bloed prikken, nog een infuus erin, een blaaskatheter, ECG-stickers op mijn borstkas, een bloeddrukmeter om mijn arm en toen hollen naar de operatiekamer. Voor ik ook maar in de gaten had dat de ruggenprik gezet werd, vroeg de narcotiseur al of ik mijn benen nog kon bewegen. 'Grapje' dacht ik nog, maar de verdoving werkte al en een minuut later was mijn baby geboren. De bloeddrukmeter mocht even los, zodat ik mijn kindje kort in mijn armen kon vasthouden. Daarna vertrok mijn man met ons zoontje, mijn twee mannen, met de kraamverpleegkundige naar de kraamafdeling en bleef ik 'alleen' met het operatieteam achter. Mijn buik moest nog gesloten worden. Hierna mocht ik gelukkig ook naar de kraamafdeling en kon ik mijn baby echt vasthouden. Pas toen realiseerde ik me dat ik een kind had gekregen... Tussen het wakker worden met de gebroken vliezen en het geboren worden van mijn kind zat maar één uur!'

Manuele verwijdering van de placenta (curettage)

Wanneer de placenta na de geboorte van de baby niet spontaan geboren wil worden, of wanneer de nageboorte onvolledig is (achtergebleven stukjes van de placenta) wordt de pas bevallen vrouw alsnog naar het ziekenhuis gebracht en wordt op de OK onder volledige anesthesie de placenta verwijderd en de baarmoeder schoongespoeld (curettage). Dit wordt pas gedaan nadat buikmassage en medicatie om de baarmoedercontracties te stimuleren niet hebben geholpen. Bij een onvolledige geboorte van de placenta kan de baarmoederwond (waar de aanhechting met de placenta zat) zich door baarmoedercontracties postpartum onvoldoende sluiten. Dit kan leiden tot continu bloedverlies met ernstige gevolgen voor de moeder.

10.4 Controle pasgeborene, apgar-score, reflexen

Na de geboorte verandert er veel voor de pasgeboren baby. De belangrijkste verandering is dat de baby zelfstandig moet gaan ademen en voor de eigen zuurstofopname moet zorgen. Hiervoor moet het hart het bloed voor het eerst gaan rondpompen van en naar de longen en van en naar de rest van het lichaam. Ook is de beleving van de zwaartekracht anders nu de baby niet meer in vruchtwater ronddrijft. Dit heeft invloed op zijn spierspanning. En in plaats van warm gehouden te worden in het moederlichaam, moet de baby zijn eigen lichaam op temperatuur houden. Om te controleren of de baby voldoende in staat is 'zelfredzaam' te zijn na de geboorte, wordt er een aantal tests gedaan vlak na de geboorte.

Apgar-test

Bij de apgar-test wordt er op vijf belangrijke kenmerken gelet, zowel één minuut als vijf minuten na de geboorte. De tweede screening is de belangrijkste. Voor elk van de vijf kenmerken worden 0, 1 of 2 punten toegekend. Een score van 10 geeft aan dat het kind in goede gezondheid verkeert voor de vitale onderdelen. In de eerste screening scoort de baby eigenlijk zelden 10 punten, omdat het wat langer dan één minuut duurt eer de kleur van de baby is genormaliseerd. Is de tweede score een 5 of lager, dan is er iets niet in orde op de vitale onderdelen en geeft dit direct aanleiding tot een nader onderzoek door de (kinder)arts. Het tweede cijfer is dan ook het belangrijkste. De apgar-score wordt ook in het officiële bevallingsverslag vermeld. De vijf kenmerken zijn:

- hartslag;
- kleur;
- ademhaling;
- spiertonus;
- reflexen.

Reflexen en testen

Reflexen die na de geboorte bij de baby worden gecontroleerd zijn:

- *zuigreflex:* bij het voelen van iets in de mond (vinger, tepel) gaat de baby direct hard zuigen;
- *loopreflex:* bij vastpakken van de baby onder zijn oksels en steun geven van de voeten op een vaste ondergrond, maakt de baby een paar 'stapbewegingen';
- *grijpreflex:* de reflex waarmee een pasgeborene zich aan de moeder vastklampt. Een baby klemt vast wat in zijn handje komt;
- *voetzoolreflex:* wanneer je bij een baby zachtjes tegen de voetzool drukt, zal deze de teentjes krullen;
- *kruipreflex:* bij buikligging zal de baby zich proberen af te zetten alsof hij weg wil kruipen;
- *zoekreflex:* deze reflex maakt de baby met zijn mond. Door zachtjes over de wangetjes te strijken, draait de baby zich in die richting en opent zijn mondje om te zuigen. Doel: zoeken van de moedertepel die wordt herkend aan de geur van de moedermelk. Het reukvermogen van een baby is sterk ontwikkeld;
- *optilreflex:* wanneer je een pasgeboren baby op zijn buik legt, zal hij zijn hoofdje optillen en opzij leggen om te kunnen ademen.
- *mororeflex (schrikreflex):* wanneer je de baby een snelle 'val'beweging laat maken, zal deze als schrikreactie de beide armpjes opslaan.

TESTEN

- Gewicht van de baby.
- Lengte (niet standaard): lengte meten gebeurt met gebogen heupjes, omdat bekend is dat het nadelig kan zijn voor de heupen van de pasgeborene om ze vanuit flexie naar extensie te strekken.
- Bij het voelen van de zuigreflex wordt ook meteen het gehemelte van de baby bevoeld om te zien of er een onvolledig gesloten gehemelte (hazenlip) is.
- Ook wordt gekeken of alle vingertjes en teentjes compleet zijn.

- Er wordt gelet op kenmerken van het downsyndroom (verdikte nekplooi) en andere in het oog springende afwijkingen

REFERENTIES

Andrews V, Thakar R, Sultan AH. Management of third and fourth degree tears. Reviews in Gynaecological Practice 2003;3:188-95.
Bochove J van, Vlijmen R van. Rondom zwangerschap. 8e druk. Amsterdam: Forum, 2000.
Chaliha C, Sultan AH, Stanton SL. Changes in the pelvic floor following childbirth. Fetal and Maternal Medicine Review 1999;11:41-54.
Dijk H, Gorter A, Haan E de, Jong M de, et al. Bevallen en opstaan. 31e druk. Amsterdam/ Antwerpen; Contact, 1999.
Everhardt E, Doornik C van, Polman-Bruggink M, Westerik-Verschuuren EMHL. Kwaliteitsonderzoek gynaecologie bij vrouwen na een (sub)totaalruptuur. 2005.
Grient Dreux A de, Labordus M, Nicolaï S, Vos C de. Zwanger. 1e druk. Utrecht: Het Spectrum bv, 2003.
Heineman MJ, Bleker OP, Evers JLH, Heintz APM. Obstetrie en gynaecologie. De voortplanting van de mens. 5e druk. Maarssen: Elsevier gezondheidszorg, 2004.
Kroes J, Noord H van der. Keizersnede. Feiten en ervaringen. 2e druk. Houten: Van Holkema & Warendorf, 1999.
Leeuw JW de, Vierhout ME, Struyk P, Wallenburg HCS. Risk factors for third degree perineal ruptures during delivery. British Journal Obstet Gynecol 2001;108(4):383-7.
Röst C. Bekkenpijn tijdens en na de zwangerschap. 4e licht gewijzigde druk. Maarssen: Elsevier gezondheidszorg, 2003.
Salomé C, Wit J de. Duik in je weeën. 10e herziene en uitgebreide druk. Houten: Van Holkema & Warendorf, 2000.
Shalik A, El-Sibai O. Levator ani muscle activity in pregnancy and the postpartum period. Clin Exp Obstet Gynecol 2000(2):129-32.
Smulders B, Croon M. Veilig bevallen. 12e geheel herziene druk. Utrecht/Antwerpen: Kosmos-Z&K Uitgevers bv, 2003.
Spanjer J, Haan E de, Dijk H, Poortman L, Gorter A, Waal M de, et al. Bevallen en opstaan. 28e druk. Amsterdam/Antwerpen: Contact, 1998.
Stoppard M. Baby! Vruchtbaarheid, zwangerschap en geboorte. 2e druk. Utrecht/Antwerpen: Kosmos-Z&K Uitgevers, 1995.
Sultan AH. Obstetric perineal injury and anal incontinence. Clinical Risk 1999;5:193-6.
Sultan AH. Anal incontinence after vaginal delivery [Editorial]. Diseases Colon Rectum 2000;43: 597-8.
Westerik-Verschuuren EMHL. Jonge moeders... ook onze zorg? Tienerzwangerschappen en bekkenfysiotherapeutische zorg. Enschede, 2006.

11 Partner

De rol van de partner is tegenwoordig gelukkig anders dan in vroeger tijden. Vanaf 1955 werd het de echtgenoot pas toegestaan aanwezig te zijn bij de geboorte van zijn kinderen, en werd kinderbezoek in de zwangerenkliniek en op de gynaecologische afdeling van ziekenhuizen goedgekeurd. Tot die tijd wachtte de man op de gang of in de wachtzaal van de kraamkliniek tot de dokter kwam vertellen of zijn vrouw een zoon of dochter had gebaard. Tegenwoordig zijn partners vaak al vanaf het begin betrokken bij de zwangerschap en mogen ze bij de bevalling vanaf het begin aanwezig zijn. Er zijn hiervoor vaak aparte kamers waar de barende vrouw en haar partner kunnen verblijven om de weeën op te vangen. De vroegere gezamenlijke 'kreunkamers' zijn inmiddels verleden tijd geworden. Alleen bij een spoedkeizersnede is het vaak niet mogelijk om als partner bij de operatie en geboorte van de baby aanwezig te zijn. Alle aandacht is dan nodig voor moeder en kind.

11.1 Rol van de partner

Hoezeer je je als partner ook betrokken kunt voelen bij de zwangerschap, het kan toch lastig invoelen zijn. Vooralsnog spelen alle veranderingen zich in háár lichaam af en vraagt iedereen naar het welbevinden van de zwangere vrouw. Toch ben je ook als partner 'in verwachting' van jullie baby. En net als het voor de vrouw bij een eerste zwangerschap allemaal nieuw en onbekend is, is het dat ook voor de partner. Het is voor jullie relatie goed om zaken en gevoelens te (blijven) delen. Bijvoorbeeld eventuele zorgen over de zwangerschap, de bevalling, de veranderde toekomst of veranderingen in het seksleven. Om meer betrokken te zijn kan de partner meegaan naar de verloskundige of de gynaecoloog bezoeken en meegaan naar de echografie van jullie kindje. Om samen met je partner meer zicht te krijgen op de toekomstverwachtingen rond het krijgen van een baby, is het goed om met elkaar te spreken over de eigen kindertijd en verwachtingen of verlangens als aanstaande ouders. Wat zou je graag willen en wat juist niet? Naarmate de zwangerschap vordert, kan het zijn dat de zwangere vrouw meer last krijgt van een of meer zwangerschapskwaaltjes. Zowel fysiek (slechter slapen, sneller moe) als psychisch (emotioneel, zich zorgen maken). Probeer haar te steunen door relatief zware huishoudelijke karweitjes (tillen, boodschappen doen, stofzuigen) over te nemen en door haar klachten serieus te nemen. Vergeet niet dat humor ook een belangrijke bondgenoot kan zijn!

Soms bekruipt je tijdens de bevalling als partner het gevoel zo weinig te kunnen betekenen. De kraamverzorgende is aan het redderen en assisteren, de verloskundige of begeleidend arts houdt zich bezig met het vorderen van de ontsluiting en het welbevinden van moeder en kind. De barende vrouw lijkt in zichzelf gekeerd en de partner voelt zich soms wat overbodig of zelfs wat nutteloos. Dit is echter niet zo. Juist voor de barende vrouw is de partner de constante factor tijdens deze enerverende gebeurtenis. De partner staat voor vertrouwen en rust, en kan de barende vrouw helpen de weeën op te vangen en kan haar moed inspreken. Met name als de weeën sterker worden en de vrouw minder goed aanspreekbaar is, dringt de partner mogelijk meer tot haar door dan andere begeleiders en haar helpen met de ademhaling. De bevalling samen meemaken is een gebeurtenis waar jullie het nadien nog vaak over zullen hebben.

De cursist
'Ik kan me nog goed de nacht herinneren waarin de geboorte van ons eerste kindje plaatsvond. Ik had al de hele dag weeën gehad en de verloskundige was geregeld langsgekomen. Vanaf 23.00 uur bleven zij en de opgeroepen kraamverzorgende bij me tot de baby geboren zou worden. Tot mijn schrik zeiden ze echter dat ik het goed deed en dat ze ons alleen wilden laten, om samen beneden koffie te gaan drinken. Mijn man bleef gelukkig wel bij me en na de eerste schrik dat ze me 'alleen lieten' ontspande ik weer. Samen lagen we op ons bed, onder het schuine dak van de slaapkamer waar de gordijnen nog open waren en ik de sterren kon zien. Het werd nu langzaamaan stil in huis en op mijn wegzuchten van de weeën na, ontstond er een serene rust in de slaapkamer. Zachtjes spraken we tussen de weeën door met elkaar: hoe bijzonder en merkwaardig het was dat deze nacht onze baby geboren zou worden, en hoe mooi het was om zo in rust samen te wachten op wat komen ging. Dit samen in het donker tegen elkaar aanliggen en de weeën voelen komen en gaan gaf een warm gevoel van intimiteit en verbondenheid, waaraan ik later met voldoening kon terugdenken.'

Rollen partner in de verschillende fasen

VERLIEZEN VAN DE SLIJMPROP

Het verliezen van de slijmprop is goed om te weten, maar verder is geen actie nodig. Alleen bij echt bloedverlies is het belangrijk de verloskundige of begeleidend arts te waarschuwen.

BREKEN VAN DE VLIEZEN

Wanneer de vliezen gebroken zijn, is het goed om te kijken naar de kleur van het vruchtwater. Normaal is het helder met allemaal kleine vlokjes erin. Als het vruchtwater groenig of bruinig is, heeft de baby erin gepoept. Dit kan een teken zijn van benauwdheid van de baby. Neem dan contact op met de verloskundige of begeleidend arts, ook als het midden in de nacht is.

BEGIN VAN DE WEEËN: DE BEGINFASE (0-5 CM ONTSLUITING)

Rustig blijven en in de buurt blijven. Worden de weeën sterker, dan kun je als partner ondersteunen met de buikademhaling en meedenken over de verschillende houdingen. Ook kun je haar rug of benen masseren, afhankelijk van waar de weeën gevoeld worden. Soms wil de barende vrouw niets weten van aanraking en lijkt het of ze je afwijst: dat bedoelt ze niet echt zo, maar iedere aanraking of bemoeienis kan haar nu te veel zijn. Ga niet beledigd weg, maar laat haar even en kom dan weer terug. Zorg dat er rust in huis komt. Breng eventueel andere kinderen al weg, laat de hond vast uit, maak wat te eten voor allebei (licht verteerbaar, zoals soep), zet thee of een waterkan klaar. Kijk of je voldoende benzine in de auto hebt voor als jullie naar het ziekenhuis moeten en controleer of het telefoonnummer van de verloskundige of begeleidend arts klaarligt. Help je vrouw een tasje klaarzetten voor een eventuele ziekenhuisopname, met daarin een nachtpon en toiletspullen, maar ook de eerste babykleertjes. Bespreek van tevoren samen nog even de definitieve naam van de baby en vooral de schrijfwijze...

STERKERE ONTSLUITINGSWEEËN: DE MIDDENFASE (5-8 CM ONTSLUITING)

Vanaf nu ben je als partner vaak meer nodig: ondersteunen met het opvangen van de weeën of helpen met de ademhaling, zeker als overgegaan wordt op het puffen. Masseren kan pijn van rugweeën verminderen. Help haar eventueel in bad te gaan of onder de douche (als de vliezen niet zijn gebroken). Soms wil de barende vrouw alles zelf doen, maar blijf in de buurt, ze kan elk moment jouw steun hard nodig hebben.

KRACHTIGE ONTSLUITINGSWEEËN: DE OVERGANGSFASE (8-10 CM ONTSLUITING)

De overgangsfase is een moeilijke fase. De weeën zijn heftig en moeilijk op te houden. Er begint ook vermoeidheid op te treden. De ademhalingstechniek wordt nu echt nodig, soms raakt de barende vrouw de kluts een beetje kwijt. Moedig haar aan, ondersteun met puffen en wijs op de ontspanning tussen de weeën, ook al is de tijd misschien kort. Alle ontspanning is meegenomen en zinvol. Het is voor de partner vaak moeilijk om te zien hoe de vrouw pijn heeft en moeite moet doen om hun kind ter wereld te brengen. Terwijl de barende vrouw zelf zich steeds meer in een soort trance lijkt te bevinden door het hormoon endorfine, blijft de partner alles helder meemaken. Dit maakt deze periode ook voor de partner tot een zware fase van de bevalling.

PERSEN

Bij het gaan persen is de houding vaak in halfzit/halflig op de rug. De voeten kunnen dikwijls op het bed blijven staan. Dit is ook te prefereren als voorkeurshouding, omdat zo het perineum minder op rek komt, waardoor minder bekkenbodemschade hoeft te ontstaan. Wanneer de vrouw toch meer achterover moet liggen (mogelijk betere spildraai baby, soms praktischer voor de verloskundige of begeleidend arts), is het prettig als haar benen worden opgetild en ondersteund (door de partner en de kraamverzorgende, of in de beugels). Opeens mogen meepersen is een hele omschakeling. Het 'lijdzame' wegzuchten en ontspannen verandert in actief worden en moeten werken tijdens de persfase. Soms is het voor de vrouw even moeilijk om te schakelen van passief naar actief, en kan het gevoel weg zijn hoe ze moet persen. Als partner kun je haar dan op weg helpen en aanmoedigen. Door de druk die er op de bekkenbodem komt, kan er wat urine en ontlasting meekomen. Dit wordt opgevangen in het onderliggende kraammatrasje en daarna weggegooid. Moedig haar aan met persen en let op dat ze niet met druk op het hoofd perst. Als er een perswee komt, kun je zeggen dat ze goed inademt en moet meepersen naar beneden naar de bekkenbodem. Laat haar niet te veel lucht verliezen met 'schreeuwen' of hard kreunen, want dat kost duwkracht naar beneden. Tijdens een perswee kan vaak twee tot drie keer worden ademgehaald en geperst. Het is belangrijk dat de vrouw de ellebogen naar buiten houdt. Zijn de armen en ellebogen tegen het lijf gedrukt dan ontstaat sneller druk op het gezicht. De partner kan hierop wijzen. Wanneer de verloskundige of begeleidend arts aangeeft dat de vrouw de benen hoger moet optillen (voor een beter zicht op het perineum en betere spildraai van de baby), is het belangrijk dat je als partner wel de benen ondersteunt en begeleidt maar ze niet enthousiast alvast omhoogduwt (kans op bekkenklachten door te ver doorduwen).

NAGEBOORTE

Na de geboorte van de baby wordt de placenta na enige tijd nog 'geboren'. Deze wordt opgevangen in een ondersteek en gecontroleerd op compleetheid. Vrijwel altijd wordt aan de partner gevraagd of deze de navelstreng van de baby wil doorknippen. Dit kan als een symbolische daad worden beschouwd, waarna de baby zelfstandig kan bestaan. De navelstreng is best stug, dus hard duwen met knippen is wel nodig. Het lijkt 'alsof je een tuinslang doorknipt'. Het is geen verplichting, dus als je het eng vindt hoeft het niet.

'BANG VOOR BLOED'

Vaak geven partners aan op te zien tegen de bevalling, omdat ze bang zijn voor wat ze misschien zullen zien. Bedenk dat tijdens het persen juist de verloskundige of begeleidend arts aan het voeteneinde bij je vrouw staat, om zicht te hebben op de vagina en de komst van de baby. Als partner zit je vaak bij het hoofdeinde, om je vrouw te helpen met weeën wegpuffen of haar moreel te steunen. Wanneer de baby tijdens het persen bijna geboren gaat worden, sta je als partner (net als de kraamverzorgende) naast je vrouw om een been te ondersteunen. Hier kun je ook gaan staan bij een ziekenhuisbevalling. Vanuit deze positie zie je alleen een stuk dijbeen, een stuk dikke buik met de venusheuvel waaronder vanzelf het babyhoofdje tevoorschijn komt. Eventueel bloed of ander vocht wordt opgevangen op kraammatrasjes, die geregeld discreet worden verwisseld. Wanneer je vrouw een knip zou krijgen, krijgt ze vrijwel altijd eerst een vaginale injectie. Ga bij haar hoofd zitten en help haar ontspannen. Zo zie jij noch zij hoe de prik en knip worden gezet. Bij het eventueel hechten van je vrouw na de bevalling, kun je met de kraamverzorgende meekijken hoe ze de baby aankleedt. Of alvast naaste familie gaan bellen om het grote nieuws van de geboorte van jullie kind kenbaar te maken. Na het hechten wordt de kraamvrouw gewassen en opgefrist en het bed verschoond. Nu is het tijd om samen op bed beschuit met muisjes te eten!

BEVALLEN ZONDER HULP

Een angstidee van de partner kan zijn dat de baby geboren wordt zonder dat er hulp bij aanwezig is. Realiseer je dat wanneer een bevalling zo snel gaat, het ook vrijwel altijd goed gaat. Er is blijkbaar geen belemmering voor de baby om zo snel geboren te worden. Wat je als partner kunt doen als er geen professionele begeleiding is:

- Als jullie thuis zijn: zet de voordeur open, zodat de verloskundige of huisarts direct naar binnen kan en bel hem of haar op.
- Leg extra kraammatrasjes of doeken onder de billen van je partner en pak handdoeken om de baby dadelijk warm te houden.
- Wanneer de persweeën niet tegen te houden zijn: laat je partner rustig meegeven met de persweeën (niet echt hard persen!).
- Ondersteun de vaginaring (zijkanten en gebied tussen vagina en anus in), zodra er druk van de baby op komt te staan.
- Ondersteun het hoofdje van de baby wanneer het geboren wil worden.
- Voel of de navelstreng niet om het halsje zit. Schuif hem anders over het hoofdje heen.
- Begeleid de baby met draaien (uitwendige spildraai) tijdens het geboren worden. Trek niet aan het hoofdje! Vang de baby alleen maar rustig op en leg hem op de buik van de moeder.
- Zorg dat het mondje van het kindje schoon is, zodat het goed kan ademhalen, veeg eventueel wat slijm weg uit het mondje met een schone zakdoek.
- Als het niet direct ademt geef dan een tikje op de voeten en wrijf over het ruggetje.
- Dek de baby goed toe, zodat het kindje het lekker warm heeft.

- Bel (nogmaals) de verloskundige of huisarts, of het alarmnummer 112.
- De navelstreng moet een paar centimeter boven het babybuikje afgebonden worden, liefst met een steriele navelklem, maar een schoenveter is desnoods ook goed. Hiermee wordt terugvloeien van bloed voorkomen.
- Doe daarna niets met de navelstreng! Niet op eigen houtje doorknippen!
- Wanneer door naweeën de placenta al loskomt: vang deze op (ondersteek) en leg hem naast de moeder neer.
- Wanneer je al onderweg zou zijn naar het ziekenhuis: zet de auto aan de kant, bel alarmnummer 112 en help je partner om comfortabel op de achterbank te gaan liggen. Volg daarna voorgaande adviezen op.

NA DE BEVALLING

Bedenk dat de komst van de baby veel veranderingen met zich meebrengt. Niet alleen wat betreft logistiek en dag- en nachtritme, maar ook relationeel en wellicht seksueel. De kraamtijd is een drukke tijd, waarin het enerzijds leuk is om vol trots je baby te showen en cadeaus te ontvangen, maar anderzijds is het wel de periode waarin je vrouw moet herstellen van de zwangerschap en bevalling. Je vrouw ondervindt lichamelijk nog ongemakken (hechtingen, moe, pijnlijke borsten, hormoonwisselingen), dus probeer haar zo lang het kan te ondersteunen en taken over te nemen. Het zou fijn zijn als je na het vertrek van de kraamverzorgende nog enige tijd vrij kunt nemen om je vrouw te helpen. Wanneer je vrouw zich fitter gaat voelen, keren het dagelijkse ritme en de rust sneller terug.

Zorg als partner voor een beetje rust in huis. Kraamvisite hoort kort bij de kraamvrouw en de baby te blijven, langer dan drie kwartier kan al te vermoeiend worden. Vraag of je vrouw het vervelend vindt om borstvoeding te geven waar de visite bij is, dan kun je daarmee rekening houden door de visite beneden te houden tot ze klaar is. Een baby krijgen is een verantwoordelijkheid waar veel verschillende gevoelens bij komen kijken: blijdschap, vermoeidheid, ongerustheid of onzekerheid. Het lijkt wel of alle belangstelling naar je vrouw en de baby uitgaat, maar zorg dat je zelf ook je verhaal kwijt kunt. Nog belangrijker is om tijd te vinden om samen met je vrouw de bevalling te evalueren. De geboorte van jullie kindje is immers zowel lichamelijk als emotioneel een enorme belevenis geweest die invloed heeft op de rest van jullie leven.

Geef wat meer aandacht aan de eventueel andere kinderen, maar probeer het gezinsleven en ritme zo 'normaal' mogelijk te houden. Bijvoorbeeld door visite 's avonds te plannen wanneer jullie andere kindje(s) slaapt/slapen. Besef dat een baby erbij krijgen ook voor de andere kinderen een grote verandering is, waardoor ze wat uit hun doen kunnen zijn. Weer in bed plassen, oma geen kusje willen geven, niet willen eten, extra op schoot willen hangen: het zijn allemaal normale reacties van een kind dat uit zijn ritme is. Tijdens de kraamperiode wordt het vanzelf minder. Nu de baby geboren is, is het belangrijk om ook een goede band met de kleine op te bouwen. Knuffel je baby vaak en loop wat met hem rond. Doe de baby in bad of ga na een tijdje samen onder de douche. Laat de baby op je borst rustig worden en inslapen. Geniet van dit kleine wondertje van jullie samen!

11.2 Samen weeën opvangen, massage

Als de ontsluiting nog niet zo ver is, is het beter dat de barende vrouw een beetje in beweging blijft. Samen rustig een wandelingetje maken, op en neer lopen in de tuin, wat in huis ronddrentelen, het is allemaal goed om de doorbloeding en ademhaling te activeren en zo de weeën te versterken. Ook een warme douche of bad kan goed

Deel 2

ontspannend werken en zo de weeën doen toenemen. Blijf wel in de buurt en help haar in en uit bad en met afdrogen. Pas op voor uitglijden in de douche. Als ze naar de slaapkamer gaat, is het goed als partner achter je vrouw de trap op te lopen. Zo kun je haar steunen als ze door een plotselinge wee haar evenwicht dreigt te verliezen. Bij een wee op de trap: laat je vrouw niet doorlopen, maar voorover steunen op een hogere traptrede en zo de wee opvangen. Pas als de wee weg is doorlopen naar boven.

Houdingen voor samen

- Weeëndans: vrouw en partner staan tegen elkaar aan met de gezichten naar elkaar toe. Armen van de vrouw om de hals van de partner, armen partner om het middel van de vrouw. Rustig wiegen van het ene been op het andere. Ontspannen bewegen. Creëer hierbij een ontspannen sfeer door bijvoorbeeld rustige muziek op te zetten of de gordijnen dicht te doen.
- Idem, nu met de rug van de vrouw tegen de buik van de partner. Meedeinen op het ritme van je ademhaling. Ontspannen wiegen.
- Samen zitten op bed of op de grond (kussens): de vrouw onderuitgezakt zittend tegen de buik van de partner aan. Armen partner om vrouw heen. Samen rustig ademhalen en rustig heen en weer wiegen op het ritme van de ademhaling.
- De vrouw zit omgekeerd op een stoel, leunend tegen een zacht kussen. De partner zit achter haar en masseert haar rug, of omarmt haar en ze wiegen samen rustig heen en weer.
- De partner zit op een stoel, de vrouw zit op haar knieën (op een kussen) met haar armen steunend op de benen van haar partner. Deze kan voorover geleund haar rug masseren of ze wiegen weer samen op het ritme van de ademhaling.

Samen weeën wegzuchten

Buikademhaling: rustige ademhaling waarbij de buik mee opbolt op de inademing en vlak wordt op de uitademing. Het is goed om dit ook als partner te leren voelen bij jezelf. Liefst inademen door je neus en uitademen door je mond.

Puffen: hoge (borst)ademhaling. De buik beweegt slechts weinig mee, de ademhaling is versneld. Puffen is een hoorbare, hoge ademhaling in een bepaald ritme. Omdat dit niet lang vol te houden is, wordt het puffen verdeeld in 'brokjes'. Je kunt ook kiezen om niet te puffen op de uitademing, maar een ritmisch zinnetje te zeggen. Wat het fijnste pufritme is, hangt van de situatie en de persoon af. Bijvoorbeeld:
- in één keer inademen en in twee pufjes (kort-lang) uitademen;
- inademen en in drie pufjes (kort-kort-lang) uitademen;
- inademen en in vier pufjes uitademen enzovoort, tot aan vijf tot zeven pufjes toe (korte pufjes, laatste langer);
- 'hoe-ra de ba-by komt er-aan' (8 stukjes);
- 'de-ze wee komt nooit meer te-rug' (8 stukjes);
- 'al-tijd is Kort-jak-je ziek' (7 stukjes).

Massage

Massage is aanraken, koesteren, strelen. De eerste vorm van contact die je ook zelf als baby hebt ervaren. Juist omdat masseren een oergevoel van veiligheid oproept, kan massage in stressvolle situaties een gevoel van ontspanning oproepen. Om te masseren gebruik je olie of lotion, zodat de huid minder belast wordt. Toch kan de huid alsnog een reactie geven in de vorm van roodheid; let dus goed op de reacties van je vrouw en vraag of het goed aanvoelt. Massage brengt zowel lichamelijk als geestelijk rust. Eveneens zorgt het ervoor dat de huid, het bindweefsel en de spieren ontspannen en zuurophopingen in de spieren verminderen.

Masseren ter ontspanning doe je in een rustig tempo en met een vlakke hand. Maak met warme handen rustige, ritmische bewegingen. Deze bewegingen kunnen oppervlakkig op de huid en het bindweefsel inwerken. Wanneer de massage intensiever gedaan wordt, werkt het meer in op het bindweefsel en onderliggende spierweefsel. Dit kan naast wrijvingen ook in de vorm van kneden worden gedaan. Masseer de rug, terwijl je vrouw in zijlig ligt. Lokalisaties voor massage tijdens de zwangerschap:
- rugspieren aan weerszijden van de wervelkolom (niet op de wervelkolom duwen);
- langs de bekkenranden (linker en rechter bekkenkam);
- op en rondom het heiligbeen;
- op de bilspieren;
- op en rondom de heup;
- en verder overal waar het als prettig wordt ervaren.

MASSAGETECHNIEK

- in een rustig tempo (eventueel tellen: één-en-twintig, twee-en-twintig);
- masseer met vlakke, gesloten hand (scherpe ringen of horloge af);
- gebruik één hand om te masseren, de andere ondersteunt;
- leg de steunhand bij zijligging op het bekken van je vrouw;
- mogelijke reactie op massage: roodheid, pijn, blauwe plekken (let daarom op voldoende oliegebruik en vraag na of de druk niet als te hard wordt ervaren).

REFERENTIES

Dijk H, Gorter A, Haan E de, Jong M de, et al. Bevallen en opstaan. 31e druk. Amsterdam/Antwerpen: Contact. 1999.

Grient Dreux A de, Labordus M, Nicolaï S, Vos C de. Zwanger; het nieuwe handboek voor aanstaande ouders. 2e druk. Utrecht: Het Spectrum, 2004.

Kitzinger S. De geboorte van je kind. Ede/Antwerpen: Zomer & Keuning, 1991.

Stadelmann I. Zwangerschap, geboorte en eerste maanden met uw baby. München: Deltas, 2002.

Stoppard M. Jonge ouders. Utrecht: Lifetime, 1999.

Stoppard M. Baby! Vruchtbaarheid, zwangerschap en geboorte. 2e druk. Utrecht/Antwerpen: Kosmos-Z&K Uitgevers, 1995.

Smulders B, Croon M. Veilig zwanger. 8e druk. Utrecht/Antwerpen: Kosmos-Z&K Uitgevers, 2004.

Smulders B, Croon M. Veilig bevallen. 12e, geheel herziene druk. Utrecht/Antwerpen: Kosmos-Z&K Uitgevers bv, 2003.

Vonk M. Geboortegodinnen, 125 jaar Rotterdamse Opleiding tot Verloskundige. Dordrecht: Van den Bergh en Versluis bv, 2007 SROV.

12 Voeding van de baby

Eigenlijk zou borstvoeding geven na de bevalling vanzelfsprekend moeten zijn, omdat moedermelk vanzelf aangemaakt wordt na de bevalling ongeacht of je wel of niet borstvoeding wil gaan geven. Niet altijd komt de borstvoeding echter goed op gang of de moeder zelf wilt liever geen borstvoeding geven. Soms zijn er ook praktische overwegingen, waardoor borstvoeding niet zo geschikt lijkt; bijvoorbeeld bij gebruik van een bepaald medicijn door de moeder, bij een dieet bij ziekte, na borstverkleining of andere redenen. Flesvoeding is een goed alternatief voor borstvoeding en speciaal afgestemd op de zuigelingenbehoefte. Toch mist flesvoeding enkele specifieke voordelen voor de baby die borstvoeding wel biedt, vooral in de eerste vijf dagen nadat de borstvoeding op gang is gekomen (colostrum). Daarom wordt vaak geadviseerd om in ieder geval in de kraamtijd te proberen borstvoeding te geven. Bij het overgaan op volledige flesvoeding loopt de borstvoeding snel terug.

In Nederland krijgt ongeveer 75% van de kinderen direct na de geboorte borstvoeding. Na één maand is dat percentage gedaald naar 53. Drie maanden na de geboorte krijgt 32% van de baby's nog borstvoeding, 11% krijgt een combinatie van borst en fles en 57% krijgt alleen flesvoeding. Vooral als de jonge moeder vanaf drie maanden na de bevalling weer gaat werken wordt de borstvoeding afgebouwd. Uit onderzoek is gebleken dat baby's optimaal effect hebben van moedermelk als ze minimaal zes maanden borstvoeding krijgen.

De Zweedse kinderarts Lennart Righart stelt dat 'de baby beslist en niet de moeder'. Volgens deze visie ontstaat een andere attitude ten aanzien van borstvoeding: de moeder voedt niet, de baby voedt zichzelf door actief te zuigen. Oftewel de baby is actief en zuigt, de moeder is slechts passief en zoogt. Daarom wordt niet aan de zwangere vrouw gevraagd of ze borstvoeding wil geven, maar wordt daar vanzelfsprekend van uitgegaan. Dit voorkomt volgens Righart verwarring bij de moeder of het 'wel wil lukken'. In Scandinavië geven vrijwel alle moeders het eerste jaar na de bevalling borstvoeding.

12.1 Borstvoeding

In het kraambed wordt de jonge moeder begeleid bij het op gang brengen van de borstvoeding en bij het aanleggen van de baby. De kraamverzorgende en verloskundige, en later het consultatiebureau, zullen de borstvoeding ook ondersteunen. Bij verdere vragen over borstvoeding kan men terecht bij de *Vereniging Borstvoeding Natuurlijk* en *La Leche League*. Beide verenigingen geven folders uit over verschillende onderwerpen en kunnen informatieve boeken aanbevelen. Ook zijn er verschillende informatieavonden. Leden van de *Nederlandse Vereniging van Lactatiedeskundigen* zijn gespecialiseerd in het begeleiden van borstvoeding.

Voordelen borstvoeding

VOOR DE BABY

- compleet, hygiënisch, altijd beschikbaar en op de juiste temperatuur;
- licht verteerbaar en unieke samenstelling;
- bevat voedingsstoffen als eiwit, vet, vitaminen en mineralen;
- bevat afweerstoffen en andere beschermende stoffen;
- bevat de eerste vijf dagen van de borstvoeding colostrum: geconcentreerde borstvoeding met een laag vetgehalte en antistoffen ter bescherming tegen allergieën, acute middenoorontsteking, luchtweginfecties en darminfecties;
- goede kaakontwikkeling, omdat de baby flink moet zuigen.

VOOR DE MOEDER

- compleet, hygiënisch, goedkoop, altijd beschikbaar en op de juiste temperatuur;
- minder bloedverlies na de bevalling: door stimulering van de tepels tijdens zuigen trekt de baarmoeder sterker samen en krimpt sneller;
- gemakkelijker om weer op gewicht te komen;
- verkleint de kans op borst- en eierstokkanker op latere leeftijd.

Nadelen borstvoeding

VOOR DE BABY

- Binnenkrijgen van verontreinigde stoffen als PCB's en dioxinen, die worden opgeslagen in het lichaamsvet. Toch blijkt uit onderzoek dat de ontwikkeling van kinderen die borstvoeding hebben gekregen niet onder de verontreiniging lijdt.
- Soms krijgt de baby te weinig voeding binnen: de moedermelk kan te waterig zijn en te weinig vet bevatten.

VOOR DE MOEDER

- vermoeidheid (moedermelk aanmaken kost je lichaam energie);
- altijd zelf moeten voeden: niemand kan het overnemen, tenzij je kolft;
- mogelijke pijnklachten aan borsten of tepels.

12.2 Aandachtspunten bij borstvoeding

Hierna worden de volgende aandachtspunten bij borstvoeding besproken:
- aanleggen, van de borst afhalen;
- afkolven, tips, werk en borstvoeding;
- colostrum;
- darmkrampjes, voeding moeder;
- ingetrokken tepels;
- pijn bij voeden, stuwing, tepelkloven, borstontsteking;
- toeschietreflex;
- voeding baby, vitamine K + D, bijvoeden, natte luiers, te weinig voeding;
- voedingsbeha, zoogkompressen;
- voedingshouding borstvoeding.

Aanleggen

Om de borstvoedingskans zo groot mogelijk te maken, wordt de baby in het eerste uur na de geboorte aangelegd aan de borst. De zuigreflex is dan het grootst, waardoor de kans op slagen van borstvoeding optimaal is. Ook heeft de baby na de geboorte direct een goede zoekreflex om de tepel te vinden en een hapreflex om de tepel in de mond te pakken. Het advies is minimaal zevenmaal per dag aanleggen, maar liever vaker. De maximale pauze mag niet meer dan drie tot vier uur zijn. Leg de baby altijd langer dan vijf minuten aan, omdat het even kan duren voor de toeschietreflex op gang komt.

VAN DE BORST AFHALEN

Meestal laat de baby zelf de tepel los. Wanneer de baby niet loslaat, kan het vacuüm worden opgeheven door de pink bij het mondhoekje te steken. Niet zomaar lostrekken.

Afkolven

Je kunt moedermelk handmatig kolven of een kolfapparaat gebruiken. Er zijn handmatige kolven, elektrische kolven of kolven die op batterijen werken. Ook zijn er wat zwaardere kolven te huur, vaak gebruikt door vrouwen die langdurig moeten kolven. Kolven kan zinvol zijn om tepelkloven te laten herstellen, wanneer je een keer weg wilt of gaat werken, om de baby alvast te laten wennen aan een flesje bij afbouwen van de borstvoeding of voor een couveusebaby. In het begin is kolven wat lastig en komen er maar enkele druppels voeding uit de borsten. Door het vol te houden gaat het vaak steeds beter, al kan de hoeveelheid melk wisselen. Door vaker kolven kan de mekproductie worden opgevoerd, net als door vaker voeden.
- Zorg dat je handen, kolfkommetje (waar de moedermelk ingaat) en het kolfapparaat goed schoon zijn (eventueel gesteriliseerd), net als de omgeving waarin je kolft. Na het kolven het kolfapparaat weer schoonmaken en droogdeppen met keukenpapier.
- Bewaar de moedermelk in een steriele fles of pot die goed kan worden afgesloten. Op kamertemperatuur blijft de moedermelk zes tot tien uur goed. Bij direct in de koelkast zetten blijft de melk 48 uur goed en in de diepvries zes maanden.
- Ontdooi moedermelk nooit in de magnetron, voedingsstoffen gaan zo verloren.
- Uitkoken van het kolfmateriaal: eenmaal per week; bij een couveusebaby: eenmaal per dag.

Tips bij afkolven:
- De borsten met warme handen masseren voordat je gaat kolven.
- Iets warms drinken.
- Proberen te ontspannen, denk aan de baby, kijk naar een babyfoto.
- Afkolven terwijl de baby aan de andere borst drinkt (dan is er een goede toeschietreflex en stroomt de melk gemakkelijk uit de borst. Wel lastig om te combineren).
- Positieve instelling tegenover het afkolven. Negatieve gevoelens kunnen de toeschietreflex tegenwerken.

WERK EN BORSTVOEDING

De Nederlandse wet stelt iedere jonge moeder die weer gaat werken in staat borstvoeding te geven na de bevalling of te kolven. Dit houdt in dat je werkgever zowel tijd als ruimte ter beschikking moet stellen om te kunnen afkolven, om de baby te kunnen voeden op je werk als deze gehaald of gebracht wordt door de oppas, of om zelf naar de baby toe te gaan om te voeden (thuis, kinderdagverblijf).

Tip:
- Vraag actuele informatie op bij het ministerie van Welzijn, Volksgezondheid en Sport.
- Kijk in je CAO, bel je vakbond of de FNV.

Colostrum

Colostrum is de eerste moedermelk die in de eerste vijf dagen na de start van de borstvoeding aangemaakt wordt. Colostrum is geconcentreerde voeding met een laag vetgehalte. Dit helpt de groei van ongewenste bacteriën in het maag-darmkanaal van je baby te remmen. Dit was bij de geboorte helemaal schoon en wordt nu al snel een kweekplaats van bacteriën. Na het colostrum wordt er overgangsmelk geproduceerd, en na nog eens vijf dagen wordt er rijpe moedermelk gemaakt. Als je baby te vroeg is geboren (prematuur), wordt de borstvoeding automatisch door het moederlichaam aangepast: de samenstelling wordt dan anders.

Darmkrampjes

Darmkrampjes bij de baby worden veroorzaakt door het nog onrijp zijn van darmen en maag, waardoor het moeite kost melk te verteren. Ze komen bij zowel fles- als borstvoedingskinderen voor. Bij darmkrampjes is de baby onrustig en huilt vaak. Hierbij trekt de baby de knietjes tegen de buik op. Het huilen kan onverwacht heel hard zijn en de baby is ontroostbaar. De ontlasting is vaak dun, groen en schuimig en de baby is wat winderig. Er is meer zuigbehoefte.

Tips bij darmkrampjes:
- Let op dat de baby niet te veel lucht binnenkrijgt tijdens het drinken.
- Let op de eigen voeding: koffie, uien, kool prikkelen de darmen. Ook roken of alcohol drinken heeft invloed.
- Houd de baby vaak strak tegen je aan zodat er een gevoel van geborgenheid is.
- Wieg de baby zachtjes of draag hem in buikligging op de arm.
- Leg een warme doek op de buik van de baby of doe hem in een warm bad.
- Laat wat meer tijd tussen de voedingen zitten (minimaal 2 uur).
- Laat de baby extra boeren.
- Let op een prikkelarme omgeving: rust, reinheid en regelmaat.
- De baby kan ergens allergisch voor zijn.
- Neem bij aanhoudende klachten contact op met de huisarts.

VOEDING MOEDER

Let zelf op wat je eet: wat jij eet krijgt de baby ook, dus eet zo gezond mogelijk. Om darmkrampjes bij de baby te voorkomen, worden de volgende producten ontraden:
- koolsoorten (prei, spruitjes, spitskool, zuurkool);
- scherpe kruiden;
- ui en knoflook;
- sinaasappelsap;
- meer dan één stuk fruit per dag.

Ingetrokken tepels

Tien procent van de vrouwen heeft platte of ingetrokken tepels, wat lastiger kan zijn voor de baby om te drinken. Al in de zwangerschap kan begonnen worden om de tepels rustig met de vingers met draaiende bewegingen naar buiten te trekken. Bij ingetrokken tepels kan een klein vacuüm tepelzuigertje (seksartikel) helpen de tepels geregeld uit te trekken. Het dragen van een borstschelp of tepelvormer in de drie laatste maanden van de zwangerschap kan de tepels ook helpen naar buiten te komen. Bij het geven van borstvoeding kan eventueel nog een tepelhoedje op de tepelhof geplaatst worden. De baby pakt het hoedje in de mond en zuigt zo vanzelf de ingetrokken tepel naar buiten. Geef al in de zwangerschap aan de verloskundige of begeleidend arts aan dat je ingetrokken of platte tepels hebt, zij kunnen je verder adviseren. Na de bevalling helpt de kraamverzorgende of een lactatiedeskundige van het consultatiebureau je verder.

Pijn bij voeden

De eerste dagen in het kraambed hebben de meeste borstvoedende vrouwen wel wat last van de tepels. Dit kan komen door het niet goed aanleggen van de baby (hele tepelhof moet in de mond), huidirritatie (gevoelig, droog), spruw bij de baby of door verkeerd gebruik van de borstkolf.

STUWING

Op de derde dag na de geboorte komt de melkproductie echt op gang. Je kunt dan last krijgen van stuwing: vraag en aanbod zijn nog niet op elkaar afgestemd, de borsten voelen zwaar en pijnlijk gespannen aan. Het beste kun je de baby zo vaak mogelijk aanleggen en in wisselende houdingen voeden, zodat alle borstsegmenten zo goed mogelijk geleegd worden. Verzachten van de pijn:

- Leg warme kompressen op je borsten vlak voor de voeding, of spoel ze met een warme douchestraal af.
- Koude kompressen (cold packs of ijskompressen van met water natgemaakt en in borstvorm bevroren maandverband) kunnen eveneens de spanning verlichten, maar mogen niet direct vóór het geven van voeding gebruikt worden. IJskompressen nooit direct op de huid leggen!
- Wanneer de tepel gespannen staat door de stuwing: masseer de tepel lichtjes vóór het geven van borstvoeding om alvast wat melk eruit te duwen, zodat de baby de tepel beter kan 'pakken'. Ook worden tepelproblemen zo voorkomen.
- Eenmalig afkolven kan wel even verlichting geven, maar mag zeker niet regelmatig herhaald worden (meer kolven leidt tot een grotere aanmaak)

TEPELKLOVEN

Baby's vinden het vaak prettig om te sabbelen op de tepel. Vaak doen ze dan lang over het voeden of vallen in slaap met de tepel in de mond. Laat de baby in het begin niet te lang drinken om sabbelen te voorkomen. De tepels zijn hier niet aan gewend en er kunnen zeer pijnlijke tepelkloofjes ontstaan.

Tips bij tepelkloven:

- Leg de baby bij gaan sabbelen opnieuw aan.
- Begin met de minst pijnlijke borst: bij de eerste borst is de zuigkracht het grootst, zodat de baby bij de tweede en pijnlijke borst minder hongerig is en rustiger drinkt.
- Voed in wisselende houdingen, de tepels worden dan anders belast.

- Draag een katoenen voedingsbeha en zoogkompressen.
- Wrijf na elke voeding een paar druppels melk over de tepels, zo veeg je speeksel van de baby weg en houd je je tepels schoon.

BORSTONTSTEKING

Bij borstontsteking ontstaan er harde en pijnlijke rode plekken in de borst en vaak koorts. Ook hoofdpijn of algemene spierpijn kan erbij horen, wat lijkt op een griepje. Er wordt geadviseerd vooral niet te stoppen met de borstvoeding, neem wat meer rust en ga wat vaker voeden. Door aan de pijnlijke kant te beginnen, wordt die borst goed leeggedronken. Borstontsteking ontstaat als een bacterie door een melkkanaaltje in de tepel de borst binnendringt, soms kunnen tepelkloven leiden tot borstontsteking. Bij vermoeden hiervan of bij koorts in de kraamperiode bij het geven van borstvoeding, is overleg met de verloskundige of huisarts noodzakelijk.

Toeschietreflex

De toeschietreflex van de moeder zorgt ervoor dat de moedermelk toeschiet, zodra de baby wil gaan drinken. Bevorderen toeschietreflex:
- wanneer de baby huilt;
- bij denken aan de baby (visualiseren) of met behulp van een foto of geurdoekje met babyluchtje (bij afkolven op het werk);
- door de borsten te masseren met een warme douche;
- venkel, anijs, karwij en dille helpen eveneens de melk te laten toeschieten en voorkomen krampjes bij de baby;
- drink zelf voldoende;
- zorg voor een rustige sfeer, neem voldoende rust: stress werkt belemmerend;
- probeer zo ontspannen mogelijk te zijn voor je de baby aanlegt, adem rustig door;
- probeer vertrouwen te hebben dat het lukt! Je lijf kon ook zwanger zijn en bevallen, waarom zou borstvoeding aanmaken dan niet lukken?

Kwaliteit van de moedermelk

VITAMINE K EN VITAMINE D

In borstvoeding ontbreken de vitaminen K en D, deze moeten worden aangevuld. Vitamine K is belangrijk voor de bloedstolling. Vitamine D is nodig voor de opbouw van botten en tanden. De baby krijgt deze apart toegediend in druppelvorm. Het recept hiervoor wordt door de verloskundige gegeven.

BIJVOEDEN

In principe is het niet nodig een gezonde en voldragen baby bij te voeden. Een pasgeborene heeft voldoende reserves om de eerste dagen door te komen. Wel zal de baby in de eerste dagen na de geboorte afvallen door te plassen, poepen en energieverbruik. Pas na de derde dag komt de borstvoeding echt op gang. De baby wordt geregeld gewogen, bij een te laag gewicht of te veel afvallen wordt in overleg met de verloskundige of huisarts tot bijvoeden overgegaan. Om speen-tepelverwarring voor baby's jonger dan zes weken te voorkomen, kan er gekozen worden voor cupfeeding, via een lepeltje, een spuitje of door vingervoeden. De techniek van zuigen aan de borst is totaal anders dan aan de fles, en zo wordt de kans van slagen om de borstvoeding weer op te starten vergroot.

TE WEINIG VOEDING

Vaak gaat een baby pas vanaf twee weken na de geboorte steeds meer drinken. De groei en dus de eetlust nemen toe en het vraag-en-aanbodsysteem van de borstvoeding moet hierop worden aangepast. Als de baby echt te weinig voeding binnenkrijgt, merk je dat doordat de baby te weinig natte luiers heeft, minder ontlasting heeft die vaak donkerder en harder is, onvoldoende groeit, veel huilt of juist slaperig en lusteloos is. Als de baby na een tijdje steeds minder huilt ('huilen zonder tranen'), lusteloos is en een minder veerkrachtige huid heeft, is er wellicht sprake van uitdrogingsverschijnselen. Neem dan direct contact op met de huisarts.

Tips bij te weinig voeding:
- Bied beide borsten wisselend aan, zo wordt de baby actiever.
- Leg je kind veel aan, het maakt niet uit hoe vaak.
- Leg de baby goed aan de tepel.
- Maak de baby wakker voor een voeding; wanneer hij slaperig drinkt, krijgt hij minder binnen.
- Zorg voor voldoende rust voor jezelf.
- Wanneer je je zorgen maakt: neem contact op met het consultatiebureau, de lactatiedeskundige of de huisarts.

NATTE LUIERS (PLASSEN EN POEPEN)

De ontlasting van borstgevoede baby's is neutraal van geur. De kleur hangt af van de voeding van de moeder. De ontlasting kan korrelig, zacht of heel dun zijn en meerdere keren per dag. De eerste dagen is één natte luier per 24 uur normaal. Wanneer de borstvoeding op gang is gekomen, hoort de luier bij elke verschoning voor de volgende voeding nat te zijn (meer dan zes natte luiers per dag).

Voedingsbeha, zoogkompressen

In de zwangerschap moet al een voedingsbeha gekocht worden voor na de bevalling. Draag in de zwangerschap geen beugelbeha's: deze klemmen de borstklieren af. Rond de dertigste week van de zwangerschap komt de maat van de borsten redelijk overeen met na de bevalling. Een voedingsbeha is stevig en ondersteunend, maar niet te strak (afklemmen melkkanaaltjes), in tegenstelling tot een zwangerschapsbeha die meerekt. In de beha-cup zit voldoende ruimte voor zoogkompressen (opvang melkverlies). Schaf deze ook alvast aan, net als een pyjama of nachthemd met knoopjes aan de voorzijde.

Voedingshoudingen borstvoeding

Let erop dat je een comfortabele houding vindt om je baby de borst te geven. Je moet immers geruime tijd in deze houding kunnen ontspannen. Ook moet de baby goed liggen om te kunnen drinken. Kies bij zittend voeden een gemakkelijke stoel die je rug steunt ook wanneer de voeten plat op de grond staan. Gebruik desnoods kussens. Zorg ervoor dat je de baby naar je borst brengt, niet de borst naar de baby! Leg de baby op een kussen op schoot, zodat je hem niet hoeft op te tillen maar alleen maar ondersteunt. Ook kun je met opgetrokken knieën zitten en een kussen op schoot met de baby erop. Je voedingshouding is vaak afhankelijk van je eigen voorkeur, het moment van de dag en de leeftijd van de baby.

Tips voor voedingshouding:

- Leg de baby goed gesteund dicht tegen je aan. Zorg dat het hoofdje en het lichaam op één lijn liggen met de buik tegen de moeder aan.
- Leg de baby zo dat het mondje net iets lager ligt dan de tepel.
- Ondersteun de borst met de vingers ver van de tepel: vingers onder de borst en de duim erbovenop.
- Streel met de tepel langs het mondje van de baby, tot hij zijn mondje opent.
- 'Happen' van de baby: niet alleen de tepel komt in het mondje, ook de tepelhof.
- De onderlip krult naar buiten en het tongetje ligt onder de tepelhof. Door het kinnetje tegen je aan te duwen blijven de neusgaten vrij.
- De baby is niet goed aangelegd als drinken pijn doet, als de baby oppervlakkig zuigt of steeds smakt of als de tepels verkleuren (wit of rood).

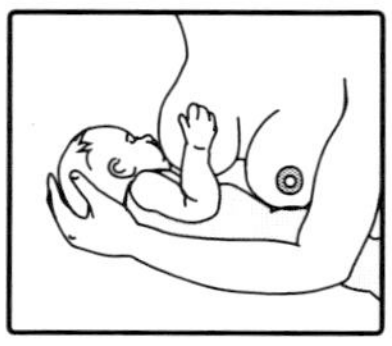

Figuur 12.1

MOEDER ZIT, BABY LIGT HELEMAAL OP DE ARM

De moeder zit. De baby ligt onder de borsten van de moeder met het hoofdje onder één borst en de buik dicht tegen de moeder aan. De heterolaterale arm van de moeder ligt om de baby heen en steunt het hoofdje: zo kun je de baby sturen naar de tepel. De homolaterale vrije hand kan de borst en tepel in positie brengen. Deze houding wordt vaak gebruikt bij jonge baby's.

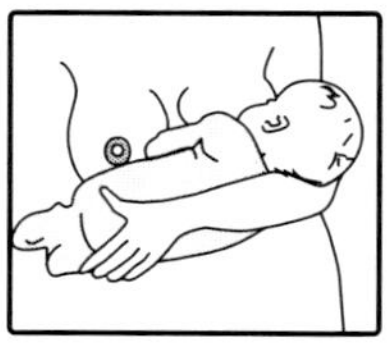

Figuur 12.2

MOEDER ZIT, BABY LIGT IN DE HOLTE VAN DE ELLEBOOG

De moeder zit. De baby ligt met het hoofdje in de holte van de elleboog van de moeder, met het gezicht naar de homolaterale borst. De homolaterale onderarm ondersteunt het ruggetje, met haar hand kan ze een beentje of de billen vasthouden. De heterolaterale hand kan de borst en tepel in positie leggen. Let op dat de baby goed recht ligt (hoofd in rechte lijn met het lichaam) en zijn buik tegen je eigen buik gedraaid. Deze houding wordt vaak bij wat oudere of zwaardere baby's gebruikt.

MOEDER ZIT, BABY IN BAKER- OF RUGBYHOUDING

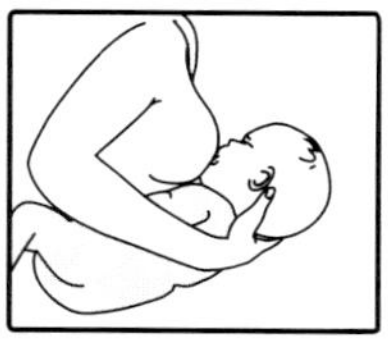

Figuur 12.3

De moeder zit. De baby ligt met het gezicht naar de moeder toe op een kussen op schoot. Met de beentjes onder de arm van de moeder toe naar opzij. Het lichaam wordt ondersteund door de homolaterale onderarm van de moeder en het hoofdje leunt in de hand van dezelfde arm. De baby wordt geleid naar de homolaterale borst van de moeder. De heterolaterale hand kan de borst en tepel in positie leggen. Dit is een fijne voedingshouding na een keizersnede, omdat de baby niet tegen de buikwond drukt.

MOEDER EN BABY IN ZIJLIG

Goede houding bij bekkenpijn en meteen een mooi rustmoment.

- De moeder ligt in zijlig. De baby ligt naast haar in de holte van de elleboog van de onderste arm. Met de bovenste arm draait zij baby naar zich toe, zodra hij wil 'happen'. Let erop dat het hoofdje en lichaam van de baby weer in één rechte lijn liggen, met het buikje naar het moederlichaam toe gedraaid. Met de bovenste hand worden de onderste borst en tepel gepositioneerd.
- Wanneer de baby aan de bovenste borst gelegd moet worden, hoeft de moeder zich alleen maar meer naar voren te draaien. Zodra de baby goed uit de bovenste borst drinkt, kan eventueel de onderste arm worden weggehaald om onder het eigen hoofd te leggen. Gebruik een kussentje om de baby in de rug te steunen, zodat deze niet kan terugrollen.

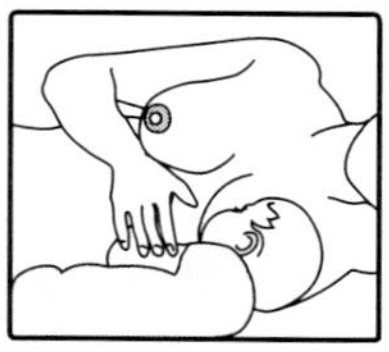

Figuur 12.4

12.3 Flesvoeding

Moedermelk bevat van nature alle voedingsstoffen die de baby nodig heeft en wordt dan ook gezien als de beste voeding voor een baby. Wanneer je geen borstvoeding kunt of wilt geven is babymelk die je in de westerse supermarkt, drogist of apotheek kunt kopen, een goed alternatief. Flesvoeding benadert steeds meer de moedermelk en is goed verteerbaar. Tot ongeveer vier maanden oud geef je de baby eersteleeftijdsmelk, daarna schakel je over op opvolgmelk. Deze heeft een andere vetverhouding.

Soms lijkt het of je je moet 'verdedigen' als moeder als je flesvoeding geeft en of alleen borstvoeding zaligmakend is. Het belangrijkste is dat jij je baby ontspannen kunt voeden. Als je borstvoeding niet ziet zitten, of als er problemen zijn met tepelhoedjes, onvoldoende voeding en dus bijvoeding, pijnlijke tepelkloofjes waardoor je tijd moet maken om én te kolven én om daarna het flesje te geven (terwijl je misschien nog andere kinderen hebt die aandacht nodig hebben) of andere lichamelijke ongemakken die meer stress opleveren dan goed zijn voor jou en je baby, is flesvoeding beslist een goede keuze. Geniet van het voeden en kroelen met je kindje en besef dat een goede moeder zorgt dat haar baby een vol buikje en een warm bedje heeft en in alle rust veilig kan opgroeien. En dat doe je!

Deel 2

Voordelen flesvoeding

- Een van de grote voordelen van flesvoeding is dat ook je partner de baby zijn flesje kan geven. Dit is goed voor de binding tussen vader en kind.
- Je kunt gemakkelijker zelf weg als een ander voor de voeding van de baby kan zorgen.
- Je weet precies hoeveel je baby bij elke voeding heeft gedronken.

Nadelen flesvoeding

- De meeste nadelen van flesvoeding zijn juist de voordelen van borstvoeding.
- Daarnaast is er de redelijk hoge aanschafprijs van het melkpoeder, de tijd die je nodig hebt om je flesjes steriel te maken en het klaarmaken van de flesjes zelf.

12.4 Aandachtspunten bij flesvoeding

Flesvoeding kent eveneens een aantal aandachtspunten:
- eropuit trekken
- flessen, flessenspeen
- fopspeen
- hygiëne
- koemelkallergie
- voeding 's nachts
- voedingshoudingen.

Eropuit trekken

Nadeel van flesvoeding is dat je altijd moet zorgen voeding bij je te hebben als je met de baby op pad gaat. Je weet maar nooit of je onverwacht langer blijft dan gepland, of dat je onderweg in een file of iets dergelijks wordt opgehouden. Niets zo erg als een baby die ontroostbaar huilt van de honger! Neem in je babytas altijd een schone fles met speen mee met extra voeding, naast eventueel nog een fopspeen, spuugdoekje, luiers en luierdoekjes, een schoon rompertje of truitje voor het geval de baby spuugt.

- Koop een thermosfles die je alleen voor babyvoeding gebruikt.
- Vul voordat je weggaat de thermosfles met warm schoon water en neem een busje met losse melkpoeder mee (zie *Voeding 's nachts*) of vul de thermosfles met kant-en-klare warme flesvoeding. Kijk goed op de verpakking van de babymelk hoe lang warme flesvoeding goed blijft.

Flessen

Flessen zijn er in allerlei soorten en maten. Belangrijkste is dat de fles gemakkelijk schoon te maken is. Kies liever voor een fles met een wijde hals. Bij flessen met een 'knik' heeft de baby minder kans op te veel lucht inslikken en daardoor minder kans op darmkrampjes.

FLESSENSPEEN

Spenen moet je vervangen na zes weken of eerder als ze beschadigd zijn (als de baby ouder wordt kan hij erop gaan bijten). Je kunt schone spenen na de voeding bewaren in een apart doosje in de koelkast. Nieuwe spenen moet je altijd eerst uitkoken. Het gaatje in de speen mag niet te groot, maar ook niet te klein zijn. Je kunt de speentjes het best uittesten met de nog koude melk. Je houdt de fles op zijn kop en beweegt wat heen en weer. Komt er ongeveer elke seconde een druppel uit de speen, dan is deze perfect. Er zijn twee vormen flessenspenen: de kers en de dentel. De dentel is door zijn vorm beter voor de ontwikkeling van de kaak en tandjes.

Tips voor flessenspeen:

- Zorg dat de melkpoeder goed is opgelost, anders raakt de speen verstopt. Hierdoor gaat de baby harder zuigen, wat tot meer luchtinname kan leiden, wat weer kan leiden tot darmkrampjes.
- Wanneer de baby de fles niet leegdrinkt niet te veel aandringen. Als de baby gedwongen wordt te drinken, komt de melk er binnen de kortste keren weer uit.

FOPSPEEN

Baby's hebben een grote zuigbehoefte. Na borst- of flesvoeding kan de baby onrustig worden, omdat hij nog meer wil sabbelen of zuigen. Bij een kind dat flesvoeding krijgt kan gerust een fopspeen gegeven worden. Doseer het gebruik wel, haal de speen bijvoorbeeld weg tijdens het slapen. De tendens lijkt momenteel dat het beter zou zijn om te zuigen op de fopspeen dan op de duim. Door te zuigen op een dentelspeen wordt de kaakontwikkeling gestimuleerd. Langdurig duimzuigen kan meer schadelijke gevolgen hebben voor de kaakvorming en stand van het gebit. Bovendien is het minder hygiënisch als een kind tijdens het spelen steeds zijn (vieze) duim in de mond steekt. Duimzuigen is vaak moeilijker af te leren dan een speen.

Bij borstvoeding

Wees in de eerste weken van de borstvoeding nog wat terughoudend met het geven van een fopspeen, omdat deze het systeem van vraag en aanbod kan verstoren. Een baby die wil zuigen, wil eigenlijk terug aan de borst. Als je snel en vaak een speentje geeft, kan je nog prille melkproductie teruglopen. Na een paar weken borstvoeding is de productie stabiel en kun je wel met een gerust hart een fopspeen geven.

Hygiëne

Bij het geven van flesvoeding is hygiëne heel belangrijk. Dat geldt zowel voor de flesjes en spenen als voor de te bewaren voeding. Sluit de bus babymelk steeds zorgvuldig af en let op schone handen en opscheplepeltjes.

Tips voor hygiëne:
- Was je flesjes en spenen goed uit en spoel ze zorgvuldig af.
- Maak daarna alle flessen, spenen en doppen steriel door ze te koken of maak gebruik van een sterilisator.
- Volg bij het bereiden van de melk steeds de aanwijzingen die je van je kraamhulp gekregen hebt of de gebruiksaanwijzing die je op elke verpakking van babymelk aantreft. Zorg ervoor dat het melkpoeder goed opgelost is.
- Spoel de fles en speen na elke voeding uit en bewaar ze in de koelkast, zodat bacteriën geen kans krijgen.

Koemelkallergie

Babymelk bevat koemelkproteïnen. Deze zijn niet helemaal identiek aan de proteïnen van moedermelk, wat soms tot klachten bij de baby kan leiden: koemelkallergie. Deze ontwikkelde allergie voor koemelkproducten verdwijnt vaak pas rond het eerste levensjaar. Voor flesvoeding betekent dit dat er overgeschakeld moet worden op een babymelk op basis van soja of op een hypoallergene voeding.

Voeding 's nachts

Het nadeel van flesvoeding is dat je 's nachts eruit moet om beneden de fles te gaan halen en op te warmen in de magnetron. Vooral bij bekkenpijnklachten is dit extra vervelend, niet altijd is de partner beschikbaar om de flesvoeding 's nachts klaar te maken.

Tips voor voeding 's nachts:
- Koop een flessenwarmer en zet die op je nachtkastje.
- Neem 's avonds voor het slapen een schoon flesje (met de speen omgekeerd erop), een fles water en de bus babymelkpoeder mee.
- Wanneer de baby wakker wordt, doe je water in de fles. Zet deze in de flessenwarmer en zet hem aan. Ondertussen haal je alvast de baby om te verschonen.
- Als het water warm genoeg is kun je er de afgepaste schepjes melkpoeder bij doen en de fles op bed geven.

Voedingshouding flesvoeding

ZITTEND

Zit zelf goed ontspannen op een stoel, voeten en rug gesteund en met een kussen op schoot voor de baby. De arm die de baby ondersteunt ligt op een armleuning of kussen.

Tips:
- Zorg dat de baby twee armpjes naar voren heeft (handjes om de fles) en niet één arm naar achteren onder je elleboog geklemd. Symmetrie is beter voor zijn motorische ontwikkeling.
- Geef de baby geregeld afwisselend met links of met rechts de fles, net als je bij borstvoeding van houding zou wisselen. Dit zorgt voor een gelijke links-rechts-ontwikkeling bij de baby.

LIGGEND

Ook bij flesvoeding kun je gaan liggen in zijlig, de baby ligt dan in je onderste arm. Leg wel een dik kussen onder je eigen schouder, bovenarm en hoofd zodat de baby enigszins schuin omhoog ligt. Boertje laten: leg de baby in zijlig over je buik-taille heen en wrijf over het ruggetje. Goede houding bij klachten van bekkenpijn en meteen een mooi rustmoment voor jezelf.

REFERENTIES

Grient Dreux de A, Labordus M, Nicolaï S, Vos C de. Zwanger; het nieuwe handboek voor aanstaande ouders. 2e druk. Utrecht: Het Spectrum; 2004.
Kitzinger S. De geboorte van je kind. Ede/Antwerpen: Zomer & Keuning, 1991.
La Leche League, folders.
Righard L, Alade MO. Effect of delivery room routines on success of first breastfeed. Lancet 1990; 336(8723):1105-7.
Stadelmann I. Zwangerschap, geboorte en eerste maanden met uw baby. München: Deltas, 2002.
Stoppard M. Jonge ouders. Utrecht: Lifetime, 1999.
Vereniging Borstvoeding Natuurlijk, folders.

13 Baby

Ouders vinden het vaak interessant om meer te weten te komen over de ontwikkeling van hun kind. Dit geldt zowel voor de zwangere vrouwen en hun partners over de ontwikkeling van hun nog ongeboren baby, als voor de jonge moeders en partners over de ontwikkeling van hun zuigeling. Hoewel veel informatie uiteraard in babyboeken en dergelijke staat, en de (aanstaande) ouders hun vragen kunnen stellen aan de behandelend arts of verloskundige en het consultatiebureau, bouwt de ZwangerFit-docent een niet te onderschatten vertrouwensrol met hen op gedurende de langdurige begeleiding peripartum. De ZwangerFit-docent is laagdrempelig, heeft kennis van de peripartumperiode en is in staat adequaat advies te geven of in te schatten of doorverwijzing noodzakelijk is. Daarnaast is de ZwangerFit-docent tevens fysiotherapeut, dus gespecialiseerd in het bewegingsapparaat. Enige kennis van de sensomotorische ontwikkeling van de zuigeling is dan op zijn plaats. Zo is het mogelijk te vertellen hoe de ontwikkeling hoort te verlopen en advies te geven bij het beluisteren van de babyverhalen of bij het zien hoe de jonge moeders hun baby hanteren tijdens de babyles. Wanneer afwijkingen gesignaleerd worden, is doorverwijzen uiteraard belangrijk. Dit zal in eerste instantie naar consultatiebureau of huisarts zijn, maar ook kan het advies zijn om contact op te nemen met de kinderfysiotherapeut of een ervaren babymassagedocent.

13.1 Ongeborene

Bij een zwangerschap wordt uitgegaan van een duur van 40 weken, 280 dagen, met een gemiddelde duur van 240-293 dagen. Week 1 wordt geteld vanaf de eerste dag van de laatste menstruatie. De zwangerschap wordt verdeeld in de volgende drie trimesters.

Eerste trimester zwangerschap (week 1-12)

Het embryo begint vanaf een zwangerschapsduur van zeven weken een beetje te bewegen. Pas vanaf een zwangerschapsduur van dertien weken, is het sterk genoeg om de baarmoeder een beetje in te deuken. Dit gebeurt nog zo zachtjes dat de moeder het niet merkt. Bij een zwangerschapsduur van tien weken zijn alle weefsels (skelet, spieren, organen) in grote lijnen aangelegd. Hierna moet alles nog verder uitgroeien en verfijnen.

Tweede trimester zwangerschap (week 12-25)

Vanaf een zwangerschapsduur van een week of vijftien tot zestien is de foetus sterk genoeg om een trapje te geven tegen de baarmoederwand, zodanig dat de moeder dit als een lichte druk kan voelen wanneer ze de handen op de onderkant van haar buik legt. Bij een eerste zwangerschap is het moeilijk voor de moeder om de baby al vroeg te voelen bewegen. Veel vrouwen denken in eerste instantie dat ze hun darmen voelen of twijfelen over wat ze voelen. Vrouwen die voor het eerst zwanger zijn, voelen hun baby vaak pas bewust bewegen tussen de 20e en 24e week van de zwangerschapsduur. Ondanks dat de organen al zijn aangelegd, is er door onvoldoende orgaanrijping nog vrijwel geen overlevingskans voor de baby wanneer hij nu geboren zou worden De grootste belemmering om te kunnen overleven zijn de onrijpe longen. Bij ongeborenen zitten de longen nog helemaal ingeklapt in de borstholte.

Derde trimester zwangerschap (week 25-37)

Rond de 26e week van de zwangerschap worden de bewegingen van de baby feller, het kind buitelt alle kanten op en heeft nog ruimte genoeg. Rond de dertig weken zwangerschap voelen de bewegingen heel anders aan en kunnen harde trappen gegeven worden, die voor de moeder soms pijnlijk kunnen zijn. Vanaf 26-28 weken zwangerschap wordt de baby levensvatbaar. Belangrijk proces in deze laatste zwangerschapsweken zijn de longontwikkeling en de ontwikkeling van de geslachtsorganen. De eierstokken zakken op hun plaats en de testikels gaan indalen. Het kind kan minder frequent maar wel harder schoppen naarmate het groter wordt, en neemt in veel gevallen de positie aan waarin het geboren gaat worden. Als de bevalling zich rond deze tijd al aandient, krijgt de zwangere vrouw naast een weeënremmend infuus, injecties voor het sneller rijpen van de longen van de baby. Bij een zwangerschapsduur van onder de 32 weken, zal het kind in een speciale couveuse verzorgd moeten worden, wat slechts in bepaalde ziekenhuizen in Nederland (afdeling Neonatologie) mogelijk is. Probleem bij een zo vroeg geboren baby is dat de organen, met name de longen, nog onrijp zijn. Naast ademhalingsstoornissen is de kans op een hersenbloeding of andere hersenbeschadiging bij de te vroeg geborene groter. Na een zwangerschap van meer dan 32 weken kan de baby in elk regulier ziekenhuis in de couveuse verzorgd worden. Met de extra zorg op de couveuseafdeling zijn de meeste kinderen in staat hun onrijpheid te overwinnen. De duur van de couveusetijd hangt tegenwoordig niet meer af van het gewicht van de baby, maar van factoren als temperatuurregulatie, zuigkracht en longrijping. Men gaat er meestal van uit dat de couveuseduur ongeveer gelijk is aan wat de resterende zwangerschapsduur zou zijn geweest. Lichamelijk contact met het kind (kangoeroeën) is in deze situatie voor zowel ouders als baby heel prettig en zinvol. Voor de pas bevallen moeder valt het niet mee om de kraamweken thuis te zijn zonder baby. Elke dag naar het ziekenhuis gaan is bovendien erg vermoeiend vlak na een bevalling. Daarbij zijn er vaak zorgen over de pasgeborene in de couveuse. Neonatologieverpleegkundigen begeleiden de ouders in deze periode.

Klaar om geboren te worden (week 37-40)

Wanneer de zwangerschap de veertig weken nadert, neemt het kind steeds meer toe in gewicht, 150 tot 200 gram per week, tot uiteindelijk een gemiddeld gewicht van 3000 tot 4000 gram (6-8 pond) bereikt is. Bij 32 weken zwangerschap ligt nog één op de drie baby's in stuitligging, bij 40 weken is dit nog maar 3% en liggen de meeste baby's in hoofdligging. Voor de zwangere vrouw is dit een periode die lichamelijk en geestelijk meer van haar eist, ze heeft meer harde buiken, beweegt moeizamer, ze heeft last van nek- en rugklachten, oefenweeën, dromen of slaapproblemen. De verweking van de baarmoedermond kan beginnen: een voorbereiding op de weeën die gaan komen en de bevalling zullen inleiden.

13.2 Reflexen

De eerste levensmaanden vertoont het kind primitieve reflexen die noodzakelijk zijn om te overleven. Deze vlucht- en overlevingsreflexen zijn op de vroege zuigelingenleeftijd normaal, maar horen te verdwijnen in de loop van de ontwikkeling (rond de 3e-6e maand). Ze vinden hun oorsprong in de hersenstam en worden uiteindelijk geremd door de ontwikkeling van de willekeurige motoriek en het ontstaan van de houdingsreflexmechanismen. Vanaf de zesde tot de achtste maand na de geboorte ontstaan de transitionele reflexen. Deze hebben hun oorsprong in de tussenhersenen. Ze hebben te maken met het trotseren van de zwaartekracht en verdwijnen na verloop van tijd eveneens. De posturale reflexen zijn afkomstig uit de hersenschors en ontstaan rond de tiende leeftijdsmaand van de zuigeling. Deze reflexen zijn onder andere van belang bij het leren staan, lopen en praten en blijven gedurende de rest van het leven in stand.

Houdingsreflex

De houdingsreflex zorgt voor de controle van het hoofd in de ruimte, het oprichten van het hoofd ten opzichte van de romp en van de romp ten opzichte van de extremiteiten. Deze reflex zorgt ervoor dat de mens, tegen de zwaartekracht in, in opgerichte houding kan blijven en tegelijkertijd deze houding automatisch kan handhaven met coördinatie van de bijbehorende bewegingspatronen, aangepast aan de eisen van het moment.

Primitieve reflexen

- *Zoekreflex* (snuffelreflex): na zacht aanraken van de babywang, draait de baby zijn hoofdje naar die kant en opent de mond (op zoek naar de tepel).
- *Zuigreflex*: zodra de baby iets in zijn mond voelt, begint hij hard te zuigen (tepel, vinger).
- *Grijpreflex*: zodra er druk in de handpalm wordt gevoeld, grijpt de baby het voorwerp stevig vast.
- *Babinski-reflex*: bij strijken met een puntig voorwerp over de buitenkant van de voetzool van voor naar achter, richt de grote teen zich op en spreiden de andere tenen zich.
- *Asymmetrische tonische nekreflex*: de baby strekt de arm waar zijn hoofdje naartoe gedraaid wordt, en buigt de andere arm. Deze reflex wordt voortgezet in ooghandcoördinatie.
- *Schrikreflex (moro-reflex)*: bij plotselinge schrik (hard geluid) of als de baby bijna valt, worden de armen wijd gespreid en weer langzaam gesloten.
- *Loopreflex*: wanneer de baby rechtop onder de oksels wordt opgetild en zachtjes de vloer raakt met de voetjes, tilt hij één been op. Bij het laten aanraken van de vloer met het opgetrokken voetje, wordt de andere voet opgetild.
- *Kruipreflex*: bij druk op de voetzool strekt het aangeraakte beentje zich. In ruglig leidt dit tot zich 'wegduwen', in buiklig kan dit leiden tot 'kruipen'. In bed kan dit ontstaan door druk van de dekentjes op de voetzolen (buiklig) of van de matras bij opgetrokken knietjes (ruglig).
- *Zwemreflex*: Wanneer de baby met het gezicht in het water wordt gehouden, gaan de armpjes en beentjes trappelen en wordt de adem ingehouden. Zo kan de moeder onder water bevallen zonder dat de pasgeborene verdrinkt door water in de longen in te ademen.

13.3 Sensomotorische ontwikkeling

De ontwikkeling van een kind in de eerste twee levensjaren wordt gekenmerkt door een opvallend snelle lichamelijke en geestelijke groei. De zuigeling/baby verandert van dreumes naar peutertje, van complete afhankelijkheid en hulpeloosheid naar zelfstandig voortbewegend, etend en drinkend kind. Deze ontwikkeling komt vrijwel van nature tot stand door rijping en reorganisatie van het centrale zenuwstelsel. Bewegingspatronen als grijpen, zitten en lopen hoeven het kind niet aangeleerd te worden, maar komen in een normale sociale omgeving vanzelf. We herkennen hier drie hoofdfasen in: houdingscontrole, voortbeweging en hanteren. Het motorisch gedrag bij de neonaat is dan ook voor een deel een voortzetting van de motoriek die al in de baarmoeder ontwikkeld werd, en eventueel zichtbaar is geweest op een echoscopische video in utero. Andere motorische patronen komen direct na de geboorte tot uiting, waarbij de ademhaling en het zuig- en drinkgedrag van vitaal belang zijn.

Bij een pasgeborene is er nauwelijks onderscheid tussen emotie, tonus en uitdrukkingsmotoriek. De motoriek kan als het ware gelijkgesteld worden aan de emotie. In de eerste maanden na de geboorte staat deze motoriek in het teken van het contact met de moeder of hoofdverzorger. Dit contact verloopt via de huid, lichaamstaal, het gezicht, de gezichtsuitdrukking en de stem, en heeft vooral als doel uiting te geven aan lust en onlust. Binnen enkele weken na de geboorte herkent het kind het gezicht en de stem van de moeder tussen vreemden. Jonge zuigelingen reageren zeer gevoelig op aanraken, lichaamstaal, vocalisatie en gelaatsuitdrukkingen van de ouders (uitdrukkingsmotoriek). Vanaf zes tot acht weken oud verschijnt het eerste lachje (visueel lachen). De moeder en andere gezinsleden ervaren dit doorgaans als een ingrijpende verandering. Gedifferentieerde gevoelens als kraaien van vreugde, boosheid, afkeer en angst beginnen baby's pas te vertonen op een leeftijd van drie tot zes maanden oud.

- Gewicht: een baby heeft op een leeftijd van vijf maanden zijn geboortegewicht al verdubbeld en is één jaar na de geboorte driemaal zo zwaar geworden.
- Lengte: de baby is tussen de 25 en 30 cm gegroeid in één jaar tijd.
- Hersenen: de hersenen van een pasgeborene wegen 25% van hun uiteindelijke gewicht en groeien in één jaar naar 60% van hun volwassen gewicht, dat is ruim tweemaal zo zwaar als bij de geboorte.
- Het hoofd van een pasgeborene maakt een kwart van de totale lichaamslengte uit, dit is bij een volwassene nog maar een achtste van de totale lengte.

Sensomotorische waarneming

De basis voor bewegen is de sensomotorische waarneming. Het kind begint zijn eigen lichaam bewegend in de ruimte te kennen. Het onbewuste gevoel waar de ledematen en de romp zich ten opzichte van elkaar en ten opzichte van de omringende ruimte bevinden (lichaamsgevoel), wordt vooral mogelijk gemaakt door tactiele, kinesthetische en vestibulaire perceptie. Hierdoor leert het kind de elementaire sensorische elementen kennen als het visueel schatten van afstand, diepte, richting, vorm, consistentie, temperatuur en beweging en leert het ook de resultaten kennen van eigen motorische activiteit (lichaamsbesef). Het kind gaat zich steeds meer op de buitenwereld richten. Verschillende geluiden worden onderscheiden en herkend. Het door middel van mond, ogen en handen ontdekken van het eigen lichaam en vreemde voorwerpen zijn kenmerken van het leren herkennen van beweging en vorm. Dit alles loopt parallel met de uitbouw van de motorische mogelijkheden van het kind, waaraan de rijping van het zenuwstelsel ten grondslag ligt. Na het eerste en tweede jaar spelen de spraak-taalontwikkeling en de ontwikkeling van het complexe handelen (praxie) een belangrijke rol.

Motorische ontwikkeling

De motorische ontwikkeling van een kind verloopt op karakteristieke wijze:
- *Van craniaal naar caudaal*: de controle van de hersenen over de spieractiviteit begint bij de beheersing van de hoofd- en halsspieren en gaat geleidelijk verder in de richting van de onderste ledematen. Dit houdt in dat de zuigeling eerst de hoofdbewegingen bewust leert hanteren (draaien naar geluid of licht) en daarna de armen, handen en benen willekeurig leert beheersen.
- *Van proximaal naar distaal*: de lichaamsdelen, gewrichten en spieren die het dichtst bij het midden van het lichaam liggen, komen eerder onder controle van de hersenen dan die verderaf liggen of meer aan de uiteinden van het lichaam. Armbewegingen kunnen eerder bewust gestuurd worden dan verfijndere handmotoriek.
- *Tegen de zwaartekracht in*: de ontwikkeling van vaardigheden gebeurt grotendeels tegen de zwaartekracht in. De zuigeling ontwikkelt zich van een liggend tot een zittend en staand wezen.
- *Ontwikkeling van zeer veel variabiliteit*: alle stappen in de motorische ontwikkeling van de zuigeling kennen zeer veel variabiliteit, zowel per groep als per individu. Bij één en hetzelfde kind gaan deze stappen zelfs niet in hetzelfde tempo en laten soms een terugval zien na het bereiken van een volgend stadium.

De sensomotorische ontwikkeling is bij een zuigeling tot anderhalf jaar oud het grootst. De baby maakt een groei en ontwikkeling door die daarna in zijn leven nooit meer zo snel en met zo veel tegelijk voorkomt.

MAAND 1-2

- In ruglig is het hoofd meestal opzij gedraaid en overheerst asymmetrie.
- In buiklig wordt overwegend flexie getoond. De benen worden veelal onder de romp getrokken en het bekken staat omhoog.
- De baby is in staat tot kortdurend heffen van het hoofd. Na de eerste maand kan hij met de ogen iets volgen en fixeren.

MAAND 3-4

- In ruglig kan het hoofd nu in de middenpositie gehouden worden en ligt de romp symmetrisch. De handen kunnen naar de middenlijn gebracht worden en worden bekeken (begin van oog-handcoördinatie). De baby begint gericht te grijpen naar een voorwerp.
- In buiklig begint de cervicale en thoracale extensie. De baby kan vanuit een asymmetrische houding naar een symmetrische houding overgaan. De steunname op de onderarmen begint zich te ontwikkelen, maar is nog niet stabiel.
- Wanneer de baby in zit wordt gezet kan hij het hoofd in de middenpositie houden ten opzichte van de romp. De rug is hierbij nog afgerond.
- Wanneer de baby in stand wordt gehouden, kan hij slechts kortdurend de benen belasten. De stareflex is verdwenen. Steunname vindt plaats met knie in hyperextensie en flexie van de heupen.

MAAND 5-6

- Het kind kan in alle posities symmetrisch zijn. Met name ruglig en buiklig zijn stabiel.
- In ruglig kan de baby het hele lichaam belasten. De oog-voetcoördinatie verbetert (spelen met de voetjes, voetjes naar de mond). De baby kan door heupextensie en toename heupstabiliteit een 'bruggetje' maken. Het reiken en grijpen worden nauwkeurig: het reiken gebeurt vloeiend en het kind kan goed starten en stoppen. De baby kan voorwerpen tweehandig pakken, kan overpakken van links naar rechts (en omgekeerd) en bewust loslaten. De baby rolt zelf om naar de buik.
- Vanaf zes maanden oud wil het kind doorgaans niet meer graag op de rug liggen, maar bevindt zich liever in opgerichte positie of rolt om naar de buik.
- In buiklig kan de baby zijn gewicht verplaatsen en steunen op één hand. Er is volledige extensie en de baby maakt 'zwembewegingen' (voorbode tijgeren). Er is sprake van een goede romprotatie. Wanneer hij probeert voort te bewegen (tijgeren), schuift de baby hierbij meestal nog naar achteren. Evenwichtsreacties zijn aanwezig.
- In zit gezet is er een beginnende rompstabiliteit en steunname op de handen voor het lichaam.
- In stand gezet komt er meer flexibiliteit in de knieën en veert de baby wat op en neer.

MAAND 7-8

- De baby kan nu in buiklig om de eigen as draaien (pivoteren), tijgeren en daarna overgaan in kruipen. De baby komt vanuit buiklig over de zij zelf tot zit.
- Het zitten wordt stabieler. De baby kan in zit meer rotaties uitvoeren en ook hier beginnend pivoteren. Steunname op de armen voor- en zijwaarts.
- Vanuit zit kan de baby zich optrekken tot stand met steun van de handen en steunname op de hele voet.

VANAF 10 MAANDEN

- Het kind kan nu vlot kruipen op handen en voeten (berengang).
- In zit is ook steunname op de armen naar achteren en kan hij pivoteren.
- Het kind kan los staan. Sommige kinderen maken hun eerste onzekere pasjes, andere lopen al met een breed gangspoor.

VANAF 15 MAANDEN

- Het kind kan de trap op kruipen.
- In zit zijn er goede steun- en evenwichtsreacties.
- Vanuit stand kunnen andere houdingen aangenomen worden.
- Het kind kan vrij lopen met vasthouden van voorwerpen. Het evenwichtsgevoel is nog wel onvolledig. Plotseling stoppen of van richting veranderen zijn nog moeilijk.

VANAF 18 MAANDEN

- In alle posities is er nu een goed evenwicht.
- Het kind kan op de hurken zitten, iets van de grond oprapen en achteruitlopen. Het begint te klimmen en te klauteren.
- De integratie van de waarneming verbetert, de spraakontwikkeling komt op gang, de motorische/sensomotorische aanpassing vindt plaats, waardoor het kind verdere dimensies in de ontwikkeling kan ervaren.

- In Nederland wordt deze leeftijd als norm gehanteerd waarop een kind zou moeten kunnen lopen.

13.4 Het belang van romprotatie

Vanaf ongeveer vijf maanden rolt het kind van buik naar rug, later ook terug (roteren). Dit is van belang om vloeiend te kunnen voortbewegen en bewegingsovergangen te maken. De ontwikkeling van het evenwicht en de evenwichtsreacties vindt haar grondslag onder andere in het ontwikkelen van romprotaties. Door deze houdingsreactie kan een kind bijvoorbeeld in zit of stand kijken of grijpen zonder om te vallen. Verfijnde handmotoriek ontwikkelt zich verder en wordt vergemakkelijkt wanneer de handen zich vrij kunnen bewegen en niet meer voor steun gebruikt hoeven te worden. Deze lichaamshoudingcontrole is belangrijk om manipulatie mogelijk te maken.

13.5 Het belang van de kruipfase

Het kruipen neemt een heel centrale rol in de motorische ontwikkeling van een kind in. Vanuit buikligging wordt het tijgeren ontwikkeld en daarna het kruipen. Toch is kruipen de enige vaardigheid in de grofmotorische ontwikkeling die door bepaalde kinderen wordt overgeslagen zonder dat er sprake hoeft te zijn van pathologie. Kruipen is een totaalbeweging van het lichaam, een sensomotorische ervaring die nodig is voor vele elementen in de ontwikkeling:

- stimuleren oprichtreacties vanuit buiklig (loskomen van de onderlaag);
- stimuleren romprotaties;
- stimuleren steunfunctie armen en benen;
- voorbereiden spieren van benen en heupen op het lopen;
- aanleren om vanuit horizontale positie (ruglig, buiklig, tijgeren) tot verticale positie (zit, stand) te komen;
- stimuleren van samenwerking van de beide hersenhelften door het alternerende karakter van kruipen. Dit is van groot belang voor complexe functies als lezen en schrijven.

Mogelijke oorzaken van niet-kruipen en advies

- In verband met mogelijke wiegendood krijgen ouders tegenwoordig het advies om baby's tussen de nul en acht maanden niet meer op de buik te laten slapen maar op de rug. De ontwikkeling van extensie kan hierdoor verminderd plaatsvinden.
  Advies:
  - Leg de baby in de box geregeld op de buik om het hoofd heffen en extensieontwikkeling te stimuleren.
- Door verandering in de verzorging. Bij papieren luiers verschonen is geen rotatie meer nodig, wat bij katoenen luiers wel het geval was.
  Advies:
  - Speel roterende spelletjes tijdens het verschonen (linkervoetje raakt rechterhandje of oortje) of gebruik weer ouderwetse katoenen luiers...
- Door het toegenomen gebruik van voorzieningen zoals maxi-cosi, loopstoeltjes en babybouncers worden de natuurlijke bewegingen van het kind belemmerd. De maxi-cosi is alleen bedoeld als autostoeltje; loopstoeltjes stimuleren loopbewegingen bij het kind, terwijl er geen romprotatie wordt gevraagd en er nog geen sprake hoeft te zijn van een tijger- of kruipbeweging; babybouncers creëren ve-

Deel 2

rende druk op de heupkoppen (femur) zonder dat de baby al een spiercorset voor stand heeft kunnen ontwikkelen.

Advies:

- Gebruik een maxi-cosi als autostoeltje en zet de baby thuis liever in een wipstoeltje (meer bewegingsvrijheid en stimuleert activiteit).
- Leg de baby in de box gewoon op buik of rug, en niet steeds in het wipstoeltje of de maxi-cosi in de box. Met de 'trapezes' voor de baby kan prima gespeeld worden in ruglig.
- Gebruik geen loopstoeltje: wanneer de baby gewend is geraakt om op deze hoogte te bewegen, wil hij niet meer plat op de buik op de grond liggen. Buiklig is echter juist zo belangrijk om te komen tot tijgeren en kruipen. Tevens wordt de baby een verkeerd looppatroon aangeleerd.
- Gebruik geen babybouncer: op de femurkoppen komt te veel druk en deze kunnen beschadigingen oplopen. Bedenk dat de baby nog niet kan staan, dus de heupen zijn feitelijk nog onbelast. Pas bij tijgeren, kruipen en oprichten tot stand wordt het spiercorset rond de heupen versterkt.

– Het laten zitten van de baby terwijl hij nog niet over de vaardigheden beschikt om zelf in of uit deze houding te komen. Te vroeg laten zitten met behulp van kussens en dergelijke belemmert de ontwikkeling uit buikligging. Wanneer de baby te vaak in zit wordt gezet, is de kans steeds kleiner dat hij wil liggen. Een baby is immers een sociaal wezen dat graag oogcontact heeft en de wereld om zich heen wil bekijken. In zit gaat dat gemakkelijker dan in lig en ook een baby is liever lui dan moe.

Advies:

- Leg de baby gewoon op een kleed op de grond als je op visite bent en zet hem niet in een hoekje van de bank, gesteund met kussens.
- Stimuleer de baby om vanuit buikligging via steunfunctie naar zit te komen. De beloning is een grote grijns wanneer hij tot verticale positie komt.

– Wanneer de baby geregeld gaat huilen als hij op de buik wordt gelegd, zijn ouders sneller geneigd het kind weer op de rug neer te leggen.

Advies:

- Leg de baby niet te lang op de buik in de box. Het is vermoeiend voor het kind om het hoofd lang op te houden. Korte tijd en dan omdraaien houdt het leuk.
- Leg de baby in buiklig op bed of op de grond en ga ernaast liggen. Stimuleer de baby het hoofd op te richten door lokgeluidjes en oogcontact.
- Wanneer de baby wat ouder is, kan hij in buiklig gestimuleerd worden door een speelgoedje vlak voor hem neer te zetten (tuimelaartje) en zo langer opgericht te blijven of tijgeren uit te lokken. Blijf aanmoedigen, dan wordt het een spelletje voor twee.

13.6 Voorkeurshouding

Baby's horen zich totaal en symmetrisch te ontwikkelen, om zodoende hun hele lichaam te leren beheersen en het letterlijk 'op de kaart' te zetten van de motorische hersenschors. Wanneer een zuigeling zich onvoldoende motorisch kan ontwikkelen door een eenzijdig aanbieden van prikkels of een beperkte bewegingsmogelijkheid, kan een bewegingsachterstand ontstaan, wat nadelige invloed kan hebben op de sensomotorische ontwikkeling. Dit kan ook gebeuren door een voorkeurshouding van het hoofdje.

Mogelijke oorzaak voorkeurshouding

In Nederland wordt vanaf 1989 ter preventie van mogelijke wiegendood aangeraden om baby's op hun rug te laten slapen, terwijl voorheen rug-, buik- of zijlig afgewisseld werden. Rond deze tijd was ook het speciale baby autostoeltje maxi-cosi in opkomst, waarin de baby eveneens op zijn rug ligt. Deze werd echter niet alleen als autostoeltje gebruikt, maar ook als wandelwagen, wipstoeltje of slaapplek. Door zo vaak in ruglig te liggen, zal het hoofdje naar één kant gaan draaien. In theorie kan dat afwisselend naar links of rechts zijn, maar in de praktijk gaat het geregeld naar dezelfde kant. Zo'n voorkeurshouding van het hoofd kan gevolgen hebben voor de ontwikkeling van de baby. Zo kan bij een consequente voorkeurshouding het nog zachte schedeltje aan de voorkeurskant afgeplat raken. In 1997 had ruim 8% van de zuigelingen een voorkeurshouding, waarvoor bij een derde van de kinderen behandeling noodzakelijk was door een kinderfysiotherapeut en/of manueel therapeut.

'Een voorkeurshouding is die situatie waarin een zuigeling spontaan gedurende driekwart van de tijd met het hoofd naar één kant kijkt of gedraaid ligt (links of rechts). Volgen met ogen en hoofd over 180° is niet te bewerkstelligen; passief draaien van het hoofd naar de andere zijde is dikwijls wel mogelijk, maar regelmatig is de beweging beperkt.'
Definitie Boere-Boonekamp et al., 1997

Deel 2

Andere mogelijk oorzaken voor voorkeurshouding

- bestaande voorkeurshouding van de baby tijdens de zwangerschap (na een stuitligging is de risicokans tweemaal groter);
- zwangerschapsduur (bij premature baby's is de risicokans bijna tweemaal groter);
- traumatische bevalling (tangverlossing, schoudertje klem, erbse paralyse);
- ontstaan na de geboorte, door bijvoorbeeld langdurig in dezelfde houding te liggen (bij rugligging van de baby in de eerste week is de risicokans 21 maal groter);
- door steeds vanuit dezelfde positie te voeden (risicokans anderhalfmaal groter); dit komt vaker voor bij flesvoeding dan bij borstvoeding;
- voorkeurshouding komt vaker voor bij jongensbaby's (60%);
- bij een eerste kind is de risicokans anderhalf maal groter.

In 1969 werd de term 'wiegendood' geïntroduceerd om humanitaire redenen, namelijk om de ouders te ontlasten van een schuldgevoel bij onbegrepen babysterfte. Wetenschappers zijn het echter nog steeds niet eens over de oorzaken van wiegendood. Wel wordt roken in 60% van de gevallen als causale risicofactor beschouwd. Daarnaast wordt gedacht aan genetische factoren of een ontwikkelingsstoornis die leidt tot een ongeïdentificeerd mankement dat baby's vatbaarder maakt voor wiegendood. Babysterfte door risicogedrag van de ouders wordt voorkomen door adviezen ter preventie van wiegendood ter harte te nemen.
Gornall, 2008

Diverse kenmerken van voorkeurshouding

- Asymmetrische lichaamshouding of het schreef houden van het hoofdje.
- Afplatting aan de achterzijde of zijkant van het hoofd (plagiocefalie).
- Afplatting aan het voorhoofd, waarbij een oortje kan afstaan (beat ear). Wanneer dit langer duurt ontstaat gezichtsasymmetrie (gezichtsscoliose), waarbij het oor lager komt te staan en de wang naar voren komt.
- Scheef staan van de hals (torticollis).
- Zijwaartse kromming van lichaam(zuigelingenscoliose) met eventuele abductiebeperking van de heupen of een mogelijke standsafwijking van de voeten.
- Een verminderd bewegen van het hoofd en de ledematen van de baby, waardoor de motorische ontwikkeling van de baby nadelig wordt beïnvloed. Zowel de grove motoriek (rollen, kruipen) als de fijne handmotoriek (grijpen, pakken) wordt vertraagd.
- Een ander kenmerk kan het meer aanwezig zijn van de ATNR (asymmetrische tonische nekreflex: bij het naar opzij draaien van het hoofdje, strekt de homolaterale arm en buigt de heterolaterale arm) of het ontstaan van smetvlekken in het halsgebied waar het hoofdje blijkbaar vaker naartoe draait.

Adviezen ter voorkoming van een voorkeurshouding

- Leg de baby de eerste veertien dagen afwisselend op de linker en rechter zij. Voorkom eventueel omrollen naar de buik door een opgerolde luier in de rug te leggen, de onderliggende schouder goed naar voren te leggen en eventueel iets voor de buik. Of gebruik een 'babysleep' (steun in zijlig aan zowel buik- als rugzijde voorkomt omrollen).
- Vanaf de leeftijd van twee weken is het advies de baby op zijn rug te laten slapen, omdat de kans groter is dat de baby naar de buik kan rollen.
- Laat de baby ervaren wat recht liggen is, door hem symmetrisch neer te leggen.
- Draai het hoofdje geregeld naar de niet-voorkeurskant.
- Stimuleer de baby om het hoofd naar de niet-voorkeurskant te draaien. Dit kan door hem afwisselend met het hoofd aan de linker- of rechterkant van de box te leggen, door speelgoed nu eens links en dan weer rechts te leggen, door hem afwisselend links en rechts te voeden en op te pakken, en door het bedje schuin in de kamer te zetten (zicht naar beide kanten) of ook aan de muurkant iets vrolijks op te hangen op ooghoogte.
- In bed: zet het knuffeltje in bed afwisselend links en rechts neer. Meestal kijken baby's graag naar het licht. Zet het bedje zo dat de baby met de niet-voorkeurskant naar het licht moet draaien. Soms is omkering beter, omdat de baby juist wegdraait van het licht. Zijlig: let op symmetrie, dus leg de baby met twee armen goed naar voren.
- In de box: bij ruglig is het fijn als speelgoed zoals een trapeze rechtvoor hangt (symmetrisch), liefst op buikhoogte.
- Voeden: houd de baby bij flesvoeding zo vast dat hij naar de niet-voorkeurskant moet draaien om te kunnen zuigen. Ook kan de baby recht op je eigen benen gelegd worden (eventueel op een kussen), zodat hij zijn hoofdje in het midden houdt. Zorg dat beide armpjes naar voren zijn (handjes omklemmen het flesje), zodat er geen romprotatie ontstaat.
- Leg de baby bij voorkeur recht voor je op het aankleedkussen (kussen recht in plaats van dwars op de commode leggen). Het symmetrisch aankijken en oogcontact maken is goed voor de ontwikkeling.
- Bij dragen op de arm is het goed om links en rechts af te wisselen.

- Bij het zitten in een maxi-cosi is het belangrijk om te voorkomen dat het hoofdje naar één kant zakt. Leg een opgerold handdoekje aan de voorkeurskant als steun om recht naar voren te kijken.
- Wanneer je de baby troost tegen je schouder of hem zo houdt voor een boertje, leg dan het hoofdje met de niet-voorkeurskant tegen jezelf aan.
- Bij dragen in bijvoorbeeld een draagzak is het goed om het hoofdje te draaien naar de niet-voorkeurskant of naar het midden.

In 1987 beschreef dr. Heiner Biederman het begrip KISS-syndroom (Kopfgelenk Induzierte Symmetrie Störungen). Hiermee werden stoornissen in de symmetrische ontwikkeling van de baby aangeduid, als gevolg van functiestoornissen hoogcervicaal. Vanuit de manuele therapie is als oorzaak van het KISS-syndroom een blokkade gevonden in het suboccipitale gewricht (tussen schedelbasis en halswervelkolom).

13.7 Huilen

Huilen is het belangrijkste communicatiemiddel van een baby om zijn gevoelens aan te geven, twee uur per dag huilen is normaal. In de eerste drie maanden na de geboorte huilt de baby vooral als hij zich alleen voelt; pasgeborenen hebben immers nog veel koestering nodig. Eigenlijk kun je stellen dat een baby het liefst weer terug zou willen zijn in de veilige baarmoeder: daar was het altijd lekker warm, werd hij veilig omvat door de meeverende baarmoederwand, werd hij heerlijk gewiegd wanneer zijn moeder bewoog, hij hoorde altijd haar geruststellende hart ritmisch kloppen en darmen borrelen en haar stem klonk nabij. In onze moderne tijd wordt de baby in een mooi eigen kamertje gelegd, in een praktisch groot ledikant en weg van het geroezemoes van de visite ('Ssst, de baby slaapt...'). Dit kan een grote overgang zijn voor de pasgeborene, die gaat huilen om aan te geven dat hij 'terug naar binnen wil', oftewel zich veilig gekoesterd wil voelen. Ook jonge ('onervaren') ouders horen goed de verschillen in het huilen bij hun kind. Het verschil in huilen is erg belangrijk voor de reactie en een advies. Bij wat jengelend of pruttelend huilen is reageren niet altijd direct nodig. Bij baby's met krijsbuien of die gillen zonder te reageren op troost, is wel steun nodig. Vaak blijkt dat de krijsbuien na een tijdje wat minder worden wanneer de ouders support geven: houd de baby vast in een houding waarin flexie wordt benadrukt. Armen naar voren, benen en heupen gebogen, rug niet laten (over)strekken maar gebogen (door flexie heup).
Mogelijke oorzaken van huilen:
- aandacht vragen;
- onzekerheid van de jonge ouders;
- prikkelbaarheid van de baby:
  - onrust in huis;
  - onvoldoende regelmaat of structuur;
  - verwerking van de voeding (darmkrampjes).

Na drie tot vier maanden ontstaat er een vaster dag-nachtritme. De baby krijgt bij het ouder worden ook meer behoefte aan afleiding en uitdaging, en minder aan slaap. Nu kan de baby juist gaan jengelen, omdat hij zich gaat vervelen.

Huilbaby: huilt méér dan drie uur per dag, méér dan drie dagen per week en dat drie weken lang...

Verwennen

Nog maar een generatie geleden werd gesteld dat een baby 'zijn zin geven' inhield dat je de kleine 'verwende'. Tegenwoordig weten we dat een gevoel van veiligheid bieden erg belangrijk is voor kinderen om zich te kunnen hechten, een basisemotie die medebepalend is voor latere emotionele en relationele ontwikkelingen. Tevens wordt tegenwoordig gesteld dat baby's het eerste half jaar niet 'verwend' kunnen worden door te veel aandacht te geven. Uiteraard gaat de baby doorkrijgen dat wanneer papa of mama de trap op komt, hij kan stoppen met huilen. Maar het gaat te ver om te stellen dat de baby in de eerste levensmaanden al zo ver vooruit kan beredeneren dat hij bewust weet: 'Ik ga nu huilen, dan komen ze eraan en heb ik mijn zin.' Koesteren, veiligheid, maar ook structuur bieden zijn sleutelwoorden.

De cursist
'Ons eerste kindje huilde geregeld vanaf zijn geboorte, ik werd er wanhopig van. Huilen als hij wakker werd, huilen bij het inslapen, huilen in de kinderwagen. Behalve als hij bij me was, dan trok hij zijn beentjes als in foetushouding op en viel op mijn buik in slaap. Ik vond het ook zo zielig, dat kleine hoopje mens dat helemaal over zijn toeren was en pas ophield als hij bij me was, dat ik het nooit als "pesten" van hem zag. Mijn schoonmoeder vond daarentegen dat ik hem verwende en moest laten doorhuilen, maar dat kon ik niet. Ik heb hem altijd op mijn buik laten inslapen (daarna rolde ik weg en liet hem midden op ons bed tussen dikke kussens in slapen) en droeg hem overdag vaak in een draagzak. Als hij dan sliep, hing ik de draagzak als een hangmatje in de box. Als we gingen wandelen droeg mijn man hem in een buikdrager. Later werd het gelukkig minder en sliep hij ook in zijn eigen bedje in, als ik tenminste op dezelfde verdieping bleef en neuriede of zoiets, zodat hij wist dat ik in de buurt was. Na een half jaar was het opeens over, hij werd minder eenkennig en een heel vrolijk mannetje. Naderhand zei mijn schoonmoeder dat ze eigenlijk wel een beetje jaloers was op het feit dat ik altijd zo met mijn baby aan het tutten was geweest, en op de band die we hierdoor samen hadden opgebouwd. Dat was in haar tijd wel anders: zij 'moest' haar kinderen van de wijkzuster laten doorhuilen, want dat was 'goed voor de longetjes'. Nu zag ze in dat ze misschien wat gemist had hierdoor en dat ik het helemaal zo slecht nog niet deed... Dat voelde als een groot compliment en erkenning dat mijn gevoel volgen juist was geweest.'

Prikkelbaarheid van de baby

Onze moeders en grootmoeders hanteerder de regel '*Rust, Reinheid en Regelmaat*', wat tegenwoordig neerkomt op structuur en veiligheid bieden. Een baby heeft de eerste maanden vaak baat bij een regelmatig ritme: badje, voeding, slapen/ spelen, voeding, slapen. Ook vaste rituelen helpen de kleine om structuur te krijgen: muziekdoosje aan voor het slapen, vast knuffeltje bij het slapen. Baby's krijgen veel prikkels vanuit hun omgeving, maar hun hersenen zijn nog niet altijd in staat om deze input goed te filteren. Gevolg is dat baby's vaak letterlijk kunnen omvallen van de slaap, maar toch blijven rondkijken. Of huilen van moeheid, maar hun oogjes blijven openhouden. Bescherm je baby tegen te veel prikkels door:

- bij moeheid de baby meer in het donker te leggen (gordijnen dicht, kap kinderwagen omhoog, spuugdoekje over de oogjes leggen, met je hand over het voorhoofd en de oogjes strijken tot ze dichtvallen);
- niet constant de speelgoedtrapeze voor zijn neus laten hangen (maxi-cosi, box);
- niet te veel speelgoed in de box leggen: liever twee tot drie speelgoedjes die je geregeld wisselt;
- in bed geen afleidend speelgoed leggen, alleen een vast knuffeltje;
- de box in een rustige hoek zetten, niet te veel afleiding geven, rust in huis.

Baby's kunnen de eerste weken nog niet ver kijken, na 20-50 cm wordt alles onscherp voor ze. Zorg dat je tegen je baby praat voordat je hem oppakt: dan hoort hij je aankomen en schrikt minder. Sluit de gordijnen bij het gaan slapen: een baby wordt onrustig van de schemering (schaduwen die hij niet kan plaatsen).
Geef de baby letterlijk het gevoel van een omhelzing: maak het bed 'kort' op, zodat hij het gevoel heeft in een klein hoekje te liggen in plaats van te zwemmen in een groot ledikant. Of leg hem de eerste weken in de wieg, kinderwagenbak of reismandje te slapen. Draag de baby in een draagzak (babybag), deze kan vaak ook als hangmatje laag in de box worden gehangen. Ook in een buikdrager zit de baby 'als een zoutzak' wat een prettig gevoel van geborgenheid kan geven. Inbakeren is ook een goede mogelijkheid om de baby tegen zijn eigen onrust te beschermen en een gevoel van veiligheid te creëren.
Rust in jezelf: een baby voelt intuïtief feilloos je stemmingen aan. Als je zelf gespannen bent, wordt de baby ook onrustiger. Adem even rustig door voordat je de baby optilt, tik de baby ritmisch onder de billen of op het ruggetje (voelt alsof in de baarmoeder het moederhart dichtbij klopt) en blijf wat overdreven hardop doorademen of zuchten. De baby pikt je rustige ademhaling op en wordt daar zelf ook rustiger van.
Probeer eventueel minder perfectionistisch te zijn, bedenk dat een baby toch niet weet of je huis netjes gepoetst is! Het enige wat een baby wil is aandacht en liefde. Een 'goede' moeder zijn houdt voor je baby in dat je veiligheid biedt en er voor hem bent. Dat is al genoeg.

PRIKKELBAARHEID VAN DE DARMEN

Bij de geboorte is zowel het maag-darmkanaal als het zenuwstelsel van de pasgeborene nog onrijp. Het kost meer moeite de voeding te verteren, wat kan leiden tot darmkrampjes. Deze kunnen al direct na de geboorte beginnen en nemen meestal af na de zesde week tot aan drie tot vier maanden. De huilbuien lijken vaker voor te komen in de avond. Tijdens een aanval is het kindje nauwelijks troostbaar. Vaak heeft hij een opgezet buikje en gaat de baby persen voor een windje of ontlasting. Buikmassage, een warm badje of op de buik tegen je aan laten liggen kan helpen. Door het huilen kan er een vicieuze cirkel ontstaan: bij huilen wordt vaak lucht ingeslikt, wat weer tot krampen kan leiden. Dit kan ook voorkomen bij neusverkoudheid van de baby.

Veranderen van voeding, bijvoeden?

Vaak vragen jonge ouders zich af of de baby soms andere voeding nodig heeft of bijvoeding. Meestal is dit niet zo. Als er toch andere voeding geprobeerd wordt, is het belangrijk de nieuwe voeding minstens veertien dagen vol te houden. De darmen reageren namelijk traag en hebben tijd nodig om aan de nieuwe voeding te wennen.
Advies: verander de voeding alleen bij aanwijzingen van overgevoeligheid voor de oude voeding, en overleg eerst met het consultatiebureau of de huisarts.

Negatieve spiraal

Vaak ontstaat een negatieve spiraal: als je baby veel huilt, draag je hem alleen nog maar op huilmomenten en ben je geneigd hem weg te leggen als hij stil is. En wanneer de baby lief in de box speelt, ben je geneigd niet tegen hem te gaan praten uit angst dat hij weer aandacht wil. Op deze manier heb je op den duur alleen nog maar lichamelijk contact met je baby op negatieve momenten, en omgekeerd krijgt de baby geen erkenning op positieve momenten en gaat in het uiterste geval ook jóu associëren met negatieve momenten. Deze negatieve spiraal moet doorbroken worden in het belang van jezelf én je baby.

De cursist

'Op een gegeven moment sloop ik gewoon langs de box als hij stil was, zodat hij maar niet wéér aandacht van me zou vragen als hij me zag. Eens, toen ik hem weer ontroostbaar huilend op schoot had, zei ik in mijn onmacht tegen hem: "Ik ben je móeder, lach nu toch eens naar me!" Mensen zeiden: "Wat een vrolijk kindje", als hij ze guitig aankeek, maar zelf kostte het me moeite om onbevangen naar hem terug te lachen, want ik wist hoe vreselijk het kon zijn als hij weer over zijn toeren was. Op een gegeven moment ben ik met hem naar babyzwemmen gegaan, en daar leerde ik echt opnieuw van mijn baby genieten. De kleine spartelde er vrolijk op los en iedereen vond hem zo leuk lachen. Dat had ik zelf al heel lang niet meer gevonden, maar nu voelde ik me trots worden op mijn baby. Na het zwemmen gingen we samen in het warme bubbelbad zitten, waar hij moe tegen mijn buik aan in slaap viel. Ik wist niet dat ik zo kon genieten van het lachen van mijn baby, en ik vond het heerlijk dat ik plezier met hem had gehad zonder dat hij moest huilen. De dagen daarna probeerde ik dat gevoel van samen plezier maken opnieuw te vinden, en begon zelf met babymassage. Ook dat bleek hij heerlijk te vinden en ik genoot van zijn reactie en gelach. Het lukte me daarna ook beter om duidelijker te zijn en de kleine aan te geven dat het nu gewoon slaaptijd was en dat de speeltijd samen voorbij was. Vanaf dat moment werd ook het huilen minder. Frappant, nietwaar?'

13.8 Draagtechniek baby

Het optillen en dragen van baby's is een vorm van lichamelijk contact en communicatie door middel van lichaamstaal. Baby's communiceren met hun lichaam en zijn erop gericht signalen op te pikken van het lichamelijke contact dat anderen met hen hebben. In onze moderne tijd vergeten we dat wel eens, en verwordt de baby optillen en meesjouwen een technische handeling zonder emotie. Wanneer dit voldoende gecompenseerd wordt met liefdevolle aanrakingen, is er voor een gezonde zuigeling geen reden voor zorgen. Bij een baby die echter meer aandacht behoeft (te vroeg geboren, moeilijke start na de bevalling, huilbaby) is het belangrijk om het lichamelijk contact liefdevol en geruststellend te laten zijn. Dit kan door te letten op de technieken om baby's te hanteren en het roterend hanteren.

Hanteren van baby's

Ieder kind is, tot het zelfstandig kan lopen, in sterke mate afhankelijk van de hanteringen van zijn ouders en verzorgers. Hierbij is er een interactieve wisselwerking tussen hen en het kind: het kind past zich aan de hanteringen van zijn ouders aan en zij reageren op de motorische gedragingen van het kind (actie = reactie). Wanneer de baby geregeld gedragen wordt, wordt ook het lichaamsschema van de ouder overgebracht op het kind. Lichamelijk contact geeft een kind bovendien zekerheid en geborgenheid.

Bij het hanteren gaat het om een balans tussen enerzijds voldoende steun en veiligheid bieden, en anderzijds juist de eigen activiteit van het kind uitlokken en stimuleren. Bij een nog onvoldoende hoofdbalans zullen ouders intuïtief de neiging hebben het hoofd van het kind te ondersteunen. Wanneer de baby echter constant ondersteund wordt, is het voor hem moeilijker spontaan te leren hoe hij het hoofd in balans kan houden. De manier en intentie van aanraken, benaderen en hanteren is voor de ontwikkeling van de baby eveneens van essentieel belang. Belangrijk is dan ook om rekening te houden met de ontwikkelingsfase van het kind. Door variatie en afwisseling van houdingen doet het kind verschillende houdings- en bewegingservaringen op. Bekend is dat moeders voorzichtiger zijn met hun baby's, terwijl vaders vaker 'wild' doen (hoog in de lucht houden). Deze combinatie is juist een prima motorische ervaring voor de baby.

OPTILLEN ZUIGELING VANUIT LIG

- Liever niet beetpakken onder de oksels en dan recht optillen (schrikreactie, extensiereflex), maar buig het rompje voorover en steun met één hand bij schouders en nek en één onder de billen.
- Beweeg langzaam, zodat het kind de tijd krijgt om zich aan te passen.
- Ondersteun verbaal en maak gebruik van oogcontact (het kind leert mee te helpen met de beweging).

VERSCHONEN

- Vooral in de eerste drie maanden kan een baby heel goed rechtuit in plaats van dwars op de commode worden verschoond. Wanneer de commode diep genoeg is, kan het aankleedkussen recht in plaats van dwars op de commode worden gelegd. Rechtuit verschonen stimuleert de symmetrie, de hoofdbalans en maakt beter oogcontact.

VOEDEN

- Let op afwisseling van links-rechtspositie bij voeden. Bij borstvoeding wordt de baby automatisch steeds om en om aangelegd, bij flesvoeding is de kans groot dat het kind steeds gepakt wordt in één voorkeurshouding van de ouder of verzorger.
- Neem bij flesvoeding het kind afwisselend per voeding links en rechts op schoot. Dit stimuleert het links-rechtsgevoel en voorkomt asymmetrische ontwikkeling.
- Laat de baby beide handjes naar voren steken om zodoende de fles of borst te kunnen omklemmen (symmetrie). Eén armpje naar achteren geeft een asymmetrie en zorgt voor onvoldoende lichaamsgevoel dat ook die kant van het lichaam mee hoort te doen. Het wordt letterlijk weggestopt.

DRAGEN

- Steun het kind goed onder de billen (basis geven).
- Laat het kind ook eens met de rug en het hoofdje tegen je aan steunen, zodat het om zich heen kan kijken. Deze 'rugdekking' geeft tevens een veilig gevoel.
- Draag het kind eens in buiklig: als de baby op de buik ligt, je arm onder een oksel door op de buik leggen en een beentje omvatten. Dit is een veilige manier om de baby te dragen als je met de andere hand de trapleuning wilt vasthouden.

Roterend hanteren

Baby's communiceren door lichaamstaal en huilen. Wanneer een kind echter constant huilt (huilbaby) is de lichaamstaal van het kind niet meer herkenbaar voor de ouders. Het wordt ze onduidelijk wat het kind wil aangeven, wat dikwijls leidt tot wanhoop. Huilgedrag valt onder andere positief te beïnvloeden door het kind roterend te hanteren. Doel van dit draaiend oppakken en neerleggen is de baby het gevoel te geven terug in de baarmoeder te zijn. Dit is voor de baby synoniem met veilig, beschermd en vertrouwd en wordt bereikt door de baby als een bolletje (in foetushouding) te hanteren. Roterend hanteren heeft drie kenmerken:

- De schouders (en armpjes) van de baby worden naar voren gebracht.
- De heupen (en knieën) worden en blijven gebogen.
- Er wordt een draai tussen heupen en schouders gemaakt (romprotatie of roteren).

Figuur 13.1 Baby optillen vanuit roterend hanteren.

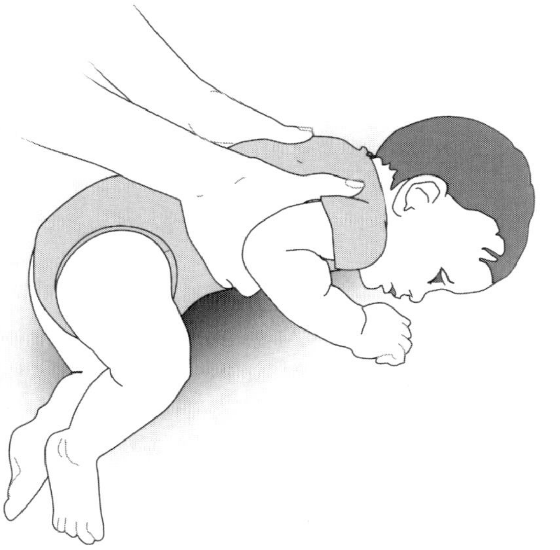

OPTILLEN/NEERLEGGEN

Door de baby te draaien naar waar hij vandaan komt of naartoe gaat, wordt veiligheid geboden:

- Voorkom een schrikreactie door eerst zachtjes tegen de baby te praten of hem aan te raken (aaien).
- Als de baby in ruglig of zijlig ligt, wordt hij eerst naar buiklig gedraaid, waarbij de heupjes gebogen blijven (kontje wijst omhoog).
- Bij het optillen vanuit buiklig blijft deze buikhouding gehandhaafd en hangen de schouders naar voren. De baby houdt zelf het hoofd naar voren en blijft ontspannen hangen tijdens het tillen. Het lijkt een beetje op de slapheid van een puppy die door moederhond in het nekvel wordt opgetild.
- Neerleggen: idem nu in omgekeerde volgorde en vanuit buiklig doordraaien eerst naar zijlig en dan ruglig.

LIGGEN

Het 'baarmoedergevoel' houdt in dat de baby aan alle kanten steun voelt en zich niet 'verloren' voelt in een (te) grote wereld om hem heen:

- Van het bedje kan een 'kort bed' gemaakt worden door opgerolde handdoeken of kruiken aan de zijkant te leggen, zodat de baby steun voelt aan voeten en zijkant.
- Gebruik een kinderwagenbak of wiegje.
- Ook (tijdelijk) laten slapen in een hangmatje, wipstoeltje of maxi-cosi kan de baby tot rust brengen, door de aangeboden foetushouding.
- Inbakeren is voor huilbaby's een rustgevend baarmoedergevoel.

AAN- EN UITKLEDEN

- Uitgangspositie is het handhaven van de foetushouding. De baby zit als een zoutzak ineengebogen op het aankleedkussen, met de rug naar de ouder of verzorger toe.
- De kleding wordt van achteren naar voren over het hoofdje getrokken.

IN BAD GAAN

- Weer met aandacht voor het handhaven van de foetushouding. De tummytub is volgens het principe van roterend hanteren beter dan een babybadje.
- In een babybad wordt gelet op de denkbeeldige (schuine) lijnen tussen schouders en heupen. De baby zit of hangt licht geroteerd en in gebogen positie.

VOEDEN

- Zowel bij borst- als flesvoeding kan roterend hanteren worden toegepast. De baby ligt in foetushouding, wat optimaal is voor een goede zuigreflex en drinktechniek. De baby slikt zo minder lucht in en kan boeren en winden beter kwijt.
- De baby ligt opgerold als een bolletje op schoot, eventueel ondersteund door een (voedings)kussen.
- Let erop dat de schouders en beide armpjes naar voren wijzen (flexie), de heupen en knieën gebogen (houd een bovenbeen vast en dwing de heup zo in flexie), en de romp en hoofd licht gebogen.

Draagvoorzieningen

Er zijn diverse draagvoorzieningen voor baby's te gebruiken.
Let er op vanaf welke leeftijd deze geschikt zijn:

- draagdoek: vanaf de geboorte
- babybag (draagdoek): vanaf de geboorte
- babybundler: vanaf de geboorte
- babysling: vanaf de geboorte
- draagzak: vanaf circa 6 weken (hoofdbalans nodig)
- heupdrager (Sara's Ride): vanaf circa 4-5 maanden (rompbalans nodig)
- rugdrager: vanaf circa 6 maanden (zitbalans nodig)

Zit-, speel- en vervoersvoorzieningen

Er zijn verschillende voorzieningen om de baby te ondersteunen bij vervoer, zitten of spelen.

Deel 2

Let er op vanaf welke leeftijd deze geschikt zijn:

- wandelwagen: vanaf de geboorte; buik- of ruglig
- maxi-cosi: vanaf geboorte tot ongeveer 9 maanden
- hangmat: vanaf de geboorte
- wipstoeltje: vanaf circa 6 weken (anders zakt de baby nog onderuit)
- fietsstoeltje: vanaf circa 6 maanden (zitbalans nodig)
- loopstoeltje: liever niet (zie 13.4); in ieder geval pas vanaf het moment dat het kind zelfstandig kan gaan zitten
- babybouncer: liever niet (zie 13.4); in ieder geval pas vanaf het moment dat het kind zelfstandig kan gaan zitten en liefst al kan staan (met steun)

REFERENTIES

Boere-Boonekamp MM, Linden-Kuipers AT van de, Es P van. Voorkeurshouding bij zuigelingen; groot beroep op de gezondheidszorg. Ned Tijdschr Geneesk 1997;141(16):769-72.

Boere-Boonekamp MM, Linden-Kuiper AT van de. Positional preference: prevalence in infants and follow up after two years. Pediatrics 2001;107:339-42.

Biedermann H. Kinematic imbalances due to suboccipital stress in newborns. J Manual Medicine 1992;6:151-6.

Cornelisse A. Motorische reflexen gefotografeerd door de kinderkinesitherapeut. Brasschaat, 1992.

Costa S da, Berg H van den. De vroege ontwikkeling in handen. Houten: Bohn Stafleu Van Loghum, 1995.

Dijk H, Gorter A, Haan E de, Jong M de et al. Bevallen en opstaan. 31e druk. Amsterdam/ Antwerpen: Contact, 1999.

Empelen R van, Nijhuis-van de Sanden R, Hartman A. Kinderfysiotherapie. Maarssen: Elsevier gezondheidszorg, 2000.

Fiolet J, Graaf M van de, Kooy P, Kouprie M, Tan S. Baby's die veel huilen. Almelo: Thuiszorg Noord West Twente, 1995.

Graaff T van de, Spaans M, Lingen RA van, Fetter WP. Buikligging gunstig voor de motorische ontwikkeling van zuigelingen. NTVG 1998;142:2201-5.

Gray P, Grobben M. Huilbaby's. Nijkerk: Intro, 1989.

Grient Dreux A de, Labordus M, Nicolaï S, Vos C de. Zwanger. 1e druk. Utrecht: Het Spectrum BV, 2003.

Gornall J. Does cot death still exist? British Medical Journal 2008;336:302-4.

Helders PJM. Bewegend ontdekken, tastend ervaren. Utrecht: Bohn, Scheltema & Holkema, 1983.

Jonge GA de, Engelberts AC. Naar preventie van wiegedood. Tijdschr Jeugdgezondheidszorg 1987; 19:91-2.

Jonge GA de. Zijligging als slaaphouding voor zuigelingen ontraden. Tijdschr Jeugdgezondheidszorg 1992;24:72-4.

Panchal J, et al. Neurodevelopment in children with single-suture craniosynostosis and plagiocephaly without synostosis. Plast Reconstr Surg 2001;108:492-8.

Pollack IF, Losken HW, Fasick P. Diagnosis and management of posterior plagiocephaly. Pediatrics 1997;99:180-5.

Vlimmeren LA van, Helders PJM, Adrichem LNA van, Engelbert RHH. Diagnostic strategies for the evaluation of asymmetry in infancy; A review. European Journal of Pediatrics 2004;163:185-91.

Sleijpen FAM. Asymmetrie bij baby's, Wat?, Hoe?, Waarom? Tijdschrift Ned Ver Fysiotherapie in de Kinder- en Jeugdgezondheidszorg 1996;14:6-12.

Smulders B, Croon M. Veilig Zwanger. 8e druk. Utrecht/Antwerpen: Kosmos-Z&K Uitgevers, 2004.

Smulders B, Croon M. Veilig bevallen. 12e, geheel herziene druk. Utrecht/Antwerpen: Kosmos-Z&K Uitgevers BV, 2003.

Stoppard M. Baby! Vruchtbaarheid, zwangerschap en geboorte. 2e druk. Utrecht/Antwerpen: Kosmos-Z&K Uitgevers, 1995.

Zorgnetwerk Land van Cuijk, Stichting Thuiszorg Brabant Noord-Oost en het Maasziekenhuis Boxmeer. Syllabus mini-symposium 'Voorkomen van een voorkeurshouding bij baby's'. Boxmeer, 2001.

14 Babymassage

Aanraken is essentieel voor de ontwikkeling van baby's en kinderen. Zonder aanraking of het tonen van lichamelijke affectie kwijnen baby's weg. Dit geldt overigens voor alle zoogdieren. Lichamelijk contact blijkt een basisbehoefte om zich veilig en vertrouwd te voelen, en een voorwaarde voor goed hechtingsgedrag. Baby's die goed verzorgd worden in de zin van voldoende voedsel, schone kleertjes en een warm bedje, maar die onvoldoende worden geknuffeld en aangeraakt (bijvoorbeeld als de moeder depressief is), kunnen op den duur problemen krijgen met hun lichamelijke en psychische ontwikkeling en het oppikken van emotionele signalen. Ook praten en lachen tegen de baby zijn hierbij belangrijk.

14.1 Algemene babymassage

Met aanraken wordt de tastzin geprikkeld, ons grootste en vroegst ontwikkelde zintuig. Het stimuleren van de huid is belangrijk voor de lichamelijke en psychische ontwikkeling en bevordert de bloedsomloop, ademhaling, ontspanning en tevens de werking van de maag en darmen. De smaakzin en reukzin zijn eveneens vroeg ontwikkelde zintuigen. Een baby kan al binnen enkele dagen na de geboorte zijn moeder herkennen aan haar lichaamsgeur en de smaak van haar moedermelk. Ook de andere zintuigen zijn belangrijk om te stimuleren bij de pasgeborene: gehoor (stem van de moeder) en gezichtsvermogen (oogcontact).
Stimuleren van de tastzin kan door:
- aanraken, huidcontact maken;
- knuffelen, wiegen;
- masseren;
- tempo van verzorging;
- koude- en warmte-ervaring.

Babymassage is een onderdeel dat door de ZwangerFit-docent gegeven kan worden, als deze er affiniteit mee heeft. Uit de basiskennis van de algemeen fysiotherapeut zijn al diverse achtergronden en technieken over massage bekend, deze dienen wel aangepast te worden aan de zuigelingenleeftijd. De meerwaarde van babymassage geven ligt in het feit dat de ZwangerFit-docent de jonge moeders niet alleen theoretische, maar ook praktische informatie meegeeft over het belang van lichamelijk contact en intimiteit met de baby. Voor de docent is het gemakkelijker de moeders advies te geven over optillen en roterend hanteren van hun baby, als ze deze ook daadwerkelijk bij zich hebben. Ter verdieping of verdere voorbereiding zijn er diverse opleidingen voor nascholing voor de fysiotherapeut over babymassage (YVLO), losse cursussen docent babymassage of boeken hierover.

Babymassage is een heerlijk ontspannen manier om spelenderwijs contact met je baby te maken. Massage straalt rust uit en is een liefdevolle aanraking, vol aandacht voor elkaar en creëert een gevoel van ontspanning en warmte. Dit helpt de baby een positief gevoel van eigenwaarde te ontwikkelen ('ik mag er zijn') en vermindert onnodige lichamelijke spanningen. Voor de ouder kan babymassage geven een rustpunt zijn in een snelle wereld waarin het dagelijks tempo hoog ligt. Ook de dagelijkse omgang met de baby kan in een te hoog tempo verlopen, omdat het tempo van een baby lager ligt dan dat van een volwassene. Door langzamer en bewuster met de baby om te gaan, wordt de lichaamstaal van de baby sneller verstaan door de ouder.

De les babymassage is dan ook meestal een heerlijk ontspannen les, die afwijkt van de reguliere postpartumlessen. Er is meer tijd voor 'gekeuvel', de baby's pruttelen door elkaar heen, er wordt (borst)voeding gegeven en het is leuk om eindelijk de baby's te zien om wie het tenslotte de hele ZwangerFit-periode is gegaan. Daarnaast kunnen er foto's of video's worden gemaakt als herinnering en wordt het vaak beschouwd als een afscheid van een periode.

Ter voorbereiding

Probeer de moeders de voeding thuis zo te laten inplannen dat de massage ruim voor of ruim na de voeding valt (half uur). Anders bestaat de kans op spugen tijdens de massage (te snel na de voeding) of op een onrustige baby (hongerig). In de les voorafgaand aan de les babymassage kan aangegeven worden wat de moeders moeten meenemen:
- baby, maxi-cosi, kinderwagen;
- twee handdoeken (badlaken om de baby op te leggen, handdoek om toe te dekken);
- massageolie (babymassageolie of etherische olie);
- schoteltje of schaaltje om olie op te doen tijdens het masseren;
- schone luier, babydoekjes, speentje, knuffeldoekje e.d.;
- handig: pyjamaatje voor de baby (na afloop zijn de baby's moe en rozig, wanneer ze dan meteen hun slaapkleding aan krijgen kunnen ze thuis direct naar bed);
- eventueel een fototoestel.

Tijdens de les

BINNENKOMEN IN DE LES

Vaak is het handig om de moeders met de baby's eerst koffie of iets dergelijks te laten drinken in de gezamenlijke ruimte. Zo kunnen de baby's begroet worden en uit hun jasjes worden gepeld, maxi-cosi's weggezet worden en kunnen de cursisten elkaars baby's bewonderen. Daarna geeft de docent aan dat de moeders met hun baby's verwacht worden in het oefenlokaal.
- Let op een goed verwarmd oefenlokaal (25 °C).
- Leg van tevoren alvast matjes neer in een grote kring of in twee rijen tegenover elkaar.
- Zorg voor rustige sfeerverlichting (dimmen) en rustige muziek ($\leq$ 90 BPM).
- Geef aan dat de moeders de oefenruimte zachtjes moeten binnenkomen.
- Laat de moeders op rustige toon brabbelen met hun baby en oogcontact houden. Niet meer met elkaar praten, vanaf nu alleen nog maar aandacht hebben voor de eigen baby.

EVENTUEEL: GROEPSFOTO

Meestal vindt de groep het erg leuk als er een groepsfoto wordt gemaakt ter herinnering. Het handigste is om dit meteen te doen: nu zijn de baby's nog rustig en mooi

aangekleed. Probeer het relatief snel af te handelen en laat de moeders na afloop direct naar de matjes toe gaan met hun baby. Blijf letten op een rustige sfeer!
- Laat de moeders met de baby's zitten en staan tegen een neutrale achtergrond.
- Zorg dat alle fotocamera's al startklaar bij elkaar liggen.
- Maak als docent met ieder toestel enkele foto's.
- Ook leuk: alle baby's in een kring op de grond leggen en van bovenaf een foto maken.

BEGIN VAN DE MASSAGE

De moeders blijven vanaf nu constant in contact met hun baby: oogcontact, keuvelen en brabbelen, aanraken, zacht lachen enzovoort. Belangrijk is de rust die uitgestraald wordt en het gevoel van speciaal aandacht hebben voor elkaar.
- Let op warme, schone handen (korte nagels).
- Geen sieraden of horloges omhouden.
- Laat de moeders hun schoteltje of schaaltje met massageolie naast zich neerzetten.
- Leg de baby op het badlaken op het matje en kleed hem al keuvelend helemaal uit.
- Tweede handdoek over de baby heen leggen (warm houden en plasstraaltje tegenhouden).
- Tijdens het masseren: de moeder zit in kleermakerszit voor de baby, met de tweede handdoek op haar schoot (beschermen bij plasstraaltje) of ze zit in langzit (eventueel tegen een muur) met de baby dwars over haar benen heen.

ROL DOCENT

De ZwangerFit-docent vertelt op rustige toon welke massagetechniek er gebruikt gaat worden of doet het voor op een babypop. Om de rust in de groep te bewaren:
- Wanneer een baby erg onrustig wordt en zo andere baby's wil aansteken, is het verstandig de moeder te adviseren de baby op te pakken en te troosten (knuffelen, speentje geven, aan de borst leggen) of desnoods met de baby even in de koffiekamer te gaan zitten. Wel weer laten terugkomen wanneer de baby rustiger is. Misschien niet meer om te masseren, maar wel vanwege het gevoel erbij te blijven horen.
- Wanneer de moeders rustig masseren, kan de docent langslopen en individuele foto's maken van iedere moeder met baby en enkele totaalplaatjes. Dit is rustiger dan wanneer iedereen haar baby in de steek laat en zelf gaat rondlopen.
- Ook leuk als laatste: alle baby's voor een foto bloot in een kring leggen.

Afloop van de les

Na ongeveer twintig minuten masseren en spelen hebben de baby's er vaak genoeg van. Al die aandacht, geluiden en aanrakingen zijn veel prikkels om te verwerken voor de kleine. Sommige baby's worden wat onrustig, andere reageren niet meer en vallen uitgevloerd in slaap. Zorg dat de moeders hun baby's aankleden voordat ze elkaar onrustig hebben gemaakt en de helft van de groep het op een huilen zet.
- Blijf zorgen voor een rustige sfeer: ook bij het aankleden blijven de moeders tegen hun baby praten en hen geruststellen.
- Wanneer de baby's in hun maxi-cosi of kinderwagen liggen, kunnen de meegebrachte benodigdheden ingepakt worden.
- Let op dat de baby's goed zijn ingepakt en dat er geen (buiten)deuren openstaan als er nog blote baby's zijn.
- *Advies*: leg slapende baby's thuis in bed of laat ze in de kinderwagen slapen. De baby is waarschijnlijk zó moe van alle indrukken en de massage, dat hij ook te moe

zal zijn om goed te drinken. Na een tijdje wordt de baby vaak vanzelf wakker voor de (gemiste) voeding.

Wanneer en hoe

Masseren kan ook voor je partner een fijne manier zijn om lichamelijk contact te krijgen met de baby, zeker bij een borstvoedingsbaby die vaker met de moeder lijfelijk contact heeft. Eigenlijk kunnen alle 'volwassen' massagetechnieken ook bij baby's worden toegepast, mits oppervlakkig gemasseerd. Diepe massagetechnieken (bindweefselmassage, stimulerende massage) zijn niet geschikt voor zuigelingen of kinderen. Babymassage kun je bijvoorbeeld toepassen wanneer de baby uit bad komt of voordat hij naar bed moet. De baby kan in ruglig liggen op de commode (recht voor je) of liever nog op een handdoek op je eigen bed (zelf in kleermakerszit voor je baby), of in buiklig (commode of bij langzit van jezelf: baby dwars over je benen heen).
Let op de volgende punten:
- ruim voor of ruim na een voeding (half uur);
- warme ruimte (25 °C);
- warme, schone handen (korte nagels);
- geen sieraden of horloges omhouden;
- babymassageolie / baby-bodylotion;
- masseer met een vlakke hand (gesloten vingers);
- houd steeds één hand op de baby als de andere hand wordt opgetild (lichaamscontact niet onderbreken);
- masseer met strelende, maar licht stevige handdruk;
- praat ondertussen met de baby, keuvelen, klanken herhalen: oohs – aahs;
- masseer ongeveer twintig minuten.

BIJ DARMKRAMPJES: BUIKMASSAGE

Masseer de baby rustig over zijn buikje (rond de navel) in de richting van de wijzers van de klok. Geef iets meer druk bij het omlaag gaan (stimulering dikke darm) en wat minder druk bij het omhoog bewegen. Buikmassage helpt de buik beter ontspannen.

BIJ LANG HUILEN: RUGMASSAGE

Rustig masseren in de lengterichting, vanaf het nekje tot halverwege de billetjes (juist ook laag lumbaal meenemen). De andere hand kan steun geven aan de onderkant van de billen (tegendruk). In dwarsligging: alternerend masseren van linker naar rechter lichaamshelft. Dit kan tot meer onrust leiden.

Spelen

Na de massage vinden vooral wat oudere baby's het leuk om te blijven spelen. Doe bijvoorbeeld een zangspelletje waarbij de zintuigen worden geprikkeld en de sensomotoriek wordt gestimuleerd (met name kruislings bewegen):
- 'Klap eens in je handjes...'
  - handen baby symmetrisch laten klappen;
  - armen wijd – sluit;
  - linkerhand baby naar rechtervoetje / rechterhand baby naar linkervoetje.
- 'Klap eens met je voetjes....'
  - idem met de voeten / benen;
  - linkervoetje naar rechteroortje / rechtervoetje naar linkeroortje.

- 'Teentje, teentje – beentje, beentje – knietje knik – buikje dik – kriebel, kriebel, kriebel!'
  - rijmversje waarin de genoemde ledematen van de baby worden vastgepakt en op het laatst vanaf de navel gekieteld wordt naar de hals.
- 'Zagen, zagen, wiede-wiede-wagen...'
  - heen en weer gaande beweging maken met beide armen;
  - idem met beide benen;
  - idem met linkerarm en rechterbeen / rechterarm met linkerbeen.

14.2 Shantala-babymassage

Shantala-babymassage is mede dankzij de Franse dr. Leboyer (opnieuw) geïntroduceerd. Deze arts, bekend van de eerste onderwaterbevallingen en zijn visie op een zo ontspannen mogelijke manier van geboren worden voor de baby, kwam in India in contact met de wijze waarop moeders hun pasgeboren baby's dagelijks masseerden. Naar zijn mening draagt Shantala-babymassage bij aan het bieden van warmte, geborgenheid en een gevoel van veiligheid aan de baby. Met deze hechting als basis hebben baby's een betere kans om op te groeien tot emotioneel evenwichtige kinderen.

Hoe

Zorg voor ingevette, warme handen. Zet een schaaltje (warme) olie naast je neer. Baby in ruglig vóór je op de grond, mat of bed:

- Borstmassage, ruglig:
  - Eerst de handen rustig op de borst van de baby leggen, contact maken.
  - Masseer symmetrisch vanaf het borstbeen naar de schouders (omvatten).
  - Daarna de handen afwisselend vanaf de linkerheup naar de rechterschouder masseren, en van de rechterheup naar de linkerschouder.
  - Masseer in een laag tempo, steeds iets steviger.
- Armmassage, zijlig (ruglig kan ook):
  - Houd met één hand het handje van de baby vast (arm baby licht gestrekt).
  - Omvat met de andere hand de schouder van de baby.
  - Maak draaiende bewegingen ('armbandjes maken') vanaf de schouder tot aan de pols van de baby.
  - Daarna wisselen van armpje.
  - Idem, nu met beide handen de schouder omvatten en draaibewegingen maken.
  - Geef de polsen extra aandacht.
- Hand en vingers, zijlig/ruglig:
  - Masseer alternerend met je duimen het handje van je baby, van de handwortel naar de vingers.
  - Vouw de vingers naar de handpalm.
  - Daarna idem voor de andere hand.
- Buik, ruglig:
  - Masseer van de onderkant van het borstbeen naar de lage buik.
  - Masseer in een trekkende golfbeweging.
  - Idem, nu met één hand de baby aan beide voetjes iets optillen en met de andere hand verder masseren.
- Benen, ruglig:
  - Omvat met één hand een voetje van de baby (beentje licht gestrekt).
  - Houd met de andere hand het heupje in positie.

  - Maak kleine draaibewegingen ('armbandje maken') vanaf het voetje, langs het beentje omhoog tot aan de heup en lies.
  - Daarna wisselen van beentje.
  - Idem, nu met beide handen draaibewegingen maken vanaf het voetje tot aan de heup.
  - Geef de hiel en enkel extra aandacht.
- Voetzool, ruglig:
  - Masseer alternerend met je duimen het voetje van je baby, van de hiel naar de tenen.
  - Vouw de tenen naar de voetzool.
  - Daarna idem voor de andere voet.

Figuur 14.1
Baby voor je.

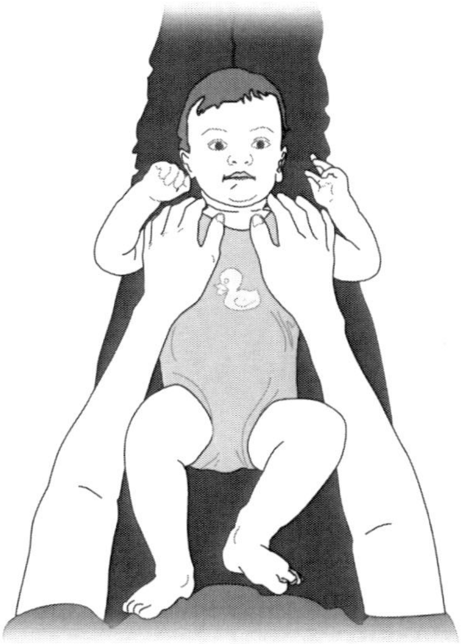

Leg nu de baby dwars voor je of dwars over je gestrekte onderbenen heen, in buiklig:
- rug:
  - Handen naast elkaar ter hoogte van de schouders leggen.
  - Masseer alternerend heen en weer.
  - Van boven (ventraal) naar beneden (caudaal).
  - Daarna weer langzaam terug naar boven.
- rug:
  - Masseer in de lengterichting met één hand.
  - Vanaf de nek tot net bovenop de billen.
  - Met de andere hand tegendruk geven onder de billetjes.
- rug:
  - Eén hand houdt de voetjes vast, de beentjes zijn enigszins gestrekt.
  - Til de baby iets op aan de voetjes.
  - Masseer in de lengterichting vanaf de nek tot aan de hielen.

Figuur 14.2
Baby dwars.

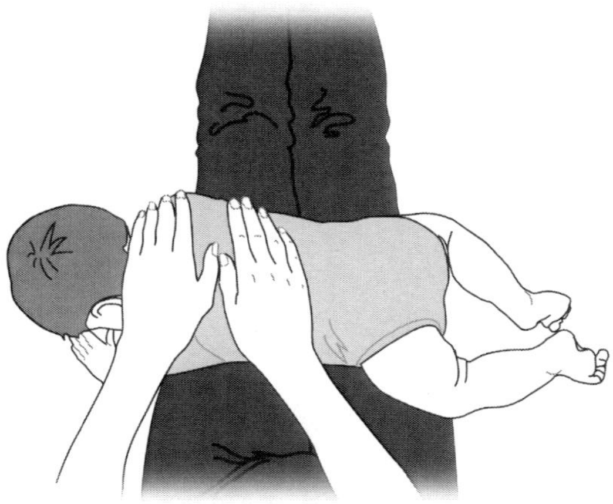

Leg nu de baby weer in ruglig en houd oogcontact, masseer het gezichtje:
- voorhoofd:
  - Masseer vanuit het midden van het voorhoofd naar de zijkanten van de wenkbrauwen.
  - Idem, masseer steeds wat verder naar de buitenkant.
  - Daarna vanaf de slapen, onderlangs de ogen, langs de wangen en weer terug naar het voorhoofd.
- neus:
  - Neuswortel: masseer de bovenkant van het neusje met twee vingers of de duimen door symmetrisch lichtjes omhoog en omlaag te bewegen. Nadruk op omhoog.
  - Neusplooi: masseer heel lichtjes vanaf de gesloten oogjes naar beneden langs de neusplooien tot aan de mondplooien. Daarna naar opzij eindigend onderaan de wangen.

Afsluiting: ruglig
- symmetrisch bewegen armen:
  - Handjes pakken en kruisen over de borst.
  - Armen aantal malen open en dicht bewegen (vrijmaken spanning borstkas).
- kruislings bewegen:
  - Linkervoetje en rechterhandje pakken.
  - Linkervoetje raakt de rechterschouder – rechterhandje raakt linkerbil.
  - Daarna terug naar het midden, herhalen: open en dicht.
  - Wisselen andere hand en voet (vrijmaken spanning wervelkolom).
- beide voetjes pakken:
  - Beentjes kruisen over de buik in kleermakerszit of ruglig.
  - Open en dicht: herhalen (ontspannen heupgewrichten).

14.3 Afscheid

Hoewel cursisten nog kunnen doorgaan met het volgen van ZwangerFit postpartum, vormt de les babymassage vaak een soort afscheid van de zwangerschapsperiode en van de groep. Het maken van de groepsfoto's, het uitwisselen van adressen, het hoort allemaal bij de laatste fase van het groepsproces *(zie deel 1: ZwangerFit algemeen / groepsprocessen)*.

Vaak is het een leuk initiatief als de ZwangerFit-docent de bijna oud-cursisten stimuleert om contact te blijven houden. Dit zal heus niet altijd voor de hele groep gelden, maar wanneer er kleinere groepjes ontstaan die met elkaar willen gaan sporten, geregeld bij elkaar op de koffie gaan of een avondje uit willen organiseren, is dat al positief. Het is bekend dat jonge moeders geregeld in een sociaal isolement kunnen zitten, met name in Vinex-wijken of na een recente verhuizing. Zelfs vrouwen die al langere tijd ergens wonen maar altijd fulltime hebben gewerkt, blijken hun eigen sociale omgeving nauwelijks te kennen. Familie en goede vriendinnen wonen tegenwoordig vaak verder weg, en bij parttime werken blijven er dan genoeg eenzame dagen over als er niemand anders in de buurt is dan je eigen kind. Samen met 'lotgenoten' praten over ogenschijnlijke futiliteiten die de jonge moeder echter zorgen baren, is belangrijk om depressieve klachten te voorkomen. Voordeel is dat de andere vrouwen in dezelfde situatie zitten en problemen herkennen, zoals welke babyvoeding, darmkrampjes, afkolven op je werk, weer durven vrijen. In grote steden worden soortgelijke 'koffieochtenden' tegenwoordig zelfs opgezet vanuit de consultatiebureaus, omdat gebleken is dat jonge moeders in een isolement kunnen geraken. Maar spontaan ontstane contacten zijn vaak langduriger. De ZwangerFit-docent kan hierin participeren door te vragen of telefoonnummers of adressen van elkaar bekend zijn, wie er met elkaar een sport of activiteit wil gaan doen en of er interesse is dat de cursisten binnenkort bij elkaar een koffieochtend houden.

Deel 2

De cursist

'Tijdens mijn eerste zwangerschap volgde ik een zwangerschapscursus met tien andere vrouwen. Echt contact had ik niet met ze, maar dat veranderde nadat de baby's geboren waren. Twee vrouwen die ik wel aardig vond bleken bij me in de buurt te wonen en al snel spraken we om de week een koffieochtend af. We kletsten over baby's, nachtbraken, speentjes, weer werken, seks en relaties en ondertussen lagen de baby's op een groot kleed op de grond. Wanneer ik me ziek voelde of even naar de kapper wilde, kon ik de kleine altijd bij een van mijn nieuwe vriendinnen in de box zetten. Twee van ons bleven werken en als vanzelfsprekend vingen we elkaars kinderen op bij een extra werkdag of als de oppas ziek was. De kinderen leerden rollen en kruipen, brabbelen en praten en op een ochtend gingen onze drie peutertjes voor het eerst naar de peuterspeelzaal toe. Dat vonden we een hele mijlpaal! Daarna gingen ze naar verschillende basisscholen, maar we bleven bevriend en onze mannen en inmiddels geboren jongere kinderen ook. Later volgden we zelf weer cursussen, gingen verder studeren of moesten voor ons werk op reis, en steeds konden de kinderen bij elkaar opgevangen worden, blijven eten of logeren. Inmiddels zijn onze oudsten nu al 16 jaar oud en doen bijna eindexamen, maar onze onderlinge vriendschap is blijven bestaan en ook de kinderen komen nog veel bij elkaar. Eigenlijk zijn ze mijn beste vriendinnen geworden, met wie ik alle kinderzorgen heb gedeeld, seksperikelen heb durven bespreken en die een belangrijk en turbulent deel van mijn leven gedeeld hebben.'

Laatste adviezen van de ZwangerFit-docent

Blijf letten op beweging!

– Pak je oude sport weer op, ga naar een sportschool of ga met een groepje geregeld samen zwemmen, hardlopen, skeeleren of iets dergelijks.

Blijf letten op je bekkenstabiliteit en bekkenbodemfuncties!

- Probeer bewust je lage buik en bekkenbodem in te trekken als je je kind optilt (liefst op een uitademing! Dus hardop tellen: 1-2-3 en bij 3 pas tillen terwijl je kind meegeeft).
- Besef dat na een zwangerschap en bevalling je bekkenbodem altijd enigszins beschadigd is geraakt, dus dat je als moeder kwetsbaarder bent voor mogelijke disfuncties van de bekkenbodem: blijf je bewust van je toiletgedrag en vochtintake.
- Neem tijdig contact op als er klachten ontstaan of blijven bestaan op het gebied van bekkenpijn en bekkenbodemdisfuncties (zoals urineverlies, plasklachten, obstipatie, fecesverlies, pijn bij vrijen) met de huisarts, verloskundige of gynaecoloog, of via DTF met de geregistreerde bekkenfysiotherapeut.

REFERENTIES

Cornelisse R. Informatiefolder Shantala babymassage. Boxmeer: Maasziekenhuis, 2001.
Heinl T. Het babymassage boek. Amsterdam: De Driehoek, 1982.
Nierynck D. Babymassage.Tijdschrift voor verzorgenden 1992;12:385-9.
Vakgroep Shantalamassage Docenten, 2005.

Deel 3

Achtergrond: ZwangerFit actief

1 Trainen in de pre- en postpartumperiode

Trainen in de zwangerschap met gezonde, actieve vrouwen levert in principe geen risico's op voor de aanstaande moeder en haar ongeboren baby. Wel zijn er richtlijnen en criteria voor trainen in de zwangerschap, waaraan zowel de ZwangerFit-docent als de cursist zich dient te houden. Behalve deze richtlijnen zijn er ook contra-indicaties en relatieve contra-indicaties, die na de intakeprocedure al vóór de eerste actieve les ZwangerFit bekend zijn. Voor en tijdens iedere les let de ZwangerFit-docent op 'waarschuwingssignalen'. Bij twijfelgevallen kan de docent contact opnemen met de begeleidend arts of verloskundige. Ditzelfde geldt uiteraard ook voor de pas bevallen vrouwen in de postpartumgroep.

Voor trainen ná de bevalling wordt weer een nieuwe intake afgenomen. Hierin worden onder meer de stabiliteit van bekken en lage rug en de fitheid (conditie) van de bekkenbodemspieren uitgevraagd. Dit is mogelijk door interpretatie van bevallingsgegevens (zoals persduur, kunstverlossing, ruptuur/epi) en gegevens over het herstel (zowel stabiliteit, bekkenpijn en bekkenbodemfuncties als mictie en defecatie).

1.1 Pre- en postpartumbegeleiding

Prepartum

Tijdens de zwangerschap kan al vanaf de zestiende week worden deelgenomen aan de ZwangerFit-cursus, tot in principe zo kort mogelijk voor de bevalling. Behalve de op schrift gestelde criteria en contra-indicaties is er ook het gezond verstand, de intuïtie of attitude voor een 'niet-pluisgevoel'. Wanneer de zwangere cursist of de ZwangerFit-docent het gevoel heeft dat het trainen om welke reden dan ook niet lekker loopt, is het het veiligst om even rustig af te bouwen en de training op dat moment af te breken. Na de les kan dan apart met de cursist geëvalueerd worden waardoor dit onwelbevinden is ontstaan en hoe dit de volgende keer voorkomen kan worden. Vaak hebben deze onwelgevoelens namelijk te maken met het niet goed naleven van de criteria. Geruststellen en uitleg geven over wat er is gebeurd, voorkomt onnodige angst voor een mogelijke herhaling. De ZwangerFit-docent dient ervoor te zorgen dat de cursisten zich veilig genoeg voelen in de lessen, om het zich onwel voelen ook daadwerkelijk te durven aangeven. Leren luisteren naar het eigen lichaam is immers, naast alle andere trainingsdoelen, een belangrijke les die de zwangere cursisten dienen mee te krijgen tijdens de ZwangerFit-cursus.

Indien er serieuze klachten (lijken te) ontstaan is het raadzaam contact op te laten nemen met de begeleidend arts of verloskundige, de zwangere cursist naar huis te laten begeleiden of te laten ophalen. Het is raadzaam deze gebeurtenis de volgende actieve ZwangerFit-les die de desbetreffende cursist bijwoont, na te vragen.

Postpartum

Vier tot zes weken postpartum kan de pas bevallen vrouw weer meedoen met de cursus ZwangerFit postpartum. Een en ander is uiteraard afhankelijk van de zwaarte van haar bevalling, de mate van (weefsel)herstel, haar psychische belastbaarheid en de mogelijkheid dat ze de zorg voor haar baby of andere kinderen kan overlaten aan haar partner of anderen. Waarschijnlijk zal de vrouw die al in haar zwangerschap bewust had gekozen voor de begeleiding van ZwangerFit, hier ook na haar bevalling mee willen doorgaan. In ieder geval zal dit zo nodig gestimuleerd worden door de ZwangerFit-docent. Postpartum training onder deskundige begeleiding geeft een sneller herstel van onder andere de spierkracht, coördinatie en stabilisatie rondom het bekken en de lage rug en verbetert de algemene fitheid (conditie), bekkenstabiliteit en bekkenbodemfuncties. Daarnaast heeft actief bewegen een positief effect op het psychische herstel. Ook kan het zijn dat een vrouw pas postpartum voor het eerst aan ZwangerFit-lessen begint. Meestal op advies van de verloskundige of arts, of op aanraden van vriendinnen. Een intake postpartum is in ieder geval voor iedere cursist, bekend of nog onbekend, noodzakelijk.

Behalve de actieve lessen ZwangerFit postpartum zijn er ook weer theorielessen. Deze zijn gericht op uitleg en advies over het lichamelijk herstel van bekken en bekkenbodem, mogelijke veranderingen relationeel en in de seksualiteit, de uitleg over de eerste sensomotorische ontwikkeling van de zuigeling, til- en bukadviezen in het algemeen dagelijks leven (adl) van de jonge moeder en mogelijk andere onderwerpen.

Het is voor de meeste jonge moeders prettig om lotgenoten te treffen en ervaringen uit te wisselen. Tegenwoordig wonen jonge gezinnen in veel steden redelijk op zichzelf, zonder de directe nabijheid van familie of goede vrienden. Veel jonge vrouwen met kleine kinderen kunnen zo opgeslokt worden door de zorg voor het huishouden dat ze in een sociaal isolement dreigen te geraken. Kennismaken met lotgenoten, het elkaar kunnen aanvoelen, advies geven of helpen en misschien wel vriendschap sluiten kunnen een waardevolle meerwaarde zijn van iedere vorm van postpartumbegeleiding.

Te trainen spieren

Spierketens die bij ZwangerFit-lessen extra aandacht krijgen in verband met hun direct of indirect stabiliserende of coördinerende functie rond bekken en lage rug zijn:
- m. obliquus abdominis externus / internus
- m. transversus abdominis
- m. gluteus medius / maximus
- m. biceps femoris
- m. multifidus
- m. erector trunci
- m. latissimus dorsi
- m. serratus anterior
- mm. rhomboidei
- m. trapezius
- bekkenbodemspieren.

Andere spiergroepen die aandacht krijgen bij ZwangerFit zijn:
- m. rectus abdominis
- gluteaalmusculatuur

- m. obturatorius
- mm. adductores

Daarnaast de extensieketen (in combinatie met de bekkenbodem):
- m. extensor hallucis longus
- m. biceps femoris
- m. obturatorius internus
- m. latissimus dorsi

1.2 Criteria

Er zijn diverse criteria of richtlijnen opgesteld voor het trainen met zwangere of pas bevallen vrouwen. Deze criteria kunnen verdeeld worden in criteria waaraan de cursist zelf dient te voldoen en die waaraan de ZwangerFit-docent dient te voldoen. Desondanks blijft de verantwoordelijkheid voor het naleven van deze criteria bij de ZwangerFit-docent liggen. De docent dient de cursisten geregeld voor en tijdens de lessen aan bepaalde criteria te herinneren (bijvoorbeeld voldoende drinken bij trainen tijdens warm weer). Ook kan de docent de criteria voor trainen in de zwangerschap in de oefenruimte ophangen, of bij de intake of eerste les ZwangerFit op stencil uitdelen. Hierbij kunnen eventueel de relatieve contra-indicaties vermeld worden. Want hoewel de ZwangerFit-docent geregeld de fitheid en gezondheidstoestand van de cursist zal navragen (vooral van de zwangere cursist), moet het duidelijk zijn dat ook de cursist zelf verantwoordelijkheid draagt voor het veilig trainen in de zwangerschap of na de bevalling.

Inspanningsfysiologie tijdens de zwangerschap

Een en ander komt uiteraard overeen met de bekende trainingsprincipes:
- hartfrequentie 20% hoger dan in rust;
- toegenomen zuurstofopname in rust;
- VO_2-max verandert niet;
- lichte activiteit van de uterus na inspanning;
- geen hogere kans op RR-schommelingen;
- submaximale en zware inspanning niet schadelijk;
- goed evenwicht tussen warmteproductie en -afgifte;
- positief psychologisch effect.

Criteria voor de cursist

- Zorg voor extra calorie-inname voor de training. Neem desnoods wat fruit, druivensuiker of een koekje mee.
- Drink met beetjes tijdens en na de training. Neem daarom een flesje water mee.
- Draag stevige, verende schoenen, bijvoorbeeld sportschoenen.
- Draag gemakkelijk zittende en goed ademende kleding.
- Altijd rustig opstaan vanuit ruglig.
- Niet diep buigen of strekken in de gewrichten, zoals de knieën of heupen.
- Na een ziekteperiode met koorts niet intensief trainen. Dus rustig aan weer activiteiten en training opbouwen na de herstelperiode.

Criteria voor de docent

- Train met wisselende activiteiten.
- Train niet prestatiegericht.
- Bij zeer warm en/of vochtig weer niet intensief trainen.
- Niet intensief laten trainen na een ziekteperiode met koorts.
- Laat de cursisten geregeld wat drinken tijdens en na de training.
- Vraag na of de cursisten aan een extra calorie-inname hebben gedacht voor de training.
- De lichaamstemperatuur mag niet stijgen boven de 38 graden.
- Train op een stevige, verende vloer en laat de cursisten stevige, verende schoenen dragen (sportschoenen). Hiermee worden ballistische bewegingen voorkomen.

VERMIJD DE VOLGENDE BEWEGINGEN EN OEFENINGEN

- High-impactbewegingen (zoals jogging en jumping-jacks).
- Vermijd springen en schokkende bewegingen.
- Vermijd al te diepe flexie en extensie van de gewrichten.
- Bewegingen met tempowisselingen (zoals cha-cha-cha).
- Bewegingen met snelle richtingsveranderingen of draaiingen (zoals pivot-turn).
- extreme oefeningen voor de lage rug (hyperextensie).
- extreme oefeningen voor de gewrichten (zoals overstrekken en te zwaar belasten).
- Bewegingen die voor de buik onmogelijk zijn.
- Sporten in een hete vochtige zaal (of de les aanpassen).
- Bewegingen die nogal wat balans nodig hebben.
- Oefeningen die een eventuele diastase onnodig onder druk zetten.
- Lang liggen op de rug (kans op vena cava syndroom).
- Lang oefenen met steun op de polsen, oefen liever in puppyhouding.
- Oefeningen met de nadruk op de rechte buikspieren (m. rectus abdominis).
- Persen met ingehouden adem, valsalva-manoeuvre.

Deel 3

AANDACHTSPUNTEN

- Voorafgaand aan spierkrachtversterkende oefeningen horen normaliter de dwarse buikspieren (mm. transversi abdominis) en de bekkenbodemmusculatuur aan te spannen (opvangen toename buikdruk). Bij bekkenpijnklachten dient hierop bewust gelet te worden.
- Cocontracties of noodmechanisme bij onvoldoende spiercoördinatie dienen vermeden te worden (force closure mechanisme).
- Let op het doorademen tijdens activiteiten.
- Laat rustig opstaan vanuit lig (risico op verlaging van de systolische bloeddruk).
- De hartslag moet onder de 140 beats per minuut blijven.
- Zolang cursisten nog in staat zijn normaal te praten tijdens de training, is de trainingsbelasting normaliter niet te hoog.
- De cursist moet leren luisteren naar het eigen lichaam, zo nodig pauzes inlassen.

1.3 Contra-indicaties

Er worden in de literatuur diverse contra-indicaties aangegeven voor het actief trainen peripartum. De contra-indicaties zijn te verdelen in absolute en relatieve contra-indicaties.

Prepartum

De cursist die bewust voor NVFB-ZwangerFit® kiest als actieve begeleiding in haar zwangerschap, is in principe een gezonde zwangere. Desalniettemin is het raadzaam om de absolute en relatieve contra-indicaties en waarschuwingssignalen in de gaten te blijven houden. Niet alleen bij de intake maar ook geregeld voor of tijdens de actieve ZwangerFit-lessen.

Indien er sprake is van een absolute contra-indicatie zal de zwangere vrouw niet mogen meedoen met de actieve ZwangerFit-lessen. Bij een relatieve contra-indicatie kan de zwangere vrouw meedoen met de actieve ZwangerFit-lessen na overleg en (schriftelijke) toestemming van de behandelend arts of verloskundige. Indien de ZwangerFit-docent twijfelt of een zwangere vrouw voldoet aan de criteria om te mogen trainen in de zwangerschap, is het raadzaam zelf contact op te nemen met de behandelend arts of verloskundige. Bij sommige absolute contra-indicaties en bij de meeste relatieve contra-indicaties, kan de zwangere vrouw immers in principe wel de theorielessen ZwangerFit bijwonen.

Postpartum

Net als bij de actieve ZwangerFit-lessen prepartum, zijn er voor de lessen postpartum absolute en relatieve contra-indicaties. In principe geldt dat de fitheid (conditie) langzaamaan weer opgebouwd gaat worden, dus dat de cursist steeds meer belastbaar wordt. Het oude gezegde ‘negen maanden op en negen maanden af’ houdt in dat wat de zwangere cursist langzaamaan fysiek afgebouwd heeft, na de bevalling rustig aan hersteld dient te worden. Tevens speelt de ontzwangering een rol: gemiddeld negen maanden postpartum zijn de zogenoemde zwangerschapshormonen uit het moederlichaam verdwenen. Deze veranderende hormoonbalans heeft invloed op de stevigheid van bindweefsel, banden en gewrichten en de psychische belastbaarheid. Door borstvoeding te geven duurt het gemiddeld wat langer eer de zwangerschapshormonen uit het lichaam zijn verdwenen.

Tabel 1.1 Absolute en relatieve contra-indicaties.

prepartum	postpartum
absolute contra-indicaties:	absolute contra-indicaties:
hartafwijkingen	hartafwijkingen
gebroken vliezen	vaginale bloedingen
drie of meer miskramen	
vroegtijdige weeën	
onvoldoende sluitende cervix	
bloedingen	
relatieve contra-indicaties:	relatieve contra-indicaties:
meerlingzwangerschap	hoge bloeddruk
voorliggende placenta	bloedarmoede (anemie)
onvoldoende sluitende cervix	schildklierafwijking
hoge bloeddruk	diabetes mellitus
te lage bloeddruk	hartritmestoornissen
bloedarmoede (anemie)	extreem ondergewicht
bloedvatontsteking	verleden van weinig actief bewegen

Deel 3

prepartum	postpartum
schildklierafwijking	
suikerziekte (diabetes mellitus)	
hartritmestoornissen	
verleden met vroegtijdige geboorten	
groeiachterstand baby	
extreme gewichtstoename	
extreem overgewicht	
extreem ondergewicht	
verleden van weinig actief bewegen	
wees alert op: - zwangerschapsdiabetes - bloeddrukverandering - bloedarmoede - vroegtijdige weeën - zwangerschapsvergiftiging - te snelle gewichtstoename	

1.4 Waarschuwingssignalen

Tijdens de actieve ZwangerFit-lessen kan de cursist waarschuwingssignalen van haar lichaam krijgen. De ZwangerFit-docent is hierop bedacht en let bij de deelnemers op signalen van zich onwel voelen. Ook geeft de ZwangerFit-docent de cursisten geregeld aan dat ze moeten leren luisteren naar hun eigen lichaam en alert moeten zijn op waarschuwingssignalen. Je lichaam waarschuwt je niet voor niets! Laat bij waarschuwingssignalen de cursist tijdelijk pauzeren en liggen. Wanneer de klachten bij de cursist desondanks niet verminderen, dient de huisarts, behandelend arts of verloskundige geraadpleegd te worden. Bij afname van de klachten is het raadzaam de zwangere cursist te adviseren thuis zelf contact op te nemen met de huisarts, behandelend arts of verloskundige. Laat de cursist eventueel naar huis begeleiden of ophalen. Vraag voor het begin van de volgende ZwangerFit-les hoe het is gegaan.

Waarschuwingssignalen kunnen zijn:
- pijn in de buik
- duizeligheid of flauwvallen
- extreme vermoeidheid
- erg rode of juist bleke gelaatsuitdrukking
- bekkenpijnklachten
- gevoelloosheid of juist tintelingen in handen en/of voeten
- gezichtsuitdrukking: verkrampt, grimas, pijn?
- vaginale bloedingen
- ademnood of snel buiten adem zijn
- hartkloppingen
- aanhoudende misselijkheid of overgeven
- vochtophoping of oedeem
- wazig zien of licht in het hoofd worden

Wees daarnaast in de zwangerschap alert op:
- veelvuldig harde buiken tijdens de training of daarna;
- weeënactiviteit iedere vijftien minuten of vaker;
- lekken van vruchtwater;
- (langdurig) verminderde babyactiviteit na de training.

1.5 Opbouw actieve lessen ZwangerFit

De actieve lessen NVFB-ZwangerFit® zijn opgebouwd volgens de principes uit de trainingsleer en de aerobicsleer. ZwangerFit heeft in elke actieve les dezelfde opbouw, bestaande uit drie vaste blokken.

Vaste oefenblokken bij actieve lessen ZwangerFit

- eerste blok: warming-up;
- tweede blok: krachttraining en coördinatieoefeningen, bekkenbodemoefeningen;
- derde blok: coolingdown, aangevuld met ademhalings- en ontspanningsoefeningen.

De drie vaste blokken zijn elk ook weer onder te verdelen. Voor alle onderdelen staat een gemiddelde tijdsduur, die op zichzelf weer variabel is afhankelijk van het gestelde doel van de actieve les. Op deze wijze kan iedere actieve les van de vorige les verschillen, zodat het trainen leuk en afwisselend blijft. Met deze volgorde wordt de hoogste effectiviteit van training bereikt en de kans op blessures sterk verminderd. De achterliggende gedachte is dat wanneer eerst de grote spiergroepen op spierkracht en/of coördinatie worden getraind, deze vermoeid zullen zijn voor het aerobe deel. Hierdoor kunnen eerder blessures ontstaan.

Achter de diverse onderdelen staat het aantal BPM (beats per minute) vermeld. Dit aantal BPM is bindend. Dat houdt in dat voor een optimaal effect het aantal BPM minimaal het aantal moet zijn dat als ondergrens is aangegeven en niet meer mag bedragen dan als bovengrens genoemd wordt.

Vaste opbouw ZwangerFit ongeacht de samenstelling van de groep

eerste blok: warming-up	*tijd*	*muziek*
warming-up	15 minuten	116-120 BPM
fitheid (conditie) trainen	20-30 minuten	110-120 BPM
korte coolingdown	14-17 minuten	$\leq$ 90 BPM
tweede blok: kracht/coördinatie/bekkenbodem		
krachttraining	10-12 minuten	90-130 BPM
coördinatietraining (stabilisatie)	7 minuten	90-110 BPM
derde blok: coolingdown/ontspanning/ademhaling		
coolingdown	3-7 minuten	$\leq$ 90 BPM
ontspanningsoefeningen	7-10 minuten	$\leq$ 90 BPM
ademhalingsoefeningen	7-10 minuten	$\leq$ 90 BPM

Variatie per les

De tijdsduur van de verschillende blokken kan variëren, afhankelijk van het gestelde doel. Indien de docent in een actieve les ZwangerFit bijvoorbeeld meer aandacht wil besteden aan de ademhaling en ontspanning, kan de duur van het derde blok ongeveer de helft van de beschikbare tijd bedragen, en wordt de duur van het eerste en tweede blok ingekort. Zo komt iedere les toch uit op een vooraf vastgestelde tijdseenheid, meestal ruim een uur. Bij een actieve les waarbij het zwaartepunt ligt op stabilisatieoefeningen en tiltechnieken, duurt het tweede blok juist langer. En bij een actieve les met de nadruk op fitheids- en conditietraining ligt de nadruk op het eerste blok.

Variatie per docent

De ene ZwangerFit-docent heeft meer affiniteit met aerobicsoefeningen of kan beschikken over fitnessapparatuur, terwijl de andere ZwangerFit-docent graag laat oefenen met grote ballen of klein materiaal, zoals Dyna Bands of gewichtjes. De meer muzikaal gerichte ZwangerFit-docent gebruikt de muziek wellicht als vast oefenritme, terwijl de andere docent muziek als achtergrond prettiger vindt. Alle variaties zijn mogelijk, als de vaste opbouw ZwangerFit maar wordt aangehouden.

REFERENTIES HOOFDSTUK 1, 2, 3 EN 4

ACOG Committee. Opinion no. 267: Exercise during pregnancy and the postpartum period. Obstet Gynaecol 2002;171-3.
ACSM, American College of Sports Medicine. Impact of physical activity during pregnancy and postpartum on chronic disease risk. Med Sci Sports Exerc 2006;38:989-1006.
Aune DL. Exercising during pregnancy. J Obstet Gynecol Neonatal Nurs 2003;32:435.
Avery ND, Stocking KD, Tranmer JE, Davies GA, Wolfe LA. Fetal responses to maternal strength conditioning exercises in late gestation. Can J Appl Physiol 1999;24:362-76.
Bant H, Boer R, Lieshout R van, Opheij M, Jong T de. Spierversterken. Faculteit Gezondheid, Gedrag en Maatschappij van Hogeschool van Arnhem en Nijmegen. Utrecht: Lemma bv, 2002.
Bessinger RC, McMurray RG, Hackney AC. Substrate utilization and hormonal responses to moderate intensity exercise during pregnancy and after delivery. Am J Obstet Gynecol 2002;186: 757-64.
Borghuis ME. Training van de bekkenbodemspieren en van de blaas. Malden, 1994.
Brayshaw E, Wright P. Relaxation and exercise for the childbearing year. Mod Midwife 1996;6:35-6.
Brenner IK, Wolfe LA, Monga M, McGrath MJ. Physical conditioning effects on fetal heart rate responses to graded maternal exercise. Med Sci Sports Exerc 1999;31:792-9.
Carpenter MW, Sady SP, Hoegsberg B, Sady MA, Haydon B, Cullinane EM et al. Fetal heart rate response to maternal exertion. JAMA 1988;259:3006-9.
Clapp JF. Influence of endurance exercise and diet on human placental development and fetal growth. Placenta 2006;27:527-34.
Clapp JF III, Dickstein S. Endurance exercise and pregnancy outcome. Med Sci Sports Exerc 1984; 16:556-62.
Clapp JF III, The effects of maternal exercise on early pregnancy outcome. Am J Obstet Gynecologica 1989;161:1453-7.
Clapp JF III, Capeless EL. Neonatal morphometrics after endurance exercise during pregnancy. Am J Obstet Gynaecol 1990;163:1805-11.
Clapp JF III. The course of labor after endurance exercise during pregnancy. Am J Obstet Gynecol 1990;163:1799-805.
Clapp JF III. The effect of continuing regular endurance exercise on the physiologic adaptations to pregnancy and pregnancy outcome. Am J Sports Med 1996;24:S28-S29.
Clarke PE, Gross H. Women's behaviour, beliefs and information sources about physical exercise in pregnancy. Midwifery 2004;20:133-41.
Davies B, Bailey DM, Budgett R, Sanderson DC, Griffin D. Intensive training during a twin pregnancy. A case report. Int J Sports Med 1999;20:415-8.
Davies GA, Wolfe LA, Mottola MF, MacKinnen C, Arsenault MY, Bartellas E et al. Exercise in pregnancy and the postpartum period. J Obstet Gynecol Can 2003 Jun;25(6):516-29.
De Cree C. Safety guidelines for exercise during pregnancy. Lancet 1998;351:1889-90.
De Oliveira C, Lopes MA, Longo e Pereira Carla, Zugaib M. Effects of pelvic floor muscle training during pregnancy. Clinics 2007;62:439-46.
Derks L, Hollander J. Essenties van NLP. Meppel/Groningen: Servire, 1997.
Dixhoorn JJ van. Ontspanningsinstructie; principes en oefeningen. Maarssen: Elsevier/Bunge,1998.
Doorn MB van, Lotgering FK, Struijk PC, Pool J, Wallenburg HC. Maternal and fetal cardiovascular responses to strenuous bicycle exercise. Am J Obstet Gynecol 1992;166:854-9.

Entin PL, Coffin L. Physiological basis for recommendations regarding exercise during pregnancy at high altitude. High Alt Med Biol 2004;5:321-34.
Fine P, Burgio K, Borello-France D, Richter H, Whitehead W, Weber A et al. Teaching and practicing of pelvic floor muscle exercises in primiparous women during pregnancy and the postpartum period. Am J Obstet Gynecol 2007;197:107-5.
Gestel JLM van, Hoeksema-Bakker CMC. Trainingsleer en inspanningsfysiologie voor de paramedicus. Houten/Zaventem: Bohn Stafleu Van Loghum, 1997.
Gorski J. Exercise during pregnancy: maternal and fetal responses. A brief review. Med Sci Sports Exerc 1985;17:407-16.
Grient-Dreux A de, Labordus M, Nicolaï S, Vos C de. Zwanger; het nieuwe handboek voor aanstaande ouders. 2e druk. Utrecht: Het Spectrum, 2004.
Groot J, Hogen Esch F. Buikmassage en buikdrukregulatie. Rotterdam: Erasmus MC, 4 februari 2005.
Groothedde R. Nascholingscursus ZwangerFit. YVLO, 2001.
Hale RW, Milne L. The elite athlete and exercise in pregnancy. Semin Perinatol 1996;20:277-84.
Hammer RL, Perkins J, Parr R. Exercise during the childbearing year. J Perinat Educ 2000;9:1-14.
Harvey MA. Pelvic floor exercises during and after pregnancy: a systematic review of their role in preventing pelvic floor disfunction. J Obstet Gynecol Can 2003 Jun;25(6):487-98.
Heenan AP, Wolfe LA, Davies GA, McGrath MJ. Effects of human pregnancy on fluid regulation responses to short-term exercise. J Appl Physiol 2003;95:2321-7.
Hentzepeter-Ravensberg HD van, Kreek N van der, Lee M van der, Meeldijk T, Vermeulen N. MOB II portfolio oefentherapie. Breda, 2002.
Herbig R. De adem, bron van ontspanning en vitaliteit. Haarlem: De Toorts, 2004.
Hodges PW. Therapeutic exercise for spinal segmental stabilisation in low back pain. Oxford: Churchill Livingstone, 1999.
Hogen Esch FHA, Lay SE. Structuur van aerobic op maat. Module V. Breda, 1999.
Huch R. Physical activity at altitude in pregnancy. Semin Perinatol 1996;20:303-14.
Janke J. The effect of relaxation therapy on preterm labor outcomes. J Obstet Gynaecol Neonatal Nurs 1999;28:255-63.
Jonasson A, Larsson B, Pschera H. Testing and training of the pelvic floor muscles after childbirth. Acta Obstet Gynaecol Scand 1989;68:301-4.
Katwijk A van. Autogene training binnen de individuele gezondheidszorg. 's-Gravenhage: Vuga, 1981.
Kardel KR. Effects of intense training during and after pregnancy in top-level athletes. Scand J Med Sci Sports 2005;15:79-86.
Koltyn KF, Schultes SS. Psychological effects of an aerobic exercise session and rest session following pregnancy. J Sports Med Phys Fitness 1997 Dec;37(4):287-91.
Larsson L, Lindqvist PG. Low-impact exercise during pregnancy – a study of safety. Acta Obstet Gynaecol Scand 2005;84:34-8.
Leffelaar. Cursusmap psychosomatiek. Amsterdam: Leffelaar, 1995.
Lijf Y van. PeriPartum Actueel bijscholing zwangerschapdocenten. Utrecht, 2003
Lotgering FK, Struijk PC, Doorn MB van, Spinnewijn WE, Wallenburg HC. Anaerobic threshold and respiratory compensation in pregnant women. J Appl Physiol 1995;78:1772-7.
Lotgering FK, Spinnewijn WE, Struijk PC, Boomsma F, Wallenburg HC. Respiratory and metabolic responses to endurance cycle exercise in pregnant and postpartum women. Int J Sports Med 1998; 19:193-8.
McAuley SE, Jensen D, McGrath MJ, Wolfe LA. Effects of human pregnancy and aerobic conditioning on alveolar gas exchange during exercise. Can J Physiol Pharmacol 2005;83:625-33.
MacPhail A, Davies GA, Victory R, Wolfe LA. Maximal exercise testing in late gestation: fetal responses. Obstet Gynaecol 2000;96:565-70.
Marquez-Sterling S, Perry AC, Kaplan TA, Halberstein RA, Signorile JF. Physical and psychological changes with vigorous exercise in sedentary primigravidae. Med Sci Sports Exerc 2000;32:58-62.
Mens JMA, Snijders CJ, Stam HJ. Diagonal trunk muscle exercise in peripartum pelvic pain; a randomized clinical trial. Phys Ther 2000;80(12):1164-73.
Miller JM. Criteria for therapeutic use of pelvic floor muscle training in women. J Wound Ostomy Continence Nurs 2002;29:301-11.
Module: Bewegingstherapie Praktijk mobiliseren eerste en tweede jaar. Enschede, 1994.
Mørkved S, Bø K. Effect of postpartum pelvic floor muscle training in prevention and treatment of urinary incontinence: a one-year follow up. J Obstet Gynaecol 2000;107:1022-8.
Mørkved S, Bø K. The effect of post-natal exercises to strengthen the pelvic floor muscles. Acta Obstet Gynaecol Scand 1996;75:382-5.
Mørkved S, Bø K, Schei B, Salvesen KA. Pelvic floor muscle training during pregnancy to prevent urinary incontinence: a single-blind randomized controlled trial. Obstet Gynaecol 2003;101:313-9.

Mørkved S, Bø K. Effect of postpartum pelvic floor muscle training in prevention and treatment of urinary incontinence: a one-year follow up. BJOG 2000;107:1022-8.
Mørkved S, Salvesen KA, Schei B, Lydersen S, Bø K. Does group training during pregnancy prevent lumbopelvic pain? A randomized clinical trial. Acta Obstet Gynaecol Scand 2007;86:276-82.
Noten K. Fitness bij zwangerschap. Utrecht: AW Bruna BV, 2004.
NVFP; Nederlandse Vereniging voor Fysiotherapie volgens de Psychosomatiek, cd nr. 10.
O'Neill ME, Cooper KA, Boyce ES, Hunyor SN. Postural effects when cycling in late pregnancy. Women Birth 2006;19:107-11.
Pivarnik JM, Ayres NA, Mauer MB, Cotton DB, Kirhon B, Dildy GA. Effects of maternal aerobic fitness on cardiorespiratory responses to exercise. Med Ski Sports Exerc 1993;25(9):993-8.
Reilly ET, Freeman RM, Waterfield MR, Waterfield AE, Steggles P, Pedlar F. Prevention of postpartum stress incontinence in primigravidae with increased bladder neck mobility: a randomised controlled trial of antenatal pelvic floor exercises. BJOG 2002;109:68-76.
Salomé C, Wit J de. Duik in je weeën. 10e herziene en uitgebreide druk. Houten: Van Holkema & Warendorf, 2000.
Salvesen KA, Mørkved S. Randomised controlled trial of pelvic floor muscle training during pregnancy. BMJ 2004 Aug 14;329(7462):378-80. Epub 2004 Jul 14.
Sampselle CM, Miller JM, Mims BL, Delancey JO, Ashton-Miller JA, Antonakos CL. Effect of pelvic muscle exercise on transient incontinence during pregnancy and after birth. Obstet Gynaecol 1998;91:406-12.
Sapsford RR, Hodges PW, Richardson CA, Cooper DH, Markwell SJ, Jull GA. Co-contraction of the abdominal and pelvic floor muscles during voluntary exercises. Neurorol Urodyn 2001;20(1):31-42.
Sherburn M. Pelvic floor muscle training during pregnancy facilitates labour. Aust J Physioth 2004; 50(4):258.
Snyder DK, Carruth BR. Current controversies: exercising during pregnancy. J Adolesc Health Care 1984;5:34-6.
Stevenson L. Exercise in pregnancy. Part 1: Update on pathophysiology. Can Fam Physician 1997; 43:97-104.
Stichting Thuiszorg Brabant Noord-Oost. Draaiboek zwangerschapscursussen, 1997.
Stuge B, Veierod MB, Laerum E, Vollestad N. The efficacy of a treatment program focusing on specific stabilizing exercises for pelvic girdle pain after pregnancy; a two year follow up of a randomized clinical trial. Spine 2004 May 15;29(10):E197-203.
Teitz CC, Hu SS, Arendt EA. The female athlete: evaluation and treatment of sports-related problems. J Am Acad Orthop Surg 1997;5:87-96.
Wang TW, Apgar BS. Exercise during pregnancy. Am Fam Physician 1998;57:1846-52, 1857.
Wilson PD, Herbison GP. A randomized controlled trial of pelvic floor muscle exercises to treat postnatal urinary in continence. Int Urogynecol J Pelvic Floor Dysfynct 1998;9(5):257-64.
Wolfe LA, Weissgerber TL. Clinical physiology of exercise in pregnancy: a literature review. J Obstet Gynecol Can 2003;25:473-83.
Wolfe LA, Heenan AP, Bonen A. Aerobic conditioning effects on substrate responses during graded cycling in pregnancy. Can J Physiol Pharmacol 2003 Jul;81(7):696-703.
Wu W, Meijer OG, Lamoth CJ, Uegaki K, Dien JH van, Wuisman PI, Vries JI de, Beek PJ. Gait coordination on pregnancy: transverse pelvic and thoracic rotations and their relative phase. Clin Biomech, 2004;15(5):480-8.
Yeo S. A randomized comparative trial of the efficacy and safety of exercise during pregnancy: design and methods. Contemp Clin Trials 2006;27:531-40.

Deel 3

2 Eerste blok: warming-up

De actieve lessen ZwangerFit verlopen volgens een vaste opbouw in drie oefenblokken:
- eerste blok: warming-up;
- tweede blok: krachttraining en coördinatieoefeningen, bekkenbodemoefeningen;
- derde blok: coolingdown, aangevuld met ademhalings- en ontspanningsoefeningen.

2.1 Eerste blok

In dit hoofdstuk wordt ingegaan op de achtergrond van de warming-up. Een goede warming-up is onmisbaar voor iedere vorm van intensief bewegen. De warming-up overslaan is vragen om onnodige spierpijn, een verhoogde kans op blessures en uiteindelijk een minder goede prestatie. De warming-up is een totaaloefening, bedoeld om zoveel mogelijk spiergroepen te laten werken en het lichaam voor te bereiden op een situatie waarin het optimaal kan presteren. De warmte die wordt geproduceerd (mede door de spiercontracties en de toename van de werking van het hart-longsysteem) geeft een betere doorbloeding en daardoor een betere arbeidsbereidheid van de spieren.

De warming-up heeft verschillende fysiologische effecten op het lichaam. Door de verhoging van de lichaamstemperatuur kunnen stofwisselingprocessen gemakkelijker en beter plaatsvinden. Bovendien ontstaat door een toename van de activiteit van het orthosympathisch zenuwstelsel, onder invloed van noradrenaline en adrenaline, een algehele vaatvernauwing. Dit zorgt voor een herverdeling van het bloedvolume, waardoor de bloedcirculatie in de huid, het maag-darmkanaal en de nieren afneemt en die in de actieve spieren kan toenemen. Hiertoe horen ook de externe sfincters en de bekkenbodemspieren.

Door verhoging van de temperatuur en toename van de stofwisselingsproducten (melkzuur en adenosine) ontstaat echter ook vaatverwijding, namelijk in de kleinere bloedvaten van de actieve spieren. Hierdoor neemt de doorbloeding in deze spieren toe en kunnen ze beter functioneren. De toename van de spiertemperatuur veroorzaakt per graad een versnelling van de stofwisselingsprocessen in de spier van 10%. Tevens vindt door deze temperatuurstijging het vervoer van zuurstof naar de spiercel gemakkelijker plaats. Door de toegenomen gewrichtstemperatuur neemt de viscositeit van de synovia af, waardoor de gewrichten soepeler bewegen. Daarnaast neemt ook de dempfunctie van het gewrichtskraakbeen toe, omdat het kraakbeen vocht opneemt en iets dikker wordt. Het hartminuutvolume neemt toe. Hierdoor neemt de systolische bloeddruk tijdens het sporten toe en wordt de ademhaling automatisch dieper en frequenter.

Fysiologische voordelen:
- hoger metabolisme;
- hogere snelheid van zuurstofuitwisseling tussen bloed en spieren;
- hogere kwantiteit zuurstof in de spieren inclusief de bekkenbodem;
- snellere zenuwimpulstransmissies en een toename van snelheid en kracht van spiercontracties (zoals een hogere reactiesnelheid van de bekkenbodemspieren via de n. pudendus);
- toename van spierelasticiteit;
- toename van flexibiliteit van pezen in ligamenten;
- verandering viscositeit in de gewrichten.

Houd rekening met:
- fysiologische veranderingen peripartum;
- anatomische veranderingen peripartum;
- rekbaarheid van de gewrichten;
- veranderend lichaamszwaartepunt tijdens de zwangerschap;
- verhoogde rustpols, een groter bloedvolume en een kleinere longcapaciteit door groei baarmoeder;
- verschillen in beginniveau en leerbaarheid van de deelnemers.

Uitvoering:
- juiste uitgangshouding aannemen;
- ontspannen en ritmisch bewegen;
- bewegingsuitslagen binnen natuurlijke grenzen houden;
- kiezen voor een veilige uitgangshouding: vermijden van plotselinge verandering van richting;
- alternatieve bewegingen achter de hand hebben.

Door een goede warming-up worden zowel lichaam als geest voorbereid op prestatie en wordt de kans op blessures door de ontstane fysiologische effecten geminimaliseerd. De warming-up is vrijwel altijd low-impact (zonder springen) en moet (minimaal) acht tot ongeveer twaalf minuten duren. Hart en longen hebben hierbij minstens twee tot drie minuten nodig om zich aan te passen aan de verhoogde vraag naar energie. Beginners hebben een wat langere warming-up nodig.

2.2 Start warming-up

Het eerste actieve oefenblok ZwangerFit is de warming-up. Dit wordt verdeeld in:

onderdelen eerste oefenblok	tijd	muziek
opstarten warming-up	15 minuten	116-120 BPM
fitheid (conditie) trainen	20-30 minuten	110-120 BPM
korte coolingdown	14-17 minuten	≤ 90 BPM

Opstarten warming-up

In de start van de warming-up kunnen drie fasen worden onderscheiden:
beginfase warming-up: houding — tijdsduur: 1-2 minuten
middenfase warming-up: mobiliserende oefeningen — tijdsduur: 6-11 minuten
eindfase warming-up: rekken — tijdsduur: 6-11 minuten

BEGINFASE WARMING-UP: HOUDING

Het allereerste begin van de warming-up is het laten aannemen van een goede lichaamshouding door de cursisten. Dit houdt in het instellen en doornemen van alle gewrichten in een middenstand. Bij stand: ellebogen en knieën niet overstrekken, schouders ontspannen, steun op de volle voet met meer druk op de hielen en laterale deel voeten, de wervelkolom is licht gestrekt (kruin omhoog). Deze lichaamshouding geldt voor zowel zwangere als pas bevallen cursisten. De zwangere cursist moet haar buik niet naar 'voren laten vallen' (bekken overdreven naar voren, forse lordose), maar vrijwel automatisch licht intrekken, zodat de 'baby in het bekken' rust.

Corrigeer zo nodig de stand van het bekken in stand. Een forse anteflexie van het bekken geeft meer druk op het diaphragma urogenitalis. Asymmetrisch staan geeft asymmetrische belasting. Overstrekking van de knieën maakt het moeilijker om de bekkenbodem te contraheren. Hyperextensie en dus endorotatie in de heupen geeft ontspanning van de mm. obturatorii interni, waardoor het vermogen tot aanspannen van de bekkenbodem vermindert. Een torsie van de schoudergordel ten opzichte van het bekken kan wijzen op een overmatige spanning van de m. iliopsoas, wat idiopathische pijn kan geven in het bekkengebied.

Criteria voor een goede houding:
- Het lichaam is van opzij gezien loodrecht, en niet S-vormig, en strekt zich uit tot de volledige lengte.
- De loodlijn loopt aan de zijkant van het lichaam door het oor, midden door de schouder, midden langs de flank, midden langs de heup en verder enigszins achterlangs de knieholte en een beetje aan de voorkant van het enkelgewricht.
- Er is een gelijkmatige kromming in de wervelkolom en geen enkel gewricht staat in de uiterste stand (overstrekt).
- Het hoofd staat in balans, loodrecht boven de schouders (kruin uitstrekken).
- De schouders nemen een middenstand in, ze hangen niet voorover en omlaag en worden niet actief naar achteren getrokken.
- Het borstbeen vormt de voorste contour van het lichaam.
- De buik is rond en bol in het bovengedeelte en een beetje afgevlakt in het onderste gedeelte.
- De helling van het bekken is normaal tussen de 60°-70°.
- De knieën zijn licht gestrekt, maar niet overstrekt.
- De voeten wijzen recht vooruit of vormen een zeer kleine hoek uit elkaar. Stand op de volle voet met meer druk op de hielen en laterale deel voeten.

Bij het beschrijven van een goede of ideale houding wordt ervan uitgegaan dat er een gelijke spanning in de banden is aan de voor- en achterkant van de wervelkolom. Er hoort een gelijke druk te zijn over alle delen van de tussenwervelschijven en andere gewichtdragende gewrichten, zoals de heup, de knie en de enkel. Ook hoort er evenveel spanning in de spiergroepen aan alle kanten van het lichaam te zijn (voor-, achter-, zijkanten). Een goede of ideale lichaamshouding is rechtop en ergonomisch, dus met zo min mogelijk energieverbruik.

MIDDENFASE WARMING-UP: MOBILISERENDE OEFENINGEN

Na de houdingsinstructies begint het middendeel, de daadwerkelijke warming-up. Er wordt begonnen met eenvoudige oefeningen zoals lopen, armen zwaaien, kniebuigingen en oefeningen met een grote bewegingsuitslag. Het tempo wordt geleidelijk opgevoerd. Hierdoor kunnen het hart en de ademhalingsorganen zich aanpassen aan de toenemende activiteit en de zuurstofbehoefte van het lichaam. Een combinatie van veel armbewegingen en grotere passen, samen met het aanspannen en loslaten van de bekkenbodem (zoals bij squats, step-zij, grapevine, hiel-back, kick-it) en bekkenkantelen zorgt dat de intensiteit op de gewenste hoogte komt. In deze fase kunnen passen aangeleerd worden die later terugkomen in het aerobe gedeelte. Dit zorgt voor een 'rehearsal effect': het lichaam oefent patronen die later in de les gebruikt worden.

EINDFASE WARMING-UP: REKKEN

Aan het eind van de warming-up zijn rekoefeningen van belang. Een goede spierlengte geeft een betere arbeidsbereidheid. De meningen verschillen in hoeverre iemand moet rekken vóór inspanning en hoe men moet rekken. De huidige meningen opteren voor een verende rek in het begin. Dit zorgt dat de spier een hogere tonus opbouwt, wat nodig is in het vervolg van de actieve les ZwangerFit, bijvoorbeeld voor de kuitspieren. Andere veel van tevoren gerekte spieren zijn: de hamstrings, m. quadriceps, m. iliopsoas, de lage rugspieren en de gluteaalmusculatuur.

2.3 Middendeel warming-up: trainen fitheid/conditie

Het middendeel van de warming-up kan gebruikt worden voor het trainen van de fitheid (conditie). Omdat de beginfase van de warming-up zelf een aerobe training bevat, heeft het de voorkeur om de eveneens aerobe fitheids- of conditietraining in de middenfase van de warming-up hier direct achter te plaatsen. Dit is namelijk het meest intensieve deel wat betreft belasting. In dit stadium van de actieve les zijn het lichaam en de geest nog niet moe, waardoor de cursisten zich goed kunnen concentreren. Daar bij deze oefeningen de neuromusculaire coördinatie het hardst nodig is, is concentratie van belang om blessures te voorkomen. De aerobe fitheids- of conditietraining bestaat uit combinaties van gaan, joggen, hoppen, knieën optillen en eventueel springvormen, afhankelijk van het stadium in de peripartumperiode. Belangrijk bij joggen is dat de cursisten niet op de tenen joggen, maar dat de hiel bij elke sprong neerkomt om te voorkomen dat de korte kuitspieren overbelast worden.

Doel fitheids(conditie)training:
- Verbeteren van de algemene belastbaarheid, met name het cardiovasculair uithoudingsvermogen en het verbeteren van de coördinatie tussen de grote spiergroepen.
- Verbeteren van de coördinatie en functie van de bekkenbodemspieren in samenspel met de grotere spiergroepen. De belangrijkste bekkenbodemspieren die getraind worden zijn de mm. levator ani en het diaphragma urogenitale. In dit gedeelte ligt het accent vooral op de snelle vezels van de bekkenbodemspieren, die nodig zijn om met de juiste timing en kracht urineverlies te voorkomen tijdens drukverhogende momenten (hoesten, niezen).
- Leren om het lichaam te bewegen op een efficiënte en ergonomische manier.

Door fitheids(conditie)training kan ook de lichaamssamenstelling verbeteren door vetvermindering. Dit mag geen doel op zichzelf zijn bij ZwangerFit! (Dit is niet aan te raden in de zwangerschap en postpartum, met name niet tijdens de borstvoedingsfase.) Om vetstofwisseling aan te spreken is minimaal twintig minuten trainen nodig. Ook de aerobicsoefeningen worden op een middelmatige intensiteit gedaan om vetverbruik te stimuleren (bijvoorbeeld tussen de 70 en 85% van de maximale hartslag.) De intensiteit kan worden opgevoerd door meer armbewegingen, meer springvormen, of door snellere muziek. Tijdens dit deel is het belangrijk de hartslag een- of tweemaal te meten ter controle van de trainingszone.

2.4
Middendeel warming up: korte coolingdown

Na de warming-up en fitheids(conditie)training, volgt een korte coolingdown (eerste coolingdown). Deze is bedoeld als een overgangsfase van het aerobicsgedeelte naar het spierversterkende gedeelte. Het lichaam krijgt zo de kans zich aan te passen aan de lagere intensiteit.

Vormen van eerste coolingdown:

- mobiliserende bewegingen en oefeningen	tijdsduur: 4-5 minuten
- rekoefeningen	tijdsduur: 10-12 minuten

MOBILISERENDE BEWEGINGEN

De mobiliserende bewegingen zijn voornamelijk grote beenbewegingen om de veneuze afvoer te bevorderen en circulatieoefeningen voor de nek- en schouderspieren. Dit wordt bereikt door de bewegingsuitslagen te verminderen en de high-impact te vervangen door low-impact aerobics. De grotere vraag naar zuurstof in het piekgedeelte wordt nu afgebouwd. Dit is belangrijk om verzuring van de spieren te voorkomen en om de afvoer van afvalproducten te stimuleren. Een geleidelijke afname van de intensiteit is zeer belangrijk om voldoende bloedtoevoer naar het hart te behouden na de hoge hartfrequentie en hoge trainingsintensiteit. Als er te abrupt wordt gestopt met actief bewegen, tot stilstaan toe, is er kans op 'pooling'. Dit is stuwing van bloed in de onderste extremiteiten, met als gevolg dat er te weinig bloed wordt teruggevoerd naar het hart en naar de hersenen. Hierdoor kunnen duizeligheid, flauwvallen of hartstoornissen optreden, in extreme gevallen kan het zelfs tot een hartstilstand leiden. Het is daarom belangrijk dat de oefeningen in deze fase dynamisch worden uitgevoerd en niet statisch. Goede oefeningen zijn lichte squats en lunges in combinatie met lichte armbewegingen zoals biceps curl of tricepsoefeningen. Lichte aerobe activiteiten zoals uitwandelen en stappen op de plaats kunnen eveneens gebruikt worden.

Een ander doel van de eerste paar minuten coolingdown is het verlagen van de hartslag, ademhalingsfrequentie en spiertonus. Zwangere cursisten, pas bevallen vrouwen en mensen boven de veertig jaar hebben meer tijd nodig om hun hartslag te verlagen dan een groep laat postpartum of jongemannen van twintig tot veertig jaar. Getraindheid speelt hierbij ook een rol. Bij mensen met een betere conditie kan de hartslag sneller dalen tot een normale waarde. De hartslag moet aan het eind van deze fase (die ongeveer 4 minuten duurt) bij de onderste intensiteitsrange van de gemiddelde hartfrequentie liggen. Dit is onder 120 BPM.

REKOEFENINGEN

In de coolingdownfase komen de rekoefeningen na de mobiliserende oefeningen. Het is belangrijk om in ieder geval rekoefeningen te doen voor die spieren die intensief gebruikt waren tijdens het aerobe gedeelte. Dit geldt allereerst voor de beenspieren: de spieren aan de voorkant van het bovenbeen (quadriceps), spieren aan de achterkant van het bovenbeen (hamstrings) en de spieren aan de buiten- en binnenkant van de heup (abductoren en adductoren). Het voordeel van rekken na een aeroob gedeelte is dat de spieren en gewrichten warm zijn, wat zorgt voor een optimale rekkingstoestand.

3 Tweede blok: kracht en coördinatie, bekkenbodem

De actieve lessen ZwangerFit verlopen volgens een vaste opbouw met drie oefenblokken:

- eerste blok: warming-up;
- tweede blok: krachttraining en coördinatieoefeningen, bekkenbodemoefeningen;
- derde blok: coolingdown, aangevuld met ademhalings- en ontspanningsoefeningen.

3.1 Tweede blok

In dit hoofdstuk wordt ingegaan op de achtergrond van kracht- en coördinatietraining en bekkenbodemoefeningen. Dit tweede blok van de actieve lessen ZwangerFit is ook weer te verdelen in specifieke onderdelen. De tijdsduur die aan deze specifieke onderdelen wordt besteed is afhankelijk van het lesdoel op dat moment en kan per les variëren.

De onderdelen van het tweede blok zijn:

- krachtoefeningen;
- coördinatieoefeningen (stabilisatieoefeningen);
- bekkenbodemoefeningen.

De bekkenbodemoefeningen kunnen zowel bij de krachtoefeningen als de coördinatieoefeningen worden meegenomen, maar staan apart vermeld omdat deze oefeningen in iedere actieve ZwangerFit-les meegenomen dienen te worden. Uiteraard kunnen de bekkenbodemoefeningen een overlap hebben met de ontspannings- en ademhalingsoefeningen. Daarnaast horen ook de veneuze pompoefeningen, ter verbetering van de doorbloeding in het bekken en de onderste extremiteit, in dit oefenblok thuis.

3.2 Kracht en coördinatie

Het tweede actieve oefenblok ZwangerFit is de kracht- en coördinatietraining, waarin bekkenbodemoefeningen. Dit wordt als volgt ingedeeld:

onderdelen tweede oefenblok:	tijd:	muziek:
krachttraining	10-12 minuten	90-130 BPM
coördinatietraining (stabilisatie)	7 minuten	90-110 BPM

Onderdeel tweede actieve oefenblok: krachttraining

Na het aerobe beginonderdeel worden in het middenonderdeel specifieke spierversterkende oefeningen gedaan: de krachttraining. Het doel van dit deel van de les is het verbeteren van kracht, spieruithoudingsvermogen en flexibiliteit van de grote spiergroepen inclusief de bekkenbodemspieren. Een optimale spiertonus van de bekkenbodem biedt een goede ondersteuning voor de organen in het kleine bekken. De rusttonus wordt verbeterd door regelmatig progressieve training met opbouwende weerstand of duur te doen. Verschillende oefenvormen van diverse spiergroepen horen elkaar niet negatief te beïnvloeden.

Om een verbetering van kracht te bewerkstelligen moet men een trainingsvorm kiezen waarbij de spier zo zwaar wordt belast dat deze binnen 15-25 herhalingen in twee tot drie series vermoeid raakt, na elke serie wordt een pauze van 30 seconden tot 2 minuten ingelast. Het is noodzakelijk dat de oefeningen langzaam en geconcentreerd uitgevoerd worden, met eventuele toevoeging van weerstand (gebruik ook de zwaartekracht als weerstand).

Het is belangrijk dat cursisten tijdens de oefeningen doorademen. Een juiste ademtechniek is belangrijk voor een goede verdeling van de druk in de abdominale holte en om buikdrukverhoging te voorkomen (valsalva-manoeuvre). Door contractie van de bekkenbodemspieren tijdens de uitademing (expiratie) wordt de veneuze afvoer bevorderd en dus de circulatie gestimuleerd. Een disfunctie van de bekkenbodem gaat immers nogal eens samen met doorbloedingsklachten. Door de afvoer van veneus bloed uit het bekken wordt de proprioceptie aangesproken en ook verbeterd. Veel mensen hebben de gewoonte om in te ademen tijdens kracht zetten. Het is belangrijk om cursisten tijdens de les te wijzen op doorademen tijdens een activiteit. Bekend is dat ademhalingsgedrag van zeer groot belang is bij kracht zetten, zoals bij tillen, bukken, gaan zitten of opstaan, met betrekking tot het functioneren van de bekkenbodem en bij lage-rug- of bekkenpijnklachten. Feitelijk traint men met oefeningen voor grote spiergroepen altijd indirect de buikspieren, als er een correcte basishouding is. Vóór het trainen van snelkracht, is eerst voldoende duurkracht nodig! Eerst werken aan het uithoudingsvermogen van spieren, voordat getraind kan worden op snelheid en explosieve kracht.

	duurkracht		snelkracht
belasting	50% 1RM	belasting	80-90% 1RM
herhaling	15-25×	herhaling	5×
series	3	series	3
hersteltijd	30-45 seconden	hersteltijd	1-2 minuten
frequentie	2-3× per week	frequentie	2-3× per week
krachttraining		90-110 BPM	
aerobe krachttraining		120-128 BPM	

Doel
- spierversterken;
- uithoudings- en duurkrachtvermogen verbeteren;
- accentueren van juiste technische uitvoering;
- leren doorademen bij inspanning;
- leren van een goede opvang van de buikdruk;
- getrainde cursist:
  - vasthouden en indien mogelijk vergroten van aeroob uithoudingsvermogen;

  - individueel in de gaten houden wat kan qua intensiteit en duur en eventueel afremmen; of stimuleren;
- ongetrainde cursist:
  - vergroten van het aeroob uithoudingsvermogen;
  - vergroten van het lichaamsbewustzijn;
  - controle over bewegen;
  - stimuleren om te bewegen.

Criteria:
- gebruikmaken van de gevoelsinspanning: 'op een prettige manier net iets buiten adem' of nog kunnen praten, maar in korte zinnen (borg-schaal);
- minimaal 15-20 minuten aerobe arbeid;
- getrainde cursist: 80-85% HF-max (hartslag in lage trainingszone);
- ongetrainde cursist: 60-75% HF-max.

Uitvoering:
- correcte uitgangshouding;
- controle over de bewegingen en technisch juist uitvoeren;
- maak hele bewegingsuitslagen: van volledig buigen naar volledig strekken, maar niet overstrekken;
- werken in functionele ketens van spieren;
- streven naar spiervermoeidheid binnen 15-25 herhalingen in twee tot drie series en bij elke serie pauze van 30 seconden tot 2 minuten;
- rechte buikspieren alleen indirect trainen;
- aangepast aan de verschillende startniveaus van de deelnemers.

Speciale aandacht wordt besteed aan:
- houding;
- bekkenbodem (aanspannen en ontspannen);
- stabiliseren;
- tiltechnieken;
- functionele (adl-)oefeningen.

Vermijden van:
- schokkende bewegingen;
- tempoversnellingen;
- snelle richtingsveranderingen;
- armen lang boven het hoofd.

Houd rekening met:
- hogere hartslag zwangere in rust;
- prioriteit van bloedtoevoer naar de baarmoeder en baby;
- mogelijke schommelingen in de bloeddruk;
- niet te lang in één houding blijven (isometrische contracties kunnen bloeddrukverhogend werken);
- in stand zoveel mogelijk werken vanuit een symmetrische uitgangshouding;
- letten op ongelijke druk op het bekken (bewust stabiliseren bij bekkenpijn);
- verandering van elasticiteit in de gewrichten;
- wisselend energieniveau per deelnemer per les;
- het eerder buiten adem zijn van de deelneemster;
- te lage bloedsuikerspiegel (hypoglykemie);
- de aanwezigheid van de verschillende trimesters prepartum in de groep;
- gewichtstoename en veranderend lichaamszwaartepunt;
- de verschillen in beginniveau en leerbaarheid van de deelnemers;
- niet-vastzetten van de ademhaling maar doorademen bij het kracht zetten;

- vermijden van persademhaling (valsalva-manoeuvre).

Let op bij gebruik cardiotraining:
- maximale hartfrequentie: HF 220 – (0,9 × leeftijd);
- ongetrainde cursist: 60-75% van HF-max (+ borg-schaal);
- getrainde cursist: 70-85% van HF-max (+ borg-chaal);

Onderdeel tweede actieve oefenblok: coördinatie- en stabilisatie-oefeningen

Bij coördinatieoefeningen zijn stabilisatie en coördinatie nodig; dit gebeurt normaliter vanzelf. Bij bekkenpijn is bewust worden van een juiste stabilisatietechniek voor het bekken en de lage rug, en een goede coördinatie van spiergroepen in deze regio belangrijk. Stabiliteit en coördinatie kunnen in allerlei houdingen en bewegingen geoefend worden. Om deze goed aan te leren is het echter gemakkelijk om te liggen (soms gaat zit beter), zodat andere spiergroepen in ons bewustzijn min of meer uitgeschakeld zijn.

Doel:
- bewust worden van de stabilisatie;
- bewust worden van mogelijke compensatiemechanismen;
- bewust worden van juiste coördinatie bij stabilisatie.

Criteria:
- bij bekkenpijn: bewust worden van voorspanning van de dwarse buikspieren (lichte contractie m. transversus abdominis) vlak voor iedere activiteit (aanleren stabilisatie);
- het aanspannen van de m. transversus abdominis moet *licht* gebeuren! Een lichte intrekking is al voldoende om de juiste stabiliteit te bewerkstelligen; te veel aanspanning leidt tot compensatiemechanismen (met name krachtig aanspannen van bilspieren en bekkenbodem);
- *opmerking*: soms is het aanspannen van de dwarse buikspieren vanwege de buikomvang minder goed mogelijk. In dat geval kan gebruik worden gemaakt van het licht aanspannen van de bekkenbodemspieren als stabilisatietechniek. Wél met de uitleg dat dit tijdelijk moet zijn en dat postpartum de juiste stabilisatietechniek met behulp van de m. transversus abdominis weer aangewend moet worden.

Deel 3

OEFENEN STABILISATIE EN COÖRDINATIE

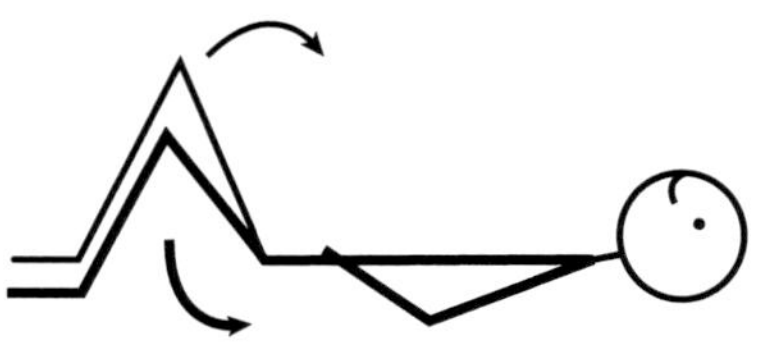
Figuur 3.1 Abductie (symmetrisch).

Abductie (symmetrisch)
- uitgangshouding: ruglig, gebogen benen (uit elkaar), knieën 90°, voeten plat (iets in exo), armen naast het lichaam;
- licht intrekken van de m. transversus abdominis (liefst op een uitademing): 'onderbuik intrekken / ritsje dichtdoen / uitademen en buik mee intrekken'
  (zelfcontrole: vingers net hoog mediaal van de sacro-iliacale anterieur superieur (SIAS)-punten zetten. Je voelt een lichte opbolling (contractie) van de dwarse buikspier onder je vingers komen);
- benen rustig naar buiten (abductie) bewegen;
- terug;

- criteria: steeds letten op stabilisatie. Wanneer het bekken scheef dreigt te zakken, verlies je je juiste stabilisatie van bekken en lage rug. Niet te ver naar abductie: het bekken moet gestabiliseerd blijven en je moet zonder pijnlijke krachten op het schaambeen kunnen terugkomen.

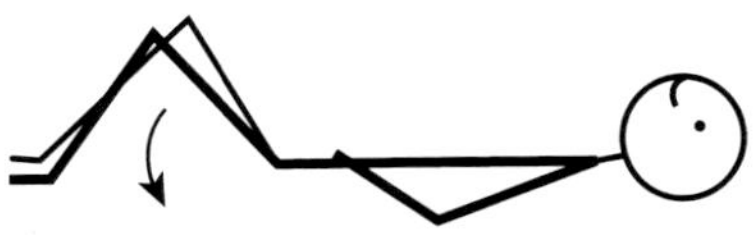

Figuur 3.2 Abductie (asymmetrisch).

Abductie (asymmetrisch)

- uitgangshouding: ruglig, gebogen benen (uit elkaar), knieën 90°, voeten plat (iets in exo), armen naast het lichaam;
- licht intrekken van de m. transversus abdominis (liefst op een uitademing): 'lage buik intrekken / ritsje dichtdoen / uitademen en buik mee intrekken';
- gewicht verdelen; één been laten staan;
- andere been rustig (iets) naar buiten (abductie) laten bewegen;
- terug;
- verzwaren: iets verder naar buiten bewegen;
- criteria: steeds letten op stabilisatie. Wanneer het bekken schreef dreigt te zakken, verlies je je juiste stabilisatie van bekken en lage rug. Behalve de m. transversus abdominis spelen bij deze oefeningen ook de schuine buikspieren (m. obliquus externus en internus) een grote stabiliserende rol.

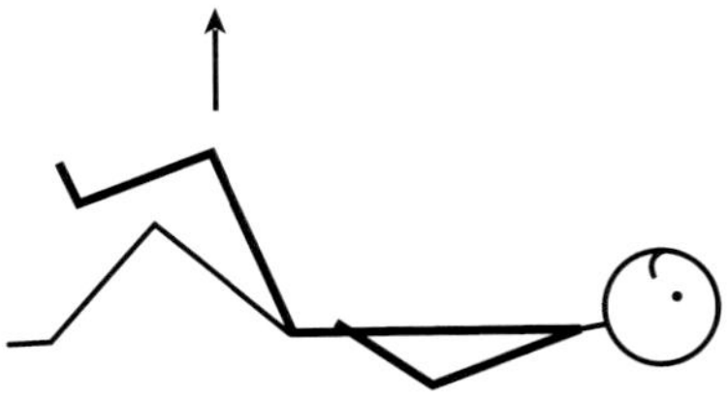

Figuur 3.3 Heffen been (asymmetrisch).

Heffen been (asymmetrisch)

- uitgangshouding: ruglig, gebogen benen (uit elkaar), knieën 90°, voeten plat (iets in exo), armen naast het lichaam;
- licht intrekken van de m. transversus abdominis (liefst op een uitademing): 'lage buik intrekken / ritsje dichtdoen / uitademen en buik mee intrekken';
- gewicht verdelen; één voet 1 millimeter proberen op te tillen (coördinatie);
- verzwaren: idem; nu voet 1 centimeter proberen op te tillen (zwaarder);
- verzwaren: idem; nu voet iets hoger heffen;
- criteria: steeds letten op stabilisatie. Wanneer het bekken scheef dreigt te zakken, verlies je je juiste stabilisatie van bekken en lage rug. Behalve de m. transversus abdominis spelen bij deze oefeningen ook de schuine buikspieren (m. obliquus externus en internus) een grote stabiliserende rol;
- andere been.

Vaak oefenen fysiotherapeuten het bekende 'bruggetje', veelal echter zonder te letten op de volgorde van spieraanspanning. Deze is van belang bij het aanleren van een goede stabilisatie en coördinatie.

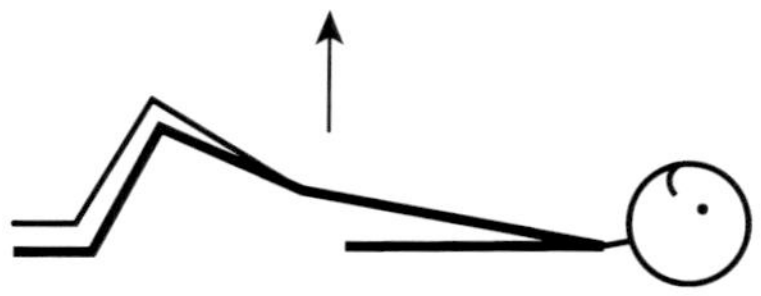

Figuur 3.4
'Bruggetje'
(symmetrisch).

'Bruggetje' (symmetrisch)

- uitgangshouding: ruglig, gebogen benen (uit elkaar), knieën 90°, voeten plat (iets in exo), armen naast het lichaam;
- licht intrekken van de m. transversus abdominis (liefst op een uitademing): 'lage buik intrekken / ritsje dichtdoen / uitademen en buik mee intrekken';
- afzet armen: met gestrekte armen wat 'afzetten' van de ondergrond (rugspieren);
- benen blijven uit elkaar (anders te snel aanspannen bekkenbodemspieren en adductoren); druk houden op de buitenkant en achterkant van de voeten (lateraal en dorsaal), maar wel de voeten plat houden;
- rustig omhoog gaan: bekken optillen;
- een paar seconden bekken opgetild houden (4-8 sec);
- rustig laten zakken van het bekken;
- proberen het 'wiebelen' bij omhoog / omlaag te voorkomen, is een extra coördinatie-element.

Deel 3

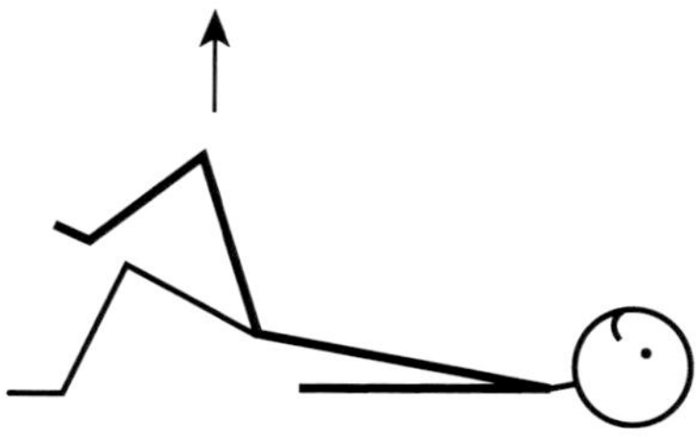

Figuur 3.5
'Bruggetje'
(asymmetrisch).

'Bruggetje' (asymmetrisch)

- bruggetje maken met de voeten iets dichter bij elkaar (niet klemmen!) daarna:
- gewicht verdelen: één voet 1 millimeter proberen op te tillen (coördinatie);
- idem; nu voet 1 centimeter proberen op te tillen (zwaarder);
- idem; nu voet iets hoger heffen;
- criteria: steeds letten op stabilisatie. Wanneer het bekken scheef dreigt te zakken, verlies je je juiste stabilisatie van bekken en lage rug. Behalve de m. transversus abdominis spelen bij deze oefeningen ook de schuine buikspieren (m. obliquus externus en internus) een grote stabiliserende rol.

Onderdeel tweede actieve oefenblok: bekkenbodemoefeningen

Bekkenbodemspieren worden getraind zowel om de spierkracht te verbeteren als de coördinatie. Daarom horen deze oefeningen in dit tweede oefenblok ZwangerFit thuis. De bekkenbodem wordt tijdens oefeningen vaak in zijn totaliteit getraind, maar er kunnen ook accenten gelegd worden:
- meer bewust aanspannen voorkant bekkenbodem (vagina-/plasbuisgebied);
- meer bewust aanspannen achterkant bekkenbodem (anus, m. elevator ani, externe anale sfincter); vooral het 'lifteffect' kan dorsaal sterk voelbaar zijn;
- voor- en achterkant samen (totaal).

Ook is het goed om geregeld de bekkenbodem gevarieerd te oefenen in combinatie met de ademhaling:
- inademen: ontspannen (bekkenbodem daalt, buik bolt op);

- uitademen: aanspannen van:
  - bekkenbodem (accent vagina/anus/totaal);
  - lage buik (m. transversus abdominis);
  - bekkenbodem en lage buik;
  - (niet intrekken zeggen: dat wekt verwarring met inademen)

Benoemen
Het beste kun je als docent gewoon 'het beestje bij de naam' noemen. Omslachtige woorden als 'binnenboel intrekken' of 'kleine billen aanspannen' klinken kinderachtig en kunnen tot verwarring leiden. Woorden als vagina of anus benoemen, leidt tot een volwassen benadering en tot een duidelijke afbakening van het te trainen gebied. (Let op het accent: niet vágina maar vagína)
- vagina intrekken: 'alsof je je plas ophoudt / vagina intrekken / tampon binnenhouden/ afknijpen (zoals bij seksuele gemeenschap)';
- anus intrekken: 'alsof je een windje binnenhoudt / kringspier sluiten / ontlasting ophouden'.

Uitgangshouding
De bekkenbodemspieren kunnen in allerlei houdingen en bewegingen geoefend worden. Om deze goed aan te leren is het vaak gemakkelijker om te liggen omdat andere spiergroepen in ons bewustzijn dan min of meer uitgeschakeld zijn. Soms echter kan de bekkenbodem beter gevoeld worden in een zittende positie. Uiteindelijk is het de bedoeling dat de bekkenbodemspieren zowel in lig, zit als stand geoefend worden.
- ruglig: gebogen benen (uit elkaar), knieën 90°, voeten plat (iets in exorotatie), armen naast het lichaam/op de buik;
  - eventueel Dyna Band om de knieën (thuis: oude panty): benen kunnen beter ontspannen, bekkenbodem beter te voelen;
  - of met een kussen/rolletje onder de knieën;
- zijlig: let op stabiele zijligging (knieën gebogen);
  - eventueel met een kussen tussen de knieën;
- zit: rug en billen goed gesteund op een stoel, benen uit elkaar, voeten in exo;
  - omgekeerd zitten (armen leunen op rugleuning).

OEFENEN BEKKENBODEM EN ADEMHALING

Bekkenbodem en ademhaling zijn nauw met elkaar verweven, maar ook los van elkaar te gebruiken: bijvoorbeeld door de bekkenbodem licht aangespannen te houden en dóór te blijven ademen. Daarnaast lukt het niet iedere cursist om deze bewust samen te gebruiken. In het begin lukt het soms niet omdat er simpelweg te veel aandachtspunten zijn (na enige tijd moet dit wel lukken), maar soms ook omdat de cursist ervan in de war raakt (let op te snel ademen) of zo bezig is met de ademhaling dat de bekkenbodem erbij inschiet. In dat geval is het beter om de bekkenbodemoefeningen los te koppelen van een bewuste ademhaling. Er kan later uiteraard wel op teruggekomen worden.

Oefenen bekkenbodem zonder bewuste ademhaling:

- lig / zit ontspannen;
- eerst beginnen met een stukje Jacobson en Mitchell:
  - span de billen eens aan – los;
  - span de benen eens aan – los (buigen, strekken, optillen e.d.);
  - span de bekkenbodem eens aan – los (windje ophouden, plas binnenhouden);
- let op: licht aanspannen van de bekkenbodem (subtiele spier), waarna letten op weer goed loslaten. Pas vanaf ontspanning kun je immers weer goed aanspannen,

anders bouwt de spanning zich op wat zelfs bij overtraining kan leiden tot overactiviteit.

- in zit: accent leggen op voorkant/achterkant/zijkant:
  - naar voren zitten: iets holle rug (plashouding);
  - naar achteren zitten: iets bolle rug (poephouding);
  - in het midden zitten;
  - meer op linker-/rechterbil zitten;
  - aanspannen – loslaten: waar voel je het nu? meer voor (plasbuis, vagina) of meer achter (anus)?
  - bij verminderd of geen gevoel van de voorkant / achterkant / zijkant van de bekkenbodem: coördinatief oefenen.

Figuur 3.6

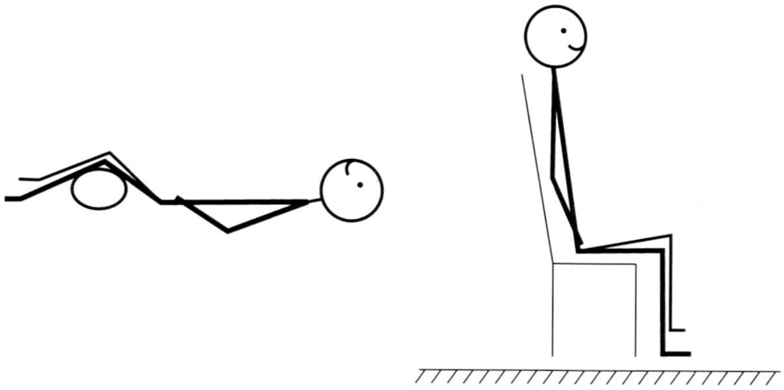

Oefenen bekkenbodem met bewuste ademhaling

- lig / zit ontspannen;
- eerst beginnen met een stukje Jacobson en Mitchell:
  - span de billen eens aan – los;
  - span de benen eens aan – los (buigen, strekken, optillen e.d.);
  - span de bekkenbodem eens aan – los (windje ophouden, plas binnenhouden);
- zucht rustig door, wacht tot er een ontspannen buikademhaling is;
- voel de buikbeweging tijdens de ademhaling:
  - inademen: buik bolt vanzelf op;
  - uitademen: buik daalt vanzelf;
- word je bewust van het feit dat niet alleen de buik wordt weggeduwd bij de inademing, maar ook de onderkant (bekkenbodem):
  - inademen: bekkenbodem daalt (lichte toename van druk op je onderkant);
  - uitademen: bekkenbodem veert omhoog;
- probeer maar mee te doen met de ademhaling:
  - inademen: ontspannen, niets doen, loslaten, laten opbollen;
  - uitademen: licht mee aanspannen van de bekkenbodem (totaal, vagina, anus);
  - uitademen: licht mee aanspannen van de lage buik;
  - uitademen: licht mee aanspannen van de bekkenbodem en lage buik samen;
- variatie aanspannen bekkenbodem en buik op de uitademing (hoest en tiltechniek):
  - op een uitademing rustig uitblazen;
  - op een uitademing steviger blazen ('pufje');
  - op een uitademing klein kuchje;
  - tijdens hoesten of niezen (is ook een uitademing);
  - tijdens tillen: voorwerp vastpakken en inademen, dan uitademen en bekkenbodem aanspannen, waarna optillen volgt; buik spant vanzelf licht mee aan;
  - tijdens het optillen van je peutertje: hardop tot drie tellen. Op *drie* (uitademing) span je zelf de bekkenbodem aan en laat je je peuter wat mee omhoog springen.

Deel 3

Trainen bekkenbodem

De bekkenbodemspieren dienen met verschillende intensiteit getraind te worden, afhankelijk van het doel. We trainen op duurkracht en op snelkracht (explosieve kracht), daarnaast zijn coördinatie en timing belangrijk.

	duurkracht		snelkracht
belasting	50% 1RM	belasting	80-90% 1RM
herhaling	15-25×	herhaling	1-5×
series	3	series	3
hersteltijd	30-45 seconden	hersteltijd	1-2 minuten
frequentie	2-3× per week	frequentie	2-3× per week

Coördinatie

- oefening: 'lift';
- uitgangshouding: lig of zit; ontspannen;
- criteria: letten op compensatiemechanismen (buik en bilspieren);
- rustspanning = niveau 0;
- licht aanspannen = niveau 1;
- krachtiger aanspannen = niveau 2 (tot maximale aanspanning zonder compensatiemechanismen);
- iets loslaten naar niveau 1;
- loslaten naar niveau 0 (let op: goed terug naar ontspanning!);
- variatie:
  - 0 – 2 – 1 – 0;
  - 0 – 1 – 2 – 0;
  - 0 – 1 – 2 – 1 – 2 – 0 en dergelijke;
  - 0 – 1 – 2 – 3 – 2 – 1 – 0 en variaties hierop.

Timing

Timing / snelheid is een vaardigheid die pas verworven kan worden als de basisaanspanning en -ontspanning goed zijn. Het gaat zowel om de snelheid van aanspannen, als op het juiste moment en met de juiste kracht kunnen aanspannen.

- oefenen: bekkenbodem aanspannen en ontspannen, binnen één seconde:
  - variatie in aantal herhalingen / kracht
- oefenen: bekkenbodem en ademhaling (ontspannen op inademing / aanspannen op uitademing):
  - blazen / pufje / kuchje / tiltechnieken / uiteindelijk: automatisme.

Overactiviteit

Met de term overactiviteit (vroeger: hypertonie) wordt bedoeld dat de bekkenbodemspieren een verhoogde rusttonus hebben, wat bij langdurig aanhouden disfunctioneel kan zijn of worden. Deze overactiviteit kan te maken hebben met het overtrainen van de spieren of met het te weinig letten op coördinatie of een goede relaxatie na contractie, waardoor de rusttonus van de spieren na iedere contractie iets oploopt.

Klachten van overactiviteit van de bekkenbodem kunnen zijn:

- vaak terugkerende urineweginfecties (blaasontstekingen);
- vaak aandrang hebben om te plassen (urge);
- urineverlies op basis van veranderd coördinatief aanspannen bij buikdrukverhoging (stressurine-incontinentie: SUI); (SUI kan dus bij zowel onderactiviteit als overactiviteit voorkomen!);

- obstipatieklacht;
- moeizaam kwijt kunnen van ontlasting / moeilijke stoelgang;
- pijn bij vrijen (dyspareunie);
- onbegrepen buikpijnen;
- veranderde stabiliteit van het bekken en de lage rug.

Bij aanhoudende of ernstige klachten van bekkenbodemdisfuncties, is doorverwijzen naar een geregistreerd bekkenfysiotherapeut (via DTF) of huisarts zinvol. De geregistreerd bekkenfysiotherapeut is immers een deskundig specialist op het gebied van het bepalen van de bekkenbodemspierspanning, met eventueel de mogelijkheid tot intravaginale bekkenbodempalpatie, EMG-metingen.

Onderdeel tweede actieve oefenblok: veneuze pompoefeningen

Het verbeteren van de doorbloeding in het kleine bekken met behulp van oefeningen hoort eveneens in het tweede oefenblok ZwangerFit thuis. Veneuze pompoefeningen zijn bedoeld om de doorbloeding in het bekken(bodem)gebied en benen te verbeteren. Het niet goed functioneren van de bekkenbodemspieren komt vaak samen met een slechte doorbloeding in de benen voor of klachten over een zwaar gevoel onderin de buik. Wanneer de bekkenbodemspieren minder goed functioneren, beïnvloedt dit de doorbloeding in het bekken en kan de buikdruk verhoogd worden. Dit leidt veelal tot veneuze stuwing, wat klachten kan veroorzaken of in stand houden.

Met deze oefeningen kan de doorbloeding in het bekkenbodemgebied worden verbeterd en de veneuze afvoer worden bevorderd. De intrapelviene druk en mogelijke stuwing in de onderbuik worden verlaagd. Vaak is de doorbloedingsverbetering vrij direct merkbaar, doordat er een tinteling of een warmtegevoel in de benen of het buikgebied ontstaat, of doordat benen en onderlichaam minder 'zwaar' lijken aan te voelen.

> Veneuze pompoefeningen zijn in Denemarken ontwikkeld binnen de urologie. Fysiotherapeut Birthe Bonde uit Kopenhagen heeft ze verder vervolmaakt en de Nederlandse bekkenfysiotherapeut Fetske Hogen Esch heeft ze voor de NVFB in een folder uitgewerkt.

Uitvoering
- advies: doe de volgende tien oefeningen dagelijks; bij voorkeur 's middags en 's avonds, of naar behoeven;
- uitgangshouding: ruglig met gebogen benen, voeten plat, benen ontspannen wat uit elkaar;
- begin in ruglig op matjes;
- oefening 2 en 3 desnoods overslaan in de prepartumgroep, wanneer de buik te veel in de weg gaat zitten.

Oefening 1

Lage buikademhaling
Adem 5× rustig in en uit (lage buikademhaling)
a Bij inademen vult de buikholte zich en bolt de buik wat op. De bekkenbodem daalt. Buik- en bekkenbodemspieren ontspannen op inademing.
b Bij uitademen wordt de lucht uitgeademd en zakt de buik weer plat. De bekkenbodem veert terug omhoog.

Figuur 3.7 a en b

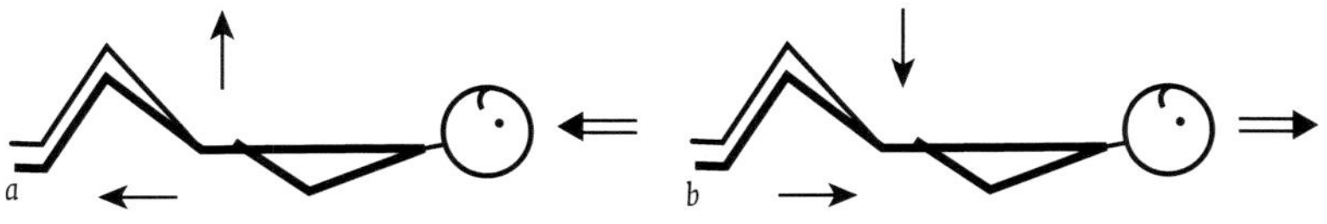

Buik en bekkenbodem licht mee aan te spannen.
Trainen: 3-5× herhalen.

Figuur 3.8

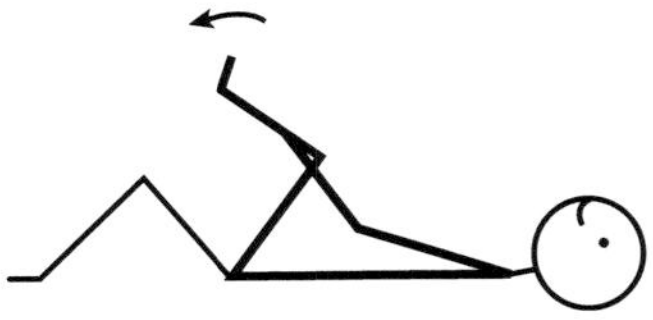

Oefening 2

Rechterbeen gebogen optillen/handen drukken op de kuitspier, beginnen bij de enkel.
Beweeg de voet op en neer:
Als de voet omlaag beweegt, drukken de handen licht tegen de kuitspier aan.
Als de voet omhoog beweegt, laten de handen de druk los en verplaatsen zich naar craniaal.
In 5× de hele kuitspier afwerken, van onder tot boven (van vlak boven de enkel tot bij de knieholte).
Trainen: 10-15× herhalen.

Figuur 3.9

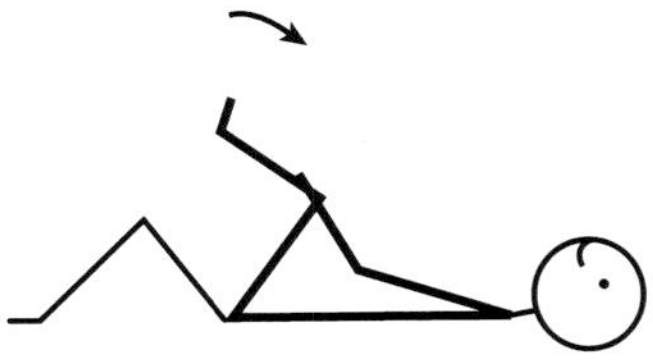

Oefening 3

Weer rechterbeen gebogen optillen / handen drukken op het *scheenbeen*, ter hoogte van de m. tibialis anterior. Start boven de enkel. Beweeg de voet op en neer:
Als de voet omhoog beweegt, drukken de handen tegen de spieren op het scheenbeen.
Als de voet omlaag beweegt, laten de handen de druk los en verplaatsen zich naar craniaal.
In 5× het hele scheenbeen afwerken, vanaf de enkel tot aan de knie.
Trainen: 10-15× herhalen.

Figuur 3.10

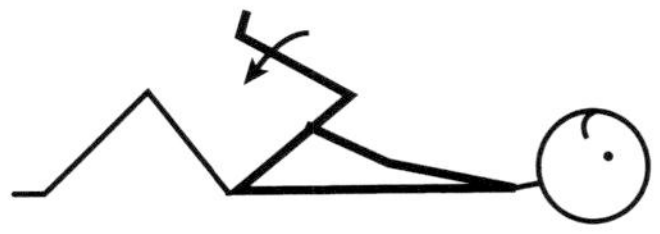

Oefening 4

Rechterbeen gebogen optillen/handen drukken op de achterkant van het bovenbeen, start vlak boven de knieholte. Buig en strek de knie:
Als de knie buigt drukken de handen licht tegen de achterkant van het bovenbeen aan, te beginnen net boven de knieholte.
Als de knie strekt laten de handen de druk los en verplaatsen zich naar craniaal.
In 5× de hele achterkant van het bovenbeen afwerken, van onder tot boven (van vlak boven de knieholte tot aan de bil).

Figuur 3.11

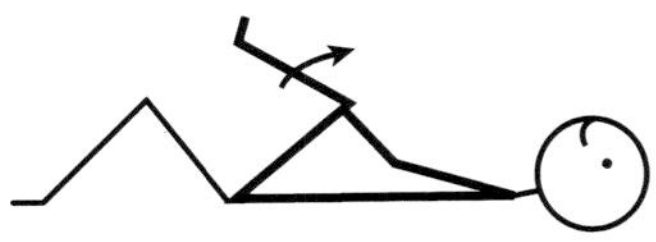

Oefening 5

Weer rechterbeen gebogen optillen/handen drukken op de voorkant van het bovenbeen, start vlak boven de knie.
Buig en strek de knie:

Als de knie strekt, drukken de handen licht tegen de voorkant van het bovenbeen.
Als de knie buigt, laten de handen de druk los en verplaatsen zich naar craniaal.
In 5× de hele voorkant van het bovenbeen afwerken, van onder tot boven (van vlak boven de knie tot aan de lies).

Oefening 2, 3, 4, 5 herhalen voor het linkerbeen!

Figuur 3.12

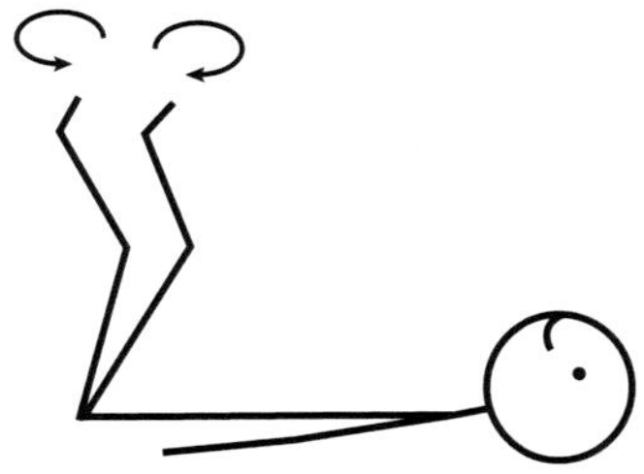

Oefening 6

Voeten en benen losschudden.
Ruglig:
beide benen in de lucht;
benen en voeten losschudden;
(minder zwaar: rechterbeen schudden en het linkerbeen gebogen laten staan, daarna links schudden en rechts gebogen laten staan).

Oefening 7

Figuur 3.13a en b

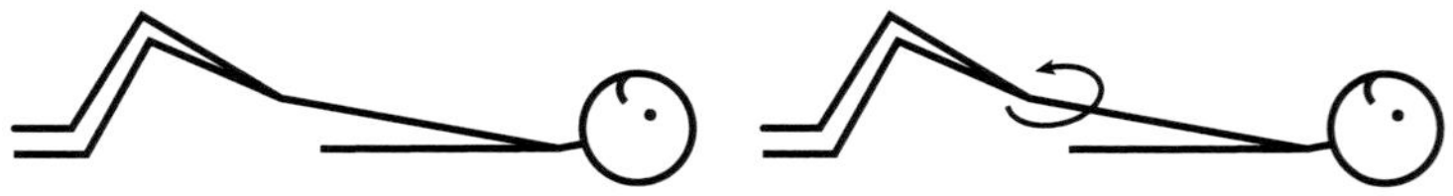

a *b*

Bruggetje maken
het bekken kantelen en optillen, daarna terug naar uitgangspositie;
6 × herhalen;
eventueel vervolgens nogmaals het bekken kantelen en optillen, waarna bekken losschudden/rondjes draaien met het bekken volgt.

Oefening 8

Figuur 3.14a en b

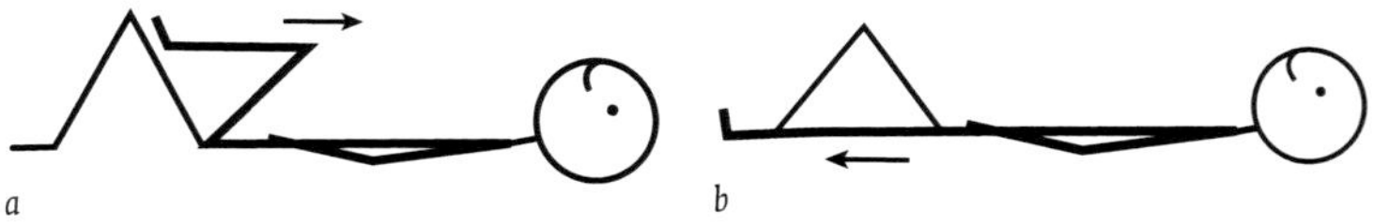

a *b*

Been buigen en strekken in ruglig
het rechterbeen buigen naar de borst;
dan het been strekken en gestrekt recht neerleggen;
(minder zwaar: been na het strekken gebogen neerzetten);
6× herhalen.
Daarna 6× herhalen met het linkerbeen.

Oefening 9

Figuur 3.15a en b

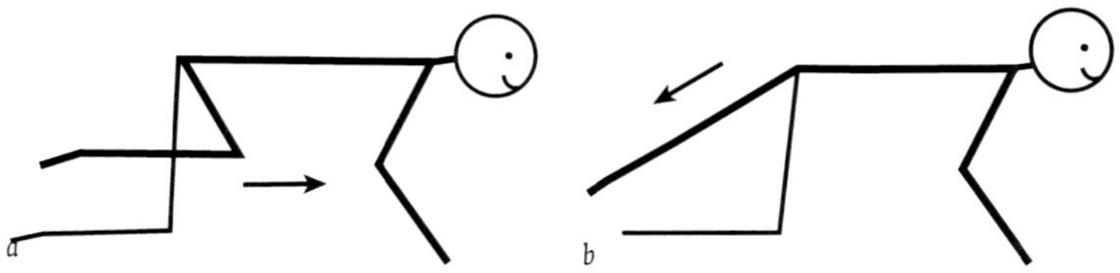

Uitgangshouding: kruiphouding.
Been buigen en strekken in kruiphouding:
rechterbeen buigen naar de borst;
daarna het been wegstrekken en gestrekt laten zakken, zodat de voorvoet de grond raakt;
(minder zwaar: been na het strekken gebogen neerzetten);
6× herhalen.
Daarna 6× met het linkerbeen.

Figuur 3.16

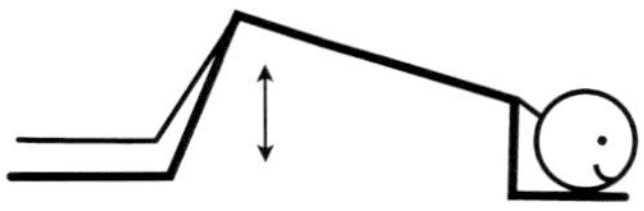

Oefening 10

Uitgangshouding: puppyhouding (kruiphouding, waarna leunen op de onderarmen).
De navel intrekken en in één keer los laten;
6× herhalen
daarna nog even in deze houding blijven liggen en ondertussen rustig in- en uitademen (lage buikademhaling).

4 Derde blok: coolingdown, ademhaling en ontspanning

De actieve lessen ZwangerFit verlopen volgens een vaste opbouw met drie oefenblokken:
- eerste blok: warming-up;
- tweede blok: krachttraining en coördinatieoefeningen, bekkenbodemoefeningen;
- derde blok: coolingdown, aangevuld met ademhalings- en ontspanningsoefeningen.

4.1 Derde blok

In dit hoofdstuk wordt ingegaan op de achtergrond van de coolingdown, ademhaling en ontspanning. Dit derde blok bestaat zelf ook weer uit een aantal onderdelen, namelijk:
- coolingdown;
- ontspanningsoefeningen;
- ademhalingsoefeningen.

Doel
- het actieve lichaam terugbrengen in rusttoestand;
- de hartslag terugbrengen naar rustniveau;
- ritmisch blijven bewegen om de veneuze bloedstroom te bevorderen;
- geestelijk en lichamelijk ontspannen;
- aandacht voor ademhalingstechnieken.

Rekening houden met
- vena cava syndroom;
- mogelijke toename van elasticiteit van pezen en banden;
- eerder optredende spiervermoeidheid;
- rustig stretchen van de warme spieren;
- de verschillen in beginniveau en leerbaarheid van de deelnemers.

Uitvoering
- bij stretchoefeningen een stevige uitgangshouding kiezen;
- niet te lang in ruglig oefeningen doen (richtlijn is maximaal 5 minuten);
- stimuleer de veneuze terugstroom door circulatieoefeningen van de enkel;
- ademhalingsoefeningen, vooral de buikademhaling;
- ontspanningsoefeningen (de methode van Jacobson of Schulz is erg geschikt).

4.2 Coolingdown

Het derde actieve oefenblok ZwangerFit is de coolingdown. Dit wordt onderverdeeld in:

onderdelen derde oefenblok	tijd	muziek
coolingdown	3-7 minuten	≤ 90 BPM
ontspanningsoefeningen	7-10 minuten	≤ 90 BPM
ademhalingsoefeningen	7-10 minuten	≤ 90 BPM

Coolingdown brengt het actieve lichaam terug in rusttoestand en de hartslag terug naar het rustniveau van voor de training. Tijdens de coolingdown kan worden doorgegaan met ritmisch bewegen om de veneuze bloedstroom langzaam te laten verminderen en om de spieren rustig te kunnen stretchen. Pas op voor te veel afkoeling, laat cursisten bij ontspanningsoefeningen eventueel een extra kledingstuk aantrekken. Er wordt bij coolingdown niet van veel materiaal gebruikgemaakt, meestal zijn oefenmatjes en wat kussens voldoende. Coolingdown is de laatste fase van de actieve les ZwangerFit en brengt het lichaam tot rust.
Het *doel* van dit gedeelte is lenigheid, ontspanning en afronding van de les.

De lenigheid van bepaalde gewrichten is van belang in verband met blessurepreventie en het onderhouden van de normale beweeglijkheid van de gewrichten. Rekken of stretchen dient voor het behoud van de soepelheid van de spieren en om de doorbloeding hiervan te verbeteren. De rekoefeningen worden geconcentreerd en in een langzaam tempo uitgevoerd. De spieren worden statisch of licht dynamisch gerekt gedurende ongeveer 10 seconden, zo mogelijk op de uitademing. De bedoeling is de spiertonus die tijdens de actieve les is opgebouwd weer langzaam af te bouwen. Leg de cursisten goed uit waar ze wel en waar juist niet de rek mogen voelen en hoe die dan aanvoelt (trekkend, rekkend, niet brandend of stekend). De belangrijkste spieren om te rekken zijn vooral die spieren die actief zijn geweest in het middendeel van de krachttraining.

Deel 3

Derde actieve oefenblok: ontspannings- en ademhalingsoefeningen

ONTSPANNING

Iedere zwangerschapscursus beoogt de zwangere cursisten ontspanningstechnieken en ademhalingstechnieken aan te leren. Ontspanningsoefeningen kunnen zowel in stand, zittend als liggend plaatsvinden en kunnen gecombineerd worden met de rekoefeningen. De oefeningen geven informatie over de ademhaling en laten de cursisten proberen te visualiseren hoe hun lichaam kan ontspannen. Het doel hiervan is een attitudeverandering te bewerkstelligen:
- geen pijn lijden, in de zin van een onontkoombaar gebeuren passief lijdzaam ondergaan; maar
- je laten leiden door de weeën, de pijn ervaren en kunnen verdragen door daar bewust actief mee om te gaan.

Ontspannen moet je leren

Ontspannen is bewust en gecontroleerd spanning loslaten. De waarde van ontspannen is ook tijd voor jezelf nemen, iets wat op zichzelf al waardevol is in ons drukke leven. Ontspanningsoefeningen leren je het verschil te voelen tussen aanspanning en ontspanning. Wanneer je immers altijd een lichte aanspanning hebt in je lichaam (buik altijd ingetrokken, schouders te hoog), past het lichaam zich hieraan aan, zodat je niet meer ervaart dat je buik of schouders aangespannen zijn. Juist door bewust te leren ontspannen ervaar je de restspanning die in je lijf aanwezig is. Pas als je die kunt loslaten, kunnen de spieren zich goed ontspannen, zodat de doorbloeding en de voeding weer optimaal kunnen worden.

Bij ontspanningsoefeningen mag je niet slapen, althans, niet bij de ontspanningsoefeningen die bedoeld zijn als voorbereiding op de bevalling. De kern van de oefeningen is: leren je lichaam te ontspannen, terwijl je hersenen zich concentreren. Tijdens de oefeningen concentreert de cursist zich immers op wat de docent zegt of op het eigen lichaam. Dit heeft als doel dat het lichaam zich durft te ontspannen en over te geven, terwijl de geest actief en alert blijft. Daarom blijft de docent ook tussendoor praten: de cursist laten ontspannen zonder in slaap te laten vallen. Dit is een voorbereiding op de bevalling: je lichaam moet zich zoveel mogelijk ontspannen en zich overgeven aan de weeën, je hoofd is alert en geconcentreerd op je ademhaling, weeën wegpuffen of andere vormen van afleiding. Juist deze geestelijke 'afleiding' maakt dat je je niet constant focust op de pijnlijke weeën.

Voorwaarden voor ontspanning
- rustige omgeving, aangename temperatuur en ventilatie (geen tocht);
- goede onderlaag en zo nodig veel kussens;
- gemakkelijke kleding, geen knellende banden, geen grote sieraden;
- aangename houding (voor zwangeren vaak zijlig).

ADEMHALING

Een rustige diepe ademhaling werkt ontspannend en draagt bij aan een optimale bloedcirculatie. Dit is positief voor herstelprocessen en de doorbloeding van de grote buikorganen, zoals de darmen en de baarmoeder tijdens zwangerschap en baring. Bij de uitleg van de ademhaling wordt ook altijd de invloed van de bekkenbodem en het middenrif besproken:
- Het middenrif en de bekkenbodemspieren zijn twee spierplaten die tegenover elkaar liggen, met de buikinhoud ertussen. Samen beïnvloeden ze de buikdruk.
- Ze hebben een reciproke functie en kunnen zich uitsluitend door contractie afvlakken.
- De buikspieren staan in relatie met beide spierplaten.

De *buikademhaling* is een ontspannen, lage ademhaling in rust:
- inspiratie of inademing: de lage buik bolt vanzelf op en de bekkenbodem daalt licht;
- expiratie of uitademing: de lage buik vlakt vanzelf weer af en de bekkenbodem veert terug.

De *flankademhaling* is eigenlijk het gevolg van een ontspannen buikademhaling:
- na het opbollen van de onderbuik, zetten de flanken beiderzijds licht uit.

De *borstademhaling* vindt lichtjes plaats na een ontspannen buik- en flankademhaling:
- bij een gespannen lichaam (stress) neemt de borstademhaling toe;
- er is een grotere beweging van de borst te zien;
- de buik beweegt niet tot nauwelijks ontspannen mee.

Ademhalings- en ontspanningsoefeningen

Er zijn verschillende manieren van oefenen om te ontspannen, tot aan meditatie toe. Daarnaast kan ontspannen ook na gerichte inspanning (fietsen, wandelen). De docent kan kiezen voor oefeningen die alleen op lichamelijke ontspanning gericht zijn, of voor oefeningen waarbij ontspanning en ademhaling worden gecombineerd. Dit laatste kan voor sommige cursisten lastig zijn. Met name cursisten die aangeven geregeld last te hebben (gehad) van hyperventilatie, vinden het vaak moeilijk om heel bewust op hun ademhaling te moeten letten. De ZwangerFit-docent kan er daarom voor kiezen verschillende vormen van ontspanningsoefeningen in de loop van de lessen aan bod te laten komen. De verschillende vormen zijn:

- ontspannen door aandacht;
- ontspannen door aanspannen en ontspannen (Jacobsen, Mitchell);
- ontspannen door concentratie (autogene training volgens Schultz);
- ontspannen door visualiseren;
- ontspannen met behulp van je ademhaling.

ONTSPANNEN DOOR AANDACHT

Ontspannen door aandacht doe je door bewust je aandacht te richten op je raak- en steunvlakken met de ondergrond. Voel je hele lichaam liggen, laat je lijf leunen, steunen op de ondergrond. Hoe meer je ontspant hoe breder je ligt, hoe groter de raak- en steunvlakken. Leg één hand op je borstbeen en één hand op je buik en voel alleen maar wat de ademhaling doet. Beweegt je buik meer of juist je borst? Laat de adem rustig gaan in jouw tempo op jouw manier. Voel wat de ademhaling doet.

Voel wat ademhaling doet

Ga op je matje liggen (zitten op een stoel), en zucht eens diep door. Probeer rustig en ontspannen te ademen, zonder na te denken hoe. Zak in gedachten weg in je lijf en probeer te voelen met welk deel van je lichaam je contact maakt met de mat:

- Voel welk deel van je handen de mat raken.
- Voel welk deel van je armen de mat raken.
- Voel hoe je schouders op de mat liggen.
- Voel je hakken, je voeten steunen.
- Voel je onderbenen, je kuiten en je knieën.
- Voel je bovenbenen.
- Voel je billen, je heupen.
- Voel je onderrug, voel je bovenrug.
- Voel je hoofd liggen.

Eventueel doorgaan met: hoe adem je nu?

- Leg een hand op je borst: voel je je borst meebewegen met de ademhaling?
- Leg een hand op je buik: voel je je buik meebewegen met de ademhaling?
- Hoe beweegt je borst/buik mee op de inademing?
- Hoe beweegt je borst/buik mee op de uitademing?
- Wat duurt er langer: je inademing of je uitademing?
- Is er een pauzemoment tussen je inademing en uitademing?
- Voel wat je lichaam doet.

Rotatieoefeningen:
- In kruiphouding (handen-en-knieënstand) het bekken rustig ronddraaien. Rustig in- en uitademen. Dit lokt een buikflankademhaling uit en leidt tot ontspanning. Dit principe wordt gebruikt bij de weeëndans.

ONTSPANNEN DOOR AANSPANNEN EN ONTSPANNEN

Ontspannen door eerst aan te spannen en vervolgens te ontspannen om zo het verschil goed te voelen en bewust te worden (Jacobsen en Mitchell). Je gebruikt steeds minder spanning, zodat je ook leert voelen dat je de hele dag met te veel spanning in je spieren zit, staat en beweegt. Het lichaam heeft zich aangepast en signaleert niet meer dat je bijvoorbeeld met te gespannen schouders loopt of met te veel spanning in je buik of je bekkenbodem.
Doel van deze oefening:
- Het verschil leren voelen tussen spierspanning en spierontspanning door afwisselend aanspannen en loslaten, waarbij geprobeerd wordt het verschil te voelen (Jacobson).
- Een contractie van een spiergroep geeft reciproke ontspanning van de antagonisten van deze spiergroep (Mitchell).
- Er is een opbouw van kleinere naar grotere spiergroepen, tot en met het hele lichaam.

Opbouw: beweeg en voel – stop – voel (het verschil)

Lig (zit) ontspannen in een voor jou zo ontspannen mogelijke uitgangshouding.
- Beweeg: buig je vingers van je rechterhand, knijp je hand tot een vuist, pols naar binnen gedraaid. Houd de spanning enkele seconden vast.
- Voel: spanning in je vingers, hand, pols.
- Beweeg: strek je vingers van je rechterhand, strek je hand en buig je pols naar achteren.
- Voel: spanning in je vingers, hand, pols.
- Stop: laat deze spanning los.
- Voel: het verschil.
- Ontspannen: niet te veel gebogen en niet te veel gestrekt, middenpositie.

Dit doe je daarna eveneens voor:
- elleboog: buigen, strekken, stop, voel verschil;
- schouder: hoog optrekken, omlaag duwen, stop, voel verschil;
- daarna met links;
- nek: draai naar rechts, draai naar links, stop, voel verschil;

- tenen, voet (rechts): buigen, optrekken, stop, voel verschil;
- enkel: naar links, naar rechts, stop, voel verschil;
- knie: buig strak, overstrek, stop, voel verschil;
- heup: buig, strek, draai naar links, draai naar rechts, stop, voel verschil;
- daarna met links;

- hoofd: maak een onderkin, druk je hoofd rechts achterover in de mat, stop, voel verschil;
- mond: wijd open, strak dichtklemmen, stop, voel verschil;
- ogen: wijd open sperren, stijf dichtknijpen, stop, voel verschil.

Navragen: hoe lig (zit) je nu? Is dit anders dan toen je begon? Voel je dat je nu ontspannen ligt? Hoe lag je daarnet? Was dat dus wel zo ontspannen? Merk je het verschil?

Verzwaring door variatie:

liggend	zittend
rustige omgeving	storende invloeden
lang oefenen (10-15 minuten)	kort oefenen (2 minuten)
passieve ademobservatie	bewuste ademcontrole
strak schema	wisselende volgorde

ONTSPANNEN DOOR CONCENTRATIE (AUTOGENE TRAINING)

Door je te concentreren op je lichaam of op delen van je lichaam kun je leren ontspannen. Bij deze methode voel je een zwaar gevoel in armen en benen. Pas als je echt je benen en armen als zwaar ervaart, zijn alle spieren ontspannen. Wat je bij het 'zwaar zijn' ervaart, is het werkelijke gewicht van armen en benen als de spierspanning wegvalt. Dit geeft totale ontspanning en meer ruimte voor een goede doorbloeding, wat wordt ervaren als een gevoel van toenemende warmte in de armen en benen. Ook de buik kan warm gaan aanvoelen door verbeterde doorbloeding en ontspanning.

Concentreer je op je lichaam:
- Voel hoe je ligt of voel hoe je zit.
- Voel de raakvlakken met de mat of met de stoel.
- Concentreer je erop dat je hele lijf rustig is, zo rustig mogelijk voor dit moment.
- Alles is rustig.

Concentreer je op je beide armen en voel dat de beide armen zwaar zijn:
- Een aangenaam loom, zwaar gevoel in beide armen.
- De armen voelen zwaar.
- Laat alles los, laat alles vallen, liggen, leunen en steunen.
- Concentreer je op de zin 'beide armen zijn zwaar'.(Beschrijf nooit een proces; zeg niet: het 'wordt' zwaar, want dat houdt actie in, maar het 'voelt' zwaar.)

Concentreer je op je benen en voel dat beide benen zwaar zijn:
- Een aangenaam loom, zwaar gevoel in beide benen.
- Laat los, laat liggen; je hoeft niets meer te doen.
- Beide benen voelen loom en zwaar aan.
- De armen en de benen zijn zwaar.

Concentreer je op je armen en voel dat beide armen warm zijn:
- Een aangename prettige warmte.
- Wacht rustig af waar je de warmte voelt of tintelingen.
- Warmte komt vanzelf, blijf concentreren op een warm gevoel in beide armen.

Concentreer je op je benen en voel dat beide benen warm zijn:

- Een aangename prettige warmte.
- Wacht rustig af waar je warmte voelt of tintelingen.
- Blijf concentreren en voel.

Concentreer je op je buik en voel dat je buik warm is, warm en ontspannen:
- Voel de adembeweging in je buik en voel de warmte.
- Voel met elke uitademing meer warmte in je buik.
- De buik voelt warm.
- Je buik is warm en ontspannen.

Concentreer je op je voorhoofd en voel dat het voorhoofd koel is:
- Koel, helder en ontspannen.
- Het voorhoofd is koel, fris en helder.
- Voel dat je armen en benen zwaar en warm zijn.
- Voel dat je buik warm en ontspannen is.
- Blijf nog heel even liggen of zitten en geniet nog even na.

Bij gaan staan: eerst uitrekken, doorzuchten, beweeg rustig je armen en benen en kom dan pas tot zit of stand.

ONTSPANNEN DOOR VISUALISEREN

Visualiseren kan helpen te leren ontspannen, omdat het relatief snel het spanningsniveau laat dalen. Begin met rustig liggen (of zitten) en laag door te ademen. Als je zo rustig en ontspannen ligt, verleg je je aandacht door aan iets ontspannends te denken: een 'plaatje'. Denk bijvoorbeeld aan een strand, een bloem, een tuin. Daarna wacht je rustig af welk beeld er bij je boven komt. Ervaar wat je voelt en hoe het voelt. Kun je iets aan je plaatje veranderen om meer rust of ontspanning te voelen? Als dit plaatje voor jou effectief is om tot rust te komen, probeer je dit 'op te slaan in je gedachten', om het zo op een volgend moment als je tot rust wilt komen weer in je gedachten te voorschijn te halen.

Je kunt je plaatje verder invullen door jezelf de volgende vragen te stellen:

- Hoort er geluid bij? Welk geluid? Of is er juist stilte?
- Geeft het rust als je het geluid versterkt?
- Geeft het rust als je het geluid afzwakt?
- Bij welk geluid voel je de meeste ontspanning?

- Welke kleuren horen erbij? Of is het zwartwit?
- Wat gebeurt er als je de kleuren sterker, feller maakt?
- Wat gebeurt er als je de kleuren minder intens maakt?
- Welke kleuren zijn het meest ontspannend?

- Kun je het beeld verschuiven?
- Wat gebeurt er als je het beeld dichterbij haalt?
- Wat gebeurt er als je het beeld verder weg zet?
- Welk beeld is het meest ontspannen?

- Zit er beweging in jouw plaatje?
- Wat gebeurt er als je het rustiger laat bewegen (slow motion)?

- Wat gebeurt er als je het sneller laat bewegen?
- Wat gebeurt er als alles stilstaat?

- Welke geur hoort bij jouw plaatje?
- Wat gebeurt er als je de geur sterker maakt?
- Wat gebeurt er als je de geur afzwakt?
- Welke geur voelt het meest ontspannen?

Visualiseren kan ook door de docent worden opgeroepen. Deze vertelt een verhaal op rustige, ontspannen toon en bouwt een 'plaatje' op voor de cursisten. De bedoeling is dat het verhaal wordt gevolgd (hersenen blijven actief), terwijl het lichaam steeds meer ontspant. De docent maakt gebruik van de eigen stem, intonaties, rustpauzes en ritme om de cursisten beter te laten visualiseren.

'Stel je voor... je ligt heerlijk ontspannen op het strand. Helemaal alleen, op je warme badhanddoek in het zachte zand. Je ligt op je rug of zij, met je ogen dicht, te genieten van de stilte om je heen, de rust op het strand. Je hoort in de verte het ruisen van de zee, het komen en gaan van de golven, zeemeeuwen roepen elkaar. Je hoort het en signaleert het, maar reageert er niet op. Je blijft ontspannen liggen, bewust van je lichaam op het strand. Er zijn nog een paar kleine wolkjes voor de zon, maar nu breekt de zon langzaam door, langzaam verwarmt hij je lichaam.
Langzaam trekken de warme zonnestralen over je voeten, je beweegt je tenen wat en ontspant ze, heerlijk in de warmte. De warme zon trekt verder over je lichaam naar boven: je voelt je onderbenen warm en gloeiend worden. Je bovenbenen worden zachtjes omhelsd door de warmte en ontspannen zich, je laat je benen wegzakken in de onderlaag. De warmte kruipt verder naar je bikinilijn, je billen ontspannen zich, je bekkenbodem ontspant zich, de warmte kriebelt op je venusheuvel, je lage buik, je navel. Je hele buik wordt warm en ontspannen. De warmte van de zonnestralen glijdt naar boven, streelt je borsten, je hals, je ontspant je nek. Je armen worden verwarmd, je laat je boven- en onderarmen wegzakken in de onderlaag. Je handen ontspannen zich, je vingers ontspannen zich. Je schouders laat je rusten. De warmte glijdt langs je onderkaak naar je wangen en neus, naar je ogen en voorhoofd. Je hele gezicht wordt glad en ontspannen in de koesterende warmte van de zon.
In de verte klinken stemmen, hoor je mensen lopen op het strand, zacht keuvelend met elkaar. Het deert je niet. Je zakt nog verder weg in de warmte, alsof het zand onder je vloeibaar wordt, alsof je je laat zinken in een laag warm drijfzand, waarin je blijft drijven op je ademhaling. Bij iedere inademing zak je verder weg in de warmte onder je, bij iedere uitademing lijk je iets terug te veren. Je bent één met het zand onder je, één met je onderlaag. Geluiden, stemmen, geluiden van de zee, niets deert je nog. Je bent één met je lichaam, één met je buik, één met je baby. Die meedobbert in zijn eigen vruchtwater, meedobbert op het ritme van je ademhaling, op het ritme van je ontspanning, het rustige ritme van je hart, en straks op het ritme van je weeën. Totdat hij lekker op je buik kan liggen, herkenbaar en vertrouwd, weer genietend van elkaars ritme en lichaam, ontspannen samen, één met elkaar.
Houd dit gevoel van ontspanning vast in gedachten, in je lijf en roep het weer op als het nodig is.
Adem een paar keer diep door, zucht eens diep. Voel je lichaam weer alerter

Deel 3

worden. Blijf nog even liggen met gesloten ogen, daarna rustig je je handen bewegen, je schouders, je benen uitstrekken en je ogen openen.'

ONTSPANNEN MET BEHULP VAN JE ADEMHALING

Uitlokken buikflankademhaling en ontspanning:
- *In kruiphouding (handen-en-knieënstand)*: rustig rondjes draaien met het bekken. In- en uitademen op het ritme van je bewegingen. Pas op met overstrekken van de polsen.
- *Op je knieën*: leunend voor een stoel of iets dergelijks / steunend op de armen / bekken draait rondjes.
- *Staand*: steunend op een tafel of iets dergelijks / rondjes draaien met het bekken. Of: armen om hals partner, diens armen om jouw heupen / samen wiegen en bekken laten bewegen (weeëndans).
- *In lig*: ga liggen in ruglig of stabiele zijligging, of ga zitten als liggen pijnlijk of moeilijk is. Ga na hoe het met je is gesteld: voel je je opgejaagd, warm, koud, onrustig, gespannen of wat dan ook? Adem een paar keer diep door en probeer te ontspannen. Hoe liggen je benen? Gespannen of slap? Gesloten of open? Hoe liggen je armen en handen? Verkrampt? Je handen tot een vuist gebald of juist slap? Beweeg je tenen en je vingers ('piano spelen'), rol je benen en armen wat naar links en rechts, en vind een middenpositie waarin je lichaam zich kan ontspannen. Let op je gezicht: je mond ontspannen, losjes dicht of losjes open. Je ogen ontspannen, losjes dicht of losjes open.

Ga met je aandacht naar je ademhaling toe:
- Adem naar je buik: navel, flanken, bekkenbodem en billen.
- Adem naar je rechterbeen: vanuit buik naar lies, heup, bovenbeen, knie, onderbeen, enkel, voet, tenen.
- Idem linkerbeen.
- Adem naar je borst: schouders, bovenarm, elleboog, onderarm, pols, hand, vingers.
- Rechterarm / linkerarm.
- Adem naar je gezicht: vanuit de nek en hals naar gezicht, wangen, voorhoofd.
- Inademen: adem positieve gedachten in / warmte / vertrouwen.
- Uitademen: adem afvalstoffen uit / spanning / angst.

Adem rustig in en uit. Voel het ritme van je ademhaling. Is je ademhaling vloeiend? Adem eens diep door en voel hoe je ademhaling rustiger wordt. Voel hoe je buik meebeweegt met je ademhaling. Voel hoe je buik opbolt en weer inzakt. Voel wanneer dit gebeurt. Als je inademt vult je buik zich en bolt wat op, als je uitademt zakt je buik weer wat in.
Voel hoe je buik zich vult met warmte, bij iedere inademing. Je buik bolt op, de organen krijgen ruimte, raken goed doorbloed. Je bloedvaten en zenuwbanen komen vrij te liggen. Alles krijgt meer ruimte. Je voelt je darmen misschien wat rommelen, of je baby zich lekker uitstrekken, alles krijgt ruimte en wordt beter doorbloed. Je buik wordt hierdoor ook warmer. Voel bij iedere inademing je buik warmer worden, hoe de warmte omlaag zakt vanaf je navel, verder naar je onderbuik, je flanken, je bekkenbodem. Houd dit gevoel van warmte vast in je gedachten. Adem naar je billen.
Concentreer je op je rechterbeen. Voel hoe de warmte bij iedere inademing verder zakt vanuit je buik langs je lies, je bil, je heup, naar je bovenbeen. Langs je

Deel 3

knie, naar je onderbeen. Langs je enkel, naar je voet, je tenen. Houd dit gevoel vast in je gedachten.
Concentreer je op je linkerbeen. Voel hoe de warmte bij iedere inademing verder zakt vanuit je buik langs je lies, je bil, je heup, naar je bovenbeen. Langs je knie, naar je onderbeen. Langs je enkel, naar je voet, je tenen. Houd dit gevoel vast in je gedachten.
Ga in gedachten naar je borst. Voel hoe bij iedere inademing niet alleen warmte stroomt naar je buik en benen, maar ook naar je borstholte, en naar je schouders. Concentreer je op je rechterarm. Voel hoe de warmte bij iedere inademing vanuit je borstholte stroomt naar je rechterschouder, je bovenarm, je elleboog, onderarm, hand en vingers. Voel hoe ze warm worden. Houd dit gevoel vast in je gedachten.
Concentreer je op je linkerarm. Voel hoe de warmte bij iedere inademing vanuit je borstholte stroomt naar je linkerschouder, je bovenarm, je elleboog, onderarm, hand en vingers. Voel hoe ze warm worden. Houd dit gevoel vast in je gedachten.
Ga in gedachten naar je hoofd. Voel hoe bij iedere inademing warmte stroomt naar je hals, je nek. Omhoog naar je wangen, voorhoofd en achterhoofd. Voel hoe je gezicht zich ontspant, niet verkrampt maar losjes geniet van de doorbloeding en warmte.
Voel hoe je lichaam in rust is, ontspannen, meebewegend op het ritme van je ademhaling.
Voel hoe je bij iedere inademing lucht inademt, ruimte, zuurstof. Probeer je voor te stellen dat je bij iedere inademing positieve energie inademt. Je ademt vertrouwen in, in jezelf en in je baby. Wilskracht en geloof in jezelf, in je lichaam. Met iedere uitademing blaas je afvalstoffen weg, je blaast negatieve energie weg. Angst, spanning, onzekerheid, blaas het maar weg.
Niets deert je nog, het enige wat telt ben jij, en je baby, meebewegend op het ritme van je ademhaling, op het ritme van je buik, het ritme van de weeën. Adem rustig diep door en voel hoe je hele lijf positieve energie opneemt bij de inademing, voel het tot in je buik, je benen, je armen aan toe. En adem heel bewust met de uitademing negatieve energie uit, eventuele spanning, laat het van je afglijden. Houd dit gevoel van ontspannen zijn vast in je gedachten, en roep het weer op als je het nodig hebt.
Zucht een paar keer diep door, maak een vuist en laat weer los, beweeg je voeten, rek je wat uit en kom langzaamaan wat overeind.

5 Muziekgebruik

'Muziek is geluid, voortgebracht door de menselijke stem of door instrumenten omwille van (de schoonheid van) dat geluid zelf.'
Uit: Van Dale, Pocketwoordenboek, 2003

Muziek roept emotie op: het kan een gevoel van ontspanning, dreiging, opwinding of verdriet oproepen, maar ook inspireren en motiveren. In de actieve les ZwangerFit kan de docent gebruikmaken van het bewust oproepen van deze emoties. Bijvoorbeeld ontspanning bewerkstelligen, motiveren of het laten verstommen van geroezemoes door de cursisten 'bij de les' te houden door muziek aan te zetten, en te laten luisteren naar uitleg door de muziek zachter te zetten. In de opzet van NVFB-ZwangerFit® is bewust gekozen voor het gebruik van muziek tijdens de actieve lessen. Dit houdt in dat muziekgebruik een kenmerk is van ZwangerFit en op enige wijze gebruikt zal worden tijdens de lessen.

Niet iedere ZwangerFit-docent heeft een aerobicsachtergrond en of voelt zich vertrouwd genoeg met muziek om deze actief te gebruiken tijdens de oefeningen. Uiteraard geldt 'oefening baart kunst'. Dus oefen eerst zelf de belangrijkste aerobicspassen op muziek. Daarnaast is het goed om te beseffen dat muziek op verschillende manieren kan worden toegepast, afhankelijk van de muziekervaring van de docent. Kortom: iedere ZwangerFit-docent kan muziek toepassen, ieder op een eigen wijze!

Deel 3

5.1 Muziek bij het oefenen

Oefenen met muziek

Bij oefenen met muziek wordt de muziek als achtergrond gebruikt. De nadruk ligt op de oefeningen en de muziek is niet storend aanwezig. Oefenen met muziek kan bijvoorbeeld gebruikt worden tijdens het derde oefenblok: coolingdown, ademhalings- of ontspanningsoefeningen. De muziek heeft geen nadrukkelijk ritme.

Ook kan een docent zonder ervaring met het gebruik van muziek deze manier van oefenen met muziek als achtergrond hanteren bij alle vervolgoefeningen. Het maakt de actieve les echter wel wat saai.

Oefenen op muziek

Bij oefenen op muziek wordt muziek ook als achtergrond gebruikt. Dit keer gebruikt de docent het ritme van de muziek wél om erop te kunnen oefenen, maar de muziek wordt niet dwingend toegepast. Oefenen op muziek kan bijvoorbeeld gebruikt worden tijdens het tweede oefenblok: krachttraining en coördinatietraining (stabilisatie), of tijdens bekkenbodemoefeningen of veneuze pompoefeningen. De muziek heeft een duidelijk, niet-dwingend ritme.

De docent zonder aerobicsachtergrond kan ook de meer actieve oefeningen in het eerste blok laten oefenen op muziek. Hierbij wordt een hogere BPM toegepast, en wordt alleen geoefend op het ritme van de muziek en niet op de maateenheid van het muziekthema. Voor cursisten die bekend zijn met aerobics kan het verwarrend zijn dat er niet wordt geoefend op de maateenheid.

Oefenen ín muziek

De muziek wordt ingezet als volwaardig onderdeel van het oefenen. Er wordt geoefend op de beats per minute (BPM) en het muziekstuk wordt gevolgd in de verschillende muziekthema's (choreografie). Dit oefenen ín muziek wordt voornamelijk gebruikt in het eerste oefenblok: warming-up.

Oefenen in muziek is iets wat docenten met een aerobicsachtergrond goed kunnen toepassen. Toch kan ook de ZwangerFit-docent die minder bekend is met aerobics, zich enkele veelgebruikte aerobicspassen eigen maken (V-steps, grapevine). Deze oefeningen zijn relatief simpel toe te passen, en zijn bij muziek met een rustige beat goed uit te voeren.

Bij je muziekkeuze ga je uit van:
- regelmaat; om lekker te kunnen bewegen is het prettig om regelmatige muziek te hebben wat betreft het tempo en de maatsoort;
- sterk metrum; de beat (het basisritme) moet duidelijk hoorbaar zijn (bijv. housemuziek);
- juist tempo; voor een warming-up heb je een wat steviger tempo nodig dan wanneer je spierversterkende oefeningen doet;
- constant tempo; een wisselend tempo kan voor cursisten moeilijk te volgen zijn, zeker wanneer de muziek ineens versnelt;
- twee- of vierkwartsmaat;
- zowel instrumentaal als vocaal (hoewel vocaal kan afleiden van de oefeningen);
- voldoende variatie.

Deel 3

5.2 Muziekelementen

Elke vorm van muziek heeft een specifieke klankkleur of timbre, dit is afhankelijk van het gebruikte muziekinstrument(en) of van de balans tussen verschillende klanken. Klankkleur wordt, net als lichtkleur, bepaald door afstemming van verschillende frequenties waaruit de klank (of kleur) is opgebouwd. Iedere menselijke stem heeft een individuele klankkleur (eigen stemgeluid), omdat de stembanden en trillingsfrequentie bij iedereen net wat anders zijn. Muziektradities zijn grotendeels cultureel bepaald: Europese klassieke muziek maakt (vaak) gebruik van een concept met harmonische akkoorden. Oosterse (Aziatische) of Afrikaanse muziek klinkt weer heel anders.

Muziek wordt bepaald door de volgende elementen:
- ritme
- toonhoogte
- melodie
- harmonie.

Ritme

Ritme is een opeenvolging van klanken in de tijd, zodanig dat er een hoorbare structuur ontstaat. Meestal is er sprake van een cyclus van een bepaald aantal tellen: de maatsoort. De snelheid van de maat ligt vaak in het gebied van die van de hartslag (40-200 slagen per minuut), zodat ritme ook invloed kan hebben op de fysieke beleving van muziek.

Toonhoogte

De toonhoogte van de klank is cultuurbepaald. De toonhoogte wordt volgens een bepaald systeem in een toonladder gezet en bepaalt de sfeer van het muziekstuk. Dit geeft de verhouding van de tonen tot een centrale toon weer, bijvoorbeeld een muziekstuk gespeeld in A groot, C klein, enzovoort.

Melodie

Een melodie heeft, in tegenstelling tot een ritme, een specifiek karakter met een duidelijk begin en eind. Melodie is een afgeronde reeks van ritmisch geordende tonen ofwel een opeenvolging van toonhoogten. Melodie krijgt een muzikale vorm door een combinatie van ritme en bij gebruik van de menselijke stem, de lengte van de ademhaling of de lengte van een gesproken zin (taal).

Harmonie

Harmonie is de samenklank van verschillende klanken en tonen tot een zinvolle verbinding van akkoorden. In de Europese klassieke muziek wordt gebruikgemaakt van harmonieleer: de leer, betekenis en toepassing van akkoordverbindingen.

5.3 Gebruik van muziek

Om de snelheid van een muziekstuk aan te geven, wordt de Italiaanse term 'tempo' gebruikt. Ook kan de snelheid worden aangegeven met behulp van een metronoom: een ritmisch tikkend apparaat waarvan je de snelheid zelf kunt instellen, afhankelijk van de muzieksoort. In moderne muziekstukken wordt het tempo vaak aangegeven in het aantal tikken per minuut: beats per minute of BPM. Een BPM van 60 betekent dat er elke seconde een beat (tik) is, en staat gelijk aan 1/60 Hz.

Maat

Een muziekstuk heeft een bepaalde *maat*, bijvoorbeeld de vierkwartsmaat: 4/4 (vier tellen in een maat) of de driekwartsmaat: 3/4 (drie tellen in een maat) of een maat in 2/4 of 6/8. Meestal wordt voor het gebruik van muziek bij aerobics uitgegaan van vier of soms acht tellen in een maat.

Maateenheid

Een muziekstuk is veelal opgebouwd uit thema's (voorbeeld: coupletten van een lied) die binnen een bepaalde maateenheid worden verteld. Steeds als het thema van de maateenheid (bijvoorbeeld: het couplet) is beëindigd, volgt een ander thema (bijvoorbeeld: het refrein). Dit begin van de volgende maateenheid is te horen aan een verandering in de beat of melodie, of de start van een muzieksolo of iets dergelijks. Bijvoorbeeld:

- maateenheid 32 beats = 8 maten van elk 4 tellen;
- maateenheid 64 beats = 8 maten van elk 8 tellen.

Thema's

- introductie: start van het muziekstuk, vaak alleen instrumentaal;
- verse: eerste thema (couplet);
- refrain: terugkerende melodie (refrein);
- instrumental: solo thema (instrumentaal) in het muziekstuk;
- bridge: opvulling tussen twee thema's, vaak instrumentaal of met drums;
- end: afsluiting van het muziekstuk.

BPM

Het aantal BPM (beats per minute) in een muziekstuk valt op diverse manieren te bepalen:

- Als de maat niet duidelijk is: tel het aantal tikken gedurende tien seconden en vermenigvuldig dit met zes om het aantal beats per minute te bepalen.
- De BPM staat altijd vermeld op speciale aerobics- of dance-cd's.
- Ook kan de BPM bepaald worden door een apart computerprogramma of via speciale BPM-metertjes.

Ideaal tempo voor de verschillende lesonderdelen:

- warming-up: 116-120 BPM;
- aerobe training: 120-128 BPM;
- krachttraining: 90-110 BPM;
- coolingdown: ≤ 90 BPM (liever geen hoorbare beat).

TOEPASSEN BPM BIJ AEROBICSPASSEN

Voor het gebruik van aerobicselementen in de actieve les ZwangerFit is het handig om muziek te gebruiken met een maateenheid van 32 beats per thema, dus vier of acht tellen in één maat. Standaard aerobicsoefeningen zijn daar ook op afgestemd.

Maateenheid 32 beats = 4 maten van elk 8 tellen:

1-2-3-4-5-6-7-8	1-2-3-4-5-6-7-8	1-2-3-4-5-6-7-8	1-2-3-4-5-6-7-8
2× V-step	1× grapevine	2× V-step	1× grapevine

Deel 3

Opgave muziekgebruik

Het gebruik van muziek in een oefenruimte dient opgegeven te worden aan de Vereniging Buma, de auteursrechtenorganisatie van componisten, tekstdichters en muziekuitgevers in Hoofddorp.

Adressen muziekgebruik

Kijk voor muziekadressen voor docent en cursist op internet (deel 5, bijlage 16).

REFERENTIES

Bouman LC, Kempers KPhB, Cohen JL. Vreemde woorden in de muziek. Groningen: Wolters-Noordhoff bv, 1973.
Groothedde R. Nascholingscursus zwangerfit. YVLO, 2001.
Groothedde R. Zwangerschapsaerobics. YVLO, 2004.
Hogen Esch FHA, Lay SE. Structuur van aerobic op maat. Module V Breda, 1999.
Kramer MS. Aerobic exercise for women during pregnancy. Cochrane Database Syst Rev 2002; CD000180.
Bewegingstherapie Praktijk mobiliseren eerste en tweede jaar. Module. Enschede, 1994.

Deel 3

6 Aerobics

Om actieve ZwangerFit-lessen te geven hoeft de docent geen aerobicsachtergrond te hebben. Iedere ZwangerFit-docent is immers ook fysiotherapeut en heeft dus al voldoende kennis van oefentherapie en het trainen van spiergroepen. Het gebruik van aerobicselementen kan de lessen ZwangerFit wel verlevendigen.

6.1 Wat is aerobics?

Aerobics is oefenen in een bepaald ritme en tempo met behulp van muziek. Bij aerobics zijn in principe geen hulpmiddelen nodig, maar er kunnen wel hulpmiddelen gebruikt worden, zoals dumbells, Dyna Bands en stokken.

De basisstructuur van een algemene aerobicsles bevat vijf componenten:
- warming-up: instellen van lichaamshouding
- aerobe training: fitheid (conditie) en coördinatie
- cooling down 1: mobiliserende oefeningen en rekken
- calisthenics: spierversterkende oefeningen
- coolingdown 2: rekoefeningen en ontspanning

In de opzet van ZwangerFit zijn deze vijf aerobicscomponenten verwerkt in de drie actieve lesblokken. De tijdsduur van de onderdelen ZwangerFit is vrijwel gelijk aan de tijdsduur die voor de vijf componenten van een algemene aerobicsles staat.

Aerobicsoefeningen hebben allemaal een eigen naam. Voor degenen die geen aerobicsachtergrond hebben, is het wellicht handig om de meest bekende termen te kennen, daar er ongetwijfeld cursisten in de ZwangerFit-lessen zijn die wel een aerobicsachtergrond hebben en de oefeningen herkennen. Daarnaast is het leuk om de oefeningen te doen, of de namen nu wel of niet bekend zijn.

De hierna beschreven oefeningen zijn niet volledig, ze zijn bedoeld om de belangrijkste termen en aerobicsoefeningen te kunnen herkennen. Aangezien iedere ZwangerFit-docent tevens fysiotherapeut is, kan deze de specifieke oefeningen verder aanvullen tot stabiliserende, spierversterkende of bekkenbodemoefeningen.

6.2 Aerobicstermen en -oefeningen

Voor de warming-up, de fitheidstraining en (gedeeltelijk) de krachttraining wordt bij aerobics gebruikgemaakt van aerobicspassen. Hierna staan de internationale standaardtermen voor meest gangbare aerobicspassen en het aantal beats dat ze duren.

Aerobic: passen met een lage intensiteit (low impact)

In de zwangerschap wordt de intensiteit van de aerobicspassen aangepast. Springen, veeroefeningen en een te hoge BPM zijn prepartum niet geïndiceerd, en postpartum wordt dit alles langzaam weer opgebouwd. Er wordt in ZwangerFit dan ook gekozen voor aerobicspassen met een lage intensiteit (low impact). Om de oefeningen voor de laat-postpartumgroep zwaarder te maken, kan overgestapt worden op high-impact-passen. Dit is al mogelijk door het gebruik van low-impactpassen in springvorm. Zo kan de docent dezelfde oefeningen geven aan alle cursisten, en door accentverschillen de verschillende groepen anders belasten. (ZwangerFit-docenten met een aerobicsachtergrond kunnen desgewenst wel specifieke high impact of moderate high-low impactpassen aanbieden aan de laat-postpartumgroep.)

march	stappen op de plaats	
bounce	veren op de plaats (rustig en niet te veel in de zwangerschap)	
charleston	- stap rechts voor, links voor tik voor rechts - stap links achter, rechts achter tik achter links	4 beats
easy walk	stap rechts voor, links voor, rechts achter, links achter	4 beats
easy walk: box step	stap rechts voor, links kruist over rechts voor stap rechts achter, links sluit achter	4 beats
grapevine	stap rechts opzij, kruis links achter, stap rechts opzij, tik links bij	4 beats
hamstring curl	vanuit side step: stap op rechts, breng linker hak naar linker bil	2 beats
hiel lift	stap rechts, linker hiel naar de bil – stap links, rechter hiel naar de bil	4 beats
knie lift (links / rechts)	stap rechts, til linkerknie op – stap links, til rechterknie op	4 beats
knie lift dubbel	stap rechts, til linkerknie 2× op – stap links, til rechterknie 2× op	8 beats
lopen	- stap rechts – links – rechts naar voren, links tikt bij - stap rechts – links – rechts naar achter, links tikt bij	8 beats
lunge	(uitvalspas naar voren, achteren of opzij) gewicht op standbeen houden en terug	2 beats
lunge dubbel	gewicht op uitvalbeen en terug	4 beats
mambo	stap met rechts naar voren, tik links aan – stap rechts terug, tik links aan	4 beats
side step	stap rechts opzij, links sluit aan	2 beats
side step dubbel	stap rechts opzij, links sluit, rechts zij, links sluit aan	4 beats

Deel 3

slow turn	stap rechts opzij, links tikt rechts aan met 180° draai rechtsom stap links opzij, rechts sluit – terug	8 beats
squat	vanuit stand op heupbreedte: buig met rechte rug voorover vanuit de heupen en knieën, met de schouders boven de knieën en voeten; gewicht op de hielen; daarna weer strekken: aanspannen billen en bovenbenen	
variatiemogelijkheden:	- 1 tel neer – 1 tel op	2 beats
	- 2 tel neer – 2 tel op	4 beats
	- 1 tel neer – 3 tel op	4 beats
	- 3 tel neer – 1 tel op	4 beats
	- 4 tel neer – 4 tel op	8 beats
	- voetbreedte variëren (op heupbreedte, bij elkaar)	
	- combineren met armbewegingen (Brügger 2, zwaaibewegingen)	
	- combineren met armoefeningen en hulpmiddelen (Dyna Bands, dumbells, stokken)	

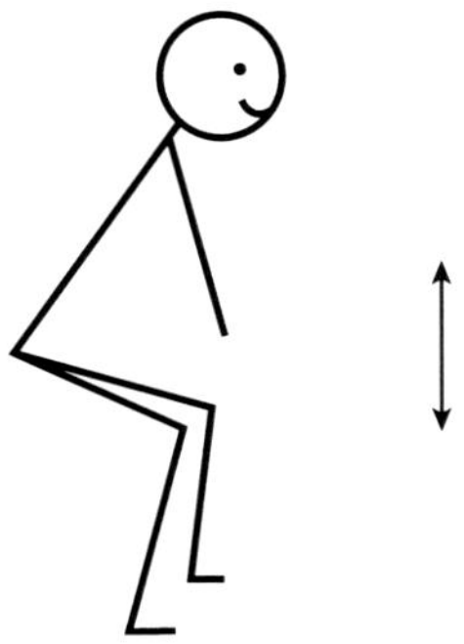

Figuur 6.1
Squat-houding.

squat opzij	– in de squat: stap rechts opzij, sluit links bij (benen blijven gebogen) – stap links terug en sluit rechts	4 beats
squat slide	– in de squat: stap rechts opzij, sleep links bij (benen blijven gebogen) – stap links terug en sluit rechts	4 beats
tik aan	– stap rechts voor, links tikt aan – stap links achter, rechts tikt aan	4 beats
tik zij	tik rechts opzij – rechts sluit	2 beats
tik achter	tik rechts achter – rechts sluit	2 beats
tik voor	tik rechts voor – rechts sluit	2 beats
V-step	stap rechts schuin rechts naar voren, stap links schuin links naar voren stap rechts schuin terug, stap links schuin terug (maak de letter V)	4 beats

Oefenen zonder hulpmiddelen

EIGEN LICHAAMSGEWICHT

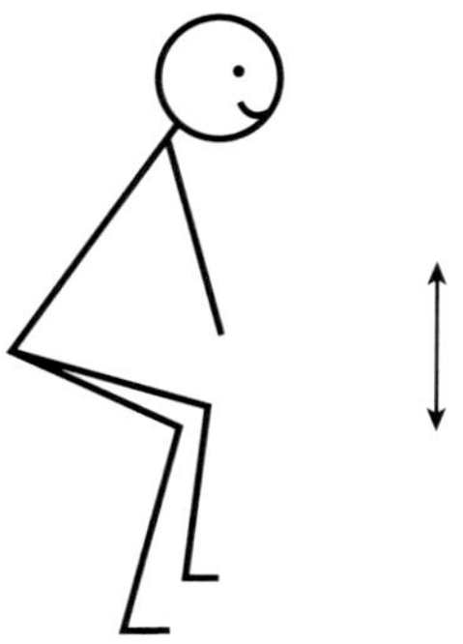

Figuur 6.2
Squat-oefening.

Squat-oefening

Vanuit stand op heupbreedte: buig met rechte rug voorover vanuit de heupen en knieën, met de schouders boven de knieën en voeten. Gewicht op de hielen. Daarna weer strekken: aanspannen billen en bovenbenen.

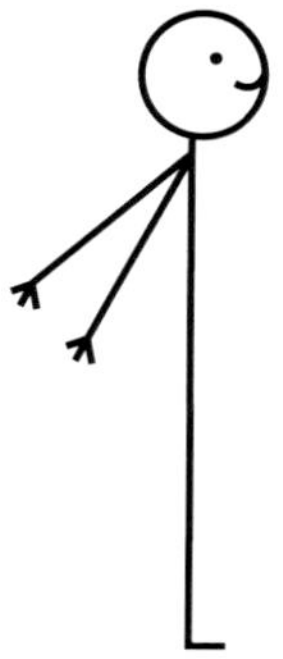

Figuur 6.3
Brügger 1.

Brügger 1

Strekoefening: Rechtopstaand de schouders en armen naar achteren brengen, vingers spreiden en de handruggen omhoog brengen.

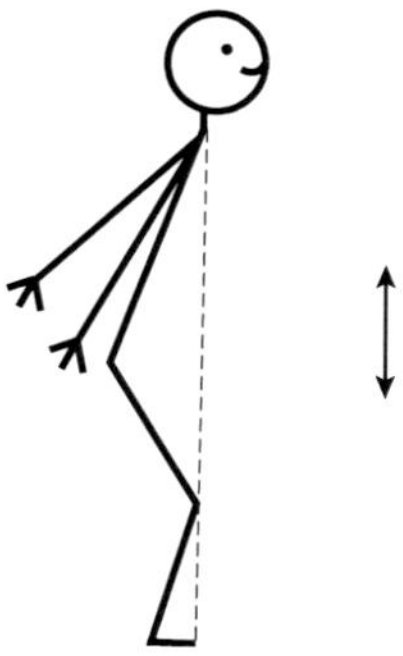

Figuur 6.4
Brügger 2.

Brügger 2

Idem Brügger 1, nu met squat erbij (zie squat): Rechtopstaand de schouders en armen naar achteren brengen, vingers spreiden en de handruggen omhoog brengen. Daarna een squat uitvoeren: buig met rechte rug voorover vanuit de heupen en knieën, met de schouders boven de knieën en voeten. Daarna weer strekken.

Lateral leg lift

Actief staan, stabiliseren, één been iets heffen, voet niet wegdraaien.

Lunge

Schredestand, achterste hiel los, beide knieën buigen, voorste knie niet voor voorste voet.

Hamstring curl

Stand, iets naar voren leunen met handen op stoelleuning/muur, één been iets naar achteren brengen en buigen – strekken in de knie.

Stabilisatie heupen

Actief staan, één been bewegen en vloer laten aantikken naar voor – opzij – achter.

MATOEFENING IN KRUIPHOUDING

Figuur 6.5
Holle en bolle rug.

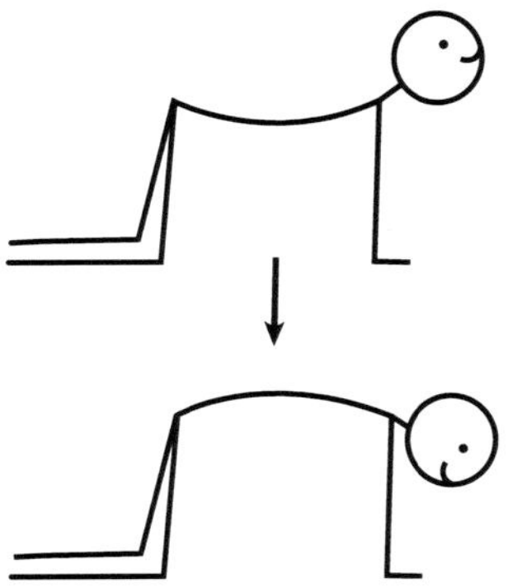

Bekken kantelen

Holle en bolle rug maken: hoofd meebewegen met flexie romp. Bij zwangeren: niet te hol (rek op de buik en banden).

Figuur 6.6
Push up.

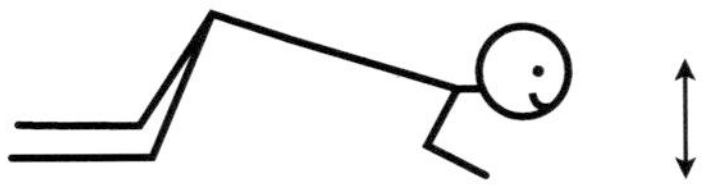

Push-up

Opdrukken. Moeilijker maken: knieën verder weg van heupen, schouders boven handen, rechte rug.

Figuur 6.7
Gluteal raise.

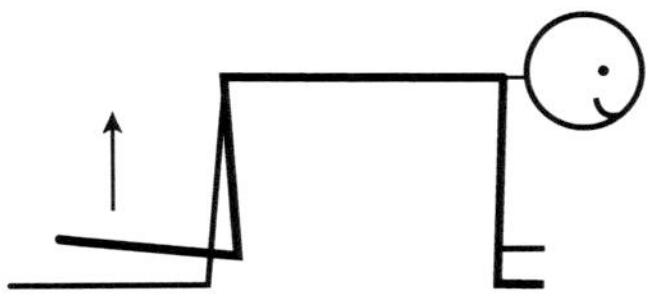

Gluteal raise

(Kan ook in puppyhouding: op ellebogen leunen in plaats van op de handen.)
Stabiliseren, één been heffen gebogen / gestrekt.

Figuur 6.8 a en b
Donkey kick.

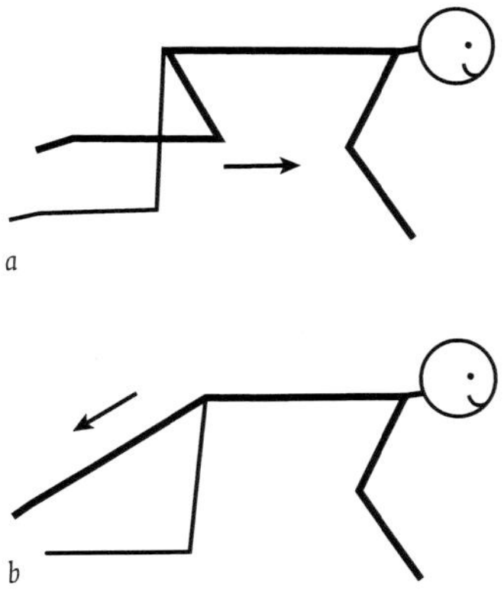

Donkey kick

(Kan ook in puppyhouding: op ellebogen leunen in plaats van op de handen.)
Stabiliseren, één been onder de borst trekken en wegstrekken vanuit de bil.

Figuur 6.9
Arm en been heffen.

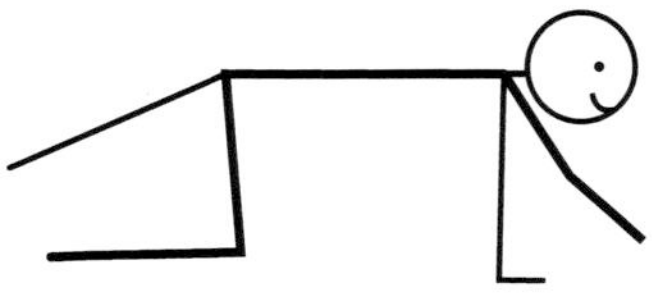

Arm en been heffen

Stabiliseren, één arm en tegenovergestelde been strekken respectievelijk naar voren en achteren.

MATOEFENING IN RUGLIG MET GEBOGEN KNIEËN

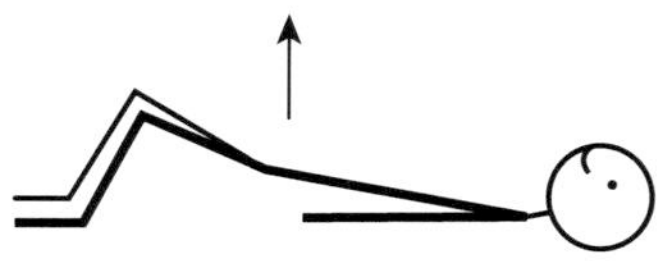

Figuur 6.10
Bruggetje.

Back press

Bruggetje maken: eerst stabiliseren, benen niet tegen elkaar, rustig billen optillen.

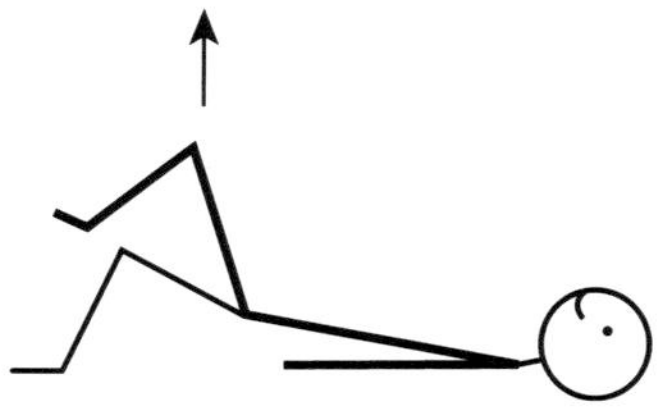

Figuur 6.11
Back press and leg lift.

Back press and leg lift

Bruggetje maken. Goed stabiliseren. Nu: als billen omhoog zijn variëren tussen één voet iets heffen tot hoger heffen of zelfs het been strekken (zwaar!).

Crunch

Handen onder het hoofd. Hoofd en schouders *iets* optillen (uitademen).
Let op: aanspanning m. transversus abdominis. Eerst bewuste aanspanning van de dwarse buikspieren! Let op diastase. In zwangerschap: niet meer na de dertigste week.

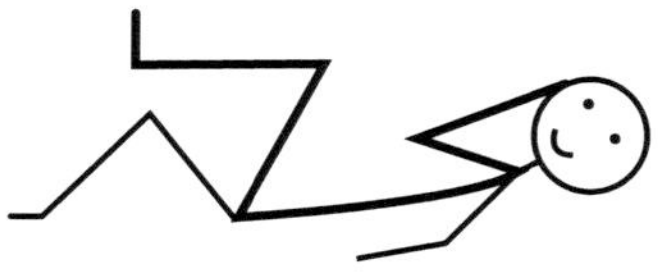

Figuur 6.12
Oblique crunch.

Oblique crunch

Linker enkel op knie rechterbeen, schuin opkomen naar links met een schouder van de grond (oefenen schuine buikspieren).

Toe taps

Voetoefening: voorvoet omhoog bewegen en weer terug, hiel blijft op de grond.

MATOEFENING IN BUIKLIG (POSTPARTUMGROEP)

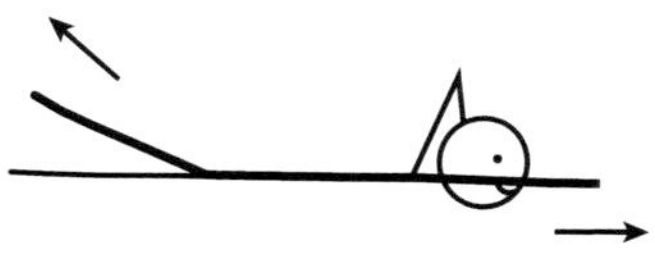

Figuur 6.13
Arm en been tegengesteld heffen.

Arm en been tegengesteld heffen

Eén hand onder het hoofd, één hand gestrekt naar voren. Stabiliseren, uitademen, voorste hand en tegengestelde been heffen.

Dwarse buikspieren

Hoofd op handen, uitademen en lage buik intrekken.

Fly and adduct

Armen schuin opzij naast het hoofd. Stabiliseren, armen iets heffen en naar achteren bewegen (schouderadductoren).

Gluteal press

Hoofd op handen, stabiliseren, uitademen, één been iets heffen van de grond.

Reverse fly

Armen op schouderhoogte, gebogen ellebogen, stabiliseren, uitademen, armen iets heffen.

Oefenen met hulpmiddelen

GEBRUIK DYNA BANDS

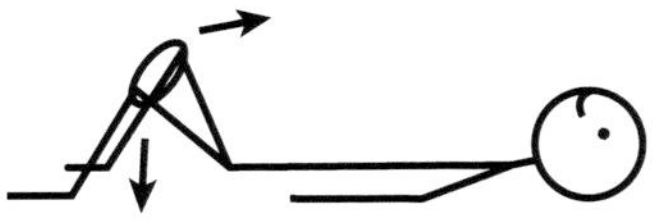

Figuur 6.14 Abductie met DB.

Abductie benen

Ruglig, gebogen knieën, Dyna Band (DB) om knieën, stabiliseren bekken, abductie benen.

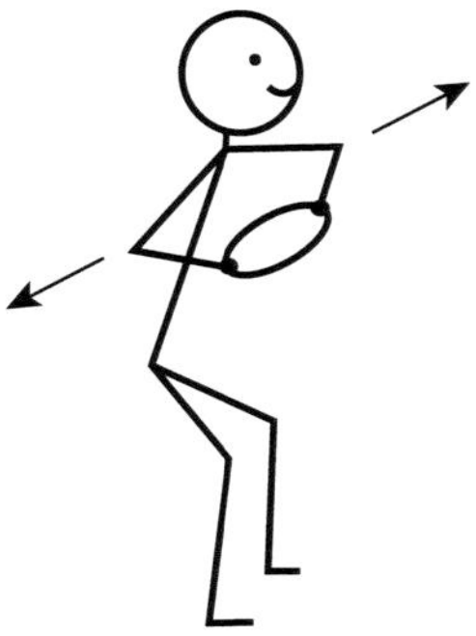

Figuur 6.15 Arm extension met DB.

Arm extension

Stand, de Dyna Band in twee handen horizontaal voor de borst houden.
Bij het uitstappen van de benen naar links en naar rechts, de band licht op spanning brengen. Bij het terugstappen naar de beginpositie wordt de band geheel uitgetrokken. De schouders blijven laag en de polsen recht.

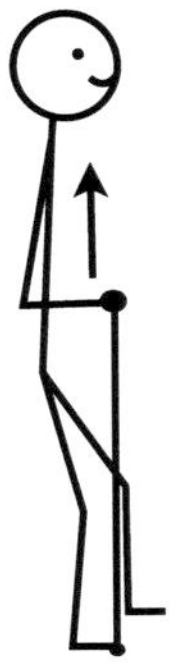

Figuur 6.16 Biceps curl met DB.

Biceps curl

Stand, Dyna Band in hand (supinatie) en onder voet, flexie biceps met elleboog stilhouden, niet overstrekken.

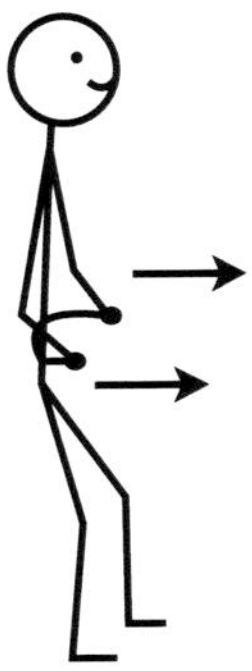

Figuur 6.17 Chest press met DB.

Chest press

Dyna Band achter rug langs, in twee handen, armen strekken naar ventraal.

Deel 3

Double step touch

De Dyna Band is rond de enkels geknoopt. Tik om de beurt het linker- of het rechterbeen zijwaarts aan en stap terug.

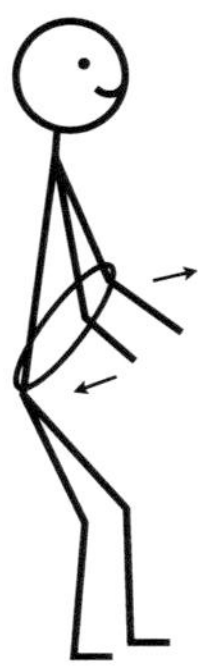

Figuur 6.18
Down press met DB.

Down press

De Dyna Band achterlangs horizontaal om de ellebogen slaan. De armen zijn gebogen. Op een heel touch (met een hiel voorwaarts de grond aanraken) worden de ellebogen naar boven en de handen naar beneden gedrukt (niet overstrekken).

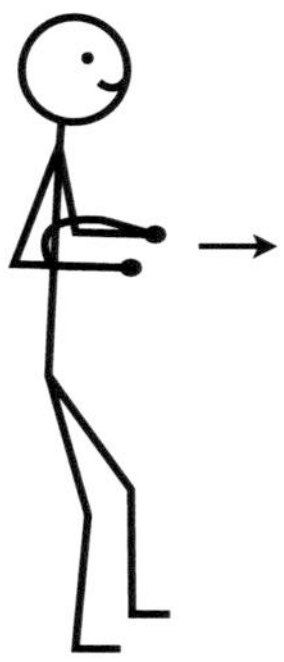

Figuur 6.19
Elbow flow met DB.

Elbow flow

De Dyna Band blijft achter de rug, onder de oksels door, romp recht en de uiteinden vasthouden. Te combineren met een stap voor- of achterwaarts. Let op overstrekken.

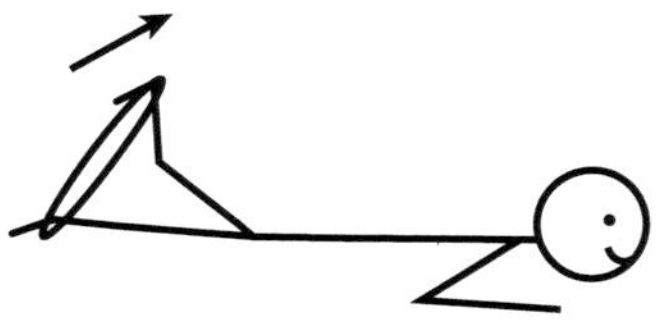

Figuur 6.20
Hamstring curl met DB.

Hamstring curl (postpartum)

Buiklig, Dyna Band om enkels, stabiliseren bekken, één been buigen (hamstrings).

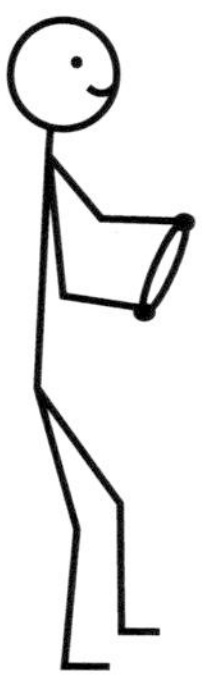

Figuur 6.21
Lat pull down met DB.

Lat pull down

Stand, armen schuin omhoog, lichte buiging ellebogen, twee handen Dyna Band. Dyna Band schuin omlaag en opzij trekken (asymmetrisch).

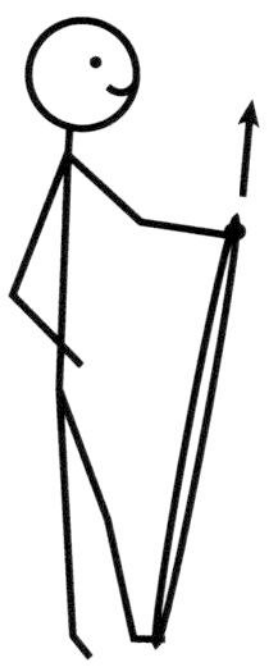

Figuur 6.22
Front raise met DB.

Front raise

Stand, Dyna Band onder voet in de hand (pronatie), stabiliseren, arm naar voren heffen tot schouderhoogte met rechte pols.

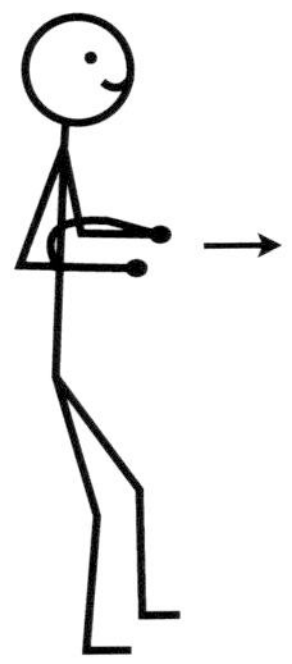

Figuur 6.23
Fly met DB.

Fly

De Dyna Band blijft achter de rug, onder de oksels door, romp recht en de uiteinden vasthouden. Tijdens het knie heffen de armen voorwaarts over elkaar kruisen. Te gebruiken bij elke stap voor- of achterwaarts.

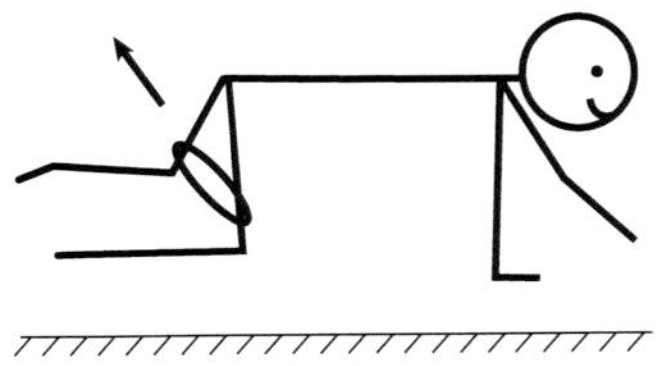

Figuur 6.24
Kneeling leg raise met DB.

Kneeling leg raise

De Dyna Band geknoopt om de bovenbenen. Kruiphouding. Eén been gebogen heffen tot er spanning op de band komt. Rug recht houden. Uitademen op aanspanning.

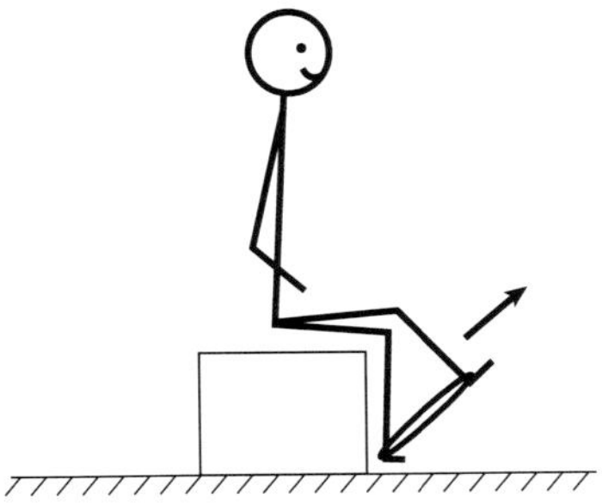

Figuur 6.25
Leg extension met DB.

Leg extension

Zit op een stoel met de Dyna Band om de voeten geknoopt. Een voet klemt de band op de grond. Het vrije been strekken.

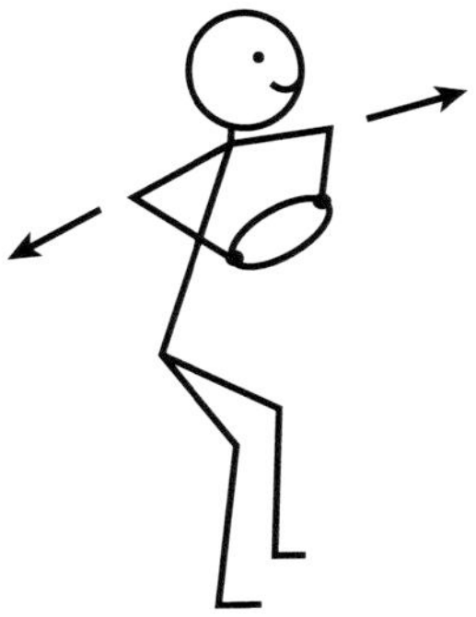

Figuur 6.26
Reverse fly met DB.

Reverse fly

Stand, ellebogen en handen op schouderhoogte, Dyna Band voorlangs, schouderblad adductoren aanspannen, armen naar opzij-achter.

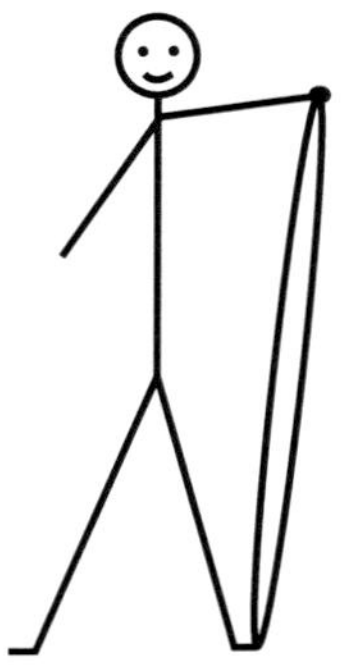

Figuur 6.27
Side raise met DB.

Side raise

Stand, Dyna Band onder voet in de hand (pronatie), stabiliseren, arm schuin opzij heffen tot schouderhoogte met rechte pols (idem front raise, nu schuin).

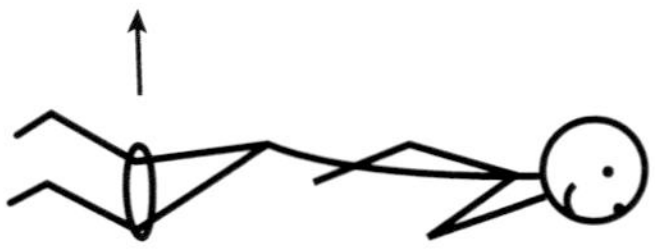

Figuur 6.28
Side leg raise met DB.

Side leg raise

Zijlig met beide benen licht gebogen. Eén arm als steun voor het hoofd, en de andere steunt voor op de grond. De Dyna Band zit geknoopt om de knieën. Heffen van het bovenste been op uitademing. Wisselen van zijde. Let op stabiliseren.

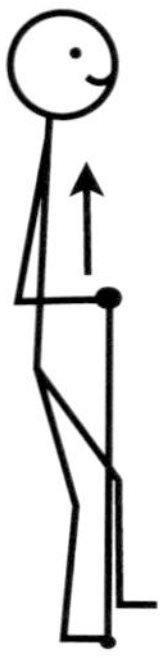

Figuur 6.29
Single biceps met DB.

Single biceps

Ga met één voet op de Dyna Band staan en houd de uiteinden in de andere hand vast. Stap uit naar achteren en buig de arm in de elleboog. Vuist omhoog en schouders laag.

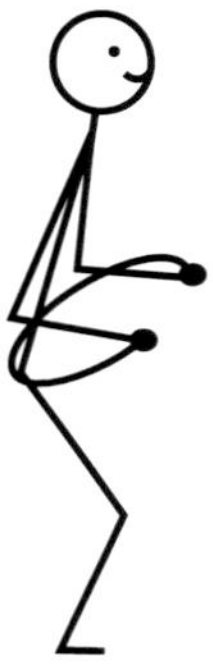

Figuur 6.30
Squat met DB.

Squat

In de squathouding met de voeten gesloten en de Dyna Band onder het zitvlak. Met het linker- of rechterbeen zijwaarts uitstappen en beide armen buigen. Terugstappen en de spanning op de band weer iets verminderen.

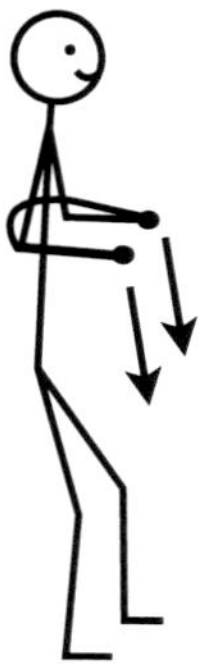

Figuur 6.31
Triceps extension met DB.

Triceps extension

De Dyna Band breed over de schouders leggen en aan beide uiteinden vasthouden. De ellebogen zijn gebogen. Bij elke stap met het linker- of het rechterbeen, strekken de armen naar beneden (dit kan zowel voor-, achterwaarts, als zijwaarts zijn).

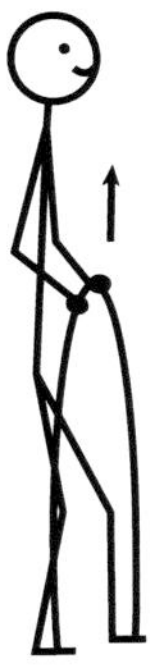

Figuur 6.32
Upright row
met DB

Upright row

Stand, Dyna Band voor het bekken in twee handen en onder beide voeten langs, trekken naar borsthoogte met de ellebogen hoger dan de handen.

GEBRUIK DYNA BANDS IN TWEETALLEN

Uitvoering 1

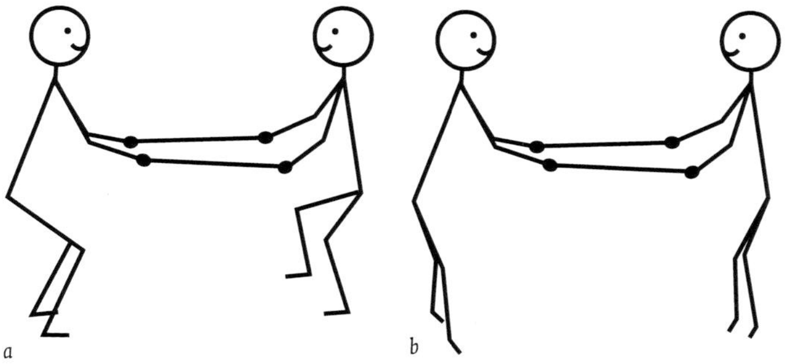

Figuur 6.33a en b

Tweetal tegenover elkaar / Dyna Band in handen tegenover elkaar / licht aangespannen

- In de knieën licht van het ene been op het andere huppen.
- Denk aan het licht intrekken van de buikspieren.
- Buig de benen tot hoogstens 90°.

Uitvoering 2

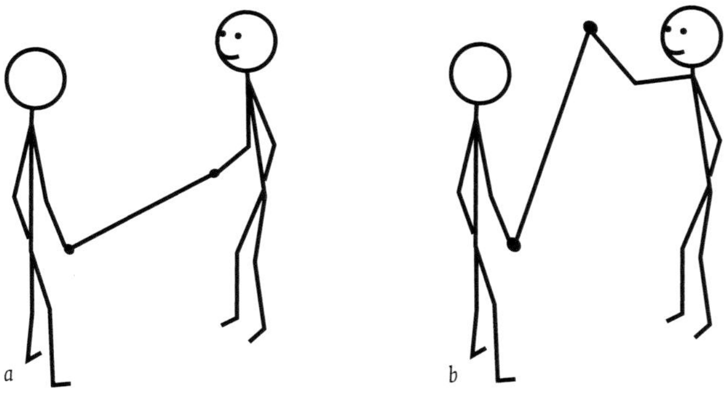

Figuur 6.34a en b

Tegenover elkaar / Dyna Band diagonaal in handen houden / cursist 1 beweegt hand met Dyna Band iets schuin naar beneden-achter / cursist 2 beweegt hand met Dyna Band iets schuin naar voren-boven

- Let op dat men de arm niet te hoog beweegt.
- Beweeg de gebogen arm in een U-houding.
- De partner beweegt gelijktijdig de gestrekte arm naast het lichaam. In de eindstand wijst de duim naar boven.
- Druk met de buitenzijde van de vrije hand tegen de bil.

Uitvoering 3

Figuur 6.35a en b

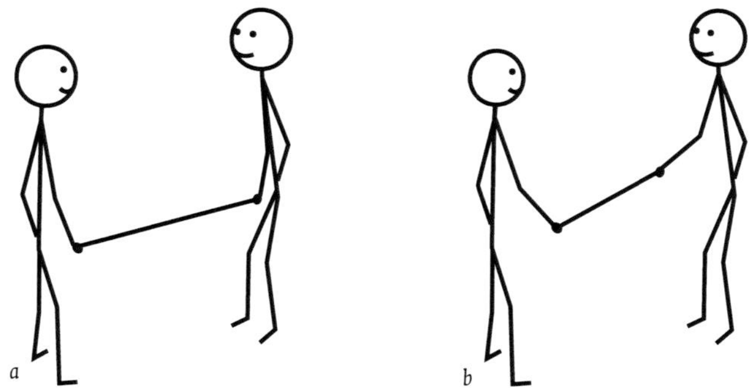

Tegenover elkaar / Dyna Band diagonaal in handen houden / tegelijk arm schuin naar achteren bewegen

- Beweeg gelijktijdig de Dyna Band met één arm naar achteren.
- Druk de buitenkant van de andere hand tegen de eigen bil aan.
- Draai gedurende de beweging de arm naar buiten.
- Houd gedurende de oefening de romp stabiel.

Uitvoering 4

Figuur 6.36a en b

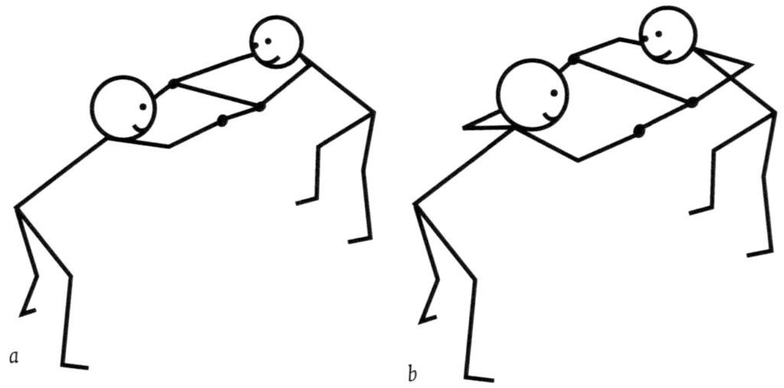

Tegenover elkaar / beiden iets voorovergebogen (squat met gestrekte armen vooruit) / 2 Dyna Bands homolateraal in de handen.

- Let op dat men verder in de zwangerschap niet te ver voorover bukt.
- Trek beide armen uit de gestrekte positie in de U-houding. Beweeg de schouders daarbij naar achteren en naar beneden.
- Bij deze oefening versterkt men de rugspieren, in het bijzonder tussen de schouderbladen.
- Let erop dat de armen in het verlengde van de wervelkolom gehouden worden.

IN ELKE HAND EEN DUMBELL

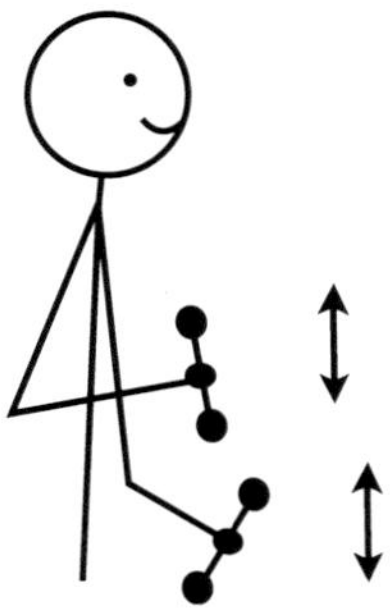

Figuur 6.37 Bicep curl alternating.

Bicep curl alternating

Stand, ellebogen om de beurt buigen, niet overstrekken.

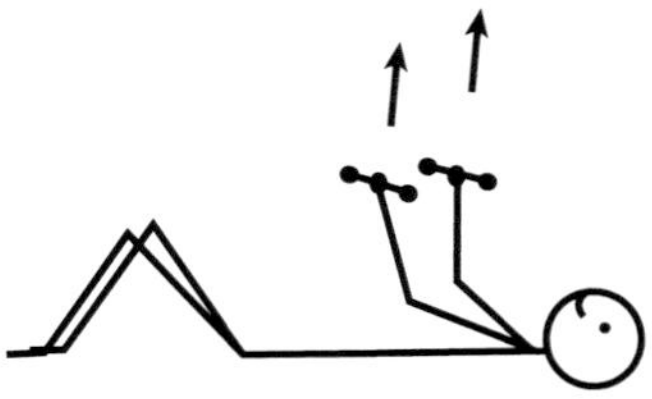

Figuur 6.38 Dumbell bench press.

Dumbell bench press

Ruglig, gebogen knieën, armen op borsthoogte, uitstrekken tot net niet gestrekt.

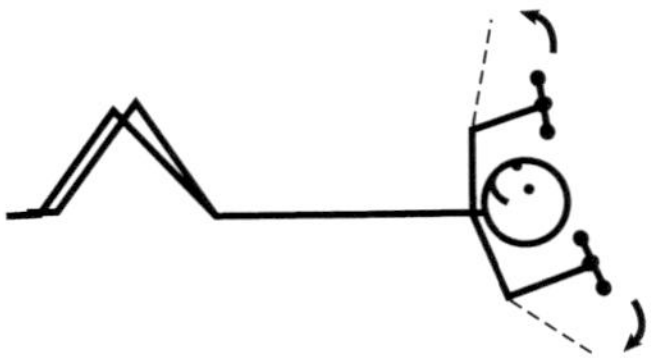

Figuur 6.39 Dumbell extension.

Dumbell extension

Ruglig, gebogen knieën, armen naast oren en handen laag achter het hoofd, armen strekken tot net niet gestrekt (triceps).

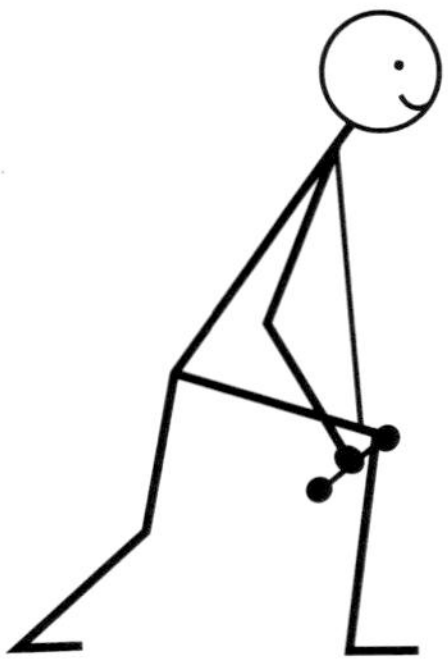

Figuur 6.40 Dumbell row.

Dumbell row

Schredestand, schuin voorover, hand zonder dumbell op knie, hand met dumbell laag en optrekken tot schouder ('aantrekken motorboot').

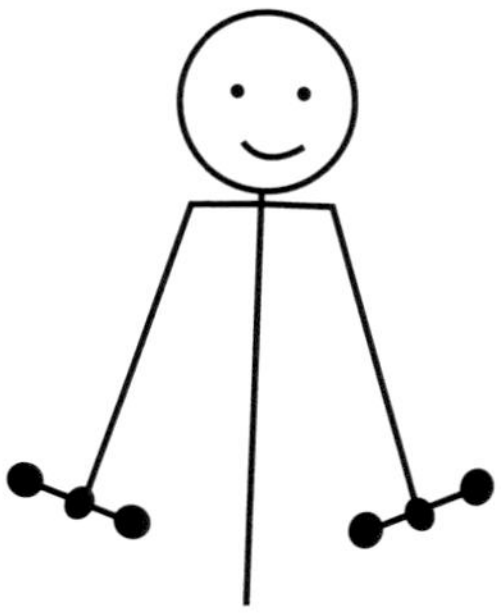

Figuur 6.41 Dumbell shrug.

Dumbell shrug

Stand, armen naast lichaam, alleen de schouders optillen.

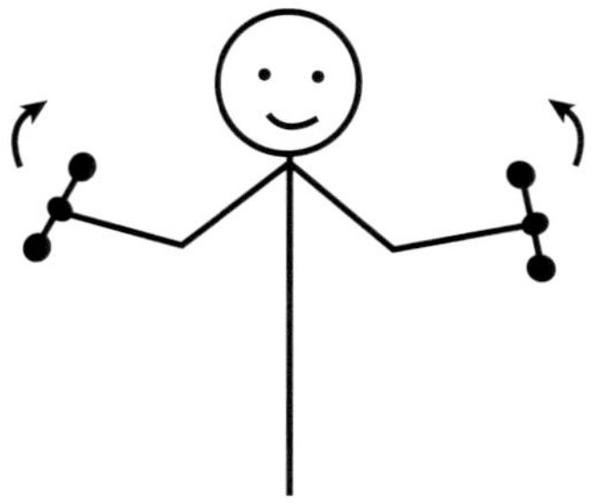

Figuur 6.42
Forward dumbell raise.

Forward dumbell raise

Stand, armen licht gebogen en opzij, ellebogen stilhouden en onderarmen naar achteren draaien (exorotatie) tot boven de schouder.

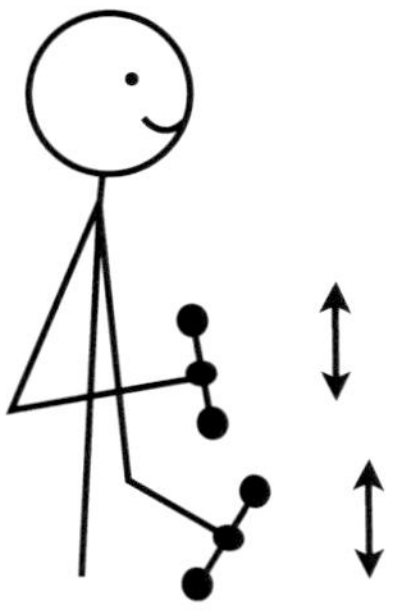

Figuur 6.43
Hammer curl.

Hammer curl

Zie bicep curl alternating, nu met een draai schuin naar binnen toe.

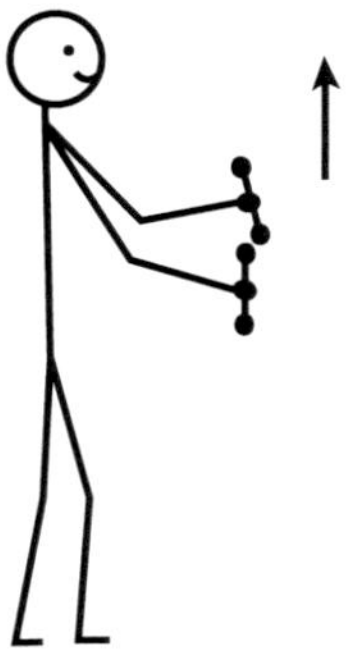

Figuur 6.44
Military press.

Military press

Stand, dumbells op borsthoogte, armen heffen tot bijna gestrekte armen.

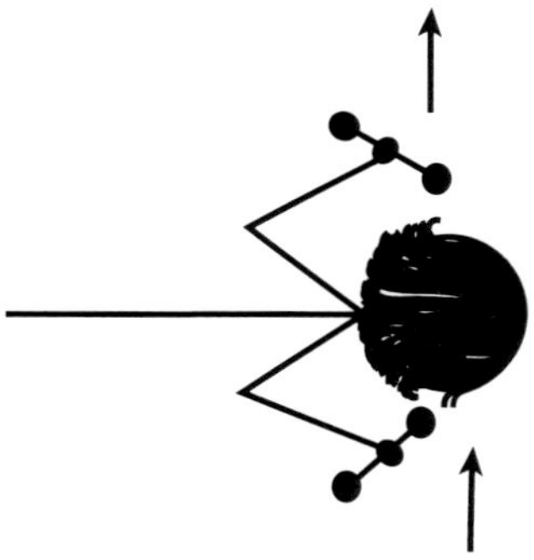

Figuur 6.45
Reverse fly.

Reverse fly

Zit of buiklig, armen wijd op schouderhoogte, schouderbladen aantrekken (adductie).

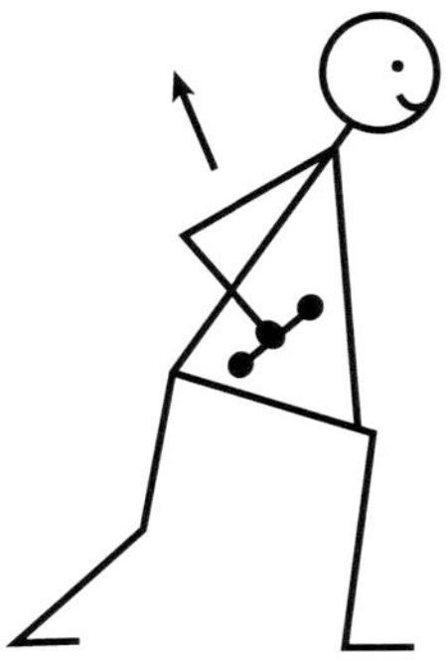

Figuur 6.46
Triceps kick back.

Triceps kick back

Schredestand, schuin voorover, hand zonder dumbell op knie, hand met dumbell in de elleboog naar achteren buigen (triceps), elleboog blijft stil.

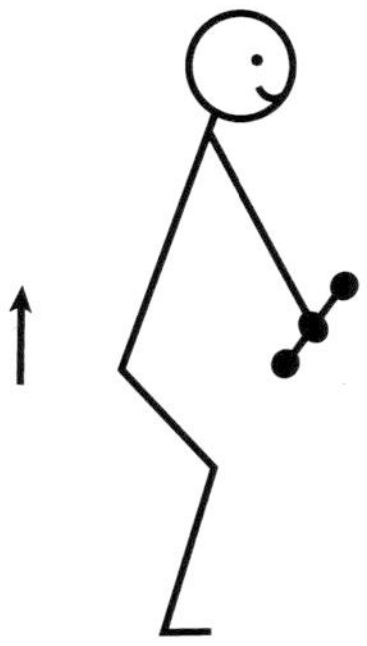

Figuur 6.47
Dumbell tillen in squat.

Tiltechniek

Dumbell op de grond / op stoel, op juiste manier bukken en optillen met behulp van squat-techniek.

GEBRUIK VAN EEN STOK

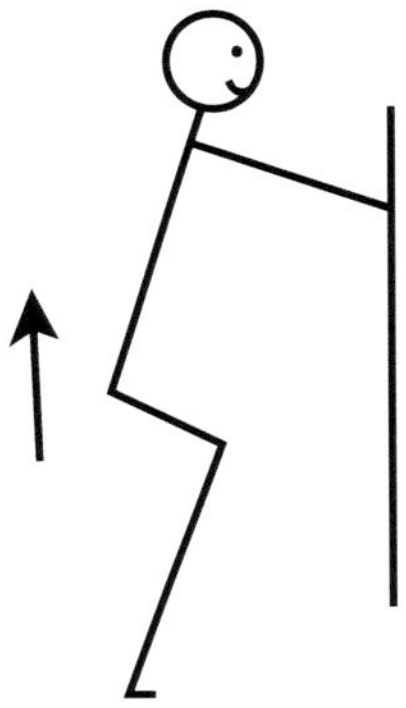

Figuur 6.48
Lunges.

Lunges

Schredestand, stok op armlengte afstand rechtop zetten, knielbeweging maken met buiging in heup en knie.

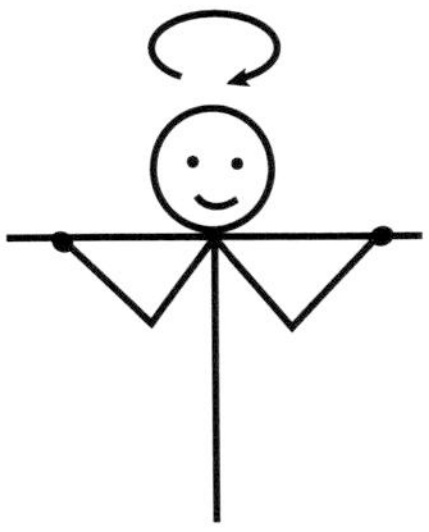

Figuur 6.49
Rotatie rug en hoofd.

Oefenen rug

Stand, stok in de nek met beide handen, stabiliseren, roteren wervelkolom (hoofd draait mee).

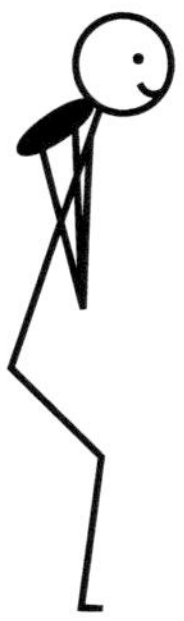

Oefenen schouders

Stand, stok in beide handen aan uiteinden vasthouden, stok van voor naar achteren bewegen, over hoofd heen.

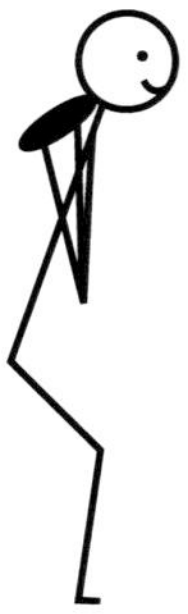

Squat

Stand, stok achter in de nek met beide handen vast, squat-oefeningen uitvoeren.

Tiltechniek

Stok op de grond / op stoel, op juiste manier bukken en optillen.

Bekkenbodembenamingen

Tijdens de actieve les ZwangerFit kan de bekkenbodem ook met aerobicspassen geoefend worden. Let wel: houd een relatief lage BPM aan en geef goede aanwijzingen.

PEF it (Pelvic floor it)

aanspannen bekkenbodem voor- en achterkant en ontspannen	1 tel aanspannen – 1 tel ontspannen	2 beats
	2 tellen aanspannen – 2 tellen ontspannen	4 beats
hold	PEF-it vast houden: aanspannen bekkenbodem voor- en achterkant tot signaal 'rust'	
lift in 2	bekkenbodem in 2 gelijke stappen aanspannen, 2 tellen aangespannen houden	4 beats
	daarna in 2 gelijke stappen ontspannen 2 tellen ontspannen blijven	4 beats
lift in 3	bekkenbodem in 3 gelijke stappen aanspannen en 1 tel vast houden	4 beats
	daarna in 3 gelijke stappen ontspannen en 1 tel ontspannen blijven	4 beats
kegel voor	– voorzijde bekkenbodem (vagina / plasbuis) aanspannen-ontspannen – idem variatie lift	
kegel achter	– achterzijde bekkenbodem (anus) aanspannen-ontspannen – idem variatie lift	
tilt it	bekken kantelen: voorover-achterover (bolle en holle rug maken)	
strak	bekkenbodem, buik en billen tegelijk aanspannen-ontspannen	
ritz it	intrekken van de navel ('ritsje')	
billen	billen aanspannen-ontspannen	

6.3 Cueing

Cueing is het aangeven welke oefeningen, pasjes of opdrachten eraan komen in de (aerobics)les. Goede cueing is meer dan alleen maar de naam van een pas geven en aftellen van 4 naar 1. Het is een vaardigheid die geleerd moet worden en die een docent kan perfectioneren door eigen ervaring in de praktijk. Cueing stimuleert of demotiveert de deelnemers en kan de les maken of breken. Het tijdig aangeven van de opdrachten is dan ook een aparte presentatietechniek. Goede cueing zorgt dat de les soepel en gemakkelijk loopt. Het creëert een energieke sfeer die overgedragen wordt op de cursisten.

Verbale cues

- Technisch: de beweging of pas benoemen, de richting aangeven, het aantal herhalingen aangeven: 'Grapevine naar rechts 4×'.
- Instructief: aangeven hoe de oefeningen uitgevoerd moeten worden: 'Houd de buikspieren gespannen! Vergeet niet te ademen!'
- Motiverend: het gebruik van stimulerende worden: 'Prima! Dat gaat goed zo! Fantastisch!'
- Interactief: het praten met de mensen: 'Fijn dat je er bent! Gaat het goed daar achterin?'

Non-verbale cues

Bovenextremiteit: het gebruikmaken van de armen, handen of een hoofdbeweging om aan te geven welke pas of oefening komt: aftellen met de vingers, 'knippen' met de duim, gebruikmaken van handgebaren of armbewegingen (vuist maken bij aanspanning vragen, hand openen bij ontspannen, draaibeweging bij laten draaien cursisten).

Gezichtsuitdrukkingen: probeer met iedere cursist oogcontact te maken: glimlachen, een knikje met je hoofd.

Houding: let op dat je zelf als docent een actieve houding hebt! Straal enthousiasme en zin in de les uit, geen passiviteit of lusteloosheid.

Let op het gebruik van de cue

Let op het gebruik van je cues; bijvoorbeeld door een collega te vragen eens te letten op wat je zegt tijdens cueing. Pas dan word je je bewust van je eigen herhalingen, stopwoorden of onduidelijkheden.

Let op: niet te lange cue
Alleen de eerste woorden die gezegd worden dringen vaak door. Een cue die te lang is zorgt voor onrust, omdat de cursisten het eind vergeten zijn. Probeer één pas per cue te geven, dus geen lijst opsommen zoals bij paragraaf cueing: 'Zo meteen gaan we 4× grapevine naar rechts, 4× loop voor, 8 tellen hold, daarna alles herhalen met links.'

Let op: niet onnodig tellen
Dit wordt al snel irritant voor de cursisten. Tel alleen af in situaties waar tellen

noodzakelijk is, zoals wanneer je van enkel naar dubbel gaat of wanneer de cursisten allemaal naar dezelfde kant moeten draaien. Dus niet: 'Na 4: V-step 4-3-2-V-step.' Ook echo cueing is irritant: 'Tik zij naar rechts, rechts, rechts, rechts.'

Let op: gebruik geen stopwoorden
Dit zijn woorden die vaak herhaald worden tussen de cueing door: 'Oké!', 'Komt ie!'

Let op de toon van de cue

Monotoon, zingend: probeer niet constant op dezelfde toonhoogte instructies te geven. Dit staat ongeïnteresseerd, is demotiverend en maakt dat de les saai en langdradig lijkt. Ga ook niet meezingen met de cue op de muziek. Dit is even leuk, daarna al snel irritant.

Schreeuwen of met een hoge stem praten: let op dat je niet gaat schreeuwen als je harder moet praten. Ook al omdat bij schreeuwen vaak wordt overgeschakeld naar een hogere en schellere stem. Dit is slecht voor je stembanden en tevens slecht verstaanbaar. Probeer je stem te verlagen (door een buikademhaling aan te houden) en gebruik de buikspieren om harder te praten, niet je stem.

Commanderen: commanderende cues zijn enerzijds motiverend en leuk, anderzijds lijken het al snel militaire commando's.

Timing van de cue

Een cue die op tijd komt, komt vlak voordat de pas wordt ingezet. Dit kan bereikt worden door een juiste wijze van aftellen, gebruik van non-verbale cues of gebruik van bijbehorende armbewegingen. Goed cueën ontstaat door vaak zelf te oefenen!

Cue is te laat: de cue komt op het moment dat de nieuwe pas net begint. De docent, die wel weet wat er gaat gebeuren, gaat al in de pas, terwijl alle cursisten nog stilstaan.

Cue is te vroeg: 'Grapevine naar rechts, nog niet, ho, nu komt ie!' Er zijn tussenwoorden nodig ('nog niet, ho, nu') om de tijd op te vullen.

Instructie bij de cue

Na verloop van tijd merk je als docent dat je geneigd bent steeds dezelfde soort cue te gebruiken. Dat komt door de routine. Het is zinvol je bewust te blijven van sleetse gewoonten en te proberen dezelfde oefeningen steeds anders te brengen. Dit kan door te letten op je instructies.

Richting: verbale instructie is belangrijk voor de cursisten, naast de bewegingen of oefeningen zelf voordoen. Een cue die een richting van beweging aangeeft, helpt de cursisten deze beter uit te voeren: 'Buig door de knieën, rechterhand op rechterknie en leun op rechts.'

Doel: wanneer de docent uitlegt waar een oefening voor dient, zijn de cursisten meer geïnteresseerd in wat ze gaan doen en zien ze er het nut van in. Dit werkt meer motiverend dan ze alleen maar te laten zweten zonder dat ze weten waarvoor. Geef aanwijzingen van tevoren en tijdens de uitvoering. Maak de cursist alert.

Lichaamshouding: de docent zorgt voor een goede lichaamshouding van de cursisten, door het zelf goed voor te doen en tevens goed aan te geven en zo nodig te corrigeren. Vertel van tevoren (en herhaal) wat de startpositie en lichaamshouding moeten zijn en hoe er geademd moet worden: 'Sta met voeten op heupbreedte, licht gebogen knieën en de buik licht ingetrokken.'

Mentaal stimuleren: dit helpt de cursisten een oefening langer vol te houden of om de training kwalitatief te verhogen. Mentaal stimuleren kan een reëel doel creëren: 'Reik naar het plafond', een denkbeeldig doel: 'Stel je voor dat je in een hangmat schommelt', een tijdsdoel: 'Houd nog vijf tellen vast' of een numeriek doel: 'Nog 3×, 2×, 1× en laat maar los.'

REFERENTIES

ACOG Committee. Opinion no. 267. Exercise during pregnancy and the postpartum period. Obstet Gynecol 2002:171-3.
Davies GA, Wolfe LA, Mottola MF, MacKinnen C, Arsenault MY, Bartellas E, et al. Exercise in pregnancy and the postpartum period. J Obstet Gynecol Can 2003 Jun;25(6):516-29.
Groothedde R. Nascholingscursus ZwangerFit. YVLO, 2001.
Groothedde R. Zwangerschapsaerobics. YVLO, 2004.
Hammer RL, Perkins J, Parr R. Exercise during the childbearing year. J Perinat Educ 2000;9:1-14.
Hogen Esch FHA, Lay SE. Structuur van aerobic op maat. Module V. Breda, 1999.
Koltyn KF, Schultes SS. Psychological effects of an aerobic exercise session and a rest session following pregnancy. J Sports Med Phys Fitness 1997;37:287-91.
Kramer MS. Aerobic exercise for women during pregnancy. Cochrane Database Syst Rev 2002; CD000180.
Module: Bewegingstherapie Praktijk mobiliseren eerste en tweede jaar. Enschede, 1994.
Lotgering FK, Spinnewijn WE, Struijk PC, Boomsma F, Wallenburg HC. Respiratory and metabolic responses to endurance cycle exercise in pregnant and postpartum women. Int J Sports Med 1998; 19:193-8.
Santos IA, Stein R, Fuchs SC, Duncan BB, Ribeiro JP, Kroeff LR et al. Aerobic exercise and submaximal functional capacity in overweight pregnant women: a randomized trial. Obstet Gynecol 2005;106:243-9.
Snyder JL. Aerobic exercise during pregnancy. J Am Board Fam Pract 1990;3:50-3.
Wolfe LA, Hall P, Webb KA, Goodman L, Monga M, McGrath MJ. Prescription of aerobic exercise during pregnancy. Sports Med 1989;8:273-301.
Yeo S. A randomized comparative trial of the efficacy and safety of exercise during pregnancy: design and methods. Contemp Clin Trials 2006;27:531-40.

7 Fitness

Fitness is een verzamelnaam voor oefeningen die gedaan kunnen worden, al dan niet met gebruik van apparatuur. Meestal wordt fitness beoefend in een sportschool, fitnesscentrum of fysiotherapiepraktijk. Belangrijk is de instructie hoe te bewegen: ondeskundige fitnessoefeningen kunnen tot schade leiden. De ZwangerFit-docent die fitnesselementen toepast in de actieve ZwangerFit-lessen, is deskundig in het gebruik van de fitnessapparatuur en als algemeen fysiotherapeut ervaren in het trainen van spieren. Daarnaast is de ZwangerFit-docent gespecialiseerd in het actief begeleiden van vrouwen in hun zwangerschap of postpartumperiode, al dan niet met fitness.

Mogelijke doelen van algemene fitness:
- verbeteren van fitheid (conditie);
- verbeteren van uithoudingsvermogen;
- vetverbranding, afslanken (aerobics, spinning, cardiofitness);
- toename spiergroei (hypertrofie) of versterken spiermassa (bodybuilding).

Bij het gebruik van fitnesselementen in de actieve ZwangerFit-lessen ligt de nadruk op:
- verbeteren van algemene fitheid (conditie);
- verbeteren van uithoudingsvermogen;
- bewust worden van spiergroepen en spierbeheersing (bewuste contractie-relaxatie);
- stabiliteit en coördinatie;
- spierversterking van met name de stabiliserende spieren voor bekken en lage rug.

Gedurende de peripartumperiode wordt *niet* getraind met als doel: vetverbranding of afslanken, extreme spiergroei of kweken van spiermassa! Daarom zijn de oefeningen ook aangepast wat betreft duur en intensiteit, en specifiek afgestemd op de pre- en postpartumperiode.

Oefeningen kunnen worden verzwaard door:
- grootte van de te overwinnen kracht;
- richting van de te overwinnen kracht;
- variatie uitgangshouding;
- schuine ketenoefeningen;
- balanstraining.

Als extra benodigdheden kunnen er aanwezig zijn:
- hartslagmeter;
- saturatiemeter;
- bloeddrukmeter;
- weegschaal;
- meetapparatuur body mass index.

7.1 Fitnessapparatuur

Er bestaan diverse soorten fitnessapparatuur, elk apparaat is bestemd voor een specifieke spier of spiergroep. In het volgende overzicht staan de namen van de verschillende fitnessapparaten. Tevens is vermeld welke spier of spiergroep specifiek met welk apparaat wordt getraind.

abshaper	buikspieren
back stretcher (alleen postpartum)	m. erector trunci, mm. glutei
bar bells	als verzwaring bij diverse oefeningen zonder apparatuur, zoals bij squatoefeningen
body blade	– alleen te gebruiken bij het al adequaat kunnen stabiliseren van de cursist – gebruikt voor alle stabiliserende spiergroepen
chest press	– m. deltoideus (anterior), m. serratus, pectoralisgroep, m. coracobrachialis – schuine ketenoefeningen (ventraal); op sisselkussen in zit, om en om bewegen
dorsal machine	schuine ketenoefeningen, dorsaal, op sisselkussen in zit, om en om bewegen
dorsi pecto	m. latissimus dorsi, mm. rhomboidei,
dumb bells	als verzwaring bij diverse oefeningen zonder apparatuur, zoals bij squatoefeningen
end legcurl	m. biceps femoris, mm. glutei
hometrainer	fietsen
gluteus kick	mm. glutei
leg curl	– alleen bij voldoende kunnen stabiliseren – hamstrings
leg extension	– alleen bij voldoende kunnen stabiliseren – m. quadriceps (m. biceps femoris), mm. glutei
leg press	– oefenen in lig, eventueel met de rugleuning omhoog – m. quadriceps, hamstrings, mm. glutei, m. gastrocnemius, m. soleus
loopband	lopen, wandelen, joggen
lower back	m. erector trunci, m. trapezius, m. biceps, mm. glutei
low row	m. latissimus dorsi, m. deltoideus, mm. rhomboidei, m. teres major
teca buik	– alleen na ruime tijd postpartum of vroeg prepartum – gebruiken voor de m. obliquus abdominis
pully	hiermee is veel variatie van te oefenen spierketens mogelijk, zoals – mm. obliqui abdominis – m. transversus abdominis – m. latissimus dorsi – m. serratus anterior – m. biceps femoris – mm. glutei – bekkenbodemspieren

roeiapparaat: alleen vroeg prepartum en postpartum.	o.a. mm. obliqui abdominis, m. transversus abdominis, m. erector trunci en m. multifidus, m. latissimus dorsi, m. serratus anterior, m. biceps femoris, mm. glutei en bekkenbodemspieren
rotary torso	mm. obliqui abdominis internus / externus

7.2 Oefeningen met fitnessapparatuur

- hometrainer
- roeimachine
- loopband
- crosstrainer
- roeiapparaat
- front lat pull down
- incline flys
- seated rowing
- dumbell squat
- trampoline
- leg press
- easy rider
- lat pull down / vertical traction
- neck press voor
- seated bench press

Figuur 7.1
Hometrainer.

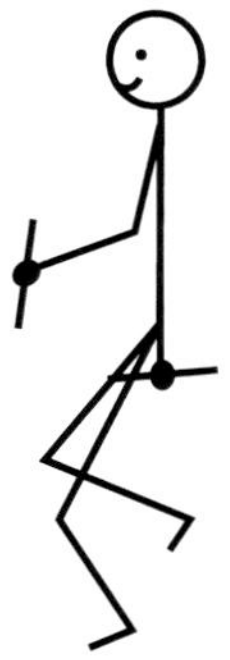

Rechtop zitten, zadelhoogte zo instellen dat de knieën net niet strekken, goed doorademen.
Trainen: niveau 1-2. Op een prettige manier flink doorfietsen, ondertussen nog korte zinnen kunnen zeggen.
Maand 4-5: 50% van 1RM tot 10 min.
Maand 6-7: trainen tot 7 min.
Maand 8-9: trainen met goed gevoel, 5 min.

Figuur 7.2
Roeimachine.

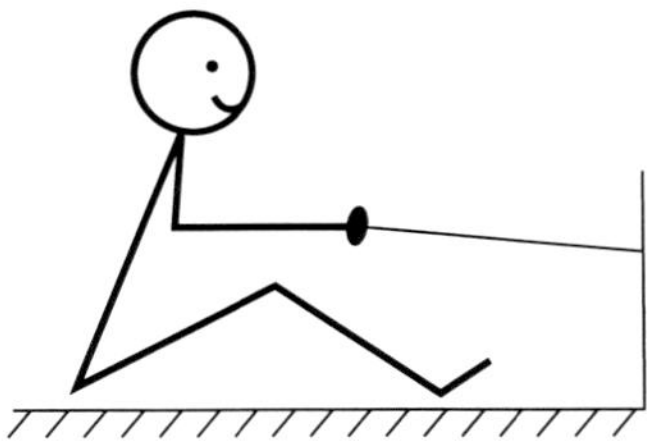

Rechtop zitten, heen: armen naar voren, benen naar voren.
Terug: benen strekken, armen aantrekken naar de buik.
Maand 4-5: 50% van 1RM tot 10 min.
Maand 6-7: trainen tot 7 min.
Maand 8-9: trainen met goed gevoel, 5 min.

Figuur 7.3
Loopband.

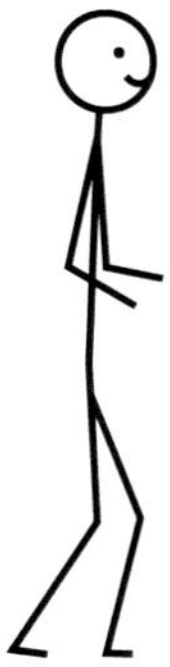

Rechtop lopen, landen op de hak, afwikkelen naar de voorvoet, armen rustig meezwaaien, doorademen.
Op een prettige manier flink doorlopen en nog korte zinnen kunnen zeggen.
Maand 4-5: 50% van 1RM tot 10 min / 6 km per uur.
Maand 6-7: Trainen tot 7 min / 5-6 km per uur.
Maand 8 en 9: Trainen met goed gevoel tot 5 min / 5-5,5 km per uur.

Figuur 7.4
Crosstrainer.

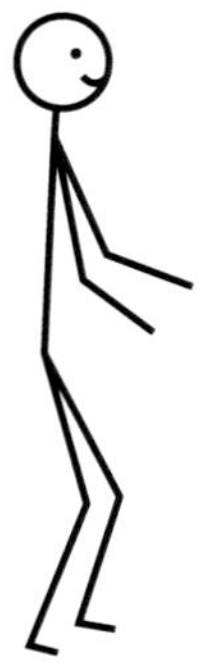

Rechtop lopen, landen op de hakken en afwikkelen voorvoet.
Armen rustig meezwaaien.
Maand 4-5: 50% van 1RM tot 10 min.
Maand 6-7: Trainen tot 7 min.
Maand 8-9: Trainen met goed gevoel, 5 min.

Figuur 7.5
Front lat pull down.

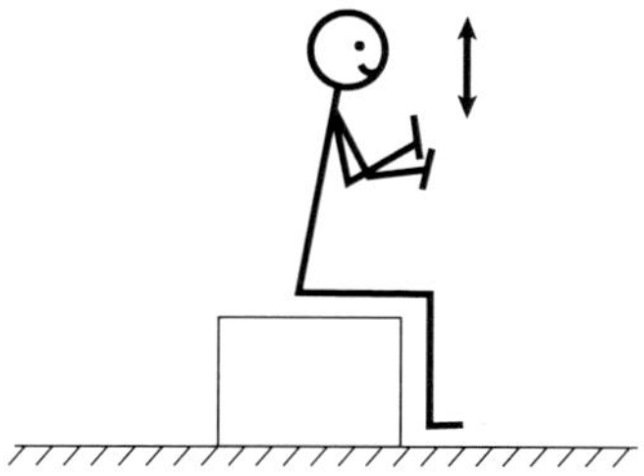

Vanuit zit stang naar beneden trekken, waarbij de schouders naar achteren en naar beneden gaan.
15-25× herhalen in 2-3 series met 30 sec.-2 min. rust tussen elke serie.

Figuur 7.6
Incline flys.

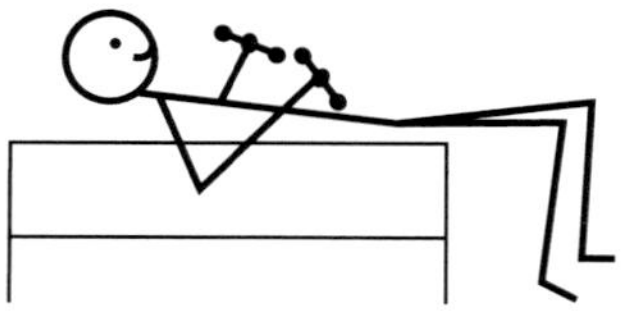

Vanuit ruglig een omvattende beweging maken, waarbij de armen (loodrecht voor de borst) respectievelijk van binnen naar buiten (niet te ver naar buiten, niet overrekken) en van buiten naar binnen worden bewogen.
15-25× herhalen in 2-3 series met 30 sec.-2 min. rust tussen elke serie.

Figuur 7.7
Dumbell squat (romp en beenspieren).

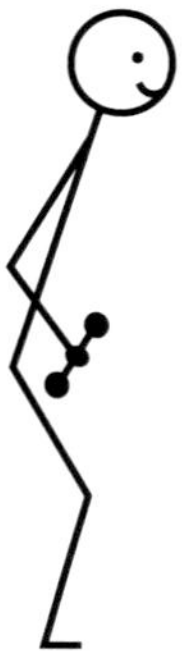

Rechtop staan, voeten op heupbreedte, billen naar achteren.
Dumbells laten zakken tot vlak voor de knie (knie boven de enkel), romp horizontaal.
Vanuit rechtopstaande houding door de knieën zakken met de billen naar achteren en rechte rug.
15-25× herhalen in 2-3 series met 30 sec.-2 min. rust tussen elke serie.
Maand 4-5: 60% van 1RM, 20 herhalingen.
Maand 6-7: 60% van 1RM, 20 herhalingen.
Maand 8-9: 60% van 1RM, 20 herhalingen.

Figuur 7.8
Seated rowing (bovenrugspieren).

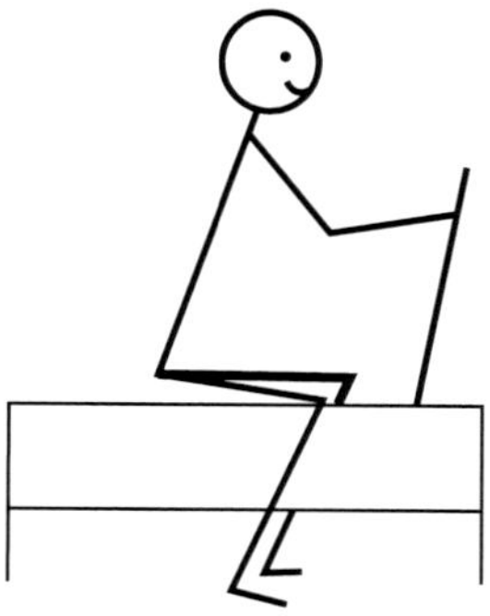

Actief rechtop zitten met holle rug, schouderbladen naar elkaar toe, ellebogen naar achteren.
Ademhaling: inademen wanneer de handvatten naar het lichaam toegetrokken worden, uitademen tijdens de teruggaande beweging.
15-25× herhalen in 2-3 series met 30 sec.-2min. rust tussen elke serie.
Maand 4-5: 60-70% van 1RM, 15-20 herhalingen.
Maand 6-7: 50-60% van 1RM, 20-25 herhalingen.
Maand 8-9: te zwaar.

Figuur 7.9
Trampoline (stabiliseren).

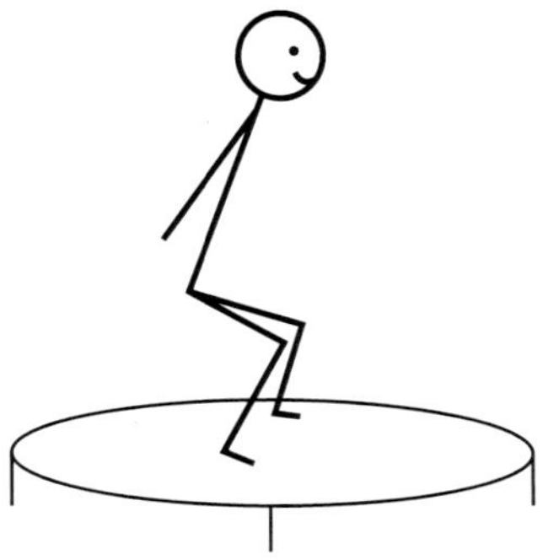

Holle rug, buik intrekken, bekken recht houden.
Maand 4-5: staan op 1 been op de trampoline, 10 seconden op links en rechts afwisselen. Totaal 2 minuten.
Maand 6-7: staan op 2 benen, houding goed instellen. Vingers spreiden, handruggen omhoog brengen, armen en schouders naar achteren en een squat maken (Brügger 2); billen naar achteren en buigen in de heupen, 7×.
Maand 8-9: idem maand 6-7.

Figuur 7.10
Lat pull down voor / vertical traction voor (brede rugspieren).

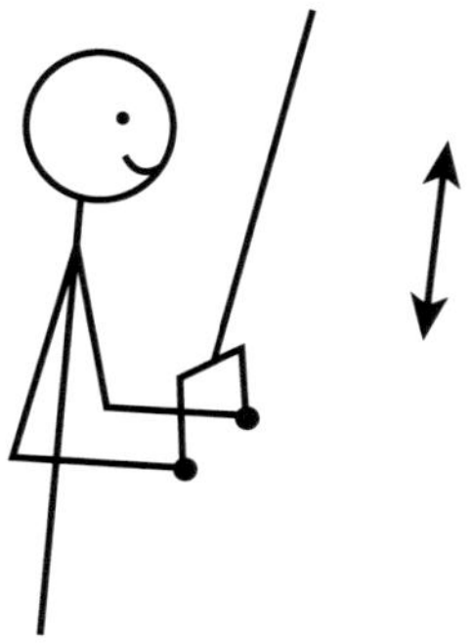

Rechtop zitten, stang vóór de borst / of voorste handgreep bij apparaat.
Maand 4-5: 60-70% van 1RM, 15-20 herhalingen.
Maand 6-7: 50-60% van 1RM, 20-25 herhalingen.
Maand 8-9: 50-60% van 1RM, 20-25 herhalingen.

Figuur 7.11
Leg press (been- en bilspieren).

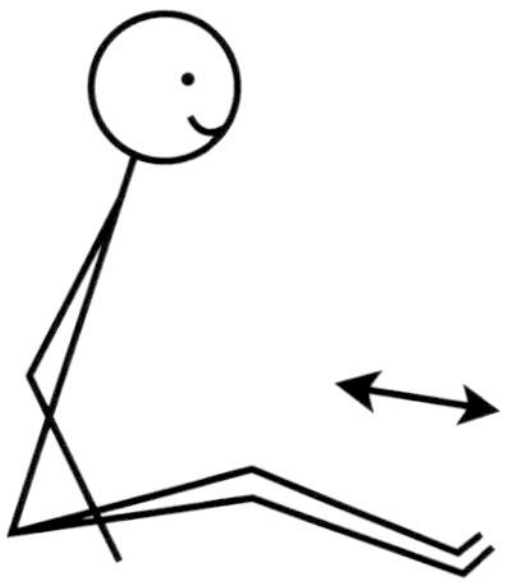

Voeten op heupbreedte, knieën buigen tot maximaal 90°, knieën niet overstrekken.
Maand 4-5: 60-70% van 1RM, 15-20 herhalingen.
Maand 6-7: 50-60% van 1RM, 20-25 herhalingen.
Maand 8-9: 50-60% van 1RM, 20-25 herhalingen.

Figuur 7.12
Neck press voor (schouder- en rugspieren).

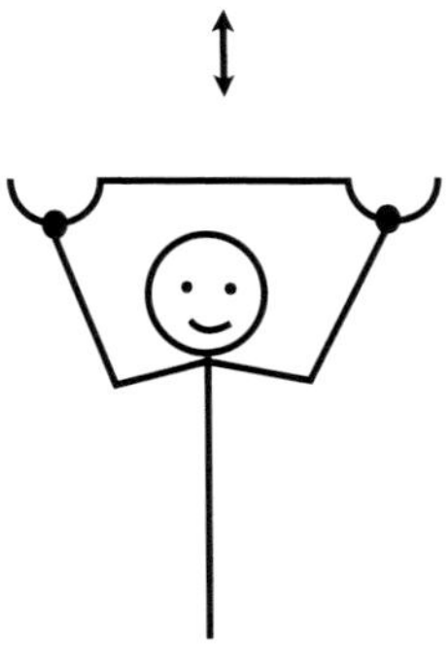

Tot 160°, voorste handgreep, armen voor het lichaam omhoog brengen.
Maand 4-5: 60-70% van 1RM, 15-20 herhalingen.
Maand 6-7: 50-60% van 1RM, 20-25 herhalingen.
Maand 8-9: 50-60% van 1RM, 20-25 herhalingen.

Figuur 7.13
Easy rider (rug- en rompspieren).

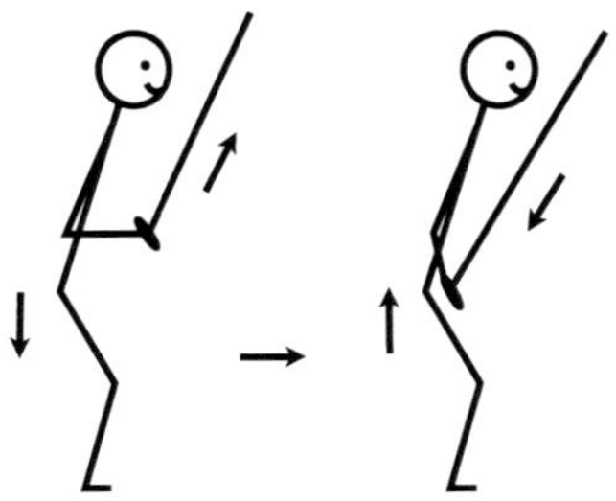

Squathouding, billen naar achteren en de stang laten vieren.
Uitblazen. Rechtop komen terwijl de stang tegen de benen wordt gedrukt.
Maand 4-5: 60% van 1RM, 20 herhalingen.
Maand 6-7: 60% van 1RM, 20 herhalingen.
Maand 8-9: te zwaar.

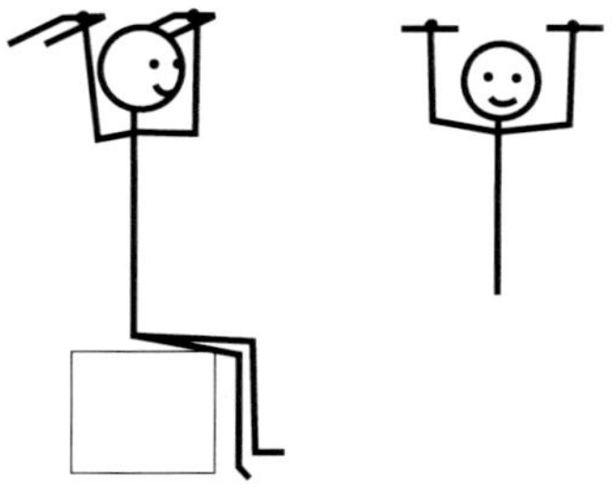

Figuur 7.14
Seated bench press (borstspieren).

Omlaag: arm onder schouderlijn, ellebogen niet strekken.
Omhoog: ellebogen tot naast de schouder.
Maand 4-5: 60-70% van 1RM, 15-20 herhalingen.
Maand 6-7: 50-60% van 1RM, 20-25 herhalingen.
Maand 8-9: 50-60% van 1RM, 20-25 herhalingen.

7.3 Krachtoefeningen

Voor de krachtoefeningen bij ZwangerFit kunnen de volgende spiergroepen worden getraind, vanwege de stabiliserende en coördinerende functie voor bekken en lage rug:

- m. quadriceps
- m. gluteus
- mm. adductores
- m. deltoideus
- m. triceps
- m. rhomboideus
- m. obliquus externus
- m. rectus abdominis
- hamstrings
- m. gluteus maximus
- mm. abductores
- m. trapezius
- mm. pectorales
- m. transversus abdominis
- m. obliquus internus

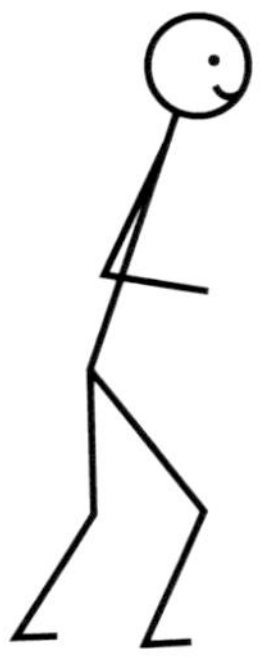

Figuur 7.15
Lunges.

Lunges (beenspieren)

Oefenen van met name: m. quadriceps, hamstrings, mm. glutei.
Actieve rechtopgaande houding waarbij de voeten op heupwijdte staan met de tenen naar voren gericht.
Doe een niet te grote stap naar voren.
De knie van het achterste been wordt omlaag gebracht (bij beginners tot op ongeveer 15 cm van de vloer).
Op een uitademing wordt de voorste voet weer naar achteren gezet, het opdrukken dient te gebeuren vanuit de hiel.
Van het leidende been dienen hiel, enkel, bovenbeen en heup op één lijn te liggen, zodat de knie of onderrug niet wordt overbelast.
Verzwaren: gewichten.

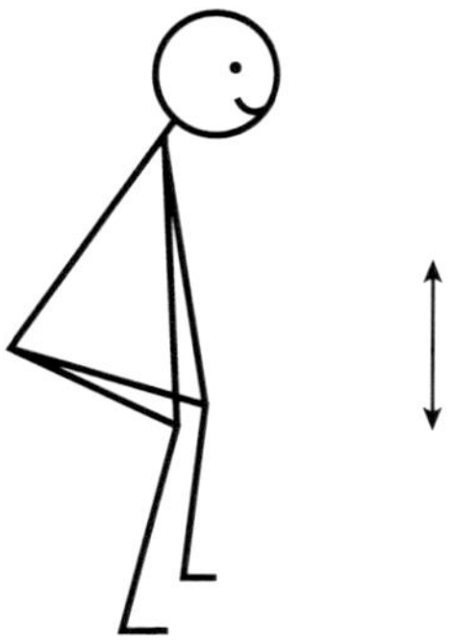

Figuur 7.16
Kniebuigingen.

Kniebuigingen

Oefenen van met name m. quadriceps, hamstrings, mm. glutei.
Een actieve rechtopgaande houding, waarbij de voeten op heupwijdte staan, de knieën licht gebogen en de tenen naar voren gericht.
De handen rusten op de voorkant van de bovenbenen of op de heupen, de hielen houden voortdurend contact met de vloer.
Hurken tot zithoogte, de bovenbenen dienen even-

wijdig aan de vloer te blijven, de schouders blijven voor het midden van de bovenbenen. Tijdens het uitademen weer langzaam omhoog komen.
Verzwaren: met gestrekte armen naar voren tijdens het hurken.
Gewichten: nu met voeten iets naar buiten gedraaid.
Andere uitgangshouding: halters dichtbij het lichaam of halters op de schouders plaatsen met de ellebogen naar buiten gedraaid.

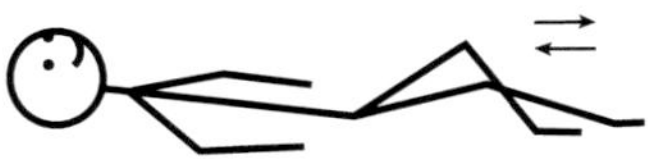

Figuur 7.17 Beenstrekken ruglig.

Beenstrekkingen

Oefenen van met name m. quadriceps, hamstrings.
Ruglig met eventueel een kussentje onder het hoofd of de billen. De onderrug gefixeerd op de mat. De armen zijn langs het lichaam met de handpalmen op de mat. Beide knieën gebogen, zodat zowel de heupen als de knieën een hoek van 90° maken.
De benen nu om de beurt uitstrekken, de voeten geflecteerd houden en de knieën licht gebogen (niet overstrekken).
Rustig terugbewegen en herhalen.
Verzwaren: ruglig, steunend op de ellebogen, onderarmen plat op de vloer, de knieën gebogen in een hoek van 90°.
Eén voet plat op de grond, terwijl de andere wordt gestrekt en opgetild.
Let er wel op dat de knie niet op slot wordt gezet.

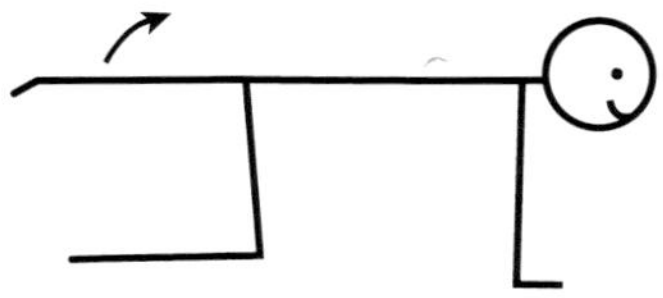

Figuur 7.18 Hamstring curls.

Hamstring curls

Oefenen van met name hamstrings, m. gluteus maximus.
Handen-en-knieënstand met de knieën op iets meer dan heupwijdte. Actieve houding.
Strek één been naar achteren, zodat dit evenwijdig is met de vloer, vanuit deze houding de voet flecteren en de hak naar de billen brengen.
Verzwaren: enkelgewichten.
Andere uitgangshouding: stand met enkelgewichten om, op ongeveer 60 cm staan voor een muur met het gezicht er naar toe. Actieve rechtopstaande houding.
De hak naar de bil bewegen.

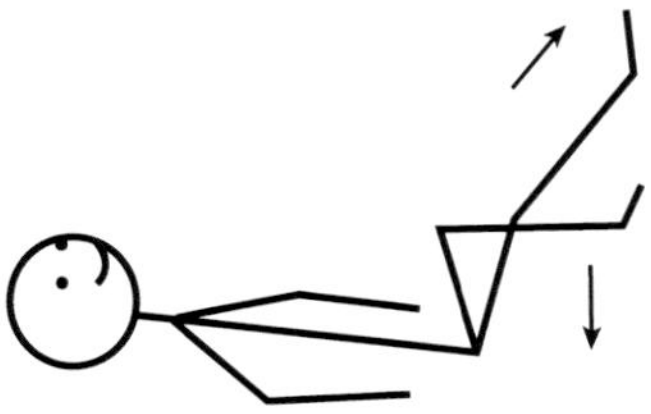

Figuur 7.19 Binnenkant bovenbeen.

Hefoefeningen binnenkant bovenbeen

Oefenen van met name de mm. adductores.
Ruglig met eventueel een kussentje onder het hoofd of de billen. De onderrug gefixeerd op de mat. De armen zijn langs het lichaam met de handpalmen op de mat.
Voeten flecteren en de benen recht omhoog strekken tot een makkelijke V.
Even vasthouden als de benen op de maximale spreiding zijn.

Deel 3

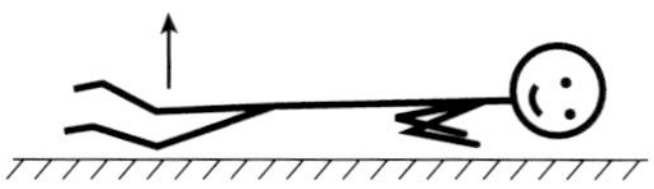

Figuur 7.20
Buitenkant
bovenbeen.

Hefoefeningen buitenkant bovenbeen

Oefenen van met name mm. abductores.
Zijlig, met het onderste been gebogen voor de stabiliteit. Het hoofd ondersteunen met de onderste hand, de andere hand steunt op de mat. Iets naar voren leunen, zodat de heup niet meteen naar achteren rolt.
Het bovenste been stekken en opheffen tot heuphoogte of hoger, bij het zakken van het been niet helemaal terug naar de beginpositie.
Criterium: het bekken moet gestabiliseerd kunnen blijven.
Een aantal keren herhalen.
Het is belangrijk dat de heupen recht worden gehouden. Als ze naar achteren kantelen, worden de mm. adductores getraind i.p.v. de mm. abductores.
Let op bekkenstabilisatie.
Verzwaren: enkelgewichten in deze uitgangshouding.
Andere uitgangshoudingen: actieve rechtopgaande houding op ongeveer 60 cm van de muur met een zij ernaar toe gekeerd. De knieën zijn licht gebogen.
Breng het been omhoog. Niet te ver, want dan kantelt de heup naar achteren. Bij het zakken van het been niet helemaal terug naar de beginpositie (verdere verzwaring hiervan d.m.v. enkelgewichten).

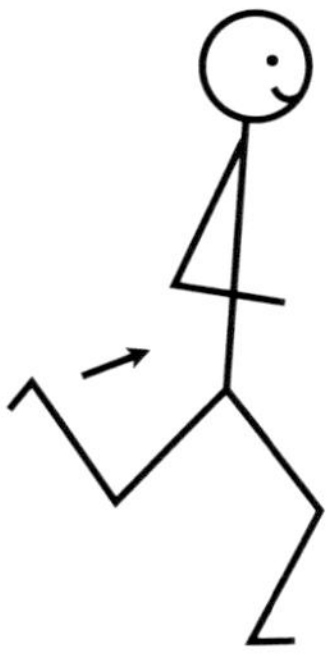

Figuur 7.21
Hefoefening
bilspieren.

Hefoefeningen (bilspieren)

Oefenen van met name mm. glutei.
Actieve rechtopgaande houding op ongeveer 60 cm van de muur met het gezicht ernaar toe. Handen tegen de muur.
Eén voet flecteren, deze voet optillen en met de voet naar de billen gaan.
Leid met de hiel en stop als de heup naar buiten draait.
Voet weer laten zakken, de tenen mogen de vloer aantippen en weer omhoog.
Verzwaren: enkelgewichten.
Andere uitgangshouding: met de knieën op iets meer dan heupwijdte. De armen recht onder de schouders met de handpalmen plat op de vloer en de vingers naar voren gericht.
Strek één been naar achteren waarbij de voet geflecteerd blijft.
Het been optillen en weer laten zakken, de tenen mogen de vloer licht aantippen.

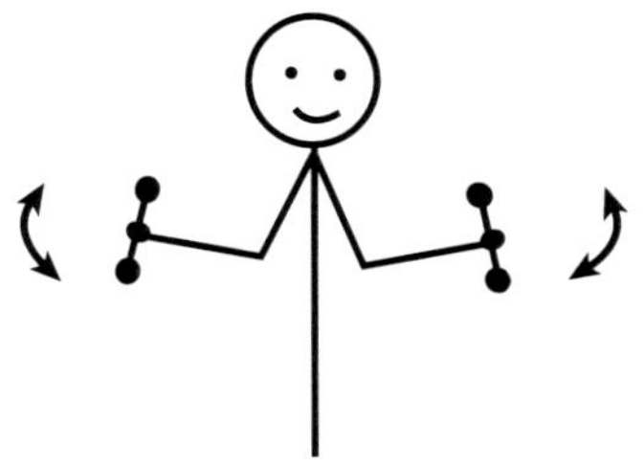

Figuur 7.22
Hefoefening schouderspieren.

Zijwaartse hefoefeningen (schouders)

Oefenen van met name m. deltoideus
Actieve rechtopgaande houding, de voeten op heupwijdte, knieën licht gebogen.
Neem een paar handhalters en breng de handen naar de voorkant van de bovenbenen met de handpalmen naar elkaar gekeerd. Ellebogen licht buigen.
De armen zijwaarts uitstrekken, tot maximaal op schouderhoogte.
Polsen naar boven draaien en recht houden: op maximale hoogte moeten de gewichten evenwijdig zijn aan de vloer.
Ellebogen niet op slot zetten. De techniek kan lijden onder een te snelle toename van het gewicht en kan blessures veroorzaken.
Verzwaren: gewichten, halters.

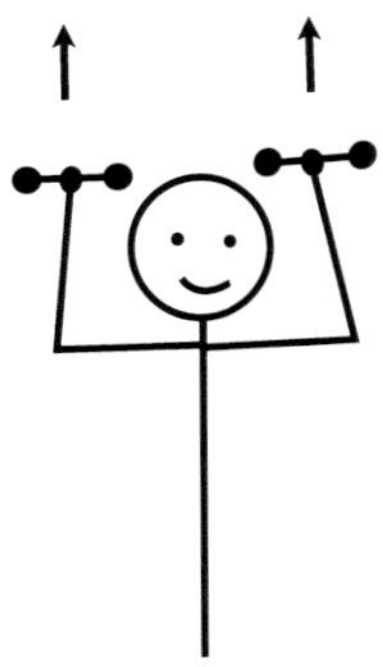

Figuur 7.23
Halterdrukken.

Halterdrukken

Oefenen van met name m. deltoideus, m. trapezius, m. triceps.
Actieve rechtopgaande houding, de voeten op heupwijdte, de knieën licht gebogen.
Neem een paar handhalters (dumbells). Hef de gewichten tot schouderhoogte. Handpalmen naar voren gericht en de polsen recht. De armen boven het hoofd strekken.
De rug recht houden tijdens deze oefening: bij naar achteren hellen kan de onderrug geforceerd worden.
Verzwaren: gewichten, halters; zitten op de rand van een bank; halters om de beurt opdrukken.

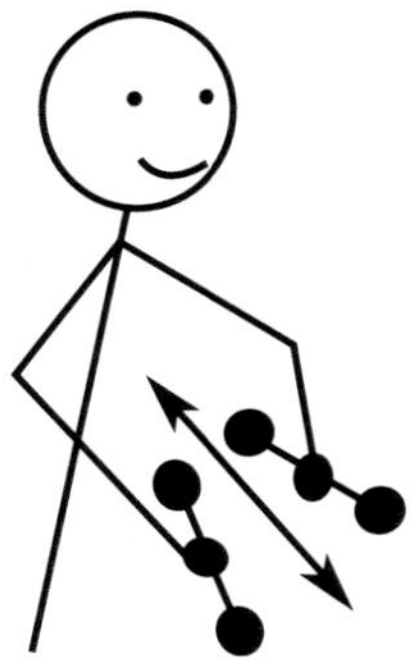

Figuur 7.24
Rechtopstaand roeien.

Rechtopstaand roeien

Oefenen van met name m. trapezius, m. deltoideus, m. triceps.
Actieve rechtopgaande houding, de voeten op schouderbreedte en licht gebogen knieën.
Neem een paar handhalters en houd de handen dichtbij elkaar.
Schouders ontspannen, de armen tegelijk heffen.
De ellebogen hoog houden en de polsen recht.
Verzwaren: gewichten, halters.

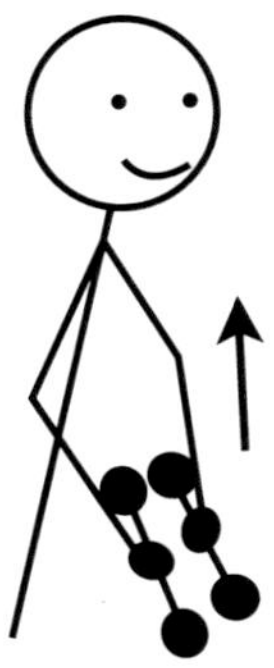

Figuur 7.25
Voorwaarts heffen.

Voorwaartse hefoefeningen

Oefenen van met name m. deltoideus, mm. pectorales.
Actieve rechtopgaande houding, de voeten op heupwijdte, licht gebogen knieën.
Neem een paar handhalters. Breng de halters naar de voorkant van de bovenbenen met rechte polsen en de handpalmen naar het lichaam gekeerd.
Halters tot schouderhoogte optillen (niet daarboven), en beheerst weer laten zakken.
Verzwaren: gewichten, halters.

Rug(schouder ophalen)

Oefenen van met name: m. trapezius, m. rhomboideus.
Actieve rechtopgaande houding, de voeten op heupwijdte, licht gebogen knieën.
Neem een paar handhalters, houd de armen langs het lichaam. Schouders zijn ontspannen.
Langzaam de schouders optillen, de halters blijven dicht bij het lichaam.
Even vasthouden en weer laten zakken.
Verzwaren: gewichten, halters.

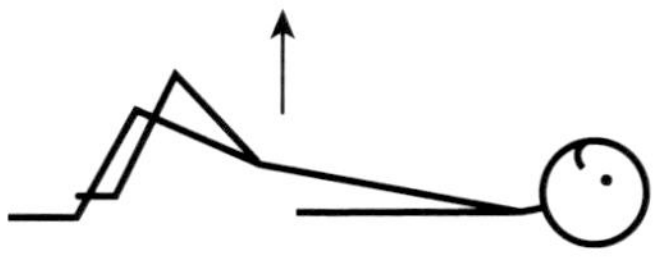

Figuur 7.26
Bruggetje.

Bruggetje (stabiliseren bekken en lage rug)

Oefenen van met name m. transversus abdominis, stabilisatoren bekken en lage rug.
Ruglig, gebogen knieën en voeten op heupwijdte en plat op de vloer. Armen uitgestrekt naast het lichaam.
Op uitademing de lage buik licht intrekken, daarna langzaam de billen optillen. (bruggetje maken).
Benen blijven licht uit elkaar, afzet armen.
Op het hoogste punt even vasthouden. De schouderbladen blijven op de vloer.
Rustig laten zakken.
Verzwaren: eerst stabiliseren en bruggetje maken.
Bekken stabiel houden.
Eén voet heel rustig iets opheffen (1 cm) en terugzetten. Dan omlaag.
Daarna opnieuw stabiliseren en idem voor het andere been.

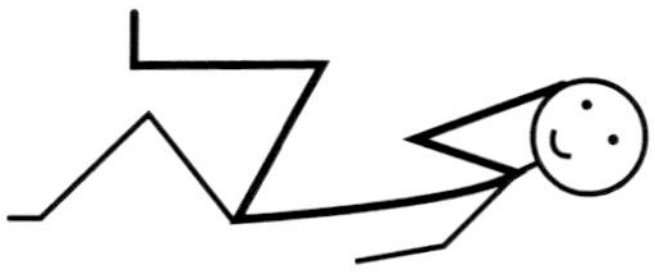

Figuur 7.27
Schuine crunches.

Schuine crunches

Oefenen van met name m. obliquus externus (niet bij groep laat-prepartum).
Ruglig, gebogen knieën en voeten op heupwijdte en plat op de vloer.
De rechterarm in de richting van het linkerbovenbeen strekken. Draaien vanuit het middel, de onderrug blijft op de mat.
Even vasthouden en langzaam laten zakken. Buikspieren blijven aangespannen.

Verzwaren: andere uitgangshouding: ruglig, gebogen knieën en voeten op heupwijdte en plat op de vloer. De handen onder het hoofd (komvorm), ellebogen naar achteren gedrukt.
De rechtervoet over de linkerknie kruisen. Linkerschouder schuin optillen in de richting van de rechterknie. Draaien vanuit het middel, de onderrug blijft op de mat.

Figuur 7.28 *Fietsen.*

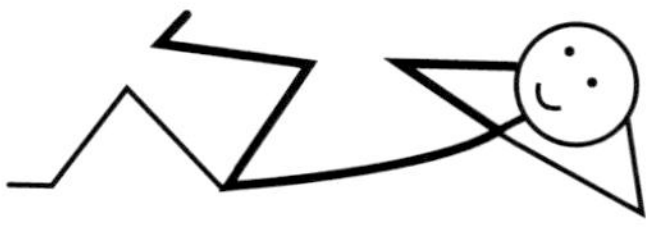

Fietsen

Oefenen van met name m. rectus abdominis, m. obliquus externus (niet bij groep laat-prepartum).
Ruglig, gebogen knieën en voeten op heupwijdte en plat op de vloer. De handen onder het hoofd (komvorm), de ellebogen naar achteren gedrukt.
Trek één knie naar de borst en tegelijkertijd de andere schouder richting de opgetrokken knie. Leid met de elleboog.
Terug bij de uitgangspositie, herhalen met de andere knie en schouder. De voeten en schouders raken de mat niet.

7.4 Mobiliserende oefeningen

Bij ZwangerFit kunnen mobiliserende oefeningen worden gegeven voor de volgende gewrichten:

- schouder
- pols
- heup
- enkel
- elleboog
- wervelkolom
- knie

Figuur 7.29 *Anteversie schouder.*

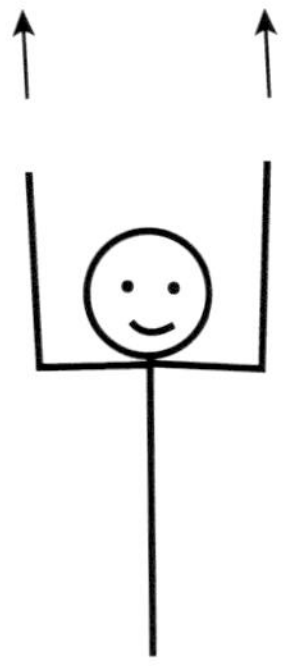

Schouder: anteversie

Kleermakerszit met de armen gestrekt langs de oren. Til de armen zo hoog mogelijk op en beweeg verder naar achteren.
Ook uit te voeren met de armen in een V-vorm.
Andere uitgangshouding:
Kortzit, langzit of stand.
Ruglig met de armen langs de oren of in een V-vorm.
Spreidstand met het bovenlichaam horizontaal en indien mogelijk de benen gestrekt: zwaai de armen schuin voor omhoog (bij rugproblemen met 1 arm steunen op een wandrek of tafel).
Materialen: blokken, kleine ballen (zwaaibeweging), knotsen, stokken.

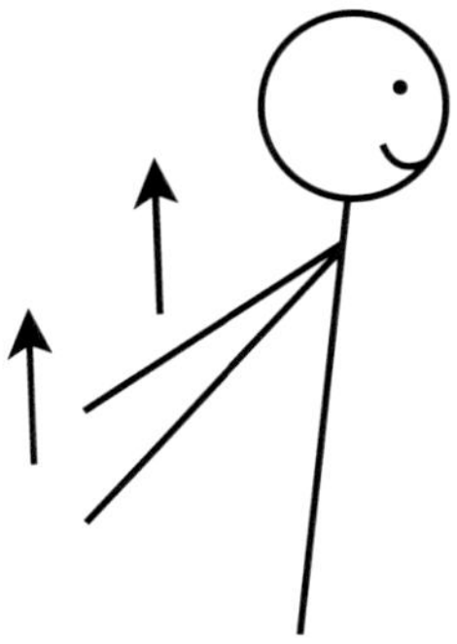

Figuur 7.30
Retroversie schouder.

Schouder: retroversie

Kleermakerszit met de armen in exorotatie achter.
Breng de armen via achter naar omhoog.
Andere uitgangshouding:
Kortzit, langzit of stand.
Kleermakerszit met de armen in exorotatie achter.
Loop met de armen zover mogelijk over de grond naar achteren en duw de borst naar voren. De rug dient recht te blijven.
Lichte spreidstand: zwaai met beide armen van voor via beneden naar achteren en omhoog.
Stand met 1 arm omhoog en 1 arm omlaag: breng beide armen naar achteren (dit is een combinatieoefening voor ante- en retroversie)
Materialen: bal, blokken, knotsen, stokken.

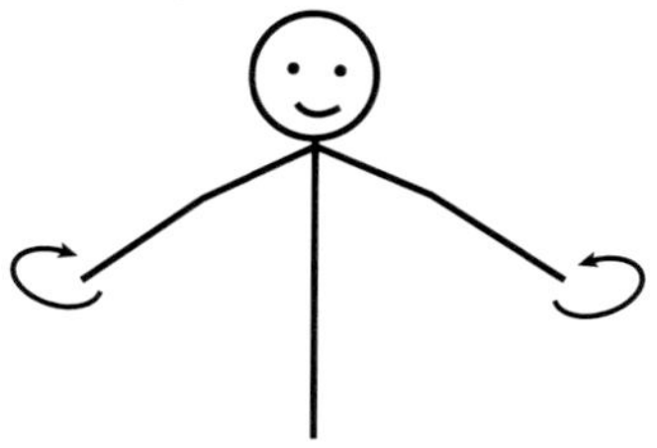

Figuur 7.31
Exorotatie / endorotatie schouder.

Schouder: exo- en endorotatie

Kleermakerszit met de armen gestrekt zijwaarts.
Exo- en endoroteren van de schouders.
Materialen: knotsen, stokken.

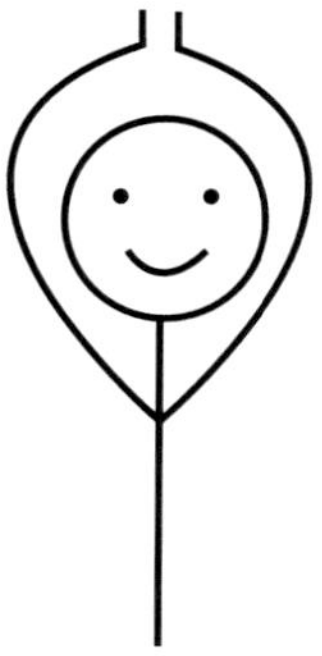

Figuur 7.32
Abductie schouder.

Schouder: abductie

Kleermakerszit.
Breng de armen via zijwaarts omhoog tot de handpalmen elkaar tegenkomen of elkaar kruisen.
Andere uitgangshoudingen:
Kortzit, langzit, stand.
Ruglig met de armen langs het lichaam: breng de armen via zijwaarts over de grond tot boven het hoofd.
Spreidstand (voeten ongeveer 70 cm uit elkaar): zwaai de armen van gekruist voor (beneden) via zijwaarts naar omhoog.
Materialen: ballen, blokken, knotsen, stokken

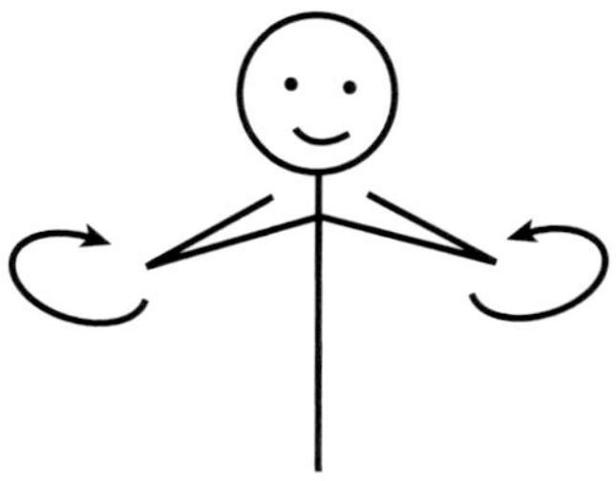

Figuur 7.33
Combinatiebewegingen schouder.

Schouder: combinatiebewegingen

Kleermakerszit met de handen op de schouders en de ellebogen naar buiten gericht.
Maak zo groot mogelijke kringen met de ellebogen.
Uitvoerbaar in voor- en achterwaartse richting.
Dit is een rollende oefening voor alle bewegingsrichtingen.

Figuur 7.34
Extensie elleboog.

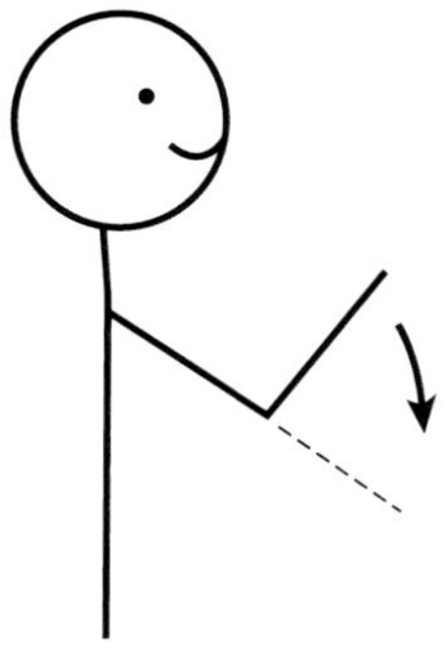

Elleboog: extensie

Zit, de arm in 90° abductie in de schouder met de onderarm in flexie.
Nu de onderarm strekken.
Andere uitgangshouding:
Zit of stand met iets in de handen (bijv. een bal of stok).
Stoot de bal of stok weg.

Figuur 7.35
Flexie elleboog.

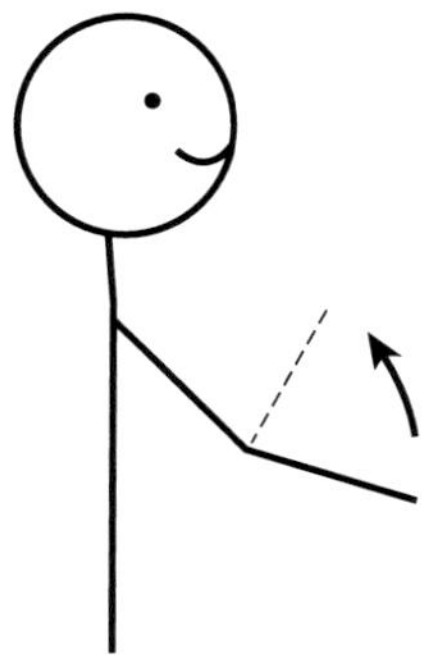

Elleboog: flexie

Zit, armen gestrekt. Breng de handen bij de schouders.
Andere uitgangshouding:
Zit op een kruk of stoel.
Een geworpen bal naar de borst brengen.
Stand bij een tafel, met de handen of onderarmen erop.
De schouders naar de handen brengen.
Materialen: ballen, medicijnbal, stokken.

Figuur 7.36
Pronatie / supinatie elleboog.

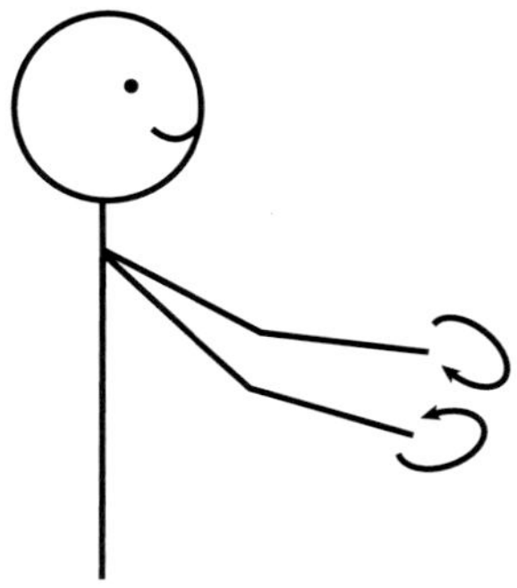

Elleboog: pro- en supinatie

Zit met de onderarmen op een tafel.
Leg afwisselend de handruggen en handpalmen op de tafel
Andere uitgangshouding:
Zit: afwisselend pro- en supineren.
Dyna Band in het midden vasthouden.
Zit aan tafel:. Rol een grote bal zijwaarts heen en weer.
Materialen: ballen, halters, knotsen, stokken.

Pols: dorsaal flexie

Zit aan een tafel, de handen in middenstand.
Tik met de handrug iets aan of om.
Andere uitgangshouding:
Zit of stand met de handpalmen tegen elkaar:
Armen op schouderhoogte vooruit gestrekt met de handrug naar boven. Buig de handen naar je toe, terwijl de armen recht blijven.
Armen gestrekt boven het hoofd. Handpalmen tegen elkaar. Beweeg de handen richting de handrug omlaag terwijl de polsen elkaar blijven raken.
Materialen: ballen, grote ballen, knotsen.

Deel 3

Pols: palmair flexie

Zit bij een tafel, met de handen in de middenstand erop.
Tik met de handpalm iets aan, om of rol iets weg.
Andere uitgangshouding:
Zit bij een tafel, handen op een grote bal:
Rol de bal van je af en met de vingers probeer je contact te houden met de bal.
De armen gestrekt voor op schouderhoogte met de handpalmen tegen elkaar aan. De handen naar het lichaam toe bewegen, tot de handruggen elkaar raken.
Materialen: ballen, grote bal, knotsen, stokken.

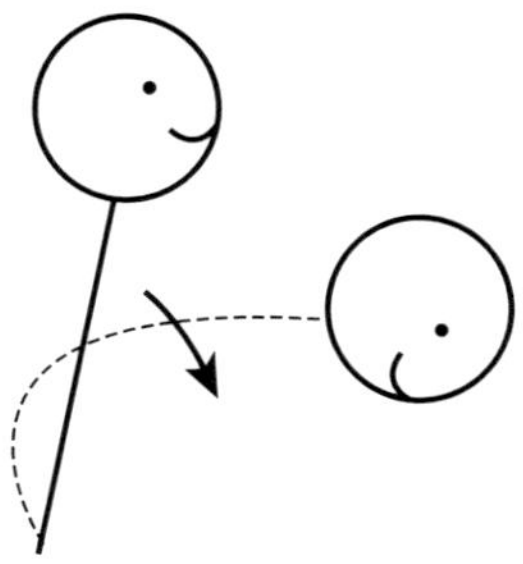

Figuur 7.37 Flexie wervelkolom.

Wervelkolom: flexie

Kleermakerszit met de handen op de rug.
Beweeg de neus in de richting van het kruis.
Andere uitgangshouding:
Langzit.
Spreidstand met de handen langs de oren. Breng de handen zover mogelijk tussen beide voeten door naar achteren. Hierbij mogen de knieën gebogen worden.
Materialen: ballen, stokken.

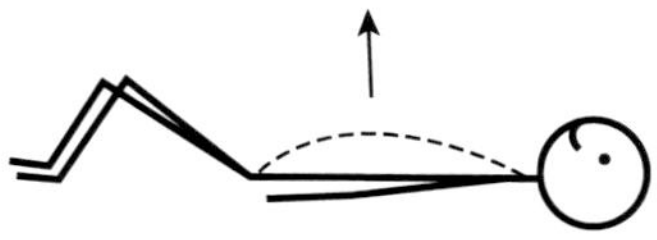

Figuur 7.38 Extensie wervelkolom.

Wervelkolom: extensie

Ruglig met de benen gebogen.
Maak de rug hol, hoofd kantelt iets naar achteren mee.
Andere uitgangshouding:
Kleermakerszit met de handen achter in exorotatie op de grond. Druk de borst naar voren.
Knie-hielzit met de handen onder de schouders. De rug hol maken.
Handen- en knieënstand. De hele rug hol maken.
Materialen: ballen, stokken.

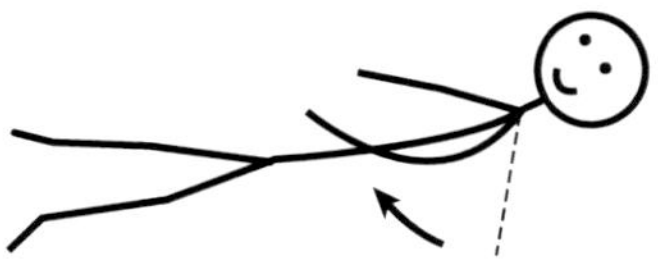

Figuur 7.39 Rotaties wervelkolom.

Wervelkolom: rotaties

Ruglig met de benen gespreid, armen gespreid.
Draai zo dat de ene hand de andere kan raken, bekken blijft op de grond liggen.
Andere uitgangshouding:
Kleermakerszit: schuif één hand over de grond zover mogelijk naar achteren en opzij. Kijk de hand na.
Handen-en-knieënstand: breng één hand zover mogelijk onder de romp door naar de andere kant. Weer terug en kijk de hand na.
Spreidstand: breng beide armen naar rechts en naar links en kijk de armen na.
Materialen: ballen, stokken

Figuur 7.40
Lateroflexie wervelkolom.

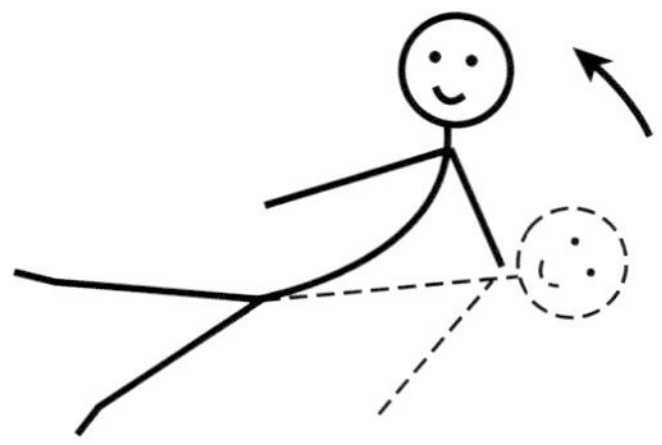

Wervelkolom: lateroflexie

Ruglig met gespreide benen, armen uit elkaar.
Laat de hand zover mogelijk naar de voet glijden langs het lichaam. Het lichaam schuift hierbij zijwaarts over de grond.
Goed blijven uitstrekken.
Andere uitgangshouding:
Kleermakerszit met de handen op de schouders. De ellebogen wijzen naar buiten.
Breng de ellebogen om de beurt zover mogelijk naar de grond.
Goed blijven uitstrekken.
Materialen: ballen, stokken.

Figuur 7.41
Kantelen bekken.

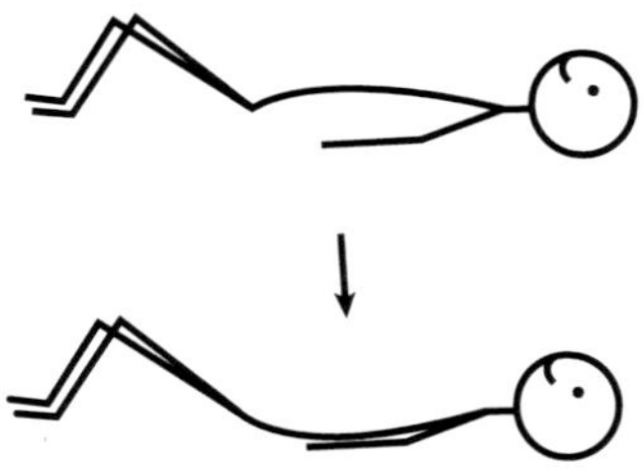

Wervelkolom: bekken kantelen

Ruglig: bekken achter- en voorover kantelen.
Andere uitgangshouding:
Handen-en-knieënstand.
Ruglig met opgetrokken knieën, beide knieën zover mogelijk naar links en rechts bewegen.
Stand: om beurten door de ene knie zakken en door de andere ('samba-dans').

Figuur 7.42
Anteversie heupen.

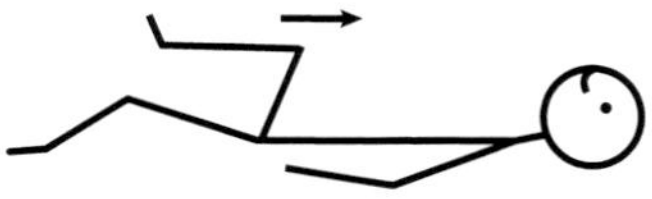

Heup: anteversie

Ruglig: breng één knie naar de borst, terwijl het andere been gestrekt op de grond blijft liggen.
Andere uitgangshouding:
Zijlig met het onderste been gestrekt. Trek het bovenste been zover mogelijk naar de borst.
Handen-en-knieënstand. Breng één knie naar de borst zonder dat de rug flecteert.
Stand: breng één knie zover mogelijk naar de borst waarbij het andere been gestrekt blijft (kan ook met een zwaaibeweging).

Figuur 7.43
Abductie heupen.

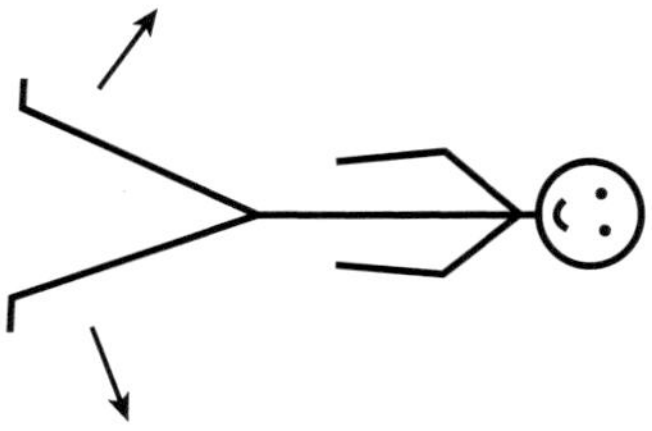

Heup: abductie

Ruglig: Spreid de benen terwijl de voeten omhoog gericht blijven.
Andere uitgangshouding:
Uitvalstand zijwaarts: breng het bekken naar opzij in de richting van het gebogen been en naar beneden.
Stand: nu het been zijwaarts opzwaaien vanuit adductie en met de voet recht naar boven.

Figuur 7.44
Exorotatie heupen.

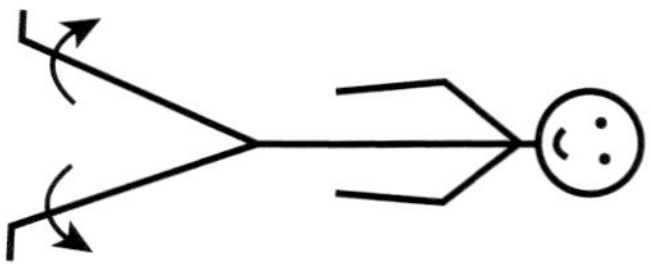

Heup: exorotatie

Ruglig: voeten in dorsaalflexie naar buiten draaien.
Andere uitgangshouding:
Kortlig of kortzit. Breng nu de knieën naar buiten, eventueel ondersteund door de handen.
Stand: draai de voeten helemaal naar buiten.

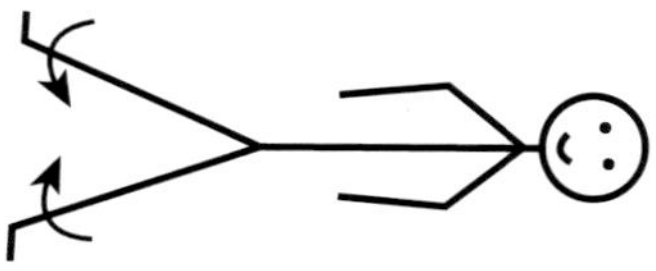

Figuur 7.45
Endorotatie heupen.

Heup: endorotatie

Ruglig: voeten in dorsaalflexie helemaal naar binnen draaien.
Andere uitgangshouding:
Spreid lig of kortzit: breng nu de knieën naar elkaar.
Stand: draai de voeten helemaal naar binnen.

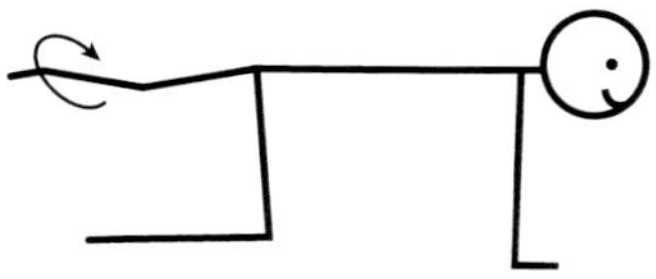

Figuur 7.46
Combinatiebewegingen heupen.

Heup: combinatiebewegingen

Handen-en-knieënstand.
Eén been achterwaarts en omhoog brengen.
Maak grote kringen met dit been.
Andere uitgangshouding:
Stand: één been gebogen opzwaaien naar voren, naar zijwaarts, naar achteren en weer naar voren.

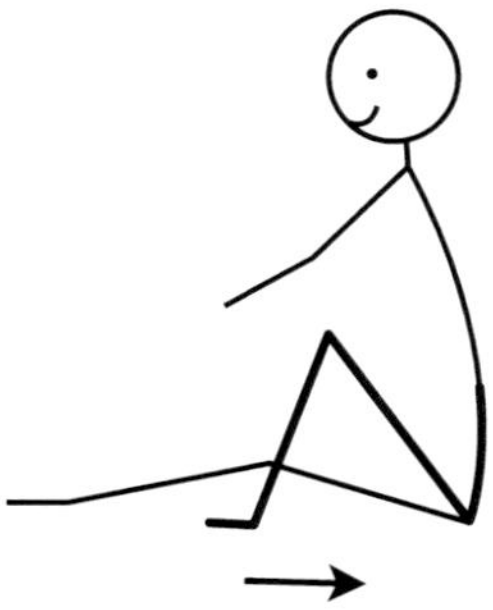

Figuur 7.47
Flexie knie.

Knie: flexie

Langzit: trek de hiel zover mogelijk naar de bil.
Andere uitgangshouding:
Zijlig: breng de hiel van het bovenste been naar de bil toe.
Buiklig: trek de hiel naar de bil toe.
Knieënstand: probeer op de hielen te gaan zitten.
Stand: zak zo ver mogelijk door beide knieën (eventueel voor een wandrek of stoel voor steun).
Materialen: handdoek, riem, touw.

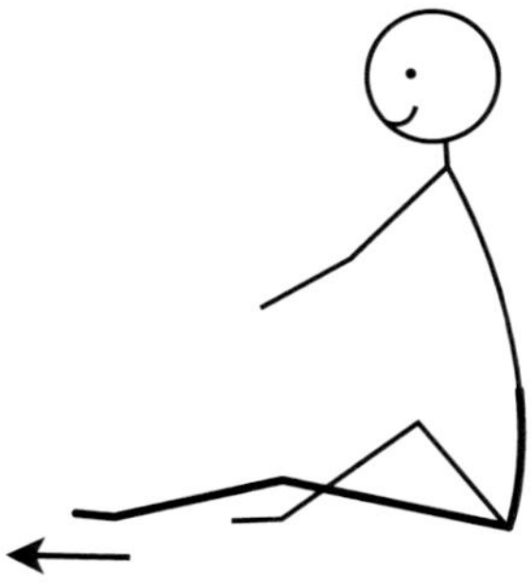

Figuur 7.48
Extensie knie.

Knie: extensie

Zit: probeer het been zover mogelijk te strekken.
Andere uitgangshouding:
Zit op een kruk of stoel: het been zo ver mogelijk strekken.
Zijlig: het bovenste been zoveel mogelijk strekken.
Langzit: de knie zo ver mogelijk strekken.
Handen-en-knieënstand. Steek het been zo ver mogelijk naar achteren.
Materialen: ballen, rollen.

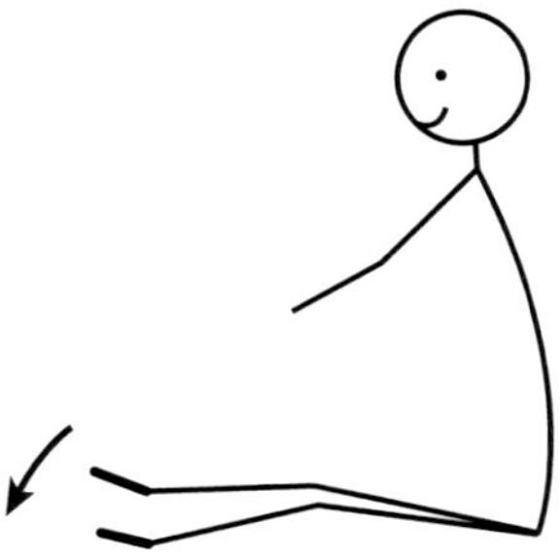

Figuur 7.49
Plantair flexie enkel.

Enkel: plantair flexie

Zit: voeten zover mogelijk strekken.
Andere uitgangshouding:
Stand: op een wiebelplank met 2 voeten een maximale plantair flexie maken.
Materialen: ballen, blokken.

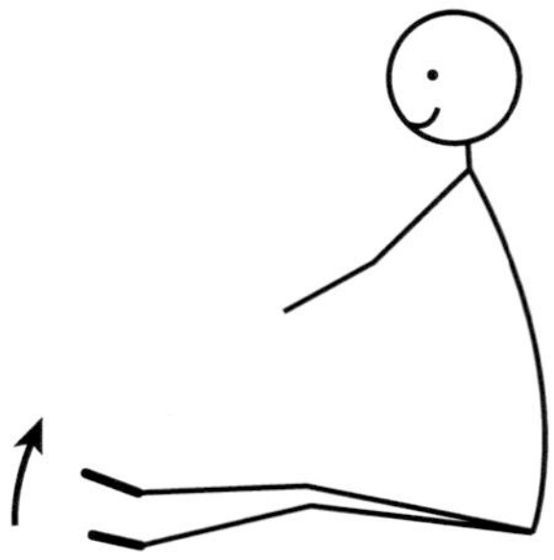

Figuur 7.50
Dorsaal flexie enkel.

Enkel: dorsaal flexie

Zijlig: voeten optrekken.
Andere uitgangshouding:
Ruglig.
Zit: de voeten optrekken.
Zit: een bal tussen onderbeen en voet klemmen.
Stand: lopen op de hielen.
Materialen: ballen, blokken, oefentol, wiebelplank.

7.5 Lenigheidsoefeningen

Bij ZwangerFit worden kunnen lenigheidsoefeningen worden gegeven voor de volgende gebieden:

- hals
- rug
- billen en heupen
- kuitspieren
- schouders
- borst
- bovenbenen
- buik

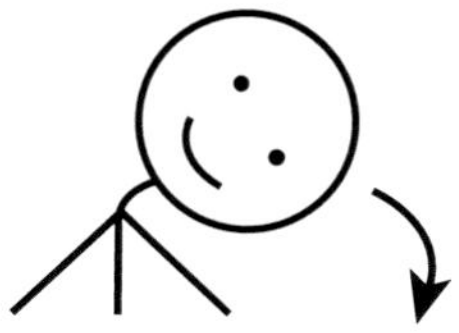

Figuur 7.51
Rekken halsspieren.

Hals: rekoefening

Rekken van met name m. sternocleidomastoideus.
Actieve rechtopgaande houding, voeten op heupwijdte van elkaar en licht gebogen knieën. Schouders ontspannen.
Beweeg het oor naar de schouder. Even vasthouden. Blijf normaal ademhalen. De schouder beweegt niet mee. Deze oefening kan ook in zit.
Verzwaren: linkerhand ligt op het rechteroor, en andersom.

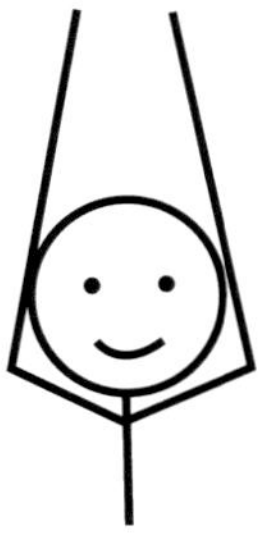

Figuur 7.52
Rekken schouderspieren.

Schouders: rekoefening boven het hoofd

Rekken van met name m. deltoideus, m. latissimus dorsi, m. obliquus.
Actieve rechtopgaande houding, voeten op heupwijdte en licht gebogen knieën.
Strek de armen zover mogelijk boven het hoofd, de handpalmen tegen elkaar. Blijf naar voren kijken. Blijf normaal ademhalen.
Verzwaren:
Kruisen van de polsen en de handpalmen tegen elkaar leggen.
Verder rekken kan door de armen naar achteren te brengen.

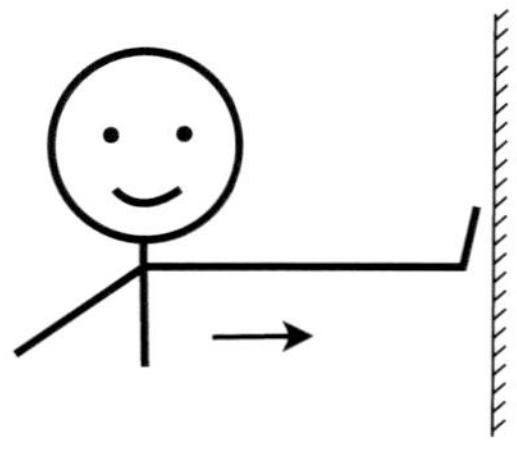

Figuur 7.53
Zijwaarts rekken schouderspieren.

Schouders: zijwaarts arm rekken

Rekken van met name m. deltoideus, m. latissimus dorsi, m. obliquus.
Actieve rechtopgaande houding, de voeten op heupwijdte. Op ongeveer 60 cm van een muur met de zij ernaar toe gekeerd.
Strek de arm zo hoog mogelijk tegen de muur en leg de handpalm plat tegen de muur.
Druk de oksel naar de muur, even vasthouden.
Blijf normaal ademhalen.

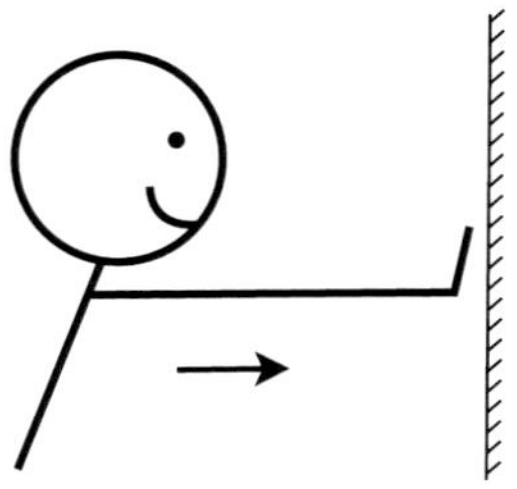

Figuur 7.54
Voorwaarts rekken schouderspieren.

Schouders: voorwaarts arm rekken

Rekken van met name m. deltoideus, m. latissimus dorsi.
Actieve rechtopgaande houding, op ongeveer 60 cm van een muur met het gezicht ernaar toe.
Doe een stap achteruit en strek de andere arm tegen de muur. De handpalm plat tegen de muur.
Strek de vingers naar boven en druk de oksel tot dicht tegen de muur. Even vasthouden.
Blijf normaal ademhalen.
Verzwaren: beide armen tegen de muur en de handpalmen plat tegen de muur. Strek de vingers naar boven en druk de oksels tot dicht bij de muur.
Verder van de muur af gaan staan.

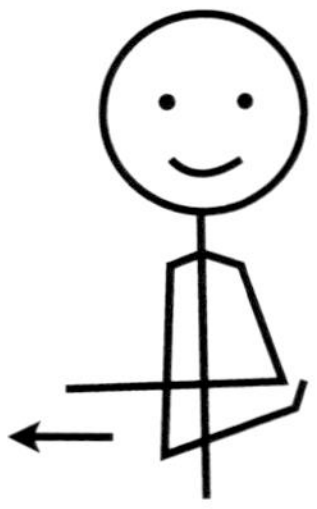

Figuur 7.55
Rekken armspieren.

Armen: rekoefening triceps

Rekken van met name m. triceps, m. deltoideus.
Actief rechtopgaande houding, voeten op heupwijdte en licht gebogen knieën. Ontspannen schouders.
Strek een arm schuin over de borst en houd de andere hand tegen de achterkant van de bovenarm.
Druk de arm zachtjes naar de borst.
Blijf normaal ademhalen.
Verzwaren: eén arm buigen bij de elleboog en optillen naar voren.
Hand van de gebogen arm tussen de schouderbladen laten zakken.
Elleboog buigen, andere hand over de elleboog leggen en naar mediaal brengen.

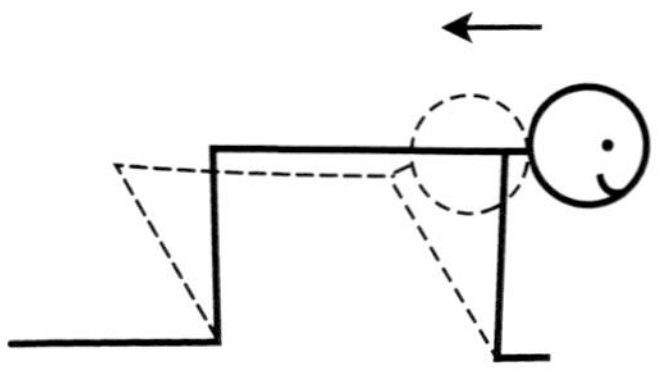

Figuur 7.56
Rekken onderarm.

Armen: rekoefening onderarm

Rekken van met name m. brachialis.
Handen-en-knieënstand, de handpalmen recht onder de schouders plat op de vloer. De vingers wijzen naar het lichaam.
Handpalmen op de vloer houden, iets naar achteren hellen vanuit de heupen. Voel hierbij de spanning in de onderarm.
Blijf normaal ademhalen.

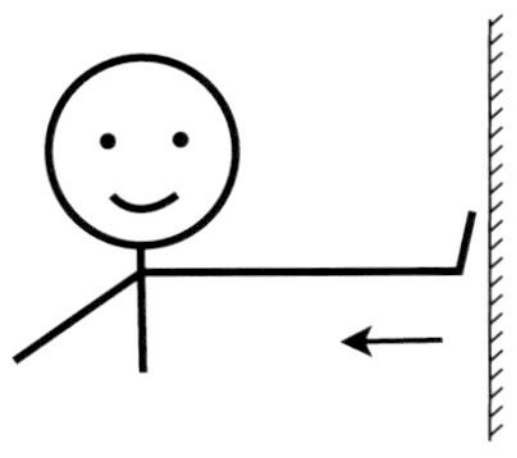

Figuur 7.57
Rekken armspieren in stand.

Rug (staande rekoefening)

Rekken van met name m. trapezius, m. deltoideus, m. triceps.
Actieve rechtopgaande houding, de voeten op heupwijdte en licht gebogen knieën. Op ongeveer 60 cm van een muur staan met de zij ernaar toe.
Leg de hand plat tegen de muur, de vingers op of iets onder de schouders en naar voren wijzend.
Hand op de muur houden, van de muur af bewegen.
Blijf normaal ademhalen. Laat de elleboog niet op slot schieten.

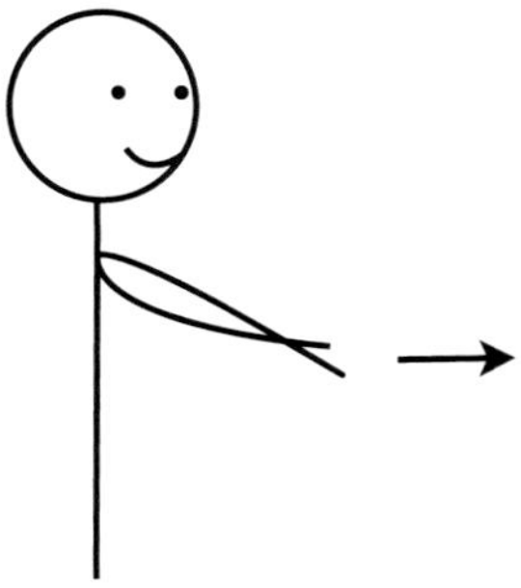

Figuur 7.58
Rekken rugspieren in stand.

Rug (staande rekoefening)

Rekken van met name m. trapezius, m. triceps, m. rhomboideus.
Actieve rechtopgaande houding, de voeten op heupwijdte en licht gebogen knieën.
Strek beide armen op borsthoogte, met de handpalmen tegen elkaar aan. Ellebogen blijven licht gebogen.
Kruis de handen en keer de handpalmen naar buiten.
Strek beide armen langzaam voor de schouders.
Bovenste deel van de rug wordt gerekt.
Blijf normaal ademhalen.

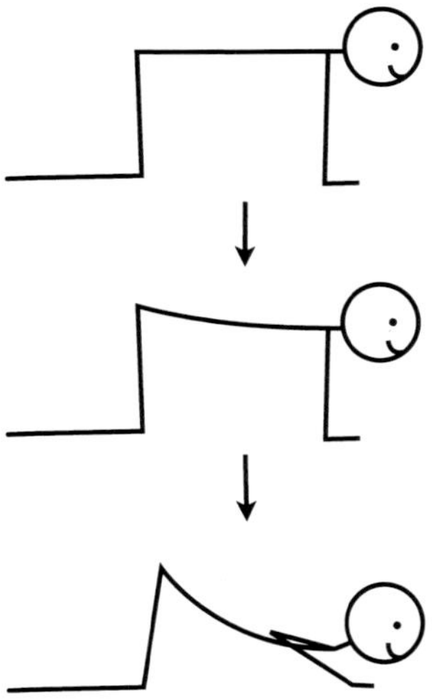

Figuur 7.59
Rekken rugspieren in handen-en-knieënstand.

Rug (knielende rekoefening)

Rekken van met name m. erector spinae.
Handen-en-knieënstand, de knieën onder de heupen, de handen onder de schouders.
Langzaam de rug hol maken. Kantel het bekken naar voren wanneer deze beweging wordt gemaakt.
Op een uitademing de borst naar de vloer bewegen.
Blijf normaal ademhalen.

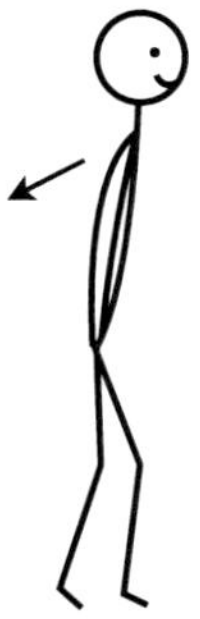

Figuur 7.60
Rekken borstspieren symmetrisch.

Borst (staande rekoefening)

Rekken van met name mm. pectorales.
Actieve rechtopgaande houding, de voeten op heupwijdte en licht gebogen knieën. De handen op de heupen.
Druk de schouderbladen naar elkaar toe, terwijl de handen naar de billen bewegen.
De schouders ontspannen houden. Lichte spanning in de borst.
Blijf normaal ademhalen. Deze oefening kan ook uitgevoerd worden in zit met gestrekte benen.

Deel 3

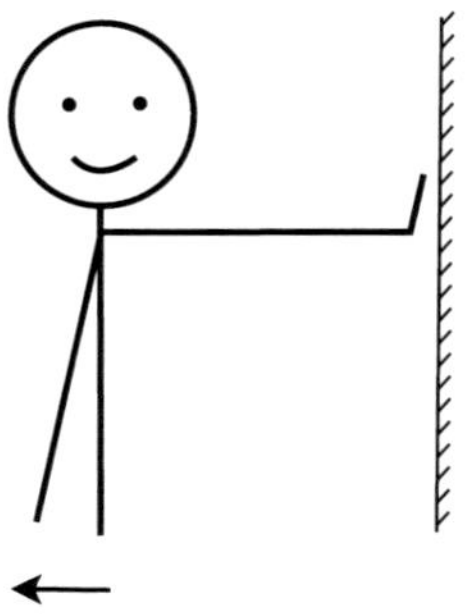

Figuur 7.61
Rekken borstspieren asymmetrisch.

Borst

Rekken van met name mm. pectorales, m. deltoideus. Actieve rechtopgaande houding, de voeten op heupwijdte en licht gebogen knieën. Ga op ongeveer 60 cm van een muur staan met de zij ernaar toe.
Houd de buitenste arm tegen de zij, zet van de andere arm de handpalm iets naar achteren tegen de muur, met de vingers omhoog. De hand is op schouderhoogte.
De hand blijft op de muur, terwijl er van de muur af wordt bewogen.
Er komt spanning op de schouder.
Blijf normaal ademhalen. Deze oefening kan ook als rekoefening voor de schouder worden gebruikt.

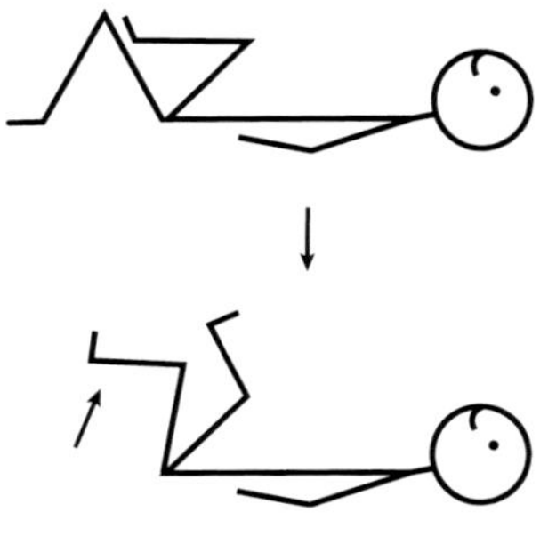

Figuur 7.62
Rekken bilspieren.

Billen en heupen(rekoefening bilspieren)

Rekken van met name mm. glutei.
Ruglig, de knieën gebogen en de voeten plat op de grond. Schouders zijn ontspannen.
Kruis een voet over de andere knie.
Til de voet die nog op de vloer staat langzaam op, terwijl de knieën naar de borst worden opgetrokken.
Verzwaren: vouw de handen om het opgetilde bovenbeen.
Strek het been en trek het naar de borst.

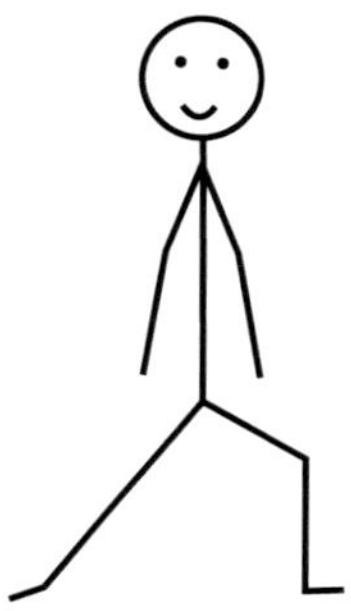

Figuur 7.63
Rekken in stand.

Lies (staande rekoefening)

Rekken van met name m. quadriceps, m. sartorius. Actieve rechtopgaande houding, de voeten op heupwijdte.
Houd één been recht en maak een grote stap zijwaarts met het andere been.
Buig de knie van het zijwaartse been en draai de tenen 45° naar buiten. Het gewicht is in het midden.
Blijf normaal ademhalen.

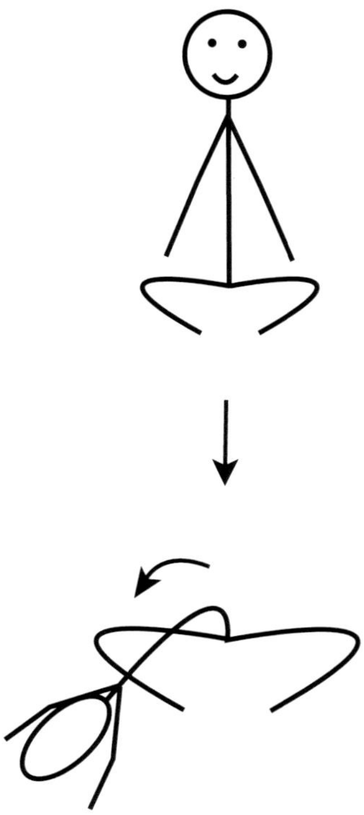

Figuur 7.64
Rekken in zit.

Lies

Rekken van met name mm. adductores, hamstrings, m. erector spinae.
Zit op de vloer met een rechte rug, de benen gespreid.
De handen rusten op de binnenkant van de bovenbenen.
Oprichten vanuit het middel, vooroverbuigen vanuit de heupen om de handen plat op de vloer te plaatsen.
Naar voren strekken.
Blijf normaal ademhalen.

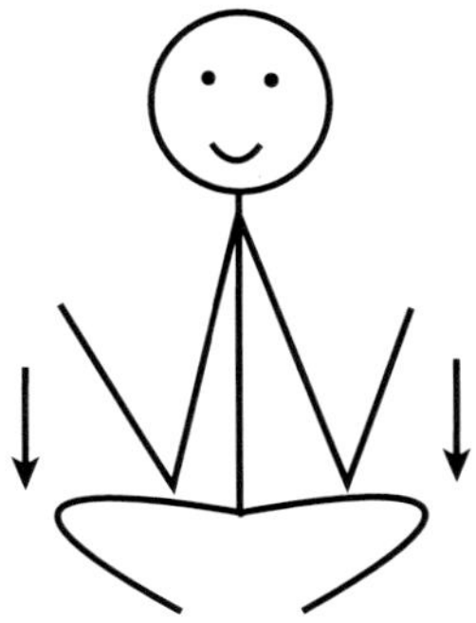

Figuur 7.65
Rekken adductoren.

Bovenbenen: adductoren (zittende rekoefening)

Rekken van met name mm. adductores.
Zit op de vloer met een rechte rug.
Houd de voetzolen tegen elkaar, de knieën gespreid.
Leg de ellebogen op de knieën en druk de knieën voorzichtig naar beneden.
Blijf normaal ademhalen.

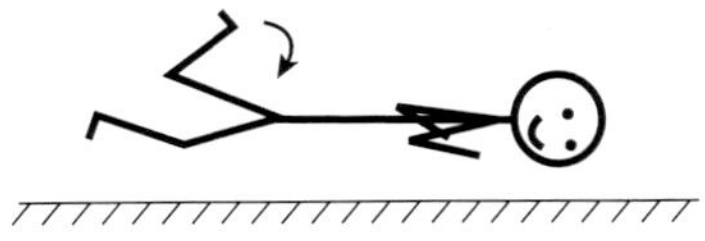

Figuur 7.66
Rekken bovenbeen in zijlig.

Bovenbenen: quadriceps (zijlig)

Rekken van met name m. quadriceps.
Zijlig met een rechte rug, steun met de onderste hand het hoofd. Het onderste been licht buigen voor de stabiliteit, voeten en knieën bij elkaar houden.
Bovenste been langzaam buigen, de hiel naar de billen.
Bovenste hand om de enkel om voet dichter bij de billen te brengen.

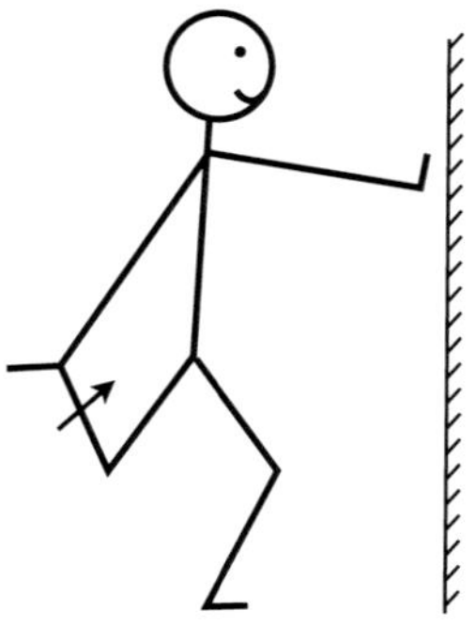

Figuur 7.67 Rekken bovenbeen in stand.

Bovenbenen: quadriceps (staand)

Rekken van met name m. quadriceps.
Actieve rechtopgaande houding, de voeten op heupwijdte.
Buig licht door een knie en til het andere been op.
Neem de enkel van het opgetilde been in de hand, breng de voet voorzichtig naar de billen.
Houd de knieën evenwijdig aan elkaar.
Blijf normaal ademhalen. Gebruik een stoel, muur of partner als steun. Niet aan de voet trekken of de rug krommen. Zorg ervoor dat de knieën niet naar buiten kunnen draaien: hierdoor kunnen de banden overbelast worden.

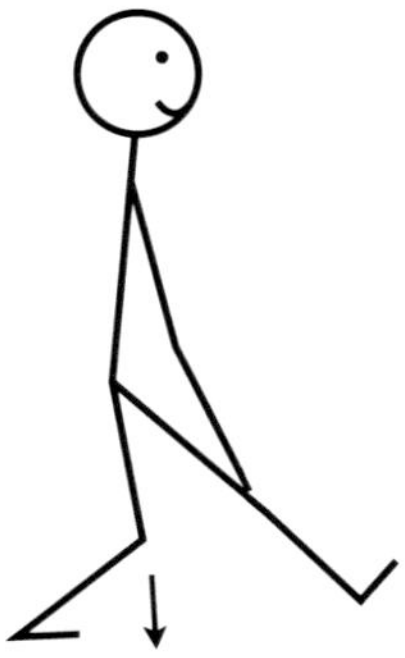

Figuur 7.68 Rekken hamstrings in stand.

Bovenbenen: hamstrings (staand)

Rekken van met name hamstrings.
Actieve rechtopgaande houding, de voeten op heupwijdte met de tenen naar voren gericht.
Doe een stap naar voren en houd het been gestrekt.
Buig de andere knie, buig vanuit de heupen naar voren.
Houd de rug recht terwijl het bovenlichaam langzaam richting het naar voren geplaatste been wordt gebracht.
De handen op het midden van het gebogen been.
Blijf normaal ademhalen. De rekoefening kan worden uitgebreid door de tenen van het gestrekte been naar de borst te buigen. Hierdoor worden de kuitspieren gerekt.

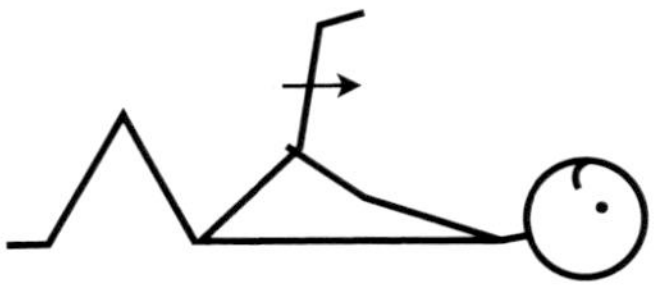

Figuur 7.69 Rekken hamstrings in lig.

Bovenbenen: hamstrings (liggend)

Rekken van met name hamstrings.
Ruglig, gebogen knieën en de voeten op heupwijdte plat op de vloer.
Houd de billen op de vloer en til één been naar de borst (buig de knie).
Leg beide handen om het bovenbeen ter ondersteuning.
Strek het opgetilde been in de knie.
Breng het dichter naar de borst.
Blijf normaal ademhalen. Als de tenen naar het lichaam worden getrokken, worden op deze manier ook de kuitspieren gerekt.

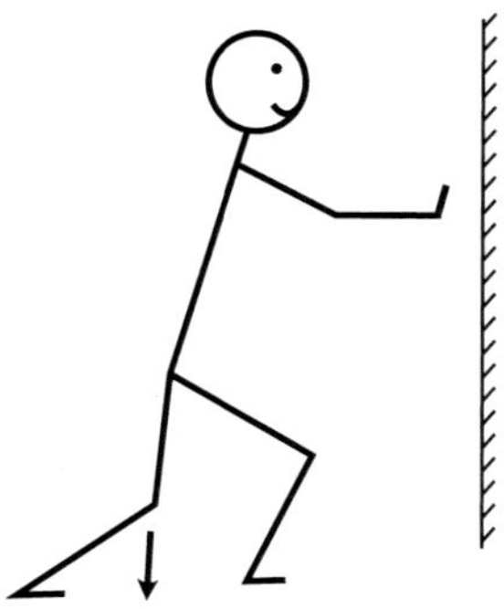

Figuur 7.70
Rekken bovenste kuitspieren.

Kuitspieren (bovenste kuitspieren)

Rekken van met name m. gastrocnemius.
Actief rechtopgaande houding, de voeten op heupwijdte, de tenen wijzen naar voren.
Doe een grote stap naar achteren, buig de voorste knie zodat hij voor de enkel komt.
Breng het lichaamsgewicht naar voren en druk de hiel van het achterste been in de grond. Blijf normaal ademhalen. Gebruik een stoel, muur of partner voor steun. Hoe groter de stap naar achteren, hoe meer rek.

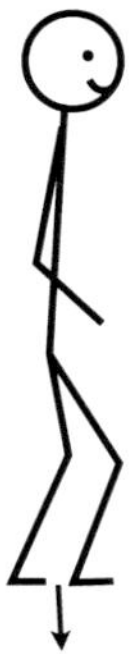

Figuur 7.71
Rekken onderste kuitspieren.

Kuitspieren (onderste kuitspieren)

Rekken van met name m. soleus, m. gastrocnemius.
Actieve rechtopgaande houding, de voeten op heupwijdte, de tenen wijzen naar voren. Handen op de heupen.
Zet één voet evenwijdig aan de andere iets naar achteren (voeten op één lijn).
Buig de knieën tot boven de tenen.
Het gewicht aan de voorkant van de voeten houden.

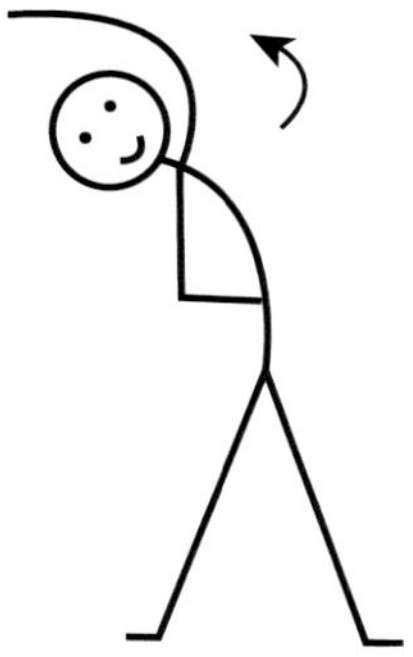

Figuur 7.72
Rekken schuine buik- en rugspieren in stand.

Buik (staande rekoefening zij)

Rekken van met name m. obliquus, m. quadratus lumborum.
Actieve rechtopgaande houding, de voeten op meer dan heupwijdte, de knieën licht gebogen en de tenen 45° naar buiten gedraaid.
De schouders recht en niet achter- of voorover hellen.
Eén hand op de heup (of in de zij).
Strek de andere hand boven het hoofd.
Het bovenlichaam naar de kant hellen, waar de hand op de heup rust.
Blijf normaal ademhalen.

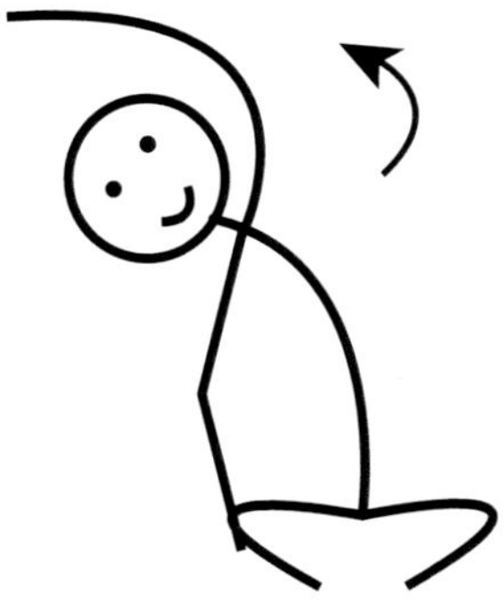

Figuur 7.73
Rekken schuine buik- en rugspieren in zit.

Buik (zittende rekoefening zij)

Rekken van met name m. obliquus externus.
Kleermakerszit met een rechte rug.
Plaats een hand dicht bij het lichaam op de vloer, buig de elleboog.
De andere arm uitstrekken boven het hoofd.
Blijf normaal ademhalen.

Deel 3

7.6 Oefeningen op de Bobath-bal

Bij ZwangerFit kunnen diverse oefeningen gegeven worden op een Bobath-bal of andere grote oefenbal. Oefenen op een bal heeft als voordeel dat de bekkenbodemspieren, al dan niet bewust, worden ingeschakeld. Door de lichte bolling van de bal wordt tevens het perineum ondersteund wat een prettig, ontlastend gevoel kan geven bij een gevoel van 'dalen' van de bekkenbodem (hoogzwanger, pas bevallen, verzakkingsgevoel). Daarnaast is gebruikmaking van een bal uitermate geschikt voor stabiliserende en coördinerende oefeningen voor bekken, bekkenbodem en lage rug.

- buikademhaling
- stabiliseren
- schuine buikspieren
- abductoren
- buik en rugspieren stabiliseren
- ontspannen bekkenbodem
- stabiliseren en mobiliseren
- bevorderen veneuze afvoer
- armspieren
- weeënopvang en massage

Figuur 7.74
Zit op bal.

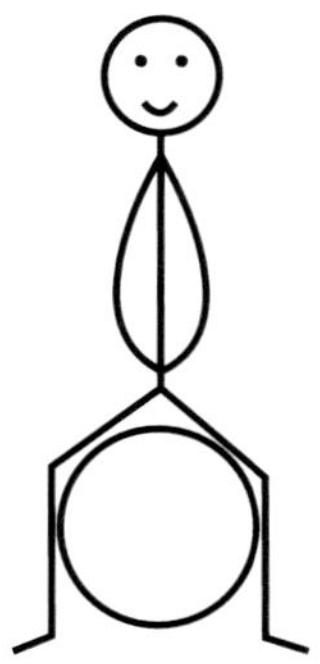

Buikademhaling en ontspannen bekkenbodem

Zittend op de bal, benen gespreid en stevig op de grond.
Handen op de buik, neem een goede ontspannen houding aan.
Probeer de ademhaling zo laag mogelijk te brengen.
Voel de bekkenbodem ontspannen
Schouders laag en rechtop blijven zitten.

Figuur 7.75
Zit op bal.

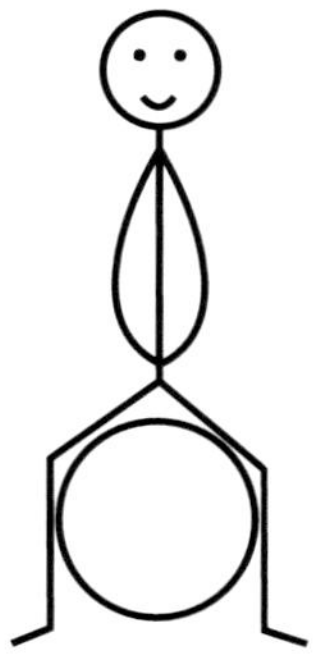

Stabiliseren

Zit op de bal.
Het zitten op de bal geeft goede ontspanning en steun aan het bekken, wat stabiliserend werkt.
Zorg dat de voeten stevig op de onderlaag staan zodat uitglijden niet mogelijk is. Geef wat druk met de voeten op de grond en voel de spieren rond bekken en lage rug aanspannen.

Figuur 7.76
Geknield half op de bal. Geknield voor de bal.

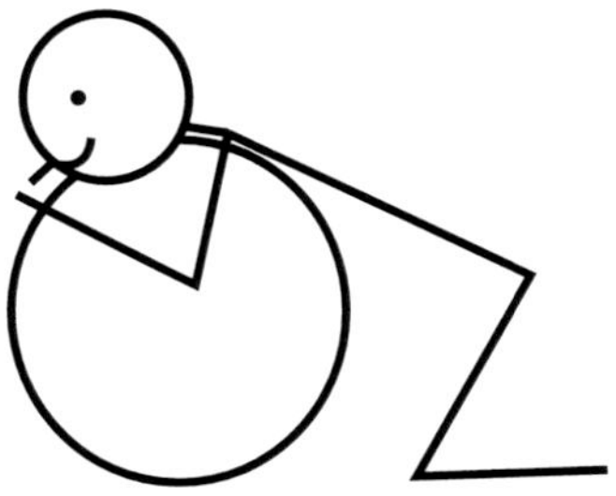

Stabiliseren

Armen en hoofd ver over de bal leggen. Buik ligt tegen de bal aan.
Lumbale wervelkolom hol maken en weer afvlakken.
Ademhaling: inademen met holle rug, uitademen met bolle rug.
Eventueel met het draaien van kleine rondjes.

Figuur 7.77
Zittend op bal rondjes draaien met het bekken.

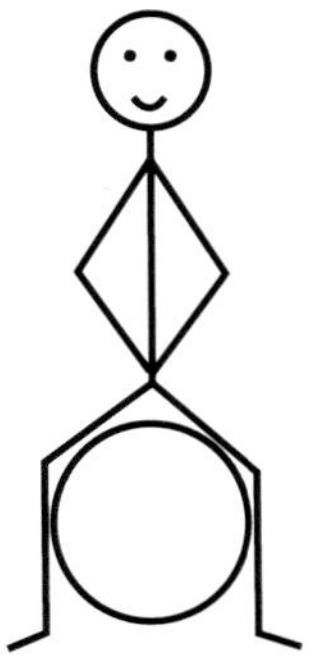

Stabiliseren en mobiliseren

Zittend op de bal, benen gespreid en stevig op de grond.
Rustig rondjes draaien vanuit het bekken.
Houd handen in de zij of achter in de rug om te voelen wat de rugspieren doen.
Gebruik een rustige buikademhaling.

Figuur 7.78
Ruglig met benen op de bal.

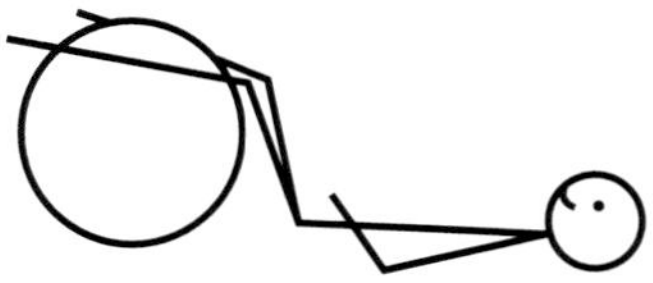

Schuine buikspieren

Liggen met beide benen op de bal. Hoofd rustig laten liggen.
Laat de bal met de benen langzaam naar links en naar rechts draaien.
Laat de rug en het bekken zoveel mogelijk op de onderlaag liggen.

Figuur 7.79
Ruglig met benen op de bal: bewegen voeten.

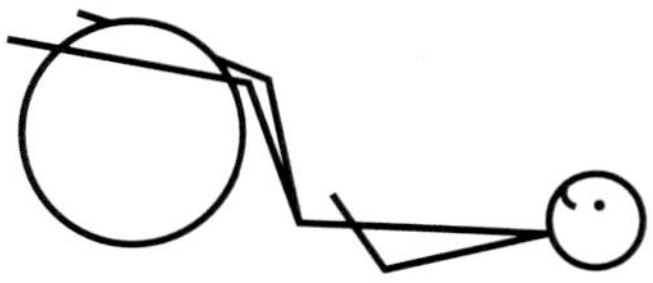

Veneuze afvoer bevorderend

Liggen met beide benen hoog over de bal.
Bij een rustige buikademhaling de voeten blijven bewegen in rondjes en in flexie.
Handen op de buik en onderrug en nek laten liggen.

Figuur 7.80
Geknield half op de bal(asymmetrisch bewegen). Geknield voor de bal.

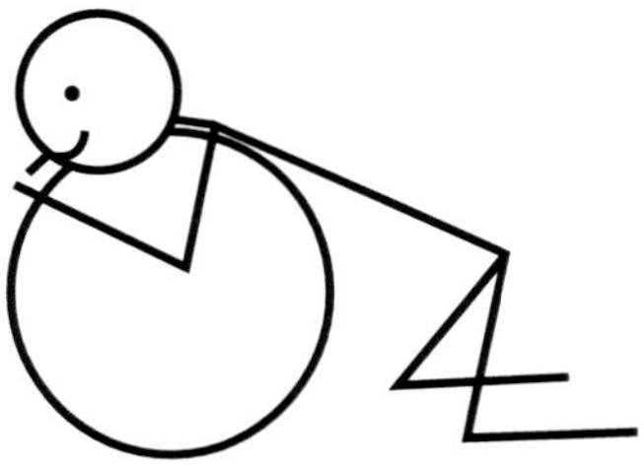

Abductoren

Armen steunen over de bal.
Eén knie wordt zijwaarts geheven.
Wisselen van zijde.
Houd de bal stil en stabiel.

Figuur 7.81
Bal (over)gooien.

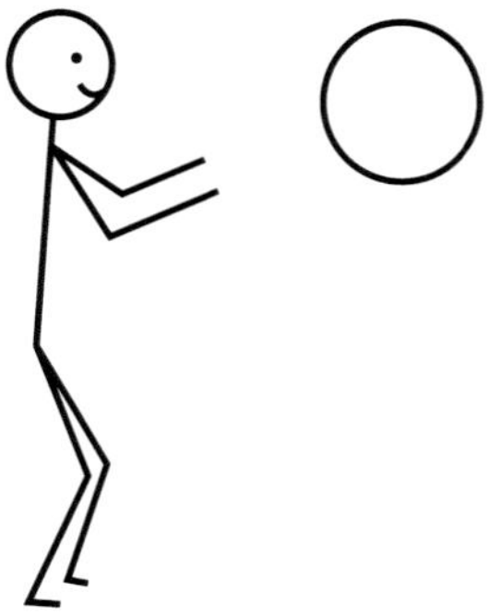

Armspieren: spierversterkend, conditioneel

Houd de bal in de handen en gooi met een goed ingestelde houding de bal tegen de muur of naar een ander.
Herhaal dit in tempo.
Denk aan de goede houding.

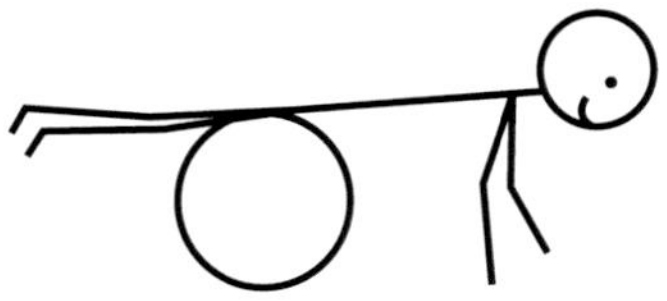

Figuur 7.82
Voorover liggen met het bekken op de bal.

Buik- en rugspieren stabiliseren

Ga met beide benen over de bal liggen.
Buik ligt vrij en handen steunen op de grond.
Stabiliseer goed en span dwarse buikspieren aan.
Rug mag daarbij niet bol komen.
Pas op met het steunen op de handen bij zwangeren.

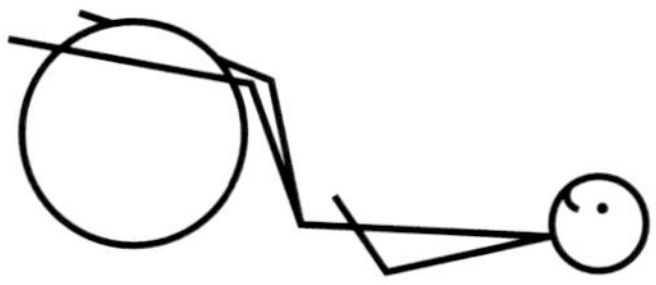

Figuur 7.83
Ruglig met benen over de bal.

Weeën opvangen

Lig met de benen over de bal.
De voeten kunnen in deze positie lekker gemasseerd worden.
Ook eventuele beenweeën kunnen opgevangen worden
Pas op met rugligging i.v.m. het vena-cavasyndroom.

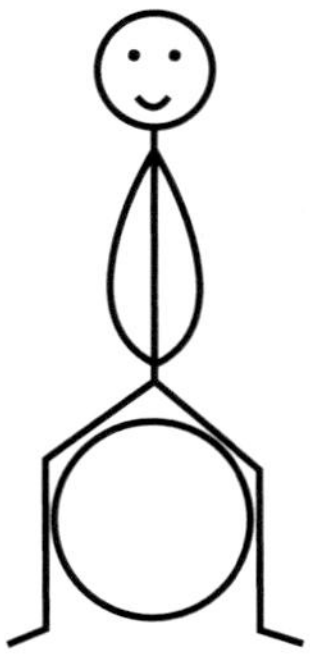

Figuur 7.84
Zit op de bal, eventueel met partner.

Weeën opvangen: partneroefening

Zit op de bal met de partner erachter.
De ontspanning en de beweeglijkheid die de bal geeft, maakt het bewegen tijdens het opvangen van de weeën gemakkelijk.
De partner kan eventueel de rug vanuit deze positie goed masseren.

Deel 3

REFERENTIES

Bant H, Boer R, Lieshout R van, Opheij M, Jong T de. Spierversterken. Faculteit Gezondheid, Gedrag en Maatschappij van Hogeschool van Arnhem en Nijmegen. Utrecht: Lemma BV, 2002.
Brenner IK, Wolfe LA, Monga M, McGrath MJ. Physical conditioning effects on fetal heart rate responses to graded maternal exercise. Med Sci Sports Exerc 1999;31:792-9.
Carpenter MW, Sady SP, Hoegsberg B, Sady MA, Haydon B, Cullinane EM et al. Fetal heart rate response to maternal exertion. JAMA 1988;259:3006-9.
Doorn MB van, Lotgering FK, Struijk PC, Pool J, Wallenburg HC. Maternal and fetal cardiovascular responses to strenuous bicycle exercise. Am J Obstet Gynecol 1992;166:854-9.
Gestel R. Peripartum Fitness met apparatuur. Zwangerschapseducatie. YVLO, 2004.
Goodsell A. Your personal trainer. 2e druk. Speciale uitgave, p. 76-149, 150-83. Houten: Unieboek, 1997.
Hammer RL, Perkins J, Parr R. Exercise during the childbearing year. J Perinat Educ 2000;9:1-14.
Luyten I, Lammerts P. Dynarobic. Trainen met de Dyna-band. Rijswijk: Elmar, 1997.
Lotgering FK, Spinnewijn WE, Struijk PC, Boomsma F, Wallenburg HC. Respiratory and metabolic responses to endurance cycle exercise in pregnant and postpartum women. Int J Sports Med 1998; 19:193-8.
Mackin D. Weer in vorm na je bevalling. Pearson Education Benelux, 2003.
McAuley SE, Jensen D, McGrath MJ, Wolfe LA. Effects of human pregnancy and aerobic conditioning on alveolar gas exchange during exercise. Can J Physiol Pharmacol 2005;83:625-33.
Module Bewegingstherapie Praktijk mobiliseren eerste jaar. Enschede, 1994.
Module Bewegingstherapie Praktijk ontspanning eerste en tweede jaar. Enschede, 1994.
Noten K. Fitness bij zwangerschap. Utrecht: AW Bruna Uitgevers BV, 2004.
Roberts M. Fitness-coach voor het leven. Lifetime, 2002.
Snyder DK, Carruth BR. Current controversies: exercising during pregnancy. J Adolesc Health Care 1984;5:34-6.
Stevenson L. Exercise in pregnancy. Part 1: Update on pathophysiology. Can Fam Physician 1997; 43:97-104.

Teitz CC, Hu SS, Arendt EA. The female athlete: Evaluation and treatment of sports-related problems. J Am Acad Orthop Surg 1997;5:87-96.
Yeo S. A randomized comparative trial of the efficacy and safety of exercise during pregnancy: design and methods. Contemp Clin Trials 2006;27:531-40.

Deel 4

Draaiboek:
ZwangerFit theorie en actief

1 Theorielessen: draaiboek

Voor het geven van ZwangerFit theorielessen is voldoende achtergrondkennis belangrijk over zwangerschap en baring, bekken en bekkenbodem, functies en disfuncties, kennis van lichamelijke en psychische veranderingen en verdere relevante informatie over de pre- en postpartumperiode.

Een van de kenmerken van ZwangerFit is dat de theorielessen door zowel zwangere als pas bevallen vrouwen en hun partners te volgen zijn op een voor hen geschikt moment. Dit houdt in dat de ZwangerFit-docent de theorielessen indeelt op thema, waarna de cursisten zich kunnen inschrijven voor de les die ze graag zouden willen volgen. Mogelijk dat een vrouw die al een of meer bevallingen achter de rug heeft niet naar een theorieles over 'de bevalling' wil, maar wel naar de les 'seksualiteit en relaties' of andere. Op deze manier blijft de cursist actief betrokken bij de eigen invulling van ZwangerFit en volgen vooral geïnteresseerde cursisten de theorielessen. Uiteraard zijn er diverse mogelijkheden om de theorielessen in te vullen, afhankelijk van de voorkeur van de ZwangerFit-docent en de behoefte van de cursisten. Aan sommige theorielessen bestaat mogelijk meer behoefte, zodat ze vaker aan bod kunnen komen dan andere.

De partner van de cursist is in principe welkom bij iedere theorieles, afhankelijk van de invulling van de docent en de wensen van de cursisten. Soms vinden vrouwen het storend als (voor hen vreemde) mannelijke partners bij het bespreken van voor hen intieme zaken aanwezig zijn. De docent spreekt van tevoren duidelijk af welke les openstaat voor cursisten en hun partners (of moeders en vriendinnen), en welke wellicht niet.
De volgende thematische lessen zijn in dit draaiboek ZwangerFit theorielessen uitgewerkt:

1.1 Veranderingen tijdens de zwangerschap, bekken en stabiliteit
1.2 Bekkenbodem
1.3 Ontspanning en ademhaling, opvangen weeën
1.4 De bevalling: thuis of ziekenhuis, fases, complicaties
1.5 Seksualiteit, emotionaliteit, perineummassage
1.6 Kraamtijd, borstvoeding, flesvoeding
1.7 Rol van de partner
1.8 Herstel en conditie na de bevalling
1.9 Ontwikkeling van de baby en verzorging
1.10 Babymassage

1.1 Veranderingen tijdens de zwangerschap, bekken en stabiliteit

Doelstellingen les:

- De cursist heeft kennis van diverse lichamelijke en psychische veranderingen die prepartum aan de orde kunnen komen en kan hiermee omgaan of weet wanneer zij de verloskundige of behandelend arts moet raadplegen.
- De cursist kent de veranderingen ten gevolge van de zwangerschap die invloed hebben op het bekken, de banden en het kapselapparaat en heeft inzicht hoe hiermee om te gaan.
- De cursist is zich bewust van rug en bekken en van de veranderingen die optreden, met mogelijke gevolgen.
- De cursist weet hoe het bekken wordt gestabiliseerd.
- De cursist weet hoe tiltechnieken toegepast kunnen worden met een gestabiliseerd bekken.
- De cursist kan zowel fysiek als psychisch veranderingen in belasting en belastbaarheid ervaren, herkennen en ermee omgaan.

Materialen:

- voldoende stoelen en tafels;
- flip-over met schrijfmateriaal, beamer en laptop voor PowerPoint-presentatie;
- voorlichtingsmap met plaatmateriaal bekken, fantoom.

Meegeven:

- folder: *ZwangerFit deel 5*:
  - bijlage 6: Adviezen bij bekkenpijn (bij bekkenpijnklachten);
  - bijlage 13: Folder bekkenfysiotherapie (bij bekkenpijnklachten).

Voorbereiding:

- zorgen voor stencils, boeken, informatie voor op de leestafel;
- naslagwerk: *ZwangerFit deel 2*:
  - hoofdstuk 2: Veranderingen in de zwangerschap;
  - hoofdstuk 4: Veranderingen emotioneel en seksueel, belasting-belastbaarheid;
  - hoofdstuk 6: Bekkenstabiliteit, bekkenpijn, belasting-belastbaarheid;
  - hoofdstuk 7: Relatie bekkenbodem – ademhaling – buikdruk;
- eigen studie- of cursusmateriaal.

Onderwerpen les:

- Veranderingen in je lijf en mentaal:
  - psychisch, seksueel, relationeel, belasting-belastbaarheid.
- Veranderingen in je houding en bewegingsapparaat:
  - organen: baarmoeder, blaas, nieren, maag, darmen;
  - circulair: cardiovasculair, flauwvallen, spataders, vena cava syndroom, oedeem;
  - ademhaling: fysiologisch, hyperventilatie;
  - bekken: stabiliteit, belasting-belastbaarheid;
  - opvangen buikdruk;
  - invloed baby: banden, gewichtstoename, harde buiken.

1.2
Bekkenbodem

Doelstellingen les:

- De cursist heeft inzicht in de anatomie en functie van de bekkenbodem.
- De cursist heeft enige kennis van mogelijke disfuncties van de bekkenbodem.
- De cursist kent de mogelijke gevolgen van zwangerschap en bevalling voor de bekkenbodem.
- De cursist is zich bewust van de bekkenbodem in relatie tot de ademhaling.
- De cursist is bekend met de adviezen ten aanzien van het toiletgedrag.
- De cursist heeft weet van aanvullende competenties van de geregistreerd bekkenfysiotherapeut bij ernstige disfuncties van de bekkenbodem.

Materialen:

- voldoende stoelen en tafels;
- flip-over met schrijfmateriaal, beamer en laptop voor PowerPoint-presentatie;
- voorlichtingsmap met plaatmateriaal bekken, fantoom.

Meegeven:

- folders: *ZwangerFit deel 5:*
  - bijlage 5: Adviezen toiletgedrag;
  - bijlage 12: Adviezen perineummassage
  - bijlage 13: Folder bekkenfysiotherapie (bij bekkenbodemklachten of vermoeden disfuncties).

Voorbereiding:

- zorgen voor stencils, boeken, informatie voor op de leestafel.
- naslagwerk: *ZwangerFit deel 2:*
  - hoofdstuk 2: Veranderingen in de zwangerschap;
  - hoofdstuk 5: Toilethouding en -gedrag;
  - hoofdstuk 6: Bekken: relatie bekkenbodem-bekkenstabiliteit;
  - hoofdstuk 7: Bekkenbodem: functies en disfuncties, ademhaling, opvangen buikdruk, tiladvies;
- eigen studie- of cursusmateriaal.

Onderwerpen les:

- Bekkenbodem: functie:
  - openen – sluiten (mictie, defecatie, seksueel, baren);
  - ondersteunen buikorganen (blaas, darmen, baarmoeder);
  - opvangen buikdruk;
  - stabiliteit bekken;
  - welbevinden, seksualiteit.
- Bekkenbodem: disfunctie (kort benoemen):
  - urologisch: urineverlies, urineweginfectie;
  - gynaecologisch: verzakkingsklachten;
  - colorectaal: obstipatie, fecesverlies, moeilijke stoelgang;
  - seksueel: dyspareunie;
  - stabiliteit bekken: stabiliteitsverandering.
- Functiestoornis van de bekkenbodemspieren:

  - onderactiviteit: te weinig aangespannen zijn, verzwakt;
  - overactiviteit: te gespannen zijn, verkrampt;
  - coördinatiestoornis: niet correct functioneren qua timing of spiercoördinatie.
- Relatie ademhaling en buikdruk, tiladvies.
- Toilethouding en -gedrag.

1.3 Ontspanning en ademhaling, opvangen weeën

Doelstellingen les:

- De cursist heeft inzicht in het belang van de aan- en ontspanning in het dagelijks leven en gedurende de zwangerschap en bevalling.
- De cursist heeft kennis van de verschillende manieren van ontspannen.
- De cursist kent het belang van de ademhaling en heeft inzicht in de invloed van de ademhaling op haar functioneren.
- De cursist herkent de verschijnselen van hyperventilatie.
- De cursist kan de ademhaling voelen en zo nodig bijsturen.
- De cursist weet welke ademtechnieken er bestaan om weeën op te vangen.
- De cursist weet in welke houdingen weeën opgevangen kunnen worden.

Materialen:

- matten en kussens;
- voorlichtingsmap met plaatmateriaal.

Voorbereiding:

- zorgen voor stencils, boeken, informatie voor op de leestafel;
- naslagwerk: *ZwangerFit deel 2:*
  - hoofdstuk 8: Theorie ontspanning en ademhaling;
  - hoofdstuk 9: Bevalling eerste fase (ontsluitingsweeën);
  - hoofdstuk 10: Bevalling tweede fase: persweeën;
- naslagwerk: *ZwangerFit deel 3:*
  - hoofdstuk 3: Opbouw actieve lessen (derde actieve oefenblok);
- eigen studie- of cursusmateriaal.

Onderwerpen les:

- Ademhaling, hyperventilatie.
- Ademhaling bij weeën opvangen in de eerste fase van de bevalling (ontsluitingsfase):
  - beginfase;
  - middenfase;
  - eindfase.
- Ademhaling in de tweede fase van de bevalling (persfase):
  - persen.
- Ontspannen en ademhaling:
  - ontspannen door aandacht;
  - ontspannen door aanspannen en ontspannen (*Jacobson, Mitchell*);
  - ontspannen door concentratie (*autogene training volgens Schultz*);
  - ontspannen door visualiseren;
  - ontspannen met behulp van ademhaling.

Praktisch oefenen: (kan in zit)

- Ademhaling:
  - voelen verschil: hoog – laag, borst – buik, puffen, zuchten.
- Ontspanning:
  - voelen verschil: aanspannen – ontspannen.

1.4 De bevalling: thuis of ziekenhuis/ontsluiting – persen – nageboorte, complicaties

Doelstellingen les:

- De cursist weet wanneer zij advies kan vragen en/of contact moet opnemen met verloskundige en/of arts.
- De cursist kent de voor- en nadelen van een ziekenhuis- of thuisbevalling.
- De cursist kan een bewuste keuze maken voor een ziekenhuis- of thuisbevalling.
- De cursist heeft besef van wat de bevalling inhoudt.
- De cursist weet wat haar te wachten staat wanneer zij gaat bevallen.
- De cursist heeft antwoord op vragen rondom de bevalling.
- De cursist heeft kennis van een aantal complicaties die kunnen optreden tijdens de bevalling.
- De cursist heeft een idee welke ingrepen er toegepast kunnen worden tijdens de bevalling.

Materialen:

- voldoende stoelen en tafels;
- flip-over met schrijfmateriaal, beamer en laptop voor PowerPoint-presentatie;
- geboorteatlas;
- voorlichtingsmap met plaatmateriaal;
- fantoom of dummy;
- babypop.

Meegeven:

- folder: *ZwangerFit deel 5*:
  - bijlage 7: Adviezen voor de bevalling.

Voorbereiding:

- zorgen voor stencils, boeken, informatie voor op de leestafel;
- naslagwerk: *ZwangerFit deel 2*:
  - hoofdstuk 9: Bevalling thuis of ziekenhuis, eerste fase (ontsluiting);
  - hoofdstuk 10: Bevalling tweede fase (uitdrijving) en derde fase (nageboorte); ingrepen, controle pasgeborene;
- eigen studie- of cursusmateriaal.

Onderwerpen les:

- Bevalling:
  - zonder medische indicatie: thuis, poliklinisch, geboortehuis;
  - met medische indicatie: ziekenhuis.
- De bevalling:

  - aankondiging (onrust, slijmprop, vruchtwater, weeën).
- Eerste fase: ontsluitingsfase:
  - weeën, ademhaling, gedrag, houdingen.
- Tweede fase: persfase:
  - weeën, ademhaling, gedrag, houdingen.
- Ingrepen en herstel
  - ruptuur, episiotomie, expressie;
  - kunstverlossing (vacuüm, verlostang);
  - keizersnede.
- Derde fase: nageboorte.
- Start baby:
  - apgar-test;
  - reflexen en babytesten.

1.5 Seksualiteit,emotionaliteit, perineummassage

Doelstellingen les:

- De cursist kent de verschillen in de seksuele respons bij mannen en vrouwen.
- De cursist is zich ervan bewust dat het bespreekbaar maken moeilijk maar belangrijk is.
- De cursist heeft inzicht in de gevolgen van vrijen tijdens de zwangerschap en na de bevalling.
- De cursist is op de hoogte van de verschillende houdingen tijdens seksuele activiteit.
- De cursist heeft weet van de mogelijk veranderende balans tussen belasting-belastbaarheid.
- De cursist heeft kennis van de mogelijkheden van perineummassage en kan deze thuis zelf toepassen.

Materialen:

- ervaringen uit de groep.

Meegeven:

- folder: *ZwangerFit deel 5*:
  - bijlage 12: Perineummassage.

Voorbereiding:

- zorgen voor stencils, boeken, informatie voor op de leestafel;
- naslagwerk: *ZwangerFit deel 2*:
  - hoofdstuk 4: Veranderingen emotioneel, seksueel, belasting-belastbaarheid;
  - hoofdstuk 7: Bekkenbodem: perineummassage;
- eigen studie- of cursusmateriaal.

Onderwerpen les:

- Bespreekbaar maken onderwerp:
  - benoemen, woordkeus, schaamte?
- Verschil in beleving man en vrouw:
  - seksuele respons, verwachtingen.

- Seksuele verandering in de zwangerschap.
- Seksuele verandering na de bevalling.
- Belasting-belastbaarheid (emotioneel, invloed seksueel).
- Perineummassage.

1.6 Kraamtijd, borstvoeding, flesvoeding

Doelstellingen les:

- De cursist heeft inzicht in de mogelijk lichamelijke en emotionele veranderingen tijdens de kraamtijd.
- De cursist weet dat de kraamtijd nodig is voor herstellen en genezen.
- De cursist weet dat de kraamtijd een intensieve, emotionele tijd is met leuke en minder leuke kanten.
- De cursist is zich bewust van het belang van een goed lichamelijk en emotioneel evenwicht.
- De cursist heeft weet van mogelijk lichamelijke of psychische klachten in de kraamtijd en wanneer de arts of verloskundige geraadpleegd moet worden.
- De cursist heeft kennis van mogelijke voeding voor de baby.
- De cursist is op de hoogte van de voor- en nadelen bij borst- en flesvoeding.
- De cursist kan een bewuste keuze maken tussen borst- en flesvoeding in de kraamtijd.
- De cursist is op de hoogte van diverse voedingshoudingen bij borst- of flesvoeding.

Materialen:

- ervaringen van moeders in de groep.

Meegeven:

- folder: *ZwangerFit deel 5*:
  - bijlage 9: Adviezen en oefeningen in het kraambed.

Voorbereiding:

- zorgen voor stencils, boeken, informatie voor op de leestafel;
- naslagwerk: *ZwangerFit deel 2*:
  - hoofdstuk 3: Lichamelijke veranderingen na de bevalling, kraamperiode;
  - hoofdstuk 4: Veranderingen emotioneel, seksueel, belasting-belastbaarheid;
  - hoofdstuk 12: Borstvoeding, flesvoeding, voedingshoudingen;
- eigen studie- of cursusmateriaal.

Onderwerpen les:

- Lichamelijke veranderingen na de bevalling:
  - mogelijke klachten en herstelverloop.
- Psychische veranderingen na de bevalling:
  - bij de kraamvrouw;
  - babycontact, moedergevoel;
  - veranderde gezinssamenstelling.
- Herstel bekken:
  - belasting-belastbaarheid.
- Herstel bekkenbodem:

  • belasting-belastbaarheid.
- Tips en adviezen ter bevordering van het herstel van bekken en bekkenbodem.
- Borst of flesvoeding:
  • houdingen en adviezen;
  • doorverwijzen naar lactatiedeskundige, consultatiebureau, huisarts.

1.7 Rol van de partner

Doelstellingen les:

- De partner heeft kennis over de pre- en postpartumperiode.
- De partner heeft inzicht in de eigen rol in de pre- en postpartumperiode.
- De partner heeft kennis van de eigen rol bij de opvang van de ontsluiting en hulp bij het persen.
- Betrokkenheid en het begrip vergroten van de partner.
- De partner van de zwangere weet wat hem/haar te wachten staat bij de bevalling.
- De partner weet wat te doen bij een snelle bevalling zonder deskundige hulp.
- De cursist en partner hebben een antwoord op hun vragen rondom de bevalling.

Materialen:

- informatie uit de groep;
- geboorteatlas;
- dummy;
- voorlichtingsmap met platen;
- eventueel video's/dvd's van bevallingen (en een video-/dvd-recorder).

Meegeven:

- folder: *ZwangerFit deel 5:*
  • bijlage 8: Adviezen voor de partner.

Voorbereiding:

- zorgen voor stencils, boeken, informatie voor op de leestafel;
- naslagwerk: *ZwangerFit deel 2:*
  • hoofdstuk 4: Veranderingen emotioneel, seksueel, belasting-belastbaarheid;
  • hoofdstuk 8: Ademhaling bij weeën;
  • hoofdstuk 9: Bevalling eerste fase (ontsluiting);
  • hoofdstuk 10: Bevalling tweede fase (persen), derde fase (nageboorte);
  • hoofdstuk 11: Rol partner, samen bevallen, massage;
- eigen studie- of cursusmateriaal.

Onderwerpen les:

- Korte uitleg volgorde bevalling (eerste, tweede en derde fase):
  • theorie ademhaling bij opvang weeën.
- Benadrukken mentale rol partner:
  • steun, begeleiding, vertrouwenwekkend, samen beleven.
- Fysieke rol partner:
  • begeleiden, ademhaling reguleren, samen puffen;
  • massage;
  • helpen met douchen, in en uit bad, adl.

- Onzekerheid wegnemen:
  - mogelijk irreële angst wegnemen (niet: eng, flauwvallen, veel bloed).
- Wat te doen als er nog geen andere hulp aanwezig is:
  - snelle bevalling zonder hulp;
  - thuis of onderweg naar het ziekenhuis.
- Veranderingen postpartum:
  - wennen aan nieuwe gezinssamenstelling;
  - seksueel: anders of nieuw?

1.8 Herstel en conditie na de bevalling

Doelstellingen les:

- De cursist heeft inzicht in de fysieke veranderingen in de postpartumperiode.
- De cursist is op de hoogte van het belang van het herstel van de conditie.
- De cursist heeft inzicht in de factoren die de seksualiteit in deze periode ongunstig kunnen beïnvloeden.
- De cursist heeft inzicht in de emotionele veranderingen in de postpartumperiode.
- De cursist kent het belang van communicatie en het op tijd inschakelen van hulp.
- Bij postpartumgroep: bevalverhaal kwijt kunnen.

Materialen:

- ervaringen van de cursisten.

Meegeven:

- folder: *ZwangerFit deel 5*:
  - bijlage 9: Adviezen in het kraambed.

Voorbereiding:

- zorgen voor stencils, boeken, informatie voor op de leestafel;
- naslagwerk: *ZwangerFit deel 2*:
  - hoofdstuk 3: Veranderingen na de bevalling, kraamperiode;
  - hoofdstuk 4: Veranderingen emotioneel, seksueel, belasting-belastbaarheid;
  - hoofdstuk 5: Toilethouding en -gedrag;
  - hoofdstuk 6: Bekkenstabiliteit, bekkenpijn, belasting-belastbaarheid;
  - hoofdstuk 7: Bekkenbodem(dis)functies;
- eigen studie- of cursusmateriaal.

Onderwerpen les:

- Psychische veranderingen:
  - bevalverhaal kwijt kunnen: benoemen negatieve én positieve punten;
  - emotioneel, relationeel;
  - veranderde gezinssamenstelling;
  - (belang van) moeder-kindcontact, moedergevoel;
  - roze wolk?
- Bekken:
  - bekkenpijn?
  - stabiliteit, coördinatie.
- Bekkenbodem:

- schade postpartum? (ruptuur, knip, littekens, pijnklachten);
- disfuncties? (urologisch, gynaecologisch, colorectaal, seksueel);
- benadrukken nut bekkenbodemoefeningen;
- benadrukken blijven letten op correct toiletgedrag en -houding.

1.9 Ontwikkeling van de baby en verzorging

Doelstelling les:

- De cursist is op de hoogte van de sensomotorische ontwikkeling van de baby en zo nodig het stimuleren daarvan.
- De cursist is zich bewust van een juiste voedingshouding voor de baby.
- De cursist weet dat afwisselen van houding het beste is om voorkeurshoudingen te voorkomen.
- De cursist heeft inzicht in het huilgedrag van de baby.
- De cursist is op de hoogte van een goed gebruik van de maxi-cosi en de wipstoel.
- De cursist kent de adviezen ten aanzien van de baby optillen en (roterend) hanteren.
- De cursist is op de hoogte van de adviezen ten aanzien van haar eigen houding bij de verzorging van de baby.

Materialen:

- babypop.

Meegeven:

- folder: *ZwangerFit deel 5*:
  - bijlage 10: Adviezen hanteren baby.

Voorbereiding:

- zorgen voor stencils, boeken, informatie voor op de leestafel;
- naslagwerk: *ZwangerFit deel 2*:
  - hoofdstuk 6: Let op bekkenstabiliteit bij babyverzorging;
  - hoofdstuk 12: Voedingshoudingen;
  - hoofdstuk 13: Ongeborene en zuigeling, sensomotorische ontwikkeling, reflexen, voorkeurshouding, huilen, draagtechnieken;
- eigen studie- of cursusmateriaal.

Onderwerpen les:

- Ontwikkeling embryo, foetus, baby.
- Sensomotorische ontwikkeling:
  - belang goed doorlopen fases (rollen, tijgeren, kruipen, lopen).
- Houding baby:
  - voorkeurshouding;
  - houding tijdens voeden;
  - houding in babystoeltjes, box e.d.;
- Huilen.
- Draagtechnieken:
  - baby (roterend) hanteren;
  - draag- en vervoersvoorzieningen ;

- letten op eigen bekken en bekkenbodem: eerst stabiliseren en bekkenbodem aanspannen!

1.10
Babymassage, Shantala-babymassage

Doelstellingen les:

- De cursist is op de hoogte van de mogelijkheid van (Shantala-)babymassage.
- De cursist kan een korte (Shantala-)babymassage toepassen op de eigen baby.
- Leuke afsluiting van de groep.

Materialen:

- matjes;
- twee handdoeken;
- massageolie, schaaltje;
- eventueel fototoestel.

Voorbereiding:

- zorgen voor stencils, boeken, informatie voor op de leestafel;
- naslagwerk: *ZwangerFit deel 2:*
  - hoofdstuk 14: Babymassage, Shantala-babymassage, afscheid;
- eigen studie- of cursusmateriaal.

Onderwerpen les:

- Uitleg nut lichaamscontact met baby's.
- Uitleg voorwaarde massage.
- Masseren kan iedereen!
  - kernwoorden: lichamelijk contact, strelen, aanraken, moeder-kindbinding.
- Shantala-babymassage:
  - volgorde massage;
  - doorverwijzen Shantala-docent, boeken, internet.
- Stimuleren lichaamscontact met de baby in thuissituatie.
- Afscheid:
  - groepsfoto;
  - stimuleren contact te onderhouden;
  - advies: blijf letten op bekken en bekkenbodem!

2 Actieve lessen: draaiboek

In dit hoofdstuk worden diverse actieve lessen ZwangerFit uitgewerkt in een draaiboek. De ZwangerFit-docent zorgt ervoor dat de lessen geen puur aerobics- of fitnesslessen zijn, maar dat er steeds individuele aandacht is voor de specifieke belastingsmogelijkheden in de zwangerschap of na de bevalling. Er is in het draaiboek met actieve lessen gekozen om te trainen met een herhaling tussen de 15 en 25 keer. Daarnaast moet de docent bij elke les opletten of iedereen op de juiste manier en zwaar genoeg traint. De uitleg en instructie voor en tijdens de oefening zijn van belang voor het juist functioneren van het bekken en de lage rug. Dit houdt in dat de docent, naast uitleg van de oefening zelf, steeds de cursist attendeert op de juiste manier van oefenen en ademhalen.

Vlak vóór het begin van de fitness- of krachtoefening:
- actieve houding aannemen waarbij de ruggenwervels neutraal en recht boven elkaar staan in een fysiologische lordose- en kyfosestand. De spanning op de banden is zo minimaal en de spieren zullen continu lichte aanspanning (voorspanning) moeten leveren om deze houding te kunnen handhaven;
- bewust voorspanning creëren door licht aanspannen van de m. transversus abdominis bij bekkenpijn;
- 'buik licht intrekken, navel intrekken, ritsje dichttrekken, baby naar je toe trekken.'

Startactiviteit:
- liefst op een uitademing starten met de fitness- of krachtoefening;
- voorkomen van buikdrukverhoging door tijdens uitademing ook de buikspieren en bekkenbodemspieren licht in te trekken.

Tijdens de inspanning:
- aandacht besteden aan doorademen, rustige aanspanning van benodigde spieren;
- niet adem vasthouden (buikdrukverhoging), letten op cocontracties.

Na inspanning:
- ontspannen van de gebruikte spieren, liefst op een inademing;
- ontspannen is net zo belangrijk als aanspannen! Continu aangespannen spieren verkrampen.

Oefeningen:
- uitleg over te gebruiken oefeningen staat in *ZwangerFit deel 3*.

In dit draaiboek zijn tien actieve lessen in oefenthema's uitgewerkt. Het pretendeert niet compleet te zijn: er zijn ook andere oefeningen mogelijk die hier niet uitgewerkt zijn. Er is gebruikgemaakt van verschillende materialen, voor zowel grondoefeningen als voor het gebruik van fitnessapparatuur. Het geeft inzicht hoe een actieve ZwangerFit-les eruit kan zien. De les kan uiteraard op deze manier gegeven worden. Wie niet in het bezit is van de gebruikte materialen kan voor een andere invulling kiezen. Iedere actieve les heeft een standaardopbouw in drie blokken. Dat maakt dat gelijk-

genoemde blokken ook onderling uitgewisseld kunnen worden, wat nog meer variatiemogelijkheden per actieve les kan opleveren.
De volgende onderwerpen zijn in thematische lessen ZwangerFit actief uitgewerkt:
2.1 Bekkenbodem en opvangen buikdruk
2.2 Conditie en kracht I
2.3 Circulatie
2.4 Stabiliseren en houding
2.5 Ontspanning
2.6 Trainen schuine buikspieren
2.7 Conditie en kracht II
2.8 Stabiliseren
2.9 Stabiliseren en houding
2.10 Houding en lenigheid

2.1 Bekkenbodem en opvangen buikdruk

Start met 5-10 minuten een rondje met kennismaking, nieuwe ontwikkelingen en vragen.

Blok 1 Fitheidstraining – warming-up: aerobics

tijd:	15 minuten
muziek:	116-120 BPM
doel:	- fysiek opwarmen
	- mentaal opwarmen
	- prettige sfeer creëren
	- uitwisselen van ervaringen
	- plezier hebben in bewegen
materiaal:	geen

UITVOERING (BASISUITVOERING, ANDERE VARIATIES MOGELIJK)

In stand

- marcheren
- 4× side step
- dubbele side step links
- dubbele side step rechts
- grapevine links
- grapevine rechts
- grapevine om en om 4×
- 4× V-pas

* Alle passen 4× herhalen.

Bij alle passen wordt het uithoudingsvermogen verbeterd, met name van:
m. deltoideus, rotatorcuff, m. teres major, m. trapezius, m. latissimus, m. rhomboideus, m. levator scapulae, m. serratus anterior, m. erector spinae, m. transversus abdominis, m. obliquus, m. quadriceps, m. gastrocnemius, m. soleus, m. iliopsoas, m. gluteus en bekkenbodemspieren.

Deel 4

Uitleggen van het belang van oefenen van de kracht en coördinatie van de bekkenbodem, het opvangen van de buikdruk door uitademen bij kracht zetten (dit ook als mogelijke preventie van eventuele verzakkingen).

Vijf minuten rust en even wat drinken.

Blok 2 Kracht – coördinatie: fitness

tijd:	15 minuten
muziek:	90-110 BPM
doel:	- bewust worden bekkenbodemspieren
	- versterken van de spieren die de zwangerschap helpen ondersteunen
	- buikdruk opvangen
	- uithoudingsvermogen behouden/verbeteren
	- accentueren van juiste technische uitvoering
materiaal:	dumbells van verschillend gewicht

AANDACHTSPUNTEN

- voorspanning creëren door licht aanspannen van de m. transversus abdominis (bij bekkenpijn);
- liefst op een uitademing starten met de fitness- of krachtoefening;
- tijdens de inspanning: doorademen, let op cocontracties en buikdrukverhoging;
- na de inspanning: ontspannen van de gebruikte spieren, liefst op een inademing.

UITVOERING

Squat – lunge

- Vanuit schredestand met de voeten op schouderbreedte door de knieën zakken met het gewicht evenredig verdeeld over beide benen (lichaamszwaartepunt centraal).
- 15-25× herhalen in 2-3 series met 30 seconden tot 2 minuten rust tussen elke serie.
- Accent leggen op aantrekken bekkenbodem en goed uitademen bij kracht zetten. Laat een keer voelen dat er wanneer je kracht zet bij adem vastzetten, veel druk op de bekkenbodem komt.

Bij deze oefening worden met name de volgende spieren getraind:
m. quadriceps, m. tensor fasciae latae, m. erector spinae, m. gluteus maximus, hamstrings, m. transversus abdominis en bekkenbodemspieren.

Bekkenbodemoefeningen

In zit op een stoel: in deze houding is er goede controle mogelijk van cocontracties van de buik- en bilspieren en de heupadductoren:
- De bekkenbodem voelen aanspannen (het gevoel van de plas ophouden en/of windje tegenhouden), optillen van de bekkenbodem van de stoel; intussen goed blijven doorademen.
- Hierna weer helemaal loslaten, de ontspanning voelen. De bekkenbodem 'op de stoel neerleggen'. Neem er de tijd voor.

- Accenten leggen:
  - meer bewust aanspannen voorkant bekkenbodem (vagina-/plasbuisgebied);
  - meer bewust aanspannen achterkant bekkenbodem (anus, m. levator ani, externe anale sfincter); vooral het 'lifteffect' kan dorsaal sterk voelbaar zijn;
  - voor- en achterkant samen (totaal).
- Variatie in combinatie met de ademhaling:
  - inademen: ontspannen (bekkenbodem daalt, buik bolt op);
  - uitademen: aanspannen van voorkant / achterkant / totaal.

Als dit moeilijk is desnoods individueel controleren in ruglig of de bekkenbodem wordt aanspannen en niet alleen de billen (visueel of na toestemming door manueel meevoelen op perineum).

Twee minuten rust en even wat drinken.

Blok 3 Ontspanning / ademhaling – coolingdown: rekken

tijd:	10 minuten
muziek:	1-90 BPM
doel:	- actieve lichaam terugbrengen in rusttoestand
	- hartslag op rustniveau terugbrengen
	- bevorderen veneuze bloedstroom door ritmisch te blijven bewegen
	- geestelijk en lichamelijk ontspannen
	- aandacht voor ademhalingstechnieken
materiaal:	matjes
instructie:	Bij alle oefeningen wordt erop gelet dat iedereen goed doorademt. Dit moet vaak benoemd worden. De neiging om de adem in te houden bij oefenen is groot. Het is belangrijk hieraan te blijven herinneren. En voor alle oefeningen geldt: niet overrekken.

UITVOERING

In ruglig

- Trek het linker been naar je toe en draai rondjes met de voet, ook de andere kant op draaien. Wissel met rechts.
- Buig de knieën met de voeten op de grond en breng beide knieën naar rechts en beide armen naar links. Wissel naar de andere kant.
- M. quadriceps en heupflexoren rekken: lig op je linker- of rechterzij met je hoofd op de uitgestrekte arm. Buig het bovenste been naar achter en pak je voet vast. Houd je lichaam in een rechte lijn en trek de voet naar de billen. Op de uitademing kantel je het bekken naar achteren om de rek in je heup te voelen. Houd elk been zes seconden vast.
- Buig de knieën met de voeten op de grond en breng beide knieën naar rechts en beide armen naar links. Wissel naar de andere kant.
- 'Katoefening': rekken rugspieren. Rug hol en bol maken (bekken kantelen). Houd dit zes seconden vast.

In zit

- Binnenkant dij rekken: in zit en maak je lang. Voetzolen tegen elkaar, borst omhoog en schouders laag. Druk de knieën rechts naar de vloer en houd zes seconden vast.
- Zittend zij rekken: zit met de voeten tegen elkaar en zet de rechter- of linkerhand op de vloer voor het bewaren van het evenwicht. Linker- of rechterarm omhoog. Span buikspieren aan, leun naar rechts, houd de billen op de vloer en adem uit.
- In kleermakerszit rustig de schouders ronddraaien naar voren en naar achteren.
- Armen strekken en handen in elkaar vouwen en naar voren rekken.
- Armen op de rug brengen en rekken.
- Rustig het hoofd naar de borst brengen en naar links en rechts bewegen.

2.2 Conditie en kracht I

Start met 5-10 minuten een rondje met kennismaking, nieuwe ontwikkelingen en vragen.

Blok 1 Fitheidstraining – warming-up: duurtraining

tijd:	10 minuten
muziek:	116-120 BPM
doel:	- fysiek opwarmen
	- mentaal opwarmen
	- prettige sfeer creëren
	- uitwisselen van ervaringen
	- plezier hebben in bewegen
materiaal:	hometrainer, roeimachine en loopband

UITVOERING

Hometrainer

- Rechtop zitten, zadelhoogte zo instellen dat de knieën net niet strekken, goed doorademen.
- Niveau 1-2. Of als je andere fietsen hebt op een prettige manier flink doorfietsen. En nog korte zinnen kunnen zeggen.

Roeimachine

- Rechtop zitten, heen: armen naar voren, benen naar voren.
- Terug: benen strekken, armen aantrekken naar de buik.

Loopband

- Rechtop lopen, landen op de hak, afwikkelen naar de voorvoet, armen rustig meezwaaien.
- Op een prettige manier flink doorlopen en nog korte zinnen kunnen zeggen.

Twee minuten rust en even wat drinken.

Blok 2 Kracht – coördinatie: aerobe training

tijd:	25 minuten
muziek:	- krachtcoördinatie: 90-110 BPM
	- aerobe lesdeel: 120-128 BPM
doel:	- versterken van de spieren die de zwangerschap helpen ondersteunen
	- houdingsspieren versterken
	- uithoudingsvermogen behouden/verbeteren
	- accentueren van juiste technische uitvoering
materiaal:	entree pulley, verstelbare ligbank, dumbells en matjes

AANDACHTSPUNTEN

– voorspanning creëren door licht aanspannen van de m. transversus abdominis;
– liefst op een uitademing starten met de fitness- of krachtoefening;
– tijdens de inspanning: doorademen, let op cocontracties en buikdrukverhoging;
– na de inspanning: ontspannen van de gebruikte spieren, liefst op een inademing.

UITVOERING

Front lat pull down

– Vanuit zit stang naar beneden trekken, waarbij de schouders naar achteren en naar beneden gaan.
– 15-25× herhalen in 2-3 series met 30 seconden tot 2 minuten rust tussen elke serie.

Bij deze oefening worden met name de volgende spieren getraind:
m. latissimus dorsi, m. trapezius, m. rhomboideus, m. deltoideus, m. serratus anterior, m. erector spinae, m. biceps brachii, m. transversus abdominis en bekkenbodemspieren.

Incline flys

– Vanuit ruglig een omvattende beweging maken, waarbij de armen (loodrecht voor de borst) respectievelijk van binnen naar buiten (niet te ver naar buiten, niet overrekken) en van buiten naar binnen worden bewogen.
– 15-25× herhalen in 2-3 series met 30 seconden tot 2 minuten rust tussen elke serie.

Bij deze oefening worden met name de volgende spieren getraind:
m. pectoralis major, m. deltoideus, m. biceps brachii, m. transversus abdominis en bekkenbodemspieren.

Dumbell squat

– Vanuit rechtopstaande houding door de knieën zakken met de billen naar achteren en rechte rug.
– 15-25× herhalen in 2-3 series met 30 seconden tot 2 minuten rust tussen elke serie.

Bij deze oefening worden met name de volgende spieren getraind:
m. quadriceps, m. gluteus maximus, m. erector spinae, hamstrings, m. transversus abdominis, m. obliquus en bekkenbodemspieren.

Seated rowing

- Let op de instelling, voeten plat op de grond, knieën gebogen, rug in een lichte lordose, schouders in depressiestand en tijdens de uitvoering laag houden. Doel is om de oefening te isoleren en zo veel mogelijk glenohumeraal te bewegen.
- Ademhaling: inademen wanneer de handvatten naar het lichaam toegetrokken worden, uitademen tijdens de teruggaande beweging.
- 15-25× herhalen in 2-3 series met 30 seconden tot 2 minuten rust tussen elke serie

Bij deze oefening worden met name de volgende spieren getraind:
m. trapezius, m. latissimus, m. rhomboideus, m. deltoideus, m. biceps brachii, m. brachialis, m. brachioradialis, m. teres major, m. teres minor, m. infraspinatus, rotator cuff, m. transversus abdominis en bekkenbodemspieren.

Bekkenbodemoefeningen

- Licht aanspannen en vasthouden (duurkracht)
  - 15-25× herhalen / serie 2-3× / rust tussen de series van 30 seconden tot 2 minuten.
- Krachtig aanspannen en snel weer loslaten (snelkracht)
  - 1-5× herhalen / serie 2-3× / rust tussen de series van 30 seconden tot 2 minuten.

Variatie: in zit / lig:

- ruglig: gebogen benen (uit elkaar), knieën 90°, voeten plat (iets in exorotatie), armen naast het lichaam/op de buik;
  - eventueel Dyna Band om de knieën (thuis: oude panty): benen kunnen beter ontspannen, bekkenbodem beter te voelen;
  - of met een kussen/rolletje onder de knieën;
- zijlig: let op stabiele zijligging (knieën gebogen);
  - eventueel met een kussen tussen de knieën;
- zit: rug en billen goed gesteund op een stoel, benen uit elkaar, voeten in exorotatie;
  - omgekeerd zitten (armen leunen op rugleuning).

Twee minuten rust en even wat drinken.

Blok 3 Ontspanning / ademhaling – cooling down: ontspanning door aandacht en ademhaling

tijd:	10 minuten
muziek:	1-90 BPM
doel:	- actieve lichaam terugbrengen in rusttoestand
	- hartslag op rustniveau terugbrengen
	- geestelijk en lichamelijk ontspannen
	- aandacht voor ademhalingstechnieken
materiaal:	matjes
instructie:	- Als je moet hoesten, hoest dan gewoon. Wanneer je het probeert tegen te houden geeft dit spanning en dat is niet de bedoeling.
	- Trek eventueel sokken aan om je voeten lekker warm te houden.

- Wanneer een oefening of houding onprettig is, verander dan je houding.
- Wanneer een oefening onduidelijk is, geef dit dan aan of doe je ogen even open, zodat je ziet hoe de cursusleider het doet.
- Echt fout kun je een oefening niet doen, wel anders dan de bedoeling was.
- Tijdens de training staat niet het presteren centraal maar het ervaren en dat kan voor eenieder verschillend zijn. We doen in een aantal lessen een aantal verschillende vormen van ontspanning, waaruit jij voor jou de beste kunt kiezen.

UITVOERING

Ontspannen door aandacht

Ga lekker liggen, zo ontspannen mogelijk voor dit moment.
Voel eerst met welke delen je echt op de mat ligt.
- Voel welk deel van je handen de mat raken.
- Voel welk deel van je armen de mat raken.
- Voel dat je ellebogen echt rusten op de mat.
- Voel hoe je schouders op de mat liggen.
- Voel je hoofd liggen.
- Voel je hakken, je voeten steunen.
- Voel je onderbenen, je kuiten en je knieën.
- Voel je bovenbenen.
- Voel je billen, je heupen.
- Voel je onderrug, voel je bovenrug.
- Voel je hele lichaam liggen. Je raakvlakken zijn in ruglig natuurlijk anders dan in zijlig.

Laat alles lekker liggen op de ondergrond. Laat je lijf leunen, steunen op de ondergrond.
Hoe meer je ontspant hoe breder je ligt, hoe groter de raak- en steunvlakken.

Leg een hand op je borstbeen en een hand op je buik en voel alleen maar wat de ademhaling doet. Beweegt je buik meer of juist je borst? Laat de adem rustig gaan in jouw tempo op jouw manier. Voel wat de ademhaling doet.
- Voel je ademhaling, waar voel je beweging.
- Probeer eerst een prettig tempo te vinden.
- Adem iets langer uit en voel wat er gebeurt.
- Adem vloeiend uit, durf alle lucht eruit te laten lopen en voel.
- Maak de uitademing steeds iets langer totdat je een ritme hebt gevonden dat bij je past
- Voel je ademhaling en laat met elke uitademing ook spanning los en voel dat je steeds prettiger ligt. Laat alles los.

Deze manier van ontspannen werkt door bewust je aandacht te richten op je raak- en steunvlakken op de ondergrond. Voel je hele lichaam liggen, laat je lijf leunen, steunen op de ondergrond. Hoe meer je ontspant hoe breder je ligt, hoe groter de raak- en steunvlakken.
Leg een hand op je borstbeen en een hand op je buik en voel alleen maar wat de ademhaling doet. Beweegt je buik meer of juist je borst? Laat de adem rustig gaan in jouw tempo op jouw manier. Voel wat de ademhaling doet.

2.3 Circulatie

Start met 5-10 minuten een rondje met kennismaking, nieuwe ontwikkelingen en vragen.

Blok 1 Fitheidstraining – warming-up: aerobics

tijd:	10 minuten
muziek:	116-120 BPM
doel:	- fysiek opwarmen
	- mentaal opwarmen
	- prettige sfeer creëren
	- uitwisselen van ervaringen
	- plezier in bewegen
materiaal:	matjes

UITVOERING

In stand

- marcheren
- 4× side step
- dubbele side step links
- dubbele side step rechts
- grapevine links
- grapevine rechts
- grapevine om en om 4×
- 4× V-pas

* Alle passen 2× herhalen.

Bij alle passen wordt het uithoudingsvermogen verbeterd met name van: m. deltoideus, rotator cuff, m. teres major, m. trapezius, m. latissimus dorsi, m. rhomboideus, m. levator scapulae, m. serratus anterior, m. erector spinae, m. transversus abdominis, m. obliquus, m. quadriceps, m. gastrocnemius, m. soleus, m. iliopsoas, m. gluteus en bekkenbodemspieren.

2 minuten rust en even wat drinken.

Blok 2 Veneuze pompoefeningen

tijd:	25 minuten
muziek:	90-110 BMP
doel:	- spierpompwerking van de bekkenbodemmusculatuur verbeteren
	- veneuze afvoer bevorderen
	- intrapelviene druk en stuwing in de onderbuik verlagen
	- accentueren van juiste technische uitvoering
materiaal:	matjes

mee-geven:	folder: *ZwangerFit deel 5*: bijlage 11: Veneuze pompoefeningen
instructie:	- korte uitleg van deze oefening voor de cursisten
	- *advies*: doe de tien oefeningen dagelijks. Bij voorkeur 's middags en 's avonds of naar behoeven.

UITVOERING IN RUGLIG OP MATJES

Gebogen benen, voeten plat, benen ontspannen wat uit elkaar (oefening 2 en 3 desnoods overslaan in de prepartumgroep indien de buik te veel in de weg gaat zitten).

Oefening 1

Lage buikademhaling
- Adem 5× rustig in en uit (lage buikademhaling).
- Bij inademen vult de buikholte zich vanzelf en bolt de buik wat op. De bekkenbodem daalt.
  - *Oefenen: buik- en bekkenbodemspieren bewust ontspannen op de inademing.*
- Bij uitademen wordt de lucht vanzelf uitgeademd en wordt de buik weer vlakker. De bekkenbodem veert terug omhoog.
  - *Oefenen: buik en bekkenbodem licht mee aanspannen op de uitademing.*
- Trainen: 3-5× herhalen.

Bij deze oefening worden met name de volgende spieren getraind:
m. transversus abdominis, m. obliquus en bekkenbodemspieren

Oefening 2

Rechterbeen gebogen optillen / handen op de kuitspier, start bij de enkel.
Beweeg de voet op en neer:
- Als de voet omlaag beweegt drukken de handen licht tegen de kuitspier aan.
- Als de voet omhoog beweegt laten de handen de druk los en verplaatsen zich naar craniaal.
- In 5× de hele kuitspier afwerken, van onder tot boven (van vlak boven de enkel tot bij de knieholte).
- Trainen: 10-15× herhalen.

Bij deze oefening worden met name de volgende spieren getraind:
spiergroep: m. gluteus maximus, hamstrings en bekkenbodemspieren.

Oefening 3

Weer rechterbeen gebogen optillen / handen op het scheenbeen, start boven de enkel.
Beweeg de *voet* op en neer:
- Als de voet omhoog beweegt, drukken de handen tegen de spieren op het scheenbeen aan, ter hoogte van de m. tibialis anterior.
- Als de voet omlaag beweegt laten de handen de druk los en verplaatsen zich naar craniaal.
- In 5× het hele scheenbeen afwerken, vanaf de enkel tot aan de knie.
- Trainen: 10-15× herhalen.

Oefening 4

Rechterbeen gebogen optillen / omvat achterkant bovenbeen, vlak boven de knieholte. Buig en strek de knie:

- Als de knie buigt drukken de handen licht tegen de achterkant van het bovenbeen aan, te beginnen net boven de knieholte.
- Als de knie strekt laten de handen de druk los en verplaatsen zich naar craniaal.
- In 5× de hele achterkant van het bovenbeen afwerken, van onder tot boven (van vlak boven de knieholte tot aan de bil).

Bij deze oefening worden met name de volgende spieren getraind:
spiergroep: m. gluteus maximus, hamstrings en bekkenbodemspieren

Oefening 5

Weer rechterbeen gebogen optillen / Omvat voorkant bovenbeen, vlak boven de knie Buig en strek de knie:

- Als de knie strekt drukken de handen licht tegen de voorkant van het bovenbeen aan.
- Als de knie buigt laten de handen de druk los.
- In 5× de hele voorkant van het bovenbeen afwerken, van onder tot boven (van vlak boven de knie tot aan de lies).

Bij deze oefening worden met name de volgende spieren getraind:
Spiergroep: m. gluteus maximus, m. quadriceps en bekkenbodemspieren

Herhalen van oefening 2 – 3 – 4 – 5 voor het linkerbeen!

Oefening 6

Ruglig:

- beide benen in de lucht;
- benen en voeten losschudden;
- (minder zwaar: rechterbeen schudden en het linkerbeen gebogen laten staan; daarna links schudden en rechts gebogen laten staan).

Oefening 7

Bruggetje maken:

- het bekken kantelen en optillen;
- daarna met de billen in de lucht los schudden;
- 6× herhalen;
- eventueel vervolgens weer het bekken kantelen en optillen, en het bekken losschudden / rondjes draaien met het bekken.

Bij deze oefening worden met name de volgende spieren getraind:
m. latissimus dorsi, m. erector spinae, m. quadriceps, m. gluteus maximus, m. rectus abdominis, m. transversus abdominis en bekkenbodemspieren.

Oefening 8

Been buigen en strekken in ruglig:

- het rechterbeen buigen naar de borst;
- dan het been strekken en gestrekt recht neerleggen;
- (minder zwaar: been na het strekken gebogen neerzetten);

- 6× herhalen;
- daarna 6× herhalen met het linkerbeen.

Bij deze oefening worden met name de volgende spieren getraind:
m. rectus abdominis, m. transversus abdominis, m. obliquus abdominis, m. gluteus maximus, hamstrings en bekkenbodemspieren.

Oefening 9

Uitgangshouding: kruiphouding.
Been buigen en strekken in kruiphouding:
- rechterbeen buigen naar de borst;
- daarna het been wegstrekken en gestrekt laten zakken, zodat de voorvoet de grond raakt;
- (minder zwaar: been na het strekken gebogen neerzetten);
- 6× herhalen;
- daarna 6× met het linkerbeen.

Bij deze oefening worden met name de volgende spieren getraind:
m. rectus abdominis, m. transversus abdominis, m. obliquus abdominis, m. latissimus dorsi, m. erector spinae, m. gluteus maximus, hamstrings en bekkenbodemspieren.

Oefening 10

Uitgangshouding: puppyhouding (kruiphouding, waarna leunen op de onderarmen):
- de navel intrekken en in één keer loslaten;
- 6× herhalen;
- daarna nog even in deze houding blijven liggen en ondertussen rustig in- en uitademen (lage buikademhaling).

Bij deze oefening worden met name de volgende spieren getraind:
m. latissimus dorsi, m. erector spinae, m. gluteus maximus, m. transversus abdominis en bekkenbodemspieren.

Deel 4

BEKKENBODEMOEFENINGEN

Oefenen bekkenbodem zonder bewuste ademhaling:

- lig / zit ontspannen;
- eerst beginnen met een stukje Jacobson en Mitchell:
  - span de billen eens aan – los;
  - span de benen eens aan – los (buigen, strekken, optillen e.d.);
  - span de bekkenbodem eens aan – los (windje ophouden, plas binnenhouden);
- in zit: accent leggen op voorkant/achterkant/zijkant:
  - naar voren zitten: iets holle rug (plashouding);
  - naar achteren zitten: iets bolle rug (poephouding);
  - in het midden zitten;
  - meer op linker-/rechterbil zitten;
  - aanspannen – loslaten: waar voel je het nu? meer voor (plasbuis, vagina) of meer achter (anus)?
  - bij verminderd of geen gevoel van de voorkant / achterkant / zijkant van de bekkenbodem: coördinatief oefenen.

Twee minuten rust en even wat drinken

Blok 3 Ontspanning / ademhaling – coolingdown: ademhaling

tijd:	10 minuten
muziek:	1-90 BPM
doel:	- actieve lichaam terugbrengen in rusttoestand
	- hartslag op rustniveau terugbrengen
	- ritmisch blijven bewegen om de veneuze bloedstroom te bevorderen
	- geestelijk en lichamelijk ontspannen
	- aandacht voor ademhalingstechnieken, ontsluitingsweeën opvangen door te puffen
materiaal:	matjes en kussens

UITVOERING 1: IN KRUIPHOUDING

Puffen

Door te puffen kun je:
- niet meepersen tijdens een wee;
- de persdrang opvangen;
- spanning weghalen (verminderen) van de buik, zodat de baarmoeder kan werken door niet te verkrampen;
- je concentreren op de wee;
- de aandacht verleggen naar de ademhaling en niet naar de pijn.

Puffen is vermoeiend en niet lang vol te houden en wordt daarom in 'brokjes' verdeeld:
- In één keer inademen en in een divers aantal pufjes uitademen, bijvoorbeeld 3, 4 of 5× tot ten hoogste 7×. Hoeveel keer het prettigste is om te puffen, is verschillend per vrouw en merk je vanzelf wel tijdens de weeën.
- Wanneer de wee langer duurt dan 5-7× puffen, kun je de laatste puf wat langer laten duren (wat langere uitademing), waarna weer een inademing volgt en je opnieuw 5-7× puft. Net zolang tot de wee weg is. Op deze manier lijkt de wee minder lang te duren, want je puft in 'brokjes' van 5-7 pufjes.

Je kunt in kruiphouding oefenen, maar ook zittend op een stoel voorover leunend of voorover leunend bij een tafel. Op dat moment kun je zoeken naar een voor jou prettige houding. Vandaag oefenen we in kruiphouding. Ook kun je langzaamaan steeds harder in je been of arm knijpen (jezelf licht pijn doen), en proberen je te blijven concentreren op je ademhaling en puffen.

UITVOERING 2: RUGLIG OF ZIJLIG

Wat het prettigste ligt. Leg een hand op je buik en een hand op je borst.

Bewust worden ademhaling

- Voel je ademhaling, hoe gaat je ademhaling? Rustig, regelmatig? Naar je buik?
- Probeer eerst een prettig tempo te vinden.
- Adem iets langer uit en voel wat er gebeurt.
- Adem vloeiend uit, durf alle lucht eruit te laten lopen en voel.
- Maak de uitademing steeds iets langer totdat je een ritme hebt gevonden dat bij je past.

– Voel je ademhaling en laat met elke uitademing ook spanning los en voel dat je steeds prettiger ligt. Laat alles los.

2.4 Stabiliseren en houding

Start met 5-10 minuten een rondje met kennismaking, nieuwe ontwikkelingen en vragen.

Blok 1 Fitheidstraining – warming-up: aerobics

tijd:	15 minuten
muziek:	116-120 BPM
doel:	- fysiek opwarmen
	- mentaal opwarmen
	- prettige sfeer creëren
	- uitwisselen van ervaringen
	- plezier in bewegen
materiaal:	geen

UITVOERING

In stand

- marcheren
- 4× side step
- dubbele side step links
- dubbele side step rechts
- grapevine links
- grapevine rechts
- grapevine om en om 4×
- 4× V-pas

* Alle passen 4× herhalen.

Bij alle passen wordt het uithoudingsvermogen verbeterd, met name van: m. deltoideus, rotator cuff, m. teres major, m. trapezius, m. latissimus dorsi, m. rhomboideus, m. levator scapulae, m. serratus anterior, m. erector spinae, m. transversus abdominis, m. obliquus abdominis, m. quadriceps, m. gastrocnemius, m. soleus, m. iliopsoas, m. gluteus maximus en bekkenbodemspieren.

Twee minuten rust en even wat drinken.

Blok 2 Kracht – coördinatie: kracht lesdeel bekkenbodem en stabiliseren

tijd:	15 minuten
muziek:	90-110 BPM
doel:	- versterken van de spieren die de zwangerschap helpen ondersteunen
	- houdingsspieren versterken
	- uithoudingsvermogen verbeteren

Deel 4

	- accentueren van juiste technische uitvoering
materiaal:	matjes
instructie:	lage rug, buik- en bekkenbodem stabiliseren

AANDACHTSPUNTEN

- voorspanning creëren door licht aanspannen van de m. transversus abdominis;
- liefst op een uitademing starten met de fitness- of krachtoefening;
- tijdens de inspanning: doorademen, let op cocontracties en buikdrukverhoging;
- na de inspanning: ontspannen van de gebruikte spieren, liefst op een inademing.

UITVOERING

Kruiphouding

- Rug hol en bol maken (bekken voorover en achterover kantelen).
- Holle rug: inademen; bolle rug: uitademen.
- Holle rug: inademen en ontspannen buik en bekkenbodem.
- Bolle rug: uitademen en aanspannen lage buik en bekkenbodem.
- Houd de rug hol en trek in deze positie de buik in (holle buik), liefst op een uitademing. Let op dat de rug hierbij niet mag bewegen. Vervolgens de buik weer laten uitzakken (bolle buik) en inademen.
- Idem, maar nu zowel de buikspieren als de bekkenbodem aanspannen.
- Maak je rug hol, trek in deze positie je buik in (baby 'optillen') zonder dat je rug beweegt, trek je bekkenbodem in en adem door. Strek een arm naar voren zonder dat de rug hierbij beweegt. Houd dit vijf tellen vast en wissel van arm.
- 15-25× herhalen in 2-3 series met 30 seconden tot 2 minuten rust tussen elke serie.

Bij deze oefening worden met name de volgende spieren getraind:
m. trapezius, m. latissimus dorsi, m. rhomboideus, m. levator scapulae, m. serratus anterior, m. erector spinae, m. transversus abdominis, m. rectus abdominis, m. obliquus abdominis, mm. multifidi, m. rotator en bekkenbodemspieren.

Bruggetje maken

Ruglig, gebogen benen, knieën op heupbreedte, voeten niet naar binnen gedraaid, armen langs het lichaam op de mat.

- op de uitademing de lage (dwarse) buikspieren licht aanspannen. Geen bekken kantelen!
- lichte afzet met de armen en de knieën niet naar elkaar toe bewegen (eventueel meer druk zetten op de buitenkant en achterkant van de voeten);
- bekken rustig optillen, vijf tellen vasthouden, rustig weer dalen;
- 15-25× herhalen in 2-3 series met 30 seconden tot 2 minuten rust tussen elke serie.

Bij deze oefening worden met name de volgende spieren getraind:
m. trapezius, m. latissimus dorsi, m. rhomboideus, m. levator scapulae, m. serratus anterior, m. erector spinae, m. transversus abdominis, m. rectus abdominis, m. gluteus maximus, m. obliquus abdominis, mm. multifidi, m. rotator en bekkenbodemspieren.

Squat in stand en Brügger 2

- Voeten op heupbreedte, knieën en schouders moeten zich boven de voeten bevinden.
- Breng langzaam de billen naar achteren, trek de onderbuik en bekkenbodem in en maak de rug hol en kom daarna weer rustig omhoog.
- Breng de billen naar achteren zodat de romp richting horizontaal komt en reik tegelijkertijd met één arm naar voren en wissel met andere arm.
- Brügger 2: spreid de vingers en breng de handruggen omhoog, draai de armen en schouders naar achteren en dan de squat; billen naar achteren en buig in de heupen.
- 15-25× herhalen in 2-3 series met 30 seconden tot 2 minuten rust tussen elke serie.

Bij deze oefening worden met name de volgende spieren getraind:
m. trapezius, m. latissimus dorsi, m. rhomboideus, m. levator, m. serratus anterior, m. erector spinae, m. transversus abdominis, m. obliquus abdominis, m. rectus abdominis, m. semispinalis, mm. multifidi, m. rotator, m. quadriceps en bekkenbodemspieren.

BEKKENBODEMOEFENINGEN

Timing

- oefenen: bekkenbodem aanspannen en ontspannen, binnen één seconde.
  - variatie in aantal herhalingen / kracht
- oefenen: bekkenbodem en ademhaling (ontspannen op inademing / aanspannen op uitademing):
  - blazen / pufje / kuchje / tiltechnieken / uiteindelijk: automatisme.

Coördinatie

- oefening: 'lift': 0-1-2-1-0;
- uitgangshouding: lig of zit; ontspannen;
- criteria: letten op compensatiemechanismen (buik- en bilspieren);
- let op: goed terug naar ontspanning!
- variatie:
  - 0 – 2 – 1 – 0;
  - 0 – 1 – 2 – 0;
  - 0 – 1 – 2 – 1 – 2 – 0 en dergelijke;
  - 0 – 1 – 2 – 3 – 2 – 1 – 0 en variaties hierop.

Twee minuten rust en even wat drinken.

Deel 4

Blok 3 Ontspanning / ademhaling – coolingdown: rekken, ademhaling en puffen

tijd:	15 minuten
muziek:	1-90 BPM
doel:	- actieve lichaam terugbrengen in rusttoestand
	- hartslag op rustniveau terugbrengen
	- ritmisch blijven bewegen om de veneuze bloedstroom te bevorderen
	- geestelijk en lichamelijk ontspannen

	- aandacht voor ademhalingstechnieken
	- aanleren puftechniek
materiaal:	matjes en kussens
instructie:	bij het rekken opletten dat de spieren niet overrekt worden

UITVOERING IN RUGLIG

– op matjes en eventueel op kussens.

Voeten, romp

– Trek het linkerbeen naar je toe en draai de voet in rondjes los. Ook de andere kant op draaien. Wissel met rechts.
– Buig de knieën met de voeten op de grond en breng beide knieën naar rechts en beide armen naar links. Wissel naar andere kant.

UITVOERING IN ZIT

Schouders, nek, heupen

– In kleermakerszit rustig de schouders ronddraaien naar voren en naar achteren.
– Armen strekken en handen in elkaar vouwen en naar voren rekken (1×).
– Armen op de rug brengen en rekken (1×).
– Rustig het hoofd op de borst brengen en naar links en rechts bewegen.
– Binnenkant dij rekken: in spreidzit en maak je lang. Voetzolen tegen elkaar, borst omhoog en schouders laag. Druk de knieën tegen de vloer, houd zes seconden vast.
– Zittend zij rekken: zit met de voeten tegen elkaar en de rechter- of linkerhand op de vloer voor het evenwicht. Linker- of rechterarm omhoog. Span buikspieren aan, leun naar rechts, houd de billen op de vloer; 4× elke zijde.

UITVOERING IN ZIJLIG OF RUGLIG

Puffen

– zuchten – blazen – puffen;
– weeën opvangen: beginfase – middenfase – eindfase.

Buikademhaling

– Leg een hand op je buik en een hand op je borst.
– Voel je ademhaling, waar voel je beweging. Borst? Buik?
– Probeer eerst een prettig tempo te vinden.
– Adem iets langer uit en voel wat er gebeurt.
– Adem vloeiend uit, durf alle lucht eruit te laten lopen en voel.
– Maak de uitademing steeds iets langer, totdat je een ritme hebt gevonden dat bij je past.
– Voel je ademhaling en laat met elke uitademing ook spanning los en voel dat je steeds prettiger ligt. Laat alles los.

2.5 Ontspanning

Start met 5-10 minuten een rondje met kennismaking, nieuwe ontwikkelingen en vragen.

Blok 1 Fitheidstraining – warming-up: aerobics

tijd:	10 minuten
muziek:	116-120 BPM
doel:	- fysiek opwarmen
	- mentaal opwarmen
	- prettige sfeer creëren
	- uitwisselen van ervaringen
	- plezier in bewegen
materiaal:	geen

UITVOERING

In stand

- marcheren
- 4× side step
- 2× dubbele side step links
- 2× dubbele side step rechts
- 4× grapevine
- 4× lunges
- naar voren lopen en dan grapevine 4×
- teruglopen en dan grapevine 4× gecombineerd met armbewegingen

* Alle passen 2× herhalen

Bij alle passen wordt het uithoudingsvermogen verbeterd, met name van:
m. deltoideus, rotator cuff, m. teres major, m. trapezius, m. latissimus dorsi, m. rhomboideus, m. levator scapulae, m. serratus anterior, m. erector spinae, m. transversus abdominis, m. obliquus abdominis, m. quadriceps, m. gastrocnemius, m. soleus, m. iliopsoas, m. gluteus maximus en bekkenbodemspieren.

Twee minuten rust en even wat drinken.

Blok 2 Kracht – coördinatie: krachttraining

tijd:	15 minuten
muziek:	90-110 BPM
doel:	- versterken van de spieren die de zwangerschap helpen ondersteunen
	- houdingsspieren versterken
	- uithoudingsvermogen verbeteren
	- accentueren van juiste technische uitvoering
materiaal:	dumbells en halters

AANDACHTSPUNTEN

- voorspanning creëren door licht aanspannen van de m. transversus abdominis;
- liefst op een uitademing starten met de fitness- of krachtoefening;
- tijdens de inspanning: doorademen, let op cocontracties en buikdrukverhoging;
- na de inspanning: ontspannen van de gebruikte spieren, liefst op een inademing.

UITVOERING

Deadlift

- Vanuit een actieve rechtopstaande positie de halter voor het lichaam langs de benen laten zakken, waarbij het bekken naar achteren/beneden beweegt en de romp recht blijft.
- 15-25× herhalen in 2-3 series met 30 seconden tot 2 minuten rust tussen elke serie.

Bij deze oefening worden met name de volgende spieren getraind:
dynamisch: m. quadriceps; statisch: m. trapezius, m. latissimus dorsi, m. rhomboideus, m. levator, m. serratus, m. erector spinae, m. transversus abdominis en bekkenbodemspieren.

Squat – lunge

- vanuit schredestand met de voeten op schouderbreedte door de knieën zakken met het gewicht evenredig verdeeld over beide benen (lichaamszwaartepunt centraal).
- 15-25× herhalen in 2-3 series met 30 seconden tot 2 minuten rust tussen elke serie.

Bij deze oefening worden met name de volgende spieren getraind:
m. quadriceps, m. tensor fasciae latae, m. erector spinae, m. gluteus maximus, hamstrings, m. obliquus abdominis, m. rectus abdominis, m. transversus abdominis en bekkenbodemspieren.

BEKKENBODEMOEFENINGEN

Oefenen bekkenbodem met bewuste ademhaling:

- Lig / zit ontspannen.
- Adem rustig door, wacht tot er een ontspannen buikademhaling is.
- Voel de buikbeweging tijdens de ademhaling:
  - inademen: buik bolt vanzelf op;
  - uitademen: buik daalt vanzelf.
- Word je bewust van het feit dat niet alleen de buik wordt weggeduwd bij de inademing, maar ook de onderkant (bekkenbodem):
  - inademen: bekkenbodem daalt (lichte toename van druk op je onderkant);
  - uitademen: bekkenbodem veert omhoog.
- Probeer maar mee te doen met de ademhaling:
  - inademen: ontspannen, niets doen, loslaten, laten opbollen;
  - uitademen: licht mee aanspannen van de bekkenbodem (vagina, anus, totaal);
  - uitademen: licht mee aanspannen van de lage buik;
  - uitademen: licht mee aanspannen van de bekkenbodem en lage buik samen.
- Variatie aanspannen bekkenbodem en buik op de uitademing:
  - op een uitademing rustig uitblazen;
  - op een uitademing steviger blazen ('pufje');
  - op een uitademing klein kuchje;

- tijdens hoesten of niezen.

Twee minuten rust en even wat drinken.

Blok 3 Ontspanning / ademhaling – coolingdown: ontspanning

tijd:	20 minuten
muziek:	1-90 BPM
doel:	- actieve lichaam terugbrengen in rusttoestand
	- hartslag op rustniveau terugbrengen
	- ritmisch blijven bewegen om de veneuze bloedstroom te bevorderen
	- geestelijk en lichamelijk ontspannen
	- aandacht voor ademhalingstechnieken
materi-aal:	matjes of stoelen en kussens
instruc-tie:	neem de tijd om lekker te gaan liggen of te gaan zitten; als je lekker ligt of zit wordt er eerst uitgelegd hoe een en ander in zijn werk gaat

UITVOERING

Ontspannen door aanspannen en ontspannen

Ontspannen door eerst aan te spannen en vervolgens te ontspannen om zo het verschil goed te voelen en bewust te worden (Jacobsen en Mitchell). Je gebruikt steeds minder spanning, zodat je ook leert voelen dat je de hele dag met te veel spanning in je spieren zit, staat en beweegt. Het lichaam heeft zich aangepast en signaleert niet meer dat je bijvoorbeeld met te gespannen schouders loopt of met te veel spanning in je buik of je bekkenbodem.

Doel van dit type oefeningen:
- Het verschil leren voelen tussen spierspanning en spierontspanning door afwisselend aanspannen en loslaten, waarbij geprobeerd wordt het verschil te voelen (Jacobson).
- Een contractie van een spiergroep geeft reciproke ontspanning van de antagonisten van deze spiergroep (Mitchell)
- Er is een opbouw van kleinere naar grotere spiergroepen, tot en met het hele lichaam.
- Opbouw: Beweeg en voel – stop – voel (het verschil)

Lig (zit) ontspannen in een voor jou zo ontspannen mogelijke uitgangshouding.
- Beweeg: buig je vingers van je rechterhand, knijp je hand tot een vuist, pols naar binnen gedraaid. Houd de spanning enkele seconden vast.
- Voel: spanning in je vingers, hand, pols.
- Beweeg: strek je vingers van je rechterhand, strek je hand en buig je pols naar achteren.
- Voel: spanning in je vingers, hand, pols.
- Stop: laat deze spanning los.
- Voel: het verschil.
- Ontspannen: niet te veel gebogen en niet te veel gestrekt, middenpositie.

Dit doe je daarna eveneens voor:
- elleboog (rechts): buigen, strekken, stop, voel verschil;

- schouder (rechts): hoog optrekken, omlaag duwen, stop, voel verschil;
- daarna met links;
- nek: draai naar rechts, draai naar links, stop, voel verschil.

- tenen, voet (rechts): buigen, optrekken, stop, voel verschil;
- enkel: naar links, naar rechts, stop, voel verschil;
- knie: buig, strek, overstrek, stop, voel verschil;
- heup: buig, strek, draai naar links, draai naar rechts, stop, voel verschil;
- daarna met links.

- hoofd: maak een onderkin, druk je hoofd rechts achterover in de mat, stop, voel verschil;
- mond: wijd open, strak dichtklemmen, stop, voel verschil;
- ogen: wijd open sperren, stijf dichtknijpen, stop, voel verschil.

Navragen: Hoe lig (of zit) je nu? Is dit anders dan toen je begon? Voel je dat je nu ontspannen ligt? Hoe lag je daarnet? Was dat dus wel zo ontspannen? Herken je het verschil?

Alles is zo ontspannen mogelijk voor dit moment. Wees er tevreden mee. Leren ontspannen is een proces. Je leert het door het vaker te oefenen. Voordat je weer komt zitten of gaat staan, eerst even uitrekken of rustig bewegen. Nooit te snel opstaan na de ontspanningsoefeningen.

2.6 Trainen schuine buikspieren

Start met 5-10 minuten een rondje met kennismaking, nieuwe ontwikkelingen en vragen.

Blok 1 Fitheidstraining – warming-up: aerobics

tijd:	15 minuten
muziek:	116-120 BPM
doel:	- fysiek opwarmen
	- mentaal opwarmen
	- prettige sfeer creëren
	- uitwisselen van ervaringen
	- plezier in bewegen
materiaal:	geen

UITVOERING

In stand

- marcheren
- 4× side step
- dubbele side step links
- dubbele side step rechts
- 4× grapevine links en rechts
- 4× V-pas

Deel 4

– 4× hamstrings curl
* Alle passen 4× herhalen

Bij alle passen wordt het uithoudingsvermogen verbeterd, met name van: m. deltoideus, rotatorcuff, m. teres major, m. trapezius, m. latissimus dorsi, m. rhomboideus, m. levator scapulae, m. serratus anterior, m. erector spinae, m. transversus abdominis, m. obliquus abdominis, m. quadriceps, m. gastrocnemius, m. soleus, m. iliopsoas, m. gluteus en bekkenbodemspieren.

Twee minuten rust en even wat drinken.

Blok 2 Kracht – coördinatie: krachttraining

tijd:	15 minuten
muziek:	90-110 BPM
doel:	- versterken van de spieren die de zwangerschap helpen ondersteunen
	- houdingsspieren versterken
	- uithoudingsvermogen verbeteren
	- accentueren van juiste technische uitvoering
materiaal:	stoelen
	Dyna Bands (lengten 1,10 m en 1,50 m en verschillende sterkten)
instructie:	- lage rug, buik en bekkenbodem stabiliseren
	- tijdens de oefeningen met de Dyna Bands de pols goed fixeren
aandacht:	- In geval van hand- en/of polsklachten (denk aan CTS) een langere Dyna Band van 1,50 m nemen en twee slagen om je hand maken. Eindigen aan de handpalm en vervolgens de band tussen wijs- en middelvinger laten lopen. Nu pas kracht gaan zetten
	- Pas op met langharige kapsels en oefeningen waarbij de Dyna Band in de buurt van het hoofd gehouden wordt

AANDACHTSPUNTEN

– voorspanning creëren door licht aanspannen van de m. transversus abdominis;
– liefst op een uitademing starten met de fitness- of krachtoefening;
– tijdens de inspanning: doorademen; let op cocontracties en buikdrukverhoging;
– na de inspanning: ontspannen van de gebruikte spieren, liefst op een inademing.

UITVOERING IN ZIT

Sterkte Dyna Band naar niveau van getraindheid. Met aandacht voor het stabiliseren.
– Slingerbeweging maken met de Dyna Band. Dyna Band met de linkerhand op het linkerbovenbeen vasthouden en met de rechterhand schuin omhoog trekken (diagonaal).
– Wisselen: slingerbeweging met Dyna Band wisselen met rechterhand op rechterbovenbeen en linkerhand schuin omhoog trekken 20× herhalen.
– Let op: eerst stabiliseren. Dus vlak voor het trekken aan de Dyna Band de dwarse buikspieren aanspannen (lage buik intrekken). Trekken op een uitademing.

Bij deze oefening worden met name de volgende spieren getraind:
m. teres major, m. trapezius, m. rhomboideus, rotator cuff, m. biceps, m. erector spinae, m. gluteus maximus, m. piriformis, m. latissimus dorsi, hamstrings, m. obliquus abdominis, m. transversus abdominis en bekkenbodemspieren

UITVOERING IN STAND

De voeten licht naar buiten gedraaid. De knieën uit het slot, zodat ze los zijn maar niet gebogen en duw ze licht naar buiten als O-benen. Het bekken stabiel door de rug hol te trekken, zodat je de rugspieren voelt aanspannen. De borst oprichten. Het hoofd recht op de romp door de kin in te trekken en het kruintje uit te strekken (lang maken) en aandacht voor het stabiliseren van het bekken.

- Dyna Band onder de rechtervoet zetten en met de linkerarm schuin omhoog trekken (diagonaal trekken).
- Wissel met Dyna Band onder de linkervoet en met rechterarm schuin omhoog trekken.
- 15-25× herhalen in 2-3 series met 30 seconden tot 2 minuten rust tussen elke serie.
- Let op: eerst stabiliseren. Dus vlak voor het trekken aan de Dyna Band de dwarse buikspieren aanspannen (lage buik intrekken). Trekken op een uitademing.

Bij deze oefening worden met name de volgende spieren getraind:
m. teres major, m. trapezius, m. rhomboideus, m. erector spinae, m. gluteus maximus, m. piriformis, m. latissimus dorsi, hamstrings, m. obliquus abdominis, m. transversus abdominis en bekkenbodemspieren

UITVOERING IN STAND MET TWEE PERSONEN STABILISEREN

- Twee Dyna Bands in elkaar doen zodat ze elkaar in het midden kruisen.
- Neem de juiste houding aan (hiervoor beschreven).
- Ga met de rug naar elkaar toe staan en breng beide armen naar voren.
- Ga met de rug naar elkaar toe staan en reik met één arm naar voren en wissel met de andere arm.
- 15-25× herhalen in 2-3 series met 30 seconden tot 2 minuten rust tussen elke serie.
- Let op: eerst stabiliseren. Dus vlak voor het trekken aan de Dyna Band de dwarse buikspieren aanspannen (lage buik intrekken). Trekken op een uitademing.

Bij deze oefening worden met name de volgende spieren getraind:
m. teres major, m. trapezius, m. rhomboideus, m. erector spinae, m. gluteus maximus, m. piriformis, m. latissimus dorsi, hamstrings, m. obliquus abdominis, m. transversus abdominis en bekkenbodemspieren

SQUAT ZIJWAARTS

- Sta rechtop, knieën los, stabiliseer het bekken door de buik licht in te trekken (dwarse buikspieren), blijf rustig ademen.
- Stap naar rechts of links. Heupen omlaag en breng langzaam de billen naar achteren, trek de onderbuik en bekkenbodem in en maak de rug hol.
- 15-25× herhalen in 2-3 series met 30 seconden tot 2 minuten rust tussen elke serie.

Bij deze oefening worden met name de volgende spieren getraind:
m. teres major, m. trapezius, m. rhomboideus, m. erector spinae, m. gluteus maxi-

mus, m. piriformis, m. latissimus dorsi, hamstrings, m. obliquus abdominis, m. transversus abdominis en bekkenbodemspieren.

BEKKENBODEMOEFENINGEN

– licht aanspannen en vasthouden (duurkracht):
  • 15-25× herhalen / serie 2-3× / rust tussen de series van 30 seconden tot 2 minuten;
– krachtig aanspannen en snel weer loslaten (snelkracht):
  • 1-5× herhalen / serie 2-3× / rust tussen de series van 30 seconden tot 2 minuten.

Variatie: in zit / lig:

– ruglig: gebogen benen (uit elkaar), knieën 90°, voeten plat (iets in exorotatie), armen naast het lichaam/op de buik;
  • eventueel Dyna Band om de knieën (thuis: oude panty): benen kunnen beter ontspannen, bekkenbodem beter te voelen;
  • of met een kussen/rolletje onder de knieën;
– zijlig: let op stabiele zijligging (knieën gebogen);
  • eventueel met een kussen tussen de knieën;
– zit: rug en billen goed gesteund op een stoel, benen uit elkaar, voeten in exorotatie;
  • omgekeerd zitten (armen leunen op rugleuning).

Twee minuten rust en even wat drinken.

Blok 3 Ontspanning / ademhaling – coolingdown: ontspanning en weeën opvangen

tijd:	15 minuten
muziek:	1-90 BPM
doel:	- actieve lichaam terugbrengen in rusttoestand
	- hartslag op rustniveau terugbrengen
	- geestelijk en lichamelijk ontspannen
	- aandacht voor ademhalingstechnieken,
	- aandacht voor houdingen om weeën op te vangen en puffen
materi-aal:	stoelen en tafel, matjes en kussens
instruc-tie:	- Als je moet hoesten, hoest dan gewoon. Proberen tegen te houden geeft spanning en dat is niet de bedoeling.
	- Trek eventueel sokken aan om je voeten lekker warm te houden.
	- Wanneer een oefening of houding onprettig is, verander dan je houding.
	- Wanneer een oefening onduidelijk is, geef dit dan aan of doe je ogen even open, zodat je ziet hoe de cursusleider het doet.
	- Echt fout kun je een oefening niet doen, wel anders dan de bedoeling was.
	- Tijdens de training staat niet het presteren centraal maar het ervaren en dat kan voor eenieder verschillend zijn. We doen in een aantal lessen een aantal verschillende vormen van ontspanning. Daaruit kun jij voor jou de beste kiezen.

UITVOERING IN VERSCHILLENDE HOUDINGEN

Mogelijke houdingen om weeën op te vangen met puffen

zittend op een stoel	- wijdbeens omgekeerd op een stoel, armen over de rugleuning
	- aan tafel, armen op een kussen op het tafelblad
	- handen of onderarmen gesteund op de knieën
Stand	- leunend tegen de muur
	- steunend op de tafel, vensterbank, het aanrecht e.d.
	- een knie steunend op stoel of voorover leunen op achterzijde rugleuning bank
Lig	- ruglig: knieën gebogen (over een kussen)
	- zijlig: gesteund door kussens

ONTSPANNEN DOOR AANDACHT

Ga lekker liggen, zo ontspannen mogelijk voor dit moment. Voel eerst met welke delen je echt op de mat ligt.
- Voel welk deel van je handen de mat raakt.
- Voel welk deel van je armen de mat raakt.
- Voel dat je ellebogen echt op de mat rusten.
- Voel hoe je schouders op de mat liggen.
- Voel je hoofd liggen.
- Voel je hakken, je voeten steunen.
- Voel je onderbenen, je kuiten en je knieën.
- Voel je bovenbenen.
- Voel je billen, je heupen.
- Voel je onderrug, voel je bovenrug.
- Voel je hele lichaam liggen.

Je raakvlakken zijn in ruglig natuurlijk anders dan in zijlig. Laat alles lekker liggen op de ondergrond. Laat je lijf leunen, gesteund op de ondergrond. Hoe meer je ontspant hoe breder je ligt, hoe groter de raak- en steunvlakken.

Leg een hand op je borstbeen en een hand op je buik en voel alleen maar wat de ademhaling doet. Beweegt je buik meer of juist je borst? Laat de adem rustig gaan in jouw tempo op jouw manier. Voel wat de ademhaling doet.

2.7
Conditie en kracht II

Start met 5-10 minuten een rondje met kennismaking, nieuwe ontwikkelingen en vragen.

Blok 1 Fitheidstraining – warming-up: fitness

tijd:	10 minuten
muziek:	116-120 BPM
doel:	- fysiek opwarmen
	- mentaal opwarmen
	- prettige sfeer creëren
	- uitwisselen van ervaringen
	- plezier in bewegen
materiaal:	hometrainer, roeimachine en loopband

UITVOERING

Hometrainer

- Rechtop zitten, zadelhoogte zo instellen dat de knieën net niet strekken, goed doorademen.
- Niveau 1-2. Of als je andere fietsen hebt op een prettige manier flink doorfietsen, zodat je nog korte zinnen kunt zeggen.

Roeimachine

- Rechtop zitten, heen: armen naar voren, benen naar voren.
- Terug: benen strekken, armen aantrekken naar de buik.
- Let op: stabiliseren. Bewust de buik licht intrekken voor iedere trekbeweging.

Loopband

- Rechtop lopen, landen op de hak, afwikkelen naar de voorvoet, armen rustig meezwaaien.
- Op een prettige manier flink doorlopen, zodat je nog korte zinnen kunt zeggen.

Twee minuten rust en even wat drinken.

Blok 2 Kracht – coördinatie: krachttraining

tijd:	25 minuten
muziek:	90-110 BPM
doel:	- versterken van de spieren die de zwangerschap helpen ondersteunen
	- houdingsspieren versterken
	- uithoudingsvermogen verbeteren
	- accentueren van juiste technische uitvoering
materiaal:	dumbells en halters

AANDACHTSPUNTEN

- voorspanning creëren door licht aanspannen van de m. transversus abdominis;
- liefst op een uitademing starten met de fitness- of krachtoefening;
- tijdens de inspanning: doorademen, let op cocontracties en buikdrukverhoging;
- na de inspanning: ontspannen van de gebruikte spieren, liefst op een inademing.

UITVOERING

Squat – lunge

- Vanuit schredestand met de voeten op schouderbreedte door de knieën zakken met het gewicht evenredig verdeeld over beide benen (lichaamszwaartepunt centraal).
- 15-25× herhalen in 2-3 series met 30 seconden tot 2 minuten rust tussen elke serie.
- Accent leggen op aantrekken bekkenbodem en goed uitademen bij kracht zetten. Laat een keer voelen dat bij de adem vasthouden bij krachtzetten er (te) veel druk op de bekkenbodem komt.

Bij deze oefening worden met name de volgende spieren getraind:
m. quadriceps, m. tensor fasciae latae, m. erector spinae, m. gluteus maximus, hamstrings, m. transversus abdominis en bekkenbodemspieren

Deadlift

- Vanuit een actieve rechtopstaande positie de halter voor het lichaam langs de benen laten zakken, waarbij het bekken naar achteren/beneden beweegt en de romp recht blijft.
- 15-25× herhalen in 2-3 series met 30 seconden tot 2 minuten rust tussen elke serie.
- Accent leggen op aantrekken bekkenbodem en goed uitademen bij krachtzetten. Laat een keer voelen dat bij de adem vasthouden bij kracht zetten er (te) veel druk op de bekkenbodem komt.

Bij deze oefening worden met name de volgende spieren getraind:
dynamisch: m. quadriceps; statisch: m. trapezius, m. latissimus dorsi, m. rhomboideus, m. levator scapulae, m. serratus, m. erector spinae, m. transversus abdominis en bekkenbodemspieren.

Barbell rotation

- Vanuit rechtopstaande houding, met gestrekte armen een halter vasthoudend, vanuit de schouders de romp draaien naar links en rechts.
- 15-25× herhalen in 2-3 series met 30 seconden tot 2 minuten rust tussen elke serie.
- Accent leggen op aantrekken bekkenbodem en goed uitademen bij krachtzetten. Laat een keer voelen dat bij de adem vasthouden bij krachtzetten er (te) veel druk op de bekkenbodem komt.

Bij deze oefening worden met name de volgende spieren getraind:
m. obliquus abdominis, m. rectus abdominis, m. transversus abdominis, m. erector spinae en bekkenbodemspieren.

BEKKENBODEMOEFENINGEN

Timing

- oefenen: bekkenbodem aanspannen en ontspannen, binnen één seconde:
  - variatie in aantal herhalingen / kracht;
- oefenen: bekkenbodem en ademhaling (ontspannen op inademing / aanspannen op uitademing):
  - blazen / pufje / kuchje / tiltechnieken / uiteindelijk: automatisme.

Coördinatie

- oefening: 'lift': 0-1-2-1-0;
- uitgangshouding: lig of zit; ontspannen;
- criteria: letten op compensatiemechanismen (buik en bilspieren);
- let op: goed terug naar ontspanning!
- variatie:
  - 0 – 2 – 1 – 0;
  - 0 – 1 – 2 – 0;
  - 0 – 1 – 2 – 1 – 2 – 0 en dergelijke;
  - 0 – 1 – 2 – 3 – 2 – 1 – 0 en variaties hierop.

Twee minuten rust en even wat drinken.

Blok 3 Ontspanning / ademhaling – coolingdown: rekken en perstechnieken

tijd:	10 minuten
muziek:	1-90 BMP
doel:	- actieve lichaam terugbrengen in rusttoestand
	- hartslag op rustniveau terugbrengen
	- ritmisch blijven bewegen om de veneuze bloedstroom te bevorderen
	- geestelijk en lichamelijk ontspannen
	- aandacht voor ademhalingstechnieken
	- aandacht voor perstechnieken
materiaal:	matjes en kussens
instructie:	bij het rekken opletten dat de spieren niet overrekt worden

UITVOERING IN RUGLIG

- Trek het linkerbeen naar je toe en draai rondjes met de voet, ook de andere kant op draaien. Wissel met rechts.
- Buig de knieën met de voeten op de grond en breng beide knieën naar rechts en beide armen naar links. Wissel naar andere kant.
- De kat: daarmee rek je de rugspieren. Buig de knieën met de voeten op de grond. Je gaat de rug hol en bol maken, houd die elk zes seconden vast.

UITVOERING IN ZIJLIG

- Lig op je linker- of rechterzij met je hoofd op de onderste uitgestrekte arm. Buig je bovenste been naar achter en pak je voet vast. Houd je lichaam in een rechte lijn en trek de voet naar de billen. Op de uitademing kantel je de heupen naar achteren om de rek in je heup te voelen. Houd elk been zes seconden vast.

UITVOERING IN ZIT

- In kleermakerszit rustig de schouders ronddraaien naar voren en naar achteren.
- Armen strekken en handen in elkaar vouwen en naar voren rekken (1×).
- Armen op de rug brengen en rekken (1×).
- Rustig het hoofd op de borst brengen en naar links en rechts bewegen.
- Binnenkant dij rekken: in spreidzit en maak je lang. Voetzolen tegen elkaar, borst omhoog en schouders laag. Druk de knieën tegen de vloer en houd zes seconden vast.
- Zittend zij rekken: Zit met de voeten tegen elkaar en de rechter- of linkerhand op de vloer voor het evenwicht. Linker- of rechterarm omhoog. Span buikspieren aan, leun naar rechts, houd de billen op de vloer; 4× elke zijde.

UITVOERING IN LIG

Gaan liggen in ruglig of op de zij, wat je zelf prettig vindt. Leg een hand op je buik en een hand op je borst.
- Voel je ademhaling; waar voel je beweging.
- Probeer eerst een prettig tempo te vinden.
- Adem iets langer uit en voel wat er gebeurt.
- Adem vloeiend uit, durf alle lucht eruit te laten lopen en voel.
- Maak de uitademing steeds iets langer, totdat je een ritme hebt gevonden dat bij je past.
- Voel je ademhaling en laat met elke uitademing ook spanning los en voel dat je steeds prettiger ligt. Laat alles los.

PERSEN

- Ruglig met de beide knieën naar je toegetrokken, benen uit elkaar. Houd de bovenbenen vast, de ellebogen wijzen naar buiten.
- Eerst de bekkenbodem aanspannen en ontspannen (3×).
- Neem een hap lucht, zet de adem vast en duw richting de bekkenbodem / vagina, dus naar beneden.
- Voel dat de bekkenbodem omlaaggeduwd wordt.
- Je mag geen druk op je hoofd voelen: houd de ogen en mond geopend.
- Ademhalen en opnieuw persen.
- 3× herhalen, daarna pauzeren en goed doorademen.

2.8 Stabiliseren

Start met 5-10 minuten een rondje met kennismaking, nieuwe ontwikkelingen en vragen.

Blok 1 Fitheidstraining – warming-up: aerobics

tijd:	15 minuten
muziek:	116-120 BPM
doel:	- fysiek opwarmen

	- mentaal opwarmen
	- prettige sfeer creëren
	- uitwisselen van ervaringen
	- plezier
materiaal:	geen

UITVOERING

In stand

- marcheren
- 4× side step
- 2× dubbele side step links
- 2× dubbele side step rechts
- 4× grapevine
- 4× lunges
- naar voren lopen en dan grapevine 4×
- teruglopen en dan grapevine 4× gecombineerd met armbewegingen

* Alle passen 4× herhalen.

Bij alle passen wordt het uithoudingsvermogen verbeterd, met name van: m. deltoideus, rotator cuff, m. teres major, m. trapezius, m. latissimus dorsi, m. rhomboideus, m. levator scapulae, m. serratus anterior, m. erector spinae, m. transversus abdominis, m. obliquus abdominis, m. quadriceps, m. gastrocnemius, m. soleus, m. iliopsoas, m. gluteus maximus en bekkenbodemspieren.

Twee minuten rust en even wat drinken.

Blok 2 Kracht – coördinatie: stabiliseren met Dyna Bands in paren

tijd:	15 minuten
muziek:	90-110 BPM
doel:	- versterken van de spieren die de zwangerschap helpen ondersteunen
	- houdingsspieren versterken
	- uithoudingsvermogen verbeteren
	- accentueren van juiste technische uitvoering
materiaal:	Dyna Bands (lengten 1,10 m en 1,50 m en verschillende sterkten
Instructie:	- Lage rug, buik en bekkenbodem stabiliseren
	- Tijdens de oefeningen met de Dyna Bands de pols goed fixeren.
Let op:	- In geval van hand- en/of polsklachten (denk aan CTS) een langere Dyna Band van 1,50 m nemen en twee slagen om je hand maken. Eindigen aan de handpalmen vervolgens de band tussen wijs- en middelvinger laten lopen. Nu pas kracht gaan zetten.
	- Pas op met langharige kapsels en oefeningen waarbij de Dyna Band in de buurt van het hoofd gehouden wordt.

AANDACHTSPUNTEN

- voorspanning creëren door licht aanspannen van de m. transversus abdominis;
- liefst op een uitademing starten met de fitness- of krachtoefening;

- tijdens de inspanning: doorademen, let op cocontracties en buikdrukverhoging;
- na de inspanning: ontspannen van de gebruikte spieren, liefst op een inademing.

UITVOERING

- met twee personen in stand met aandacht voor stabiliseren;
- tegenover elkaar / beiden houden een Dyna Band-uiteinde in één hand / handen langs lichaam / actief staan.

Uitvoering 1

Tweetal tegenover elkaar / Dyna Band in handen tegenover elkaar / licht aangespannen.
- In de knieën licht van het ene been op het andere huppen.
- Denk aan het licht intrekken van de buikspieren
- Buig de benen tot hoogstens 90°.
- 15-25× herhalen in 2-3 series met 30 seconden tot 2 minuten rust tussen elke serie.

Bij deze oefening worden met name de volgende spieren getraind:
m. teres major, m. trapezius, m. rhomboideus, rotator cuff, m. biceps, m. erector spinae, m. gluteus maximus, m. piriformis, m. latissimus dorsi, hamstrings, m. gastrocnemius, m. soleus, m. tibialis, m. obliquus abdominis, m. transversus abdominis en bekkenbodemspieren

Uitvoering 2

Tegenover elkaar / Dyna Band diagonaal vastpakken / cursist 1 beweegt hand met Dyna Band iets schuin naar beneden – achter / cursist 2 beweegt hand met Dyna Band iets schuin naar voren-boven.
- Let op dat men de arm niet te hoog beweegt.
- Beweeg de gebogen arm in een U-houding.
- De partner beweegt gelijktijdig de gestrekte arm naast het lichaam. In de eindstand wijst de duim naar boven.
- Druk met de buitenzijde van de vrije hand tegen de bil.
- 15-25× herhalen in 2-3 series met 30 seconden tot 2 minuten rust tussen elke serie.

Bij deze oefening worden met name de volgende spieren getraind:
m. teres major, m. trapezius, m. rhomboideus, rotator cuff, m. biceps, m. erector spinae, m. gluteus maximus, m. piriformis, m. latissimus dorsi, hamstrings, m. gastrocnemius, m. soleus, m. tibialis, m. obliquus abdominis, m. transversus abdominis en bekkenbodemspieren.

Uitvoering 3

Tegenover elkaar / Dyna Band diagonaal vastpakken / tegelijk arm schuin naar achteren bewegen.
- Beweeg gelijktijdig de Dyna Band met een arm naar achteren.
- Druk de buitenkant van de andere hand tegen de eigen bil aan.
- Draai gedurende de beweging de arm naar buiten.
- Houd gedurende de oefening de romp stabiel.
- 15-25× herhalen in 2-3 series met 30 seconden tot 2 minuten rust tussen elke serie.

Bij deze oefening worden met name de volgende spieren getraind:
m. teres major, m. trapezius, m. rhomboideus, rotator cuff, m. biceps, m. erector spinae, m. gluteus maximus, m. piriformis, m. latissimus dorsi, hamstrings, m. gastrocnemius, m. soleus, m. tibialis, m. obliquus abdominis, m. transversus abdominis en bekkenbodemspieren.

Uitvoering 4

Tegenover elkaar / beiden iets voorover gebogen (squat met gestrekte armen vooruit) / twee Dyna Bands homolateraal in de handen.
- Let op dat men verder in de zwangerschap niet te ver voorover bukt.
- Trek beide armen uit de gestrekte positie in de U-houding. Beweeg de schouders daarbij naar achter en naar beneden.
- Bij deze oefening versterkt men de rugspieren, in het bijzonder tussen de schouderbladen.
- Let erop dat de armen in het verlengde van de wervelkolom gehouden worden.
- 15-25× herhalen in 2-3 series met 30 seconden tot 2 minuten rust tussen elke serie.

Bij deze oefening worden met name de volgende spieren getraind:
m. teres major, m. trapezius, m. rhomboideus, rotator cuff, m. biceps, m. erector spinae, m. gluteus maximus, m. piriformis, m. latissimus dorsi, hamstrings, m. gastrocnemius, m. soleus, m. tibialis, m. obliquus abdominis, m. transversus abdominis en bekkenbodemspieren.

BEKKENBODEMOEFENINGEN

- Licht aanspannen en vasthouden (duurkracht)
  - 15-25× herhalen / serie 2-3× / rust tussen de series van 30 seconden tot 2 minuten.
- Krachtig aanspannen en snel weer loslaten (snelkracht)
  - 1-5× herhalen / serie 2-3× / rust tussen de series van 30 seconden tot 2 minuten.

Variatie: in zit / lig:
- ruglig: gebogen benen (uit elkaar), knieën 90°, voeten plat (iets in exorotatie), armen naast het lichaam/op de buik;
  - eventueel Dyna Band om de knieën (thuis: oude panty): benen kunnen beter ontspannen, bekkenbodem beter te voelen;
  - of met een kussen/rolletje onder de knieën;
- zijlig: let op stabiele zijligging (knieën gebogen);
  - eventueel met een kussen tussen de knieën;
- zit: rug en billen goed gesteund op een stoel, benen uit elkaar, voeten in exorotatie;
  - omgekeerd zitten (armen leunen op rugleuning).

Twee minuten rust en even wat drinken.

Deel 4

Blok 3 Ontspanning / ademhaling – coolingdown: autogene training

tijd:	15 minuten
muziek:	1-90 BPM

doel:	- actieve lichaam terugbrengen in rusttoestand
	- hartslag op rustniveau terugbrengen
	- geestelijk en lichamelijk ontspannen
	- aandacht voor ademhalingstechnieken
materiaal:	matjes en kussens

UITVOERING

Ontspannen door concentratie (autogene training)

Ruglig of stabiele zijligging of in zit als liggen pijnlijk of moeilijk is
Door je te concentreren op je lichaam of op delen van je lichaam kun je leren ontspannen.
Door deze oefening krijg je een zwaar gevoel in armen en benen. Pas als je je benen en armen als zwaar ervaart, weet je dat je alle spieren hebt ontspannen. Wat je voelt is het werkelijke gewicht van je armen en benen als de spierspanning wegvalt en dat voelt als 'zwaar'. Als spierspanning wegvalt, ontstaat ontspanning, wat ruimte geeft voor een goede doorbloeding. Dit kan ervaren worden door het gevoel dat je armen en benen warm zijn. Ook je buik kan warm gaan aanvoelen. (Beschrijf nooit een proces; gebruik niet het woord 'wordt', want dat houdt actie in. Ontspanning op deze manier is concentratie op *zwaar* en niet op *worden*.)

Concentreer je op je lichaam
- Voel hoe je ligt of voel hoe je zit. Voel de raakvlakken met de mat of met de stoel.
- Concentreer je erop dat je hele lijf rustig is, zo rustig mogelijk voor dit moment. Alles rustig.

Concentreer je op je beide armen en voel dat de beide armen zwaar zijn
- Een aangenaam loom, zwaar gevoel in beide armen.
- Laat alles los, laat alles liggen, leunen en steunen.
- Concentreer je op de zin 'beide armen zijn zwaar'.

Concentreer je op de benen en voel dat de beide benen zwaar zijn
- Een aangenaam loom, zwaar gevoel in beide benen.
- Laat los, laat liggen; je hoeft niets meer te doen.
- Beide benen voelen loom en zwaar aan.
- De armen en benen zijn zwaar.

Concentreer je op de armen en voel dat de beide armen warm zijn
- Een aangename prettige warmte.
- Wacht rustig af waar je warmte voelt of tintelingen.
- Warmte komt vanzelf, blijf je concentreren op een warm gevoel in beide armen.

Concentreer je op de benen en voel dat de beide benen warm zijn
- Een aangename prettige warmte.
- Wacht rustig af waar je warmte voelt of tintelingen.
- Blijf je concentreren en voel.

Concentreer je op de buik en voel dat je buik warm is, warm en ontspannen
- Voel de adembeweging in je buik en voel de warmte.
- Voel met elke uitademing meer warmte in je buik.
- Je buik is warm en ontspannen.

Concentreer je op je voorhoofd en voel dat het voorhoofd koel is
- Koel, helder en ontspannen.
- Koel alsof er een briesje langswaait.
- Het voorhoofd is koel, fris en helder.

Afsluiten
- Voel dat je armen en benen zwaar en warm zijn.
- Voel dat je buik warm en ontspannen is.
- Blijf nog heel even liggen of zitten en geniet nog even na.
- Als je wilt opstaan, rek je eerst uit, beweeg rustig je armen en benen en kom dan pas tot zit of stand.

2.9 Stabiliseren en houding

Start met 5-10 minuten een rondje met kennismaking, nieuwe ontwikkelingen en vragen.

Blok 1 Fitheidstraining – warming-up: aerobics

tijd:	15 minuten
muziek:	116-120 BPM
doel:	- fysiek opwarmen
	- mentaal opwarmen
	- prettige sfeer creëren
	- uitwisselen van ervaringen
	- plezier in bewegen
materiaal:	geen

UITVOERING

In stand

- marcheren
- 5× V pas
- knie opheffen
- hamstring curl hak-bil
- mambo
- 2× side step
- grapevine rechts
- grapevine links

* Alle passen 4× herhalen.

Bij alle passen wordt het uithoudingsvermogen verbeterd, met name van: m. deltoideus, rotator cuff, m. teres major, m. trapezius, m. latissimus dorsi, m. rhomboideus, m. levator scapulae, m. serratus anterior, m. erector spinae, m. transversus abdominis, m. obliquus abdominis, m. quadriceps, m. gastrocnemius, m. soleus, m. iliopsoas, m. gluteus maximus en bekkenbodemspieren.

Twee minuten rust en even wat drinken

Blok 2 Kracht – coördinatie: krachttraining

tijd:	20 minuten
muziek:	90-110 BPM
doel:	- versterken van de spieren die de zwangerschap helpen ondersteunen
	- houdingsspieren versterken
	- uithoudingsvermogen verbeteren
	- accentueren van juiste technische uitvoering
materiaal:	dumbells/gewichtjes van 1 kg, matjes
instructie:	Lage rug, buik en bekkenbodem stabiliseren

AANDACHTSPUNTEN

- voorspanning creëren door licht aanspannen van de m. transversus abdominis;
- liefst op een uitademing starten met de fitness- of krachtoefening;
- tijdens de inspanning: doorademen, let op cocontracties en buikdrukverhoging;
- na de inspanning: ontspannen van de gebruikte spieren, liefst op een inademing.

Uitvoering in stand

Squat zijwaarts

- Sta rechtop, knieën los, dwarse buikspieren iets ingetrokken, klaar voor de oefening, blijf rustig ademen.
- Stap naar rechts of links. Heupen omlaag en breng langzaam de billen naar achteren, trek de onderbuik en bekkenbodem in en maak de rug hol.
- 15-25× herhalen in 2-3 series met 30 seconden tot 2 minuten rust tussen elke serie.

Bij deze oefening worden met name de volgende spieren getraind:
m. erector spinae, m. gluteus maximus, m. piriformis, m. latissimus dorsi, hamstrings, m. gastrocnemius, m. soleus, m. tibialis, m. tensor fasciae latae, m. obturator internus, m. obliquus abdominis, m. transversus abdominis en bekkenbodemspieren.

In stand opdrukken

- Sta een stap van de muur af. Houd je bekken neutraal en buikspieren aangespannen. Leun met het lichaam naar voren, buig de ellebogen.
- Duw je weg van de muur en strek je armen, zonder de elleboog op slot te zetten. Houd rug recht. Adem normaal.
- 15-25× herhalen in 2-3 series met 30 seconden tot 2 minuten rust tussen elke serie.

Bij deze oefening worden met name de volgende spieren getraind:
m. deltoideus, rotator cuff, m. pectoralis major en minor, m. subclavius, m. serratus anterior en m. triceps, m. erector spinae, m. gluteus maximus, m. piriformis, m. latissimus dorsi, hamstrings, m. obliquus abdominis, m. transversus abdominis en bekkenbodemspieren.

Biceps trainen

Pak twee gewichtjes van elk 1 kg.

- Voeten op heupbreedte, knieën los, bekken neutraal, buikspieren aangespannen. Borst omhoog, schouders laag, armen langs zij.
- Houd de gewichten zo vast dat de handpalmen vooruit wijzen. Buig een elleboog en breng de gewichten om de beurt naar de schouder.
- Laat de arm zakken en houd de ellebogen tegen het lichaam.
- 15-25× herhalen in 2-3 series met 30 seconden tot 2 minuten rust tussen elke serie.

Bij deze oefening wordt met name de volgende spier getraind:
m. biceps.

Schouders trainen

Met op elke arm een gewicht van 1 kg.

- Voeten op heupbreedte, knieën los, bekken neutraal, buikspieren aangespannen.
- Borst omhoog. Houd het gewicht net voor je schouders.
- Druk de armen soepel omhoog. Zorg dat de ellebogen los blijven en alleen de armen bewegen. Armen gecontroleerd omlaag en herhaal.
- 15-25× herhalen in 2-3 series met 30 seconden tot 2 minuten rust tussen elke serie.

Bij deze oefening worden met name de volgende spieren getraind:
m. deltoideus, rotator cuff, m. triceps en m. trapezius.

UITVOERING IN LIG OP DE MAT

Bruggetje maken

- Lig op je rug, handen naast je, voeten op de vloer, knieën gebogen en uit elkaar.
- Licht intrekken van de buikspieren (stabiliseren), liefst op een uitademing.
- Afzet armen, benen blijven uit elkaar.
- Rustig bekken optillen, zodat de billen van de mat af komen.
- Vijf tellen vasthouden en ga weer rustig naar beneden.
- 15-25× herhalen in 2-3 series met 30 seconden tot 2 minuten rust tussen elke serie.

Bij deze oefening worden met name de volgende spieren getraind:
m. trapezius, m. rhomboideus, m. erector spinae, m. gluteus maximus, m. piriformis, m. latissimus dorsi, hamstrings, m. obliquus abdominis, m. transversus abdominis en bekkenbodemspieren.

Buitenkant dij optillen

- Lig op de rechterzij, steun op de rechter elleboog. Buig het rechterbeen naar voren voor stevige basis, knie gebogen.
- Bovenste been recht, hiel omhoog. Bekken neutraal en buikspieren aanspannen.
- Houd de heupen naar voren en til bovenste been tot heuphoogte, liefst op uitademing.
- Houd 1-5 seconden vast, dan zakken, met hiel naar boven en tenen naar beneden.
- 15-25× herhalen in 2-3 series met 30 seconden tot 2 minuten rust tussen elke serie.

Bij deze oefening worden met name de volgende spieren getraind: mm. abductores, m. erector spinae, m. gluteus maximus, m. piriformis, m. latissimus dorsi, hamstrings m. obliquus abdominis, m. transversus abdominis en bekkenbodemspieren.

BEKKENBODEMOEFENINGEN

Oefenen bekkenbodem zonder bewuste ademhaling:

- lig / zit ontspannen;
- eerst beginnen met een stukje Jacobson en Mitchell:
  - span de billen eens aan – los;
  - span de benen eens aan – los (buigen, strekken, optillen e.d.);
  - span de bekkenbodem eens aan – los (windje ophouden, plas binnenhouden);
- in zit: accent leggen op voorkant/achterkant/zijkant:
  - naar voren zitten: iets holle rug (plashouding);
  - naar achteren zitten: iets bolle rug (poephouding);
  - in het midden zitten;
  - meer op linker-/rechterbil zitten;
  - aanspannen – loslaten: waar voel je het nu? meer voor (plasbuis, vagina) of meer achter (anus)?
  - bij verminderd of geen gevoel van de voorkant / achterkant / zijkant van de bekkenbodem: coördinatief oefenen;
- variatie aanspannen bekkenbodem en buik op de uitademing (hoest en tiltechniek):
  - op een uitademing rustig uitblazen;
  - op een uitademing steviger blazen ('pufje');
  - op een uitademing klein kuchje;
  - tijdens hoesten of niezen (is ook een uitademing);
  - tijdens tillen: voorwerp vastpakken en inademen, dan uitademen en bekkenbodem aanspannen, waarna optillen volgt, buik spant vanzelf licht mee aan;
  - tijdens het optillen van je peutertje: hardop tot drie tellen. Op *drie* (uitademing) span je zelf de bekkenbodem aan en laat je je peuter wat mee omhoogspringen.

Twee minuten rust en even wat drinken.

Blok 3 Ontspanning / ademhaling – coolingdown: ontspanning met behulp van ademhaling

tijd:	10 minuten
muziek:	1-90 BPM
doel:	- actieve lichaam terugbrengen in rusttoestand
	- hartslag op rustniveau terugbrengen
	- geestelijk en lichamelijk ontspannen
	- aandacht voor ademhalingstechnieken
materi-aal:	matjes en kussens
instruc-tie:	Neem de tijd om lekker te gaan liggen of te gaan zitten. Als je lekker ligt of zit, wordt er eerst uitgelegd hoe een en ander in zijn werk gaat.

UITVOERING

Ga liggen op de rug of in stabiele zijligging, of in zit als liggen pijnlijk of moeilijk is. Ga na hoe het met je is gesteld: voel je je opgejaagd, warm, koud, onrustig, gespannen of wat dan ook? Adem een paar keer diep door en probeer te ontspannen. Hoe liggen je benen? Gespannen of slap? Gesloten of open? Hoe liggen je armen en handen? Verkrampt? Je handen tot een vuist gebald of juist slap? Beweeg je tenen en je vingers ('piano spelen'), rol je benen en armen wat naar links en rechts, en vindt een middenpositie waarin je lichaam zich kan ontspannen. Let op je gezicht: je mond ontspannen, losjes dicht of losjes open. Je ogen ontspannen, losjes dicht of losjes open. Ga met je aandacht naar je ademhaling toe:
- Adem naar je buik: navel, flanken, bekkenbodem en billen.
- Adem naar je rechterbeen: vanuit buik naar lies, heup, bovenbeen, knie, onderbeen, enkel, voet, tenen.
- Idem linkerbeen.
- Adem naar je borst: schouders, bovenarm, elleboog, onderarm, pols, hand, vingers.
- Adem naar je rechterarm / linkerarm.
- Adem naar je gezicht: vanuit de nek en hals naar gezicht, wangen, voorhoofd.
- Inademen: adem positieve gedachten in / warmte / vertrouwen.
- Uitademen: adem afvalstoffen uit / spanning / angst.

Adem rustig in en uit. Voel hoe het ritme van je ademhaling gaat. Rustig? Met horten en stoten? Adem eens diep door en voel hoe je ademhaling rustiger wordt. Voel hoe je buik meebeweegt met je ademhaling. Voel hoe je buik opbolt en weer inzakt. Voel wanneer dit gebeurt. Als je inademt vult je buik zich en bolt wat op, als je uitademt zakt je buik weer wat in.
Voel hoe je buik zich vult met warmte, op iedere inademing. Je buik bolt op, de organen krijgen ruimte, raken goed doorbloed. Je bloedvaten en zenuwbanen komen vrij te liggen. Alles krijgt meer ruimte. Je voelt je darmen misschien wat rommelen, of je baby zich lekker uitstrekken, alles krijgt ruimte en wordt beter doorbloed. Je buik wordt hierdoor ook warmer. Voel hoe op iedere inademing je buik warmer wordt, hoe de warmte omlaag zakt vanaf je navel, verder naar je onderbuik, je flanken, je bekkenbodem. Houd dit gevoel van warmte vast in je gedachten. Adem naar je billen.
Concentreer je op je rechterbeen. Voel hoe de warmte op iedere inademing verder zakt vanuit je buik langs je lies, je bil, je heup, naar je bovenbeen. Langs je knie, naar je onderbeen. Langs je enkel, naar je voet, je tenen. Houd dit gevoel vast in je gedachten.
Concentreer je op je linkerbeen. Voel hoe de warmte op iedere inademing verder zakt vanuit je buik langs je lies, je bil, je heup, naar je bovenbeen. Langs je knie, naar je onderbeen. Langs je enkel, naar je voet, je tenen. Houd dit gevoel vast in je gedachten.
Ga in gedachten naar je borst. Voel hoe op iedere inademing niet alleen warmte stroomt naar je buik en benen, maar ook naar je borstholte, en naar je schouders. Concentreer je op je rechterarm. Voel hoe de warmte op iedere inademing vanuit je borstholte stroomt naar je rechterschouder, je bovenarm, je elleboog, onderarm, hand en vingers. Voel hoe ze warm worden. Houd dit gevoel vast in je gedachten.
Concentreer je op je linkerarm. Voel hoe de warmte op iedere inademing vanuit je borstholte stroomt naar je linkerschouder, je bovenarm, je elleboog, onderarm, hand en vingers. Voel hoe ze warm worden. Houd dit gevoel vast in je gedachten.

Ga in gedachten naar je hoofd. Voel hoe op iedere inademing warmte stroomt naar je hals, je nek. Omhoog naar je wangen, voorhoofd en achterhoofd. Voel hoe je gezicht zich ontspant, niet verkrampt maar losjes geniet van de doorbloeding en warmte.
Voel hoe je lichaam in rust is, ontspannen, meebewegend op het ritme van je ademhaling.
Voel hoe je op iedere inademing lucht inademt, ruimte, zuurstof. Probeer je voor te stellen dat je op iedere inademing positieve energie inademt. Je ademt vertrouwen in, in jezelf en in je baby. Wilskracht en geloof in jezelf, in je lichaam. Op iedere uitademhaling blaas je afvalstoffen weg, je blaast negatieve energie weg. Angst, spanning, onzekerheid, blaas het maar weg.
Niets deert je nog, het enige wat telt ben jij, en je baby, meebewegend op het ritme van je ademhaling, op het ritme van je buik, het ritme van de weeën. Adem rustig diep door en voel hoe je hele lijf positieve energie opneemt op de inademing, voel het tot in je buik, je benen, je armen aan toe. En adem heel bewust op de uitademing negatieve energie uit, eventuele spanning, laat het van je afglijden. Houd dit gevoel van ontspannen zijn vast in je gedachten, en roep het weer op als je het nodig hebt.
Zucht een paar keer diep door, maak je handen tot een vuist en laat weer los, beweeg je voeten, rek je wat uit en kom langzaamaan wat overeind.

2.10 Houding en lenigheid

Start met 5-10 minuten een rondje met kennismaking, nieuwe ontwikkelingen en vragen.

Blok 1 en 2 Fitheidstraining / warming-up en kracht – coördinatie: yoga

tijd:	35 minuten
muziek:	90-110 BPM
doel:	- fysiek opwarmen
	- mentaal opwarmen
	- prettige sfeer creëren
	- plezier
	- verbeteren van de houding, lenigheid, statische kracht, coördinatie en evenwicht
	- verminderen van stress
materiaal:	stoelen, matjes en krukjes
instructie:	bij het rekken opletten dat de spieren niet overrekt worden

Deel 4

AANDACHTSPUNTEN

- voorspanning creëren door licht aanspannen van de m. transversus abdominis;
- liefst op een uitademing starten met de fitness- of krachtoefening;
- tijdens de inspanning: doorademen, let op cocontracties en buikdrukverhoging;
- na de inspanning: ontspannen van de gebruikte spieren, liefst op een inademing.

UITVOERING IN STAND

Bewustwording van je ademhaling

- Ga staan met je handen op je buik en let op wat er gebeurt tijdens een buikademhaling. Bij inademing gaan de longen naar beneden omdat ze groter worden, de buik wordt boller omdat de organen naar voren komen en de bekkenbodem gaat omlaag.
- Voel nu wat er tijdens uitademen gebeurt, de longen worden weer kleiner omdat de lucht naar buiten stroomt, de buik komt weer terug omdat de organen weer op hun plek komen, en de bekkenbodem komt weer automatisch terug naar boven.
- Bij alle oefeningen buikademhaling, dus laag ademen.

Ruggengraat rechtmaken

- Ga staan met je voeten op heupbreedte uit elkaar, gebogen knieën en je handen op je onderrug om je bekken in positie brengen. Adem vrij en maak jezelf recht langs een innerlijke as vanaf je kruin via je perineum naar je voeten.
- Zet nu je linkervoet op het krukje en buig je rechterknie. Breng je handen naar je schouder en houd je ellebogen op schouderhoogte. Maak met je ellebogen vier cirkeltjes naar achteren, adem gelijkmatig naar de buik.
- Houd je hoofd recht en til je armen boven je hoofd, met je vingers strak naast elkaar. Laat je linkerheup zakken en strek je lange rugspieren. Adem zo viermaal in en uit naar de buik. Herhaal stap 1 en 2 met rechts.
- 4× herhalen met elk been.

Verbeteren van lenigheid van met name m. latissimus dorsi en m. thoracolumbalis.

Zonnegroet

- Ga staan met je voeten op heupbreedte uit elkaar en je knieën gebogen. Adem uit om je te concentreren, vouw je handen samen, draai je handen naar buiten en strek je armen naar boven maar niet helemaal gestrekt.
- Adem diep in en breng je armen langzaam boven je hoofd zonder je onderlichaam te bewegen. Ontspan je hoofd terwijl je recht naar voren kijkt en blijf stevig staan.
- Maak je handen los en draai je handpalmen naar voren. Adem uit en breid de strekking uit door je hielen naar beneden te drukken. Adem in en til je ribbenkast op.
- Adem uit, buig je knieën en draai deze naar buiten om prettig naar voren te strekken. Laat je zakken in hurkhouding. Leg je voorhoofd op je handen en ontspan, terwijl je een paar keer in- en uitademt.
- 2× herhalen.

Verbeteren van lenigheid van met name:
m. thoracolumbalis, m. latissimus dorsi, m. erector spinae.

HURKZIT MET TWEETALLEN

- Houd de handen van je medecursist vast.
- De één blijft staan, de andere buigt door de knieën. De staande geeft tegenwicht door iets naar achteren te leunen. Houd vooral het bekken gekanteld. Degene die zakt let op een rechte rug door de gespreide knieën richting hurkzit.
- Houd beiden de schouders goed laag en laat je niet verleiden om naar voren te buigen, je voeten tegen de grond duwen en omhoog komen. Laat nu je medecursist hetzelfde doen.

- 2× herhalen voor elk persoon.

Verbeteren van lenigheid van met name:
m. thoracolumbalis, m. erector spinae, m. latissimus dorsi en rotator cuff.

GEMAKKELIJKE DRIEHOEKSHOUDING

Staan: rechts naast de stoel

- Ga op je rechterbeen staan en laat je linkerknie op de stoel rusten. Strek je rechterarm omhoog en laat je linkerhand zakken tot op de stoel, zonder je pols te buigen. Adem diep naar de buik.
- Draai rond naar links zonder de benen te bewegen, totdat je de rugleuning goed met je rechterhand kunt pakken. Adem in en breng je linkerarm weer op één lijn met je rechterschouder. Adem diep naar de buik.
- 2× aan beide kanten herhalen.

Verbeteren van lenigheid van met name:
hamstrings, m. pectoralis minor en major, m. thoracolumbalis, rotator cuff, m. biceps, m. subclavius en m. latissimus dorsi.

Zit: op een stoel

- Ga breeduit en wijdbeens op een stoel zitten. Knieën wijd en je voeten in een stabiele hoek. Leg je handen op de zitting en adem diep. Draai naar links en strek je rechterbeen. Strek je armen op schouderhoogte en kijk naar je linkerhand. Houd vast terwijl je driemaal in- en uitademt naar de buik.
- Laat je linkerelleboog rusten op je linkerdij en strek je rechterarm boven je rechteroor in de lijn van je rechterhiel naar je rechterhand. Draai je bovenlichaam naar buiten als je strekt en adem in met uitgezette ribbenkast.
- Plaats je handen in de gebedshouding. Adem in, strek je armen boven je hoofd, duw je ellebogen naar elkaar en kijk naar je handen. Adem tijdens de strekking uit en richt je bewustzijn op je achterhiel. Laat je armen weer zakken en breng je handen naar je borst.
- Ga recht op de stoel zitten met je handen in gebedshouding. Adem een paar keer rustig in en uit naar de buik om jezelf te aarden met je nieuwe kracht.
- 2× herhalen.

Verbeteren van lenigheid van met name:
m. latissimus dorsi, m. pectoralis major en minor, mm. multifidi, rotator cuff, m. biceps, m. subclavius en m. rhomboideus.

CONCENTRATIEHOUDING

- Ga staan met je voeten wijd en armen gestrekt op schouderhoogte. Adem uit, laat je armen vallen en buig je knieën in een semihurkzit. Adem in, til je armen op één lijn parallel aan je benen.
- Laat je zakken in een brede (semi)hurkzit, terwijl je uitademt. Breng je handen samen in een vegende beweging. Tijdens je inademing: sta je op en open je je armen in een wijde cirkel boven je hoofd. Adem, weer naar beneden, uit.
- Ga stevig staan met je voeten wijd en knieën gebogen. Maak een vuist op borsthoogte en sla de andere hand eromheen. Adem in en til je handen op tot gezichtshoogte. Adem uit en buig je knieën. Kom langzaam overeind bij de volgende inademing. Herhaal tweemaal en maak jezelf recht bij de uitademing.
- 2× herhalen.

Verbeteren van lenigheid van met name:
m. pectoralis major en minor en mm. adductores.

Op de mat: handen- en knieënstand

- Begin op je handen en knieën, met je handen onder je schouders. Adem in als je je stabiel voelt en strek je rechterarm. Daarna strek je je linkerbeen recht achter je. Houd je middenrug vlak en kijk naar beneden, terwijl je uitademt tijdens het strekken.
- Bij je volgende inademing: laat je linkervoet zakken en til je rechterarm op tot je oor. Houd de strekking vast in één lijn van je voet tot je hand en adem driemaal diep vanuit je buik. Rust eventueel uit.
- 2× herhalen aan elke zijde.

Verbeteren van lenigheid van:
m. gluteus maximus, m. tensor fasciae latae, m. piriformis, hamstrings, m. erector spinae, m. pectoralis major, m. levator scapulae en m. triceps.

BEKKENBODEMOEFENINGEN

Oefenen bekkenbodem met bewuste ademhaling:
- Lig / zit ontspannen.
- Eerst beginnen met een stukje Jacobson en Mitchell:
  - span de billen eens aan – los;
  - span de benen eens aan – los (buigen, strekken, optillen e.d.);
  - span de bekkenbodem eens aan – los (windje ophouden, plas binnen houden).
- Zucht rustig door, wacht tot er een ontspannen buikademhaling is.
- Voel de buikbeweging tijdens de ademhaling:
  - inademen: buik bolt vanzelf op;
  - uitademen: buik daalt vanzelf.
- Word je bewust van het feit dat niet alleen de buik wordt weggeduwd bij de inademing, maar ook de onderkant (bekkenbodem):
  - inademen: bekkenbodem daalt (lichte toename van druk op je onderkant);
  - uitademen: bekkenbodem veert omhoog.
- Probeer maar mee te doen met de ademhaling:
  - inademen: ontspannen, niets doen, loslaten, laten opbollen;
  - uitademen: licht mee aanspannen van de bekkenbodem (totaal, vagina, anus);
  - uitademen: licht mee aanspannen van de lage buik;
  - uitademen: licht mee aanspannen van de bekkenbodem en lage buik samen.

Twee minuten rust en even wat drinken.

Blok 3 Ontspanning / ademhaling: ademhaling en ontspanning

tijd:	15 minuten
muziek:	1-90 BPM
doel:	- actieve lichaam terugbrengen in rusttoestand
	- hartslag op rustniveau terugbrengen
	- geestelijk en lichamelijk ontspannen
	- aandacht voor ademhalingstechnieken
materi-aal:	matjes, stoelen en kussen

instructie:	- Als je moet hoesten, hoest dan gewoon. Proberen tegen te houden geeft spanning en dat is niet de bedoeling.
	- Trek eventueel sokken aan om je voeten lekker warm te houden.
	- Wanneer een oefening of houding onprettig is, verander dan je houding.
	- Wanneer een oefening onduidelijk is, geef dit dan aan of doe je ogen even open, zodat je ziet hoe de cursusleider het doet.
	- Echt fout kun je een oefening niet doen, wel anders dan de bedoeling was.
	- Tijdens de training staat niet het presteren centraal maar het ervaren en dat kan voor eenieder verschillend zijn.

UITVOERING IN STAND

Bekkenademhaling

- Ga weer staan met je voeten wijd en knieën gebogen.
- Adem in, ontspan je buik, bekkenbodem en bilspieren. Licht gebogen knieën.
- Tijdens uitademing: span je buik-, bekkenbodem- en bilspieren zo veel mogelijk aan. Opstrekken van de knieën.

UITVOERING ONTSPANNEN DOOR VISUALISEREN

Visualiseren kan helpen te leren ontspannen, omdat het relatief snel het spanningsniveau laat dalen. Begin met rustig liggen (of zitten) en diep doorademen. Als je zo rustig en ontspannen ligt, ga je je aandacht verleggen door aan iets ontspannends te denken: een 'plaatje'. Denk bijvoorbeeld aan een strand, een bloem, een tuin. Daarna wacht je rustig af welk beeld er bij je bovenkomt. Ervaar wat je voelt en hoe het voelt. Kun je iets aan je plaatje veranderen om meer rust of ontspanning te voelen? Als dit plaatje voor jou effectief is om tot rust te komen, probeer dit dan 'op te slaan in je gedachten', om het zo op een volgend moment als je tot rust wilt komen weer te voorschijn te halen in je gedachten.

Mogelijkheid 1

Plaatje verder invullen door de volgende vragen te stellen:

Hoort er geluid bij? Welk geluid? Of is er juist stilte?
- Geeft het rust als je het geluid versterkt?
- Geeft het rust als je het geluid afzwakt?
- Hoe is het geluid om de meeste ontspanning te voelen?

Welke kleuren horen erbij? Of is het zwart-wit?
- Wat gebeurt er als je de kleuren sterker, feller maakt?
- Wat gebeurt er als je de kleuren minder intens maakt?
- Welke kleuren zijn het meest ontspannend?

Kun je het beeld verschuiven?
- Wat gebeurt er als je het beeld dichterbij haalt?
- Wat gebeurt er als je het beeld verder weg zet?
- Welk beeld is het meest ontspannen?

Zit er beweging in jouw plaatje?
- Wat gebeurt er als je het rustiger laat bewegen (slow motion)?
- Wat gebeurt er als je het sneller laat bewegen?

– Wat gebeurt er als alles stilstaat?

Welke geur hoort bij jouw plaatje?
– Wat gebeurt er als je de geur sterker maakt?
– Wat gebeurt er als je de geur afzwakt?
– Welke geur voelt het meest ontspannen?

Mogelijkheid 2

Visualiseren kan ook door de docent worden opgeroepen. Deze vertelt op rustige, ontspannen toon een verhaal en bouwt een 'plaatje' op voor de cursisten. De bedoeling is dat het verhaal wordt gevolgd (hersenen blijven actief), terwijl het lichaam steeds meer ontspant. De docent maakt gebruik van de eigen stem, intonaties, rustpauzes, ritme om de cursisten beter te laten visualiseren.

Stel je voor... je ligt heerlijk ontspannen op het strand. Helemaal alleen, op je warme badhanddoek in het zachte zand. Je ligt op je rug of zij, met je ogen dicht, te genieten van de stilte om je heen, de rust op het strand. Je hoort in de verte het ruisen van de zee, het komen en gaan van de golven, zeemeeuwen roepen elkaar. Je hoort het en signaleert het, maar reageert er niet op. Je blijft ontspannen liggen, bewust van je lichaam op het strand. Er zijn nog een paar kleine wolkjes voor de zon, maar nu breekt de zon langzaam door, verwarmt langzaam je lichaam.
Langzaam trekken de warme zonnestralen over je voeten, je beweegt je tenen wat en ontspant ze, heerlijk in de warmte. De warme zon trekt verder over je lichaam naar boven: je voelt je onderbenen warm en gloeiend worden. Je bovenbenen worden stilletjes omhelsd door de warmte en ontspannen zich, je laat je benen wegzakken in de onderlaag. De warmte kruipt verder naar je bikinilijn, je billen ontspannen zich, je bekkenbodem ontspant zich, de warmte kriebelt op je venusheuvel, je lage buik, je navel. Je hele buik wordt warm en ontspannen. De warmte van de zonnestralen glijdt naar boven, streelt je borsten, gaat langs je hals, je ontspant je nek. Je armen worden verwarmd, je laat je boven- en onderarmen wegzakken in de onderlaag. Je handen ontspannen zich, je vingers ontspannen zich. Je schouders laat je rusten. De warmte glijdt langs je onderkaak naar je wangen en neus, naar je ogen en voorhoofd. Je hele gezicht wordt glad en ontspannen in de koesterende warmte van de zon.
In de verte klinken stemmen, hoor je mensen lopen op het strand, zacht keuvelend met elkaar. Het deert je niet. Je zakt nog verder weg in de warmte, alsof het zand onder je vloeibaar wordt, alsof je je laat zinken in een laag warm drijfzand, waarin je blijft drijven op je ademhaling. Bij iedere inademing zak je verder weg in de warmte onder je, bij iedere uitademing lijk je iets terug te veren. Je bent één met het zand onder je, één met je onderlaag. Geluiden, stemmen, geluiden van de zee, niets deert je nog. Je bent één met je lichaam, één met je buik, één met je baby. Die meedobbert in zijn eigen vruchtwater, meedobbert op het ritme van je ademhaling, op het ritme van je ontspanning, het ritme van je rustige hart, en dadelijk op het ritme van je weeën. Totdat hij lekker op je buik kan liggen, herkenbaar en vertrouwd, weer genietend van elkaars ritme en lichaam, ontspannen samen, één met elkaar.
Houd dit gevoel van ontspanning vast in gedachten, in je lijf en roep het weer op als het nodig is.
Adem een paar keer diep door, zucht eens diep. Voel je lichaam weer alerter worden. Blijf nog even liggen met gesloten ogen, daarna rustig je handen bewegen, je schouders, je benen uitstrekken en je ogen openen.

Deel 5

ZwangerFit naslagwerk

Bijlage 1
Folder NVFB-ZwangerFit®

Folder NVFB-ZwangerFit®.*

NVFB-ZwangerFit®

ZwangerFit

NVFB-ZwangerFit® is een eigentijdse zwangerschapscursus voor actieve vrouwen tijdens en na hun zwangerschap. Uw ZwangerFit docent is een hierin gespecialiseerde fysiotherapeut.

Ontstaan ZwangerFit

NVFB-ZwangerFit® is ontwikkeld door de NVFB (Nederlandse Vereniging voor Fysiotherapie bij Bekkenproblematiek en pre- en postpartum gezondheidszorg). ZwangerFit is de vernieuwde opzet van zwangerschapsbegeleiding, waarin de jarenlange ervaring op het gebied van zwangerschapsgym is gecombineerd met de laatste kennis vanuit de bekkenfysiotherapie over zwangerschapsgerelateerde klachten in het bekken- en bekkenbodemgebied.

Actief en fit zijn en blijven

Dit is ook mogelijk tijdens en na de zwangerschap! Een ZwangerFit docent is een fysiotherapeut die zich specifiek geschoold heeft volgens NVFB-ZwangerFit®. Dit garandeert deskundige begeleiding tijdens en na de zwangerschap bij het werken aan de conditie, het behoud van fitheid, mobiliteit en vitaliteit. De ZwangerFit docent is deskundig om zwangerschapsgerelateerde problemen van spieren en gewrichten, zoals bij bekkenpijn of bekkenbodemklachten, te helpen voorkomen en zo nodig tijdig te signaleren en hierbij onderbouwd advies te geven.

Voor wie?

Zowel de zwangere als de pas bevallen vrouw kan deelnemen aan NVFB-ZwangerFit®. Er is bewust gekozen voor een zo lang mogelijke deelname in de zwangerschap en in de periode na de bevalling. Voordeel hiervan is dat de fitheid, conditie en spierkracht in de zwangerschap op niveau blijven. Bovendien wordt er al vroeg in de zwangerschapsperiode preventief getraind met speciale aandacht voor rug-, buik- en bekkenbodemspieren. Vanaf vier tot zes weken na de bevalling kan deelgenomen worden zodra de vrouw zich hiertoe in staat voelt en in principe zolang ze wil tot aan negen maanden na de bevalling toe. NVFB-ZwangerFit® start bij elke cursus met een intake door de docent.

In de zwangerschap: vanaf de zestiende week tot zo kort mogelijk voor de bevalling.
Na de bevalling: vanaf vier tot zes weken tot zelfs negen maanden na de geboorte van de baby.

Cursusinhoud

De cursus bestaat hoofdzakelijk uit actieve lessen. Afhankelijk van de tijd, ruimte en invulling van de NVFB-ZwangerFit® docent kan er tijdens de actieve lessen gebruik worden gemaakt van fitnessapparatuur of klein oefenmateriaal en muziek. De aandacht ligt vooral op coördinatie, stabilisatie, conditie en spierversterking. De actieve lessen worden afgewisseld met theorielessen (verhouding 3:1). Hierin komen alle onderwerpen aan bod die betrekking hebben op de zwangerschap, bevalling, de periode na de bevalling en de ontwikkeling van de baby. Ook wordt ingegaan op de functie en mogelijke klachten van bekken, lage rug, bekkenbodemspieren en het totaal functioneren. Partners zijn bij diverse lessen welkom.

Voor informatie

Neem contact op met uw ZwangerFit docent of kijk op www.nvfb.nl.

* Behorend bij ZwangerFit: begeleiding van de actieve vrouw tijdens en na haar zwangerschap

Bijlage 2a
Intakeformulier ZwangerFit in de zwangerschap (cursist)

Intakeformulier ZwangerFit in de zwangerschap (cursist)

Datum:
Groep:

Plak hier uw pasfoto.

Naam:
Roepnaam:
Adres:
Woonplaats:

Telefoon:	Tel. werk:
Geb. datum:	Mobiel nr.:
Beroep:	Tel. in nood:
Huisarts:	E-mail:
Gynaecoloog:	Verloskundige:

Wilt u onderstaande vragen zo volledig mogelijk invullen

1 Hoeveel weken bent u nu zwanger?

2 Wat is de uitgerekende datum?

3 Is dit uw eerste zwangerschap? Ja / Nee, namelijk:

4 Hoe oud is / zijn uw andere kind(eren)?

5 Hoe verliep(en) de vorige zwangerschap(pen) en bevalling(en)?
Omcirkel wat van toepassing is:
- Thuisbevalling / Ziekenhuis: poliklinisch of medische indicatie
- Reden indicatie:
- Ingrepen: ingeleid / knip / ingescheurd: beetje, ver, totaal ruptuur / fors meedrukken op de buik bij persen / vacuümpomp / tangverlossing / keizersnede: spoed of gepland
- (Lang) na de bevalling last gehouden van:

6 Hoe verloopt de huidige zwangerschap tot nu toe?

7 Zijn er bijzonderheden bij zwangerschapscontroles?

8 Heeft u nu klachten tijdens de zwangerschap?

9 Zijn onderstaande klachten op u van toepassing? *Kruis aan:*

☐ Hartafwijking	☐ Vroegtijdige geboorten	☐ Voorliggende placenta
☐ Hoge bloeddruk	☐ Meerlingzwangerschap	☐ Probleem baarmoedermond
☐ Bloedarmoede	☐ Weinig actief bewegen	☐ Groeiachterstand baby
☐ Schildklierafwijking	☐ Extreme gewichtstoename	☐ Veelvuldig harde buiken
☐ Diabetes mellitus (suiker)	☐ Extreem ondergewicht	☐ Vroegtijdige weeën
☐ Rug- en/of bekkenpijn	☐ Incontinentie	☐ Gebroken vliezen

Overige bijzonderheden:

10 Gebruikt u medicijnen?

Zo ja, waarvoor:

11 Heeft u wel eens operaties ondergaan? *Omcirkel wat van toepassing is:*

In buik / bekken of lage rug / bekkenbodem / anders namelijk:

Soort operatie(s):

12 Sport u? *Omcirkel wat van toepassing is:*

Vroeger veel / in zwangerschap niet meer / al lang niet meer

Welke sport(en) doet of deed u?

13 Heeft u wel eens andere vormen van zwangerschapsbegeleiding gedaan? Ja / nee

Zo ja, welke?

14 Waarom heeft u in deze zwangerschap gekozen voor ZwangerFit en wat verwacht u ervan?
(Te denken valt aan: verbeteren uithoudingsvermogen, trainen onder fysiotherapeutische begeleiding, ter voorkoming van klachten (preventie), klachtenvermindering, meer bewegen, ontspanning of anders)

15 Heeft u overleg met uw begeleidend arts / verloskundige over deelname? Ja / nee

Eventuele reactie:

16 Privéomstandigheden: *Omcirkel wat van toepassing is:*

Gehuwd / samenwonend / thuiswonend / alleenstaand, reden:

17 Zijn er verdere bijzonderheden over uw fysieke toestand of privéomstandigheden te melden die voor de ZwangerFit docent van belang kunnen zijn om te weten?

* Behorend bij ZwangerFit: begeleiding van de actieve vrouw tijdens en na haar zwangerschap

Ik verklaar bovenstaande zo zorgvuldig mogelijk te hebben ingevuld en neem bewust deel aan de cursus ZwangerFit in de zwangerschap.

Datum:

Handtekening:

ZwangerFit docent:

Intakeformulier ZwangerFit in de zwangerschap (cursist).

* Behorend bij ZwangerFit: begeleiding van de actieve vrouw tijdens en na haar zwangerschap

Bijlage 2b
Intakeformulier ZwangerFit in de zwangerschap (docent)

Intakeformulier ZwangerFit in de zwangerschap (docent)

Behorend bij ZwangerFit: naslagwerk voor fysiotherapeuten volgens NVFB-ZwangerFit®

Datum:

Groep:

Plak hier uw pasfoto.

Naam:

Roepnaam:

Adres:

Woonplaats:

Telefoon:	Tel. werk:
Geb. datum:	Mobiel nr.:
Beroep:	Tel. in nood:
Huisarts:	E-mail:
Gynaecoloog:	Verloskundige:

Wilt u onderstaande vragen zo volledig mogelijk invullen

1 Hoeveel weken bent u nu zwanger?

Nodig om te weten voor de groepsindeling.

2 Wat is de uitgerekende datum?

3 Is dit uw eerste zwangerschap? Ja / Nee, namelijk:

- *Bij de eerste zwangerschap zijn alle lichamelijke veranderingen nieuw voor de aanstaande moeder. Daarom zal meer informatie nodig zijn dan bij multipara's.*[2]
- *Het optreden van PGP neemt toe met pariteit.*[6]
- *Het voorkomen van urine-incontinentie neemt toe met pariteit.*[7]

4 Hoe oud is / zijn uw andere kind(eren)?

5 Hoe verliep(en) de vorige zwangerschap(pen) en bevalling(en)?
Omcirkel wat van toepassing is:

- Thuisbevalling / Ziekenhuis: poliklinisch of medische indicatie
- Reden indicatie:
- Ingrepen: ingeleid / knip / ingescheurd: beetje, ver, totaal ruptuur / fors meedrukken op de buik bij persen / vacuümpomp / tangverlossing / keizersnede: spoed of gepland
- (Lang) na de bevalling last gehouden van:

* Behorend bij ZwangerFit: begeleiding van de actieve vrouw tijdens en na haar zwangerschap

6 Hoe verloopt de huidige zwangerschap tot nu toe?

Zijn er naast de bijbehorende zwangerschapskwaaltjes geen ernstige veranderingen opgetreden (contra-indicaties)?[5]

7 Zijn er bijzonderheden bij zwangerschapscontroles?

In de gaten houden van mogelijke contra-indicaties.[5]

8 Heeft u nu klachten tijdens de zwangerschap?

9 Zijn onderstaande klachten op u van toepassing? *Kruis aan:*

☐ Hartafwijking	☐ Vroegtijdige geboorten	☐ Voorliggende placenta
☐ Hoge bloeddruk	☐ Meerlingzwangerschap	☐ Probleem baarmoedermond
☐ Bloedarmoede	☐ Weinig actief bewegen	☐ Groeiachterstand baby
☐ Schildklierafwijking	☐ Extreme gewichtstoename	☐ Veelvuldig harde buiken
☐ Diabetes mellitus (suiker)	☐ Extreem ondergewicht	☐ Vroegtijdige weeën
☐ Rug- en/of bekkenpijn	☐ Incontinentie	☐ Gebroken vliezen

Overige bijzonderheden:

- *Absolute en relatieve contra-indicaties.*[1]
- *Absolute contra-indicatie: verwijzen naar de begeleidend arts of verloskundige.*[5]
- *Relatieve contra-indicatie: belasting verminderen en aanpassen, bij verergering van de klachten cursist verwijzen naar de begeleidend arts of verloskundige.*[5]
- *Verlies van urine of ontlasting wijst op een disfunctie van de bekkenbodem.*
- *Stress urine-incontinentie (SUI)vaak door relatieve spierzwakte of een coördinatiestoornis in de zwangerschap. Extra aandacht aan besteden in de les.*[3]
- *Bekkenbodemtraining in de zwangerschap vanaf 20 weken werkt preventief voor het optreden van urine-incontinentie pre- en postpartum.*[9]

10 Gebruikt u medicijnen?

Zo ja, waarvoor:

Sommige medicatie beïnvloedt het resultaat van fysieke belasting, met name bètablokkers (effect op de hartfrequentie).[4]

11 Heeft u wel eens operaties ondergaan? *Omcirkel wat van toepassing is:*

In buik / bekken of lage rug / bekkenbodem / anders namelijk:

Soort operatie(s):

Te denken valt aan orthopedische chirurgie aan lage rug, bekken of de onderste extremiteiten en operaties die gevolgen kunnen hebben voor fysieke inspanning zoals hart- en longchirurgie.

12 Sport u? *Omcirkel wat van toepassing is:*

Vroeger veel / in zwangerschap niet meer / al lang niet meer

Welke sport(en) doet of deed u?

Dit geeft een indicatie van de individuele basisconditie van de cursist.[1,10]

13 Heeft u wel eens andere vormen van zwangerschapsbegeleiding gedaan? Ja / nee

Zo ja, welke?

Geeft indruk van de mogelijke voorkennis van en ervaring met andere vormen van zwangerschapsbegeleiding

14 Waarom heeft u in deze zwangerschap gekozen voor ZwangerFit en wat verwacht u ervan? *(Te denken valt aan: verbeteren uithoudingsvermogen, trainen onder fysiotherapeutische begeleiding, ter voorkoming van klachten (preventie), klachtenvermindering, meer bewegen, ontspanning of anders)*

Geeft informatie over de doelstellingen van de cursist.[5] *Zo kan de docent inschatten of aan de verwachting van de cursist voldaan kan worden.*

15 Heeft u overleg met uw begeleidend arts / verloskundige over deelname? Ja / nee

Eventuele reactie:

Voor de zekerheid. Er kunnen factoren zijn waarmee rekening moet worden gehouden. Bij overleg vooraf ben je als docent extra ingedekt.

16 Privéomstandigheden: *Omcirkel wat van toepassing is:*

Gehuwd / samenwonend / thuiswonend / alleenstaand, reden:

17 Zijn er verdere bijzonderheden over uw fysieke toestand of privéomstandigheden te melden die voor de ZwangerFit docent van belang kunnen zijn om te weten?

Hierin kan de cursist onder andere informatie kwijt over de thuissituatie in de relationele en sociale sfeer

* Behorend bij ZwangerFit: begeleiding van de actieve vrouw tijdens en na haar zwangerschap

Ik verklaar bovenstaande zo zorgvuldig mogelijk te hebben ingevuld en neem bewust deel aan de cursus ZwangerFit in de zwangerschap.

Datum:

Handtekening:

ZwangerFit docent:

Referenties

1 ACOG Committee. Opinion no. 267: Exercise during pregnancy and the postpartum period. Obstet Gynecol 2002:171-3 en 2003:9.

2 Boormans G. Het negen maanden boek. Groningen: Wolters-Noordhoff, 2000.

3 Borghuis ME. Training van de bekkenbodemspieren en van de blaas. Malden, 1994.

4 Burrow G, Duffy T. Medical complications during pregnancy. 5th edition. Philadelphia, Pennsylvania: WB Saunders Compagny, 1999:126-7.

5 Hentzepeter-van Ravensberg HD. ZwangerFit. Rotterdam: Erasmus MC Opleiding Bekken-fysiotherapie, 2005.

6 Hvidman L e.a. Postpartum urinary incontinence. Acta Obstetricia et Gynaecologica Scandinavia 2003;82:556-63.

7 MacLennan AH, Tayler AW, Wilson DH, Wilson D. The prevalence of pelvic floor disorders and their relationship to gender, age, parity and mode. BJOG 2000 Dec;107(12):1460-70.

8 Mens J. Pregnancy-related low back pain. Proefschrift. Rotterdam, 2000:22-3.

9 Mørkved S, Bø K, Schei B, Salvesen KA. Pelvic floor muscle training during pregnancy to prevent urinary incontinence: a single blind randomized controlled trial. Obstet Gynecol 2003 Feb;101(2):313-9.

10 Noten K. Fitness bij zwangerschap. Utrecht: AW Bruna BV, 2004.

Intakeformulier ZwangerFit in de zwangerschap (docent).

* Behorend bij ZwangerFit: begeleiding van de actieve vrouw tijdens en na haar zwangerschap

Bijlage 3a
Intakeformulier ZwangerFit na de bevalling (cursist)

Intakeformulier ZwangerFit na de bevalling (cursist)

Datum:

Groep:

Plak hier uw pasfoto.

Naam:

Roepnaam:

Adres:

Woonplaats:

Telefoon:	Tel. werk:
Geb. datum:	Mobiel nr.:
Beroep:	Tel. in nood:
Huisarts:	E-mail:
Gynaecoloog:	Verloskundige:

Wilt u onderstaande vragen zo volledig mogelijk invullen

1 Naam van uw baby:
Geslacht: Jongen / Meisje

2 Hoe oud is uw baby nu?
Datum van de geboorte:

3 Hoe gaat het met uw baby? *Omcirkel indien van toepassing:*
Goed / huilt veel / nog geen ritme / last darmkrampjes / anders:

4 En hoe gaat u hiermee om? *Omcirkel indien van toepassing:*
Ik had dit verwacht / het valt wat tegen / ik maak me zorgen / het leidt tot stress

5 Was dit uw eerste zwangerschap en bevalling? Ja / nee,
Hoeveelste zwangerschap: / hoeveelste bevalling:

6 Hoe oud is / zijn uw andere kind(eren)?

7 Hoe verliep de bevalling?

* Behorend bij ZwangerFit: begeleiding van de actieve vrouw tijdens en na haar zwangerschap

8 Waren er bijzonderheden tijdens de bevalling? *Omcirkel indien van toepassing:*
Thuisbevalling / ziekenhuis: poliklinisch of medische indicatie
Reden indicatie:
Ingrepen: ingeleid / knip / ingescheurd: beetje, ver, totaal ruptuur / fors meedrukken op de buik bij persen / vacuümpomp / tangverlossing / keizersnede: spoed of gepland
Na de bevalling nog last gehouden van:

9 Waren er bijzonderheden tijdens de bevalling of de kraamweek?

10 Heeft u nu klachten?

11 Zijn onderstaande klachten op u van toepassing? *Kruis aan:*

- ☐ Hartafwijking
- ☐ Hartritmestoornis
- ☐ Hoge bloeddruk
- ☐ Lage bloeddruk
- ☐ Bloedarmoede
- ☐ Duizeligheid
- ☐ Diabetes mellitus (suiker)
- ☐ Schildklierafwijking
- ☐ Extreme gewichtstoename
- ☐ Extreem ondergewicht
- ☐ Weinig actief bewegen
- ☐ Bloedingen / vloeien
- ☐ Rugklachten
- ☐ Bekkenklachten
- ☐ Verzakkingsklachten
- ☐ Incontinentie urine
- ☐ Incontinentie feces
- ☐ Verminderde psychische gesteldheid

Anders:

12 Gebruikt u medicijnen? Zo ja, waarvoor:

13 Heeft u wel eens operaties ondergaan? *Omcirkel indien van toepassing:*
In buik / bekken of lage rug / bekkenbodem / anders namelijk:
Soort operatie(s):

14 Heeft u in de zwangerschap een vorm van zwangerschapsbegeleiding gedaan? Zo ja, welke?

15 Heeft u na een eventueel eerdere bevalling een vorm van nagym gedaan? Zo ja, welke?

16 Heeft u in de zwangerschap aan sport gedaan? Welke?

17 Welke sport zou u na volledig herstel van de bevalling (weer) willen uitoefenen?

* Behorend bij ZwangerFit: begeleiding van de actieve vrouw tijdens en na haar zwangerschap

18 Waarom heeft u gekozen voor ZwangerFit na de bevalling? Wat verwacht u ervan?
(Te denken valt aan: verbeteren uithoudingsvermogen, trainen onder fysiotherapeutische begeleiding, ter voorkoming van klachten (preventie), klachtenvermindering, meer bewegen, ontspanning of anders)

19 Had u overleg met uw begeleidend arts / verloskundige over deelname? Ja/ nee

Eventuele reactie:

20 Privéomstandigheden: *Omcirkel wat van toepassing is:*

Gehuwd / samenwonend / thuiswonend / alleenstaand, reden:

21 Zijn er verdere bijzonderheden over uw fysieke toestand of privéomstandigheden te melden die voor de ZwangerFit docent van belang kunnen zijn om te weten?

Ik verklaar bovenstaande zo zorgvuldig mogelijk te hebben ingevuld en neem bewust deel aan de cursus ZwangerFit na de bevalling.

Datum:

Handtekening:

ZwangerFit docent:

*Intakeformulier ZwangerFit na de bevalling (cursist).**

* Behorend bij ZwangerFit: begeleiding van de actieve vrouw tijdens en na haar zwangerschap

Bijlage 3b Intakeformulier ZwangerFit na de bevalling (docent)

Intakeformulier ZwangerFit na de bevalling (docent)

Datum:

Groep:

Plak hier uw pasfoto

Naam:

Roepnaam:

Adres:

Woonplaats:

Telefoon:	Tel. werk:
Geb. datum:	Mobiel nr.:
Beroep:	Tel. in nood:
Huisarts:	E-mail:
Gynaecoloog:	Verloskundige:

Wilt u onderstaande vragen zo volledig mogelijk invullen

1 Naam van uw baby:

Geslacht: Jongen / Meisje

2 Hoe oud is uw baby nu?

Datum van de geboorte:

Nodig om te weten voor de groepsindeling.
Vanaf 4-6 weken kan gestart worden met ZwangerFit postpartum.[4]

3 Hoe gaat het met uw baby? *Omcirkel indien van toepassing:*

Goed / huilt veel / nog geen ritme / last darmkrampjes / anders:

Indien de gezondheid van de baby zorgelijk is, kan dit voorzichtig besproken worden wanneer de cursist voor de eerste keer komt. Navragen of dit in groepsverband besproken mag worden of liever in een apart gesprek.

4 En hoe gaat u hiermee om? Omcirkel indien van toepassing:

Ik had dit verwacht / het valt wat tegen / ik maak me zorgen / het leidt tot stress

* Behorend bij ZwangerFit: begeleiding van de actieve vrouw tijdens en na haar zwangerschap

5 Was dit uw eerste zwangerschap en bevalling? Ja / nee

Hoeveelste zwangerschap: / hoeveelste bevalling:

- *Na een eerste bevalling zijn alle lichamelijke veranderingen nieuw voor de moeder.*
- *Het optreden van PGP neemt toe met pariteit.*[8]
- *Het voorkomen van urine-incontinentie neemt toe met pariteit.*[7]

6 Hoe oud is / zijn uw andere kind(eren)?

7 Hoe verliep de bevalling?

Het verloop van een bevalling en eventuele ingrepen kunnen oorzaak zijn van het ontstaan van bekken(bodem)klachten als urine-incontinentie[5] *en PGP.*[8]

8 Waren er bijzonderheden tijdens de bevalling? *Omcirkel indien van toepassing:*

Thuisbevalling / ziekenhuis: poliklinisch of medische indicatie

Reden indicatie:

Ingrepen: ingeleid / knip / ingescheurd: beetje, ver, totaal ruptuur / fors meedrukken op de buik bij persen / vacuümpomp / tangverlossing / keizersnede: spoed of gepland

Na de bevalling nog last gehouden van:

Na een ruptuur en episiotomie kan de functie van de bekkenbodemmusculatuur (tijdelijk) verstoord zijn.[5] *Ook een lange persduur kan functieverlies geven door ischemie van de bekkenbodem.*[12] *Hiermee kan rekening gehouden worden bij de zwaarte van de oefeningen. Bij een sectio kan na zes weken begonnen worden met buikspieroefeningen.*

9 Waren er bijzonderheden tijdens de bevalling of de kraamweek?

Indien de bevalling als een traumatische ervaring wordt ervaren of indien er rond bevalling of kraamtijd traumatische ervaringen zijn geweest (gezondheid baby, gezondheid moeder, overlijden, relationeel) kan dit voorzichtig worden besproken in de eerste les. Navragen of dit in groepsverband mag of liever in een apart gesprek.

10 Heeft u nu klachten?

11 Zijn onderstaande klachten op u van toepassing? *Kruis aan:*

- ☐ Hartafwijking
- ☐ Hartritmestoornis
- ☐ Hoge bloeddruk
- ☐ Lage bloeddruk
- ☐ Bloedarmoede
- ☐ Duizeligheid
- ☐ Diabetes mellitus (suiker)
- ☐ Schildklierafwijking
- ☐ Extreme gewichtstoename
- ☐ Extreem ondergewicht
- ☐ Weinig actief bewegen
- ☐ Bloedingen / vloeien
- ☐ Rugklachten
- ☐ Bekkenklachten
- ☐ Verzakkingsklachten
- ☐ Incontinentie urine
- ☐ Incontinentie feces
- ☐ Verminderde psychische gesteldheid

Deel 5

Anders:

- *Absolute en relatieve contra-indicaties.*[1]
- *Absolute contra-indicatie: verwijzen naar de begeleidend arts of verloskundige.*[4]
- *Relatieve contra-indicatie: belasting verminderen en aanpassen, bij verergering van de klachten cursist verwijzen naar de begeleidend arts of verloskundige.*[4]
- *Er is veel literatuur over de effectiviteit van oefenprogramma's bij lage rug- en bekkenklachten.*[11,13]
- *Idem over de effectiviteit van bekkenbodemoefeningen bij incontinentie postpartum.*[9]
- *Verlies van urine of ontlasting wijst op een disfunctie van de bekkenbodem. Postpartum kan dit ontstaan door relatieve spierzwakte of een coördinatiestoornis in de zwangerschap. Extra aandacht aan besteden in de les.*[2]
- *Bekkenbodemtraining in de zwangerschap vanaf 20 weken werkt preventief voor het optreden van urine-incontinentie pre- en postpartum.*[9]
- *Oppassen met te grote fysieke inspanning: door verminderde zuurstofopname treedt er eerder vermoeidheid op.*
- *Een postnatale depressie ontwikkelt zich meestal tussen 8-20 weken postpartum. Bij klachten als postnatale depressie hebben lichamelijke oefeningen een positief effect.*[6]

12 Gebruikt u medicijnen? Zo ja, waarvoor:

Sommige medicatie beïnvloedt het resultaat van fysieke belasting, met name bètablokkers (effect op de hartfrequentie).[3]

13 Heeft u wel eens operaties ondergaan? *Omcirkel indien van toepassing:*

In buik / bekken of lage rug / bekkenbodem / anders namelijk:

Soort operatie(s):

Te denken valt aan orthopedische chirurgie aan lage rug, bekken of onderste extremiteiten en operaties die gevolgen kunnen hebben voor fysieke inspanning zoals hart- en longchirurgie.

14 Heeft u in de zwangerschap een vorm van zwangerschapsbegeleiding gedaan? Zo ja, welke?

15 Heeft u na een eventueel eerdere bevalling een vorm van nagym gedaan? Zo ja, welke?

Geeft indruk van de mogelijke voorkennis van en ervaring met andere vormen van zwangerschapsbegeleiding en nagym.

16 Heeft u in de zwangerschap aan sport gedaan? Welke?

Dit geeft een indicatie van de individuele basisconditie van de cursist.[1,10]

17 Welke sport zou u na volledig herstel van de bevalling (weer) willen uitoefenen?

18 Waarom heeft u gekozen voor ZwangerFit na de bevalling? Wat verwacht u ervan?
(Te denken valt aan: verbeteren uithoudingsvermogen, trainen onder fysiotherapeutische begeleiding, ter voorkoming van klachten (preventie), klachtenvermindering, meer bewegen, ontspanning of anders)

Geeft informatie over de doelstellingen van de cursist.[5] *Zo kan de docent inschatten of aan de verwachting van de cursist voldaan kan worden.*

19 Had u overleg met uw begeleidend arts / verloskundige over deelname? Ja/ nee

Eventuele reactie:

Voor de zekerheid. Er kunnen factoren zijn waarmee rekening moet worden gehouden. Bij overleg vooraf ben je als docent extra ingedekt.

20 Privéomstandigheden: *Omcirkel wat van toepassing is:*

Gehuwd / samenwonend / thuiswonend / alleenstaand, reden:

21 Zijn er verdere bijzonderheden over uw fysieke toestand of privéomstandigheden te melden die voor de ZwangerFit docent van belang kunnen zijn om te weten?

Hierin kan de cursist onder andere informatie kwijt over de thuissituatie in de relationele en sociale sfeer.

Ik verklaar bovenstaande zo zorgvuldig mogelijk te hebben ingevuld en neem bewust deel aan de cursus ZwangerFit na de bevalling.

Datum:

Handtekening:

ZwangerFit docent:

Referenties

1 ACOG Committee. Opinion no 267: Exercise during pregnancy and the postpartum period. Obstet Gynecol 2002:171-3 en 2003:9.

2 Borghuis ME. Training van de bekkenbodemspieren en van de blaas. Malden, 1994.

3 Burrow G, Duffy T. Medical complications during pregnancy. 5th edition. Philadelphia, Pennsylvania: WB Saunders Company, 1999:126-7.

4 Hentzepeter-van Ravensberg HD. ZwangerFit. Rotterdam: Erasmus MC Opleiding Bekkenfysiotherapie, 2005.

5 Hvidman L e.a. Postpartum urinary incontinence. Acta Obstetricia et Gynaecologica Scandinavia 2003;82:556-63.

6 Koltyn KF, Schultes SS. Psychological effects of an aerobic exercise session and rest session following pregnancy. J Sports Med Phys Fitness 1997 Dec;37(4):287-91.

7 MacLennan AH, Tayler AW, Wilson DH, Wilson D. The prevalence of pelvic floor disorders and their relationship to gender, age, parity and mode. BJOG 2000 Dec;107(12):1460-70.

8 Mens J. Pregnancy-related low back pain. Proefschrift. Rotterdam, 2000:22-3.

9 Mørkved S, Bø K, Schei B, Salvesen KA. Pelvic floor muscle training during pregnancy to prevent urinary incontinence: a single blind randomized controlled trial. Obstet Gynecol 2003 Feb;101(2):313-9.

10 Noten K. Fitness bij zwangerschap. Utrecht: AW Bruna BV, 2004.

11 Pool-Goudzwaard AL, Vleeming A, Stoekart R, Snijders CJ, Mens J. Insufficient lumbopelvic stability: a clinical, anatomical and biomechanical approach to a-specific low back pain. Man Ther 1998 Feb;3(1):12-20.

12 Shafik A, El-Sibai O. Levator ani muscle activity in pregnancy and the postpartum period: an electronic study. Clin Exp Obstet Gynaecol 2000;(2):129-32.

13 Stuge B, Veierod MB, Laerum E, Vollestad N. The efficacy of the treatment program focusing on specific stabilizing exercisis for pain after pregnany: a year follow-up of a randomized clinical trial. Spine 2004 May 15;29(10):E197-203.

Intakeformulier ZwangerFit na de bevalling (docent).

* Behorend bij ZwangerFit: begeleiding van de actieve vrouw tijdens en na haar zwangerschap

Bijlage 4
Evaluatieformulier ZwangerFit

*Evaluatieformulier ZwangerFit.**

Evaluatieformulier ZwangerFit

Naam cursusleidster:

Cursus:

☐ ZwangerFit in de zwangerschap ☐ Aantal gevolgde lessen: 1-5 / 5-10 / 10-15 / ≥ 15
☐ ZwangerFit na de bevalling ☐ Aantal gevolgde lessen: 1-5 / 5-10 / 10-15 / ≥ 15

Groepsruimte / -grootte:

Wat vond u van de ruimte waarin de cursus gegeven werd?

☐ goed ☐ schoon ☐ te klein ☐ te luidruchtig
☐ niet schoon ☐ te groot ☐ te rustig

Anders, namelijk

Wat vond u van de groepsgrootte?

☐ goed ☐ te klein ☐ te groot ☐ te druk ☐ te rustig

Toelichting:

ZwangerFit actieve lessen:

Voldeed de training aan uw verwachtingen? ☐ ja ☐ nee

Toelichting:

Hoe vond u de intensiteit van de training tijdens de actieve lessen? Beoordeel de volgende onderdelen:

1e deel: Warming-up / fitheidstraining	☐ goed	☐ te licht	☐ matig	☐ te zwaar
2e deel: Kracht-coördinatie / bekkenbodem	☐ goed	☐ te licht	☐ matig	☐ te zwaar
3e deel: Coolingdown / ontspanning / ademhaling	☐ goed	☐ te licht	☐ matig	☐ te zwaar

ZwangerFit theorielessen:

Was de verstrekte informatie voldoende om u een duidelijk beeld te geven van de zwangerschap, bevalling en de periode erna? ☐ ja ☐ nee

Toelichting:

Heeft u informatie gemist tijdens deze cursus? ☐ ja ☐ nee

Toelichting:

Was er genoeg gelegenheid om vragen te kunnen stellen? ☐ ja ☐ nee

Toelichting:

Wat vindt u van de gebruikte voorlichtingsmaterialen tijdens de cursus?

☐ goed ☐ te moeilijk ☐ duidelijk ☐ leuk
☐ te makkelijk ☐ onduidelijk ☐ saai

Anders, namelijk

ZwangerFit docent

Hoe vond u dat de ZwangerFit docent functioneerde? ☐ goed ☐ niet goed

Toelichting:

Opmerkingen

Heeft u nog opmerkingen ter verbetering van de kwaliteit van deze cursus?

* Behorend bij ZwangerFit: begeleiding van de actieve vrouw tijdens en na haar zwangerschap

Bijlage 5
Adviezen toiletgedrag

Toiletgedrag bij plassen

- Ga altijd *zittend plassen!* Alleen zo kan de bekkenbodem goed ontspannen.
- Om te plassen zit u goed rechtop, met een wat holle rug iets naar voren geleund. De handen liggen op de bovenbenen of knieën.
- De voeten staan plat op de grond. Gebruik eventueel een voetensteuntje.
- *Niet persen!*
- Ontspan de bekkenbodem, adem rustig door en wacht tot de blaas zelf gaat plassen. Meepersen kan de plasbuis zelfs wat dichtduwen.
- Als er geen urine meer komt, kantelt u rustig uw bekken van voor naar achter (holle en bolle rug maken). Zo kunnen de laatste restjes urine naar de plasbuis stromen.
- Wanneer u wel plasdrang hebt maar de plas wil niet komen, kunt u ook deze kanteloefening doen. Ook kunt u een aantal keer de bekkenbodemspieren rustig even aanspannen en weer loslaten. Zo komt de plasreflex vaak wel op gang.
- *Ga geen stippeltjes plassen!* (dus niet de plasstraal onderbreken)
- Dit leidt juist tot slecht uitplassen en verhoogt de kans op urineweginfecties.
- Droog deppen. Altijd van voor naar achter.
- Na afloop spant u de bekkenbodemspieren aan en staat op.

Toiletgedrag bij ontlasten

- Ga altijd naar het toilet bij aandrang voor ontlasting!
- Ga rustig zitten met de voeten plat op de grond. Gebruik desnoods een voetenbankje.
- De heupen en knieën dienen minstens een hoek van 90° te hebben.
- Zit rechtop met de schouders boven de heupen en maak een bolle rug.
- Met een bolle rug en gekanteld bekken is de anus het laagste punt geworden.
- *Niet persen!*
- Adem rustig door, wacht tot er aandrang komt.
- Pers rustig mee terwijl u uitademt en de buik bol maakt. Probeer de anus en billen ontspannen te laten. Richt de druk op de anus.
- Na ontlasting schoonvegen van voor naar achter.
- Indien u geregeld obstipatie heeft, kunt u de volgende oefeningen na iedere maaltijd doen:
  - Wanneer de ontlasting niet komt, ademt u tien keer rustig in en uit. De buik beweegt hierbij goed mee (buikademhaling).
  - Hierna kantelt u het bekken tien keer, dit is een holle en bolle rug maken. Als u een holle rug maakt ademt u rustig in, bij een bolle rug ademt u rustig uit.

- Komt de ontlasting dan nog niet terwijl u wel goede aandrang heeft, ga dan tien minuten intensief bewegen, zoals traplopen. Probeer daarna op het toilet weer de vorige oefeningen te doen om ontlasting te krijgen. Niet hard persen.

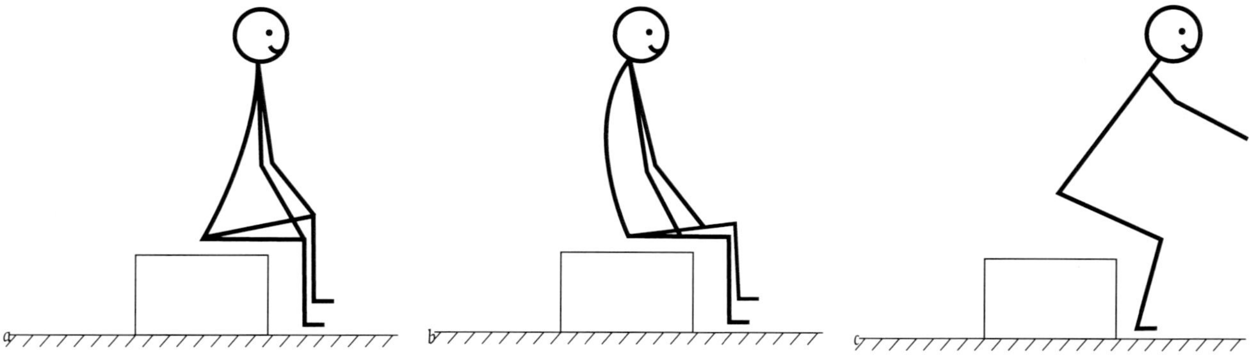

Figuur 5
a Toilethouding plassen. b Toilethouding ontlasten. c Zo nooit: hangen boven het toilet.

Bijlage 6
Adviezen bij bekkenpijn

Leer je bekken te stabiliseren!

- Bij bekkenpijn of bewegingsangst kan de normale voorspanning van de buikspieren verstoord zijn.
- Zorg dan dat bij alle startmomenten (gaan omdraaien, gaan zitten, gaan staan, gaan tillen) éérst het bekken gestabiliseerd is door de dwarse buikspieren (lage buik of onderbuik) licht aan te spannen.
- Specifieke oefeningen hiervoor leer je bij een geregistreerde bekkenfysiotherapeut.

Zorg voor afwisseling

- Wissel lang zitten, staan, liggen en lopen af. Ga regelmatig wandelen of fietsen (zonder kinderen).
- Probeer staande klusjes zittend te doen (strijken, groente snijden) en zittende activiteiten liggend (telefoon, televisie, lezen).

Zorg voor rustmomenten

- Ga geregeld even liggen.
- Verdeel je werkzaamheden: niet alles achter elkaar, maar verspreid over de dag of week.
- Baby: voed liggend of zit er ontspannen bij (kussen in de rug, arm ondersteund). Probeer in de kraamtijd 's middags te slapen of rust in te plannen, plan dan dus juist geen strijkwerk of visite.

Zorg voor je bekken

- Let erop dat je je benen niet stijf tegen elkaar klemt, dit geeft extra druk bij het schaambeen.
- Zit liever met je benen iets uit elkaar en je tenen wat naar buiten gedraaid of lig op je zij met een kussentje losjes tussen de benen.
- Als je lekker zit met de benen over elkaar is dat prima, als je maar niet aanspant.
- Kleermakerszit kan ook fijn zijn.
- Buig in ruglig je benen eens naar je toe (bolletje maken). Hou de knieën uit elkaar en kruis lichtjes de enkels om het gevoel van spagaat te voorkomen (betere ontspanning) en houd de bovenbenen vast met je handen, dit ontspant de lage rug, bilspieren en het bekkenbodemgebied.

Zorg voor ontspanning

- Geen inspanning zonder ontspanning!
- Gun je spieren rust: let erop dat je billen ontspannen zijn als je ligt of zit, draai je schouders los, zucht eens diep door, adem bewust naar je buik. Na een gezonde activiteit (wandelen, fietsen zonder kinderen) ontstaat eveneens ontspanning door inspanning.

Let op hoe je beweegt

- Vermijd draaibewegingen, zeker in combinatie met buk- of tilbewegingen.
- Loop zo min mogelijk trap! Neem 's ochtends alles wat je nodig hebt mee naar beneden (sleutels, handtas, luiers) en zorg voor extra tandenborstels voor de andere kinderen in de keuken. Blijf het liefst op dezelfde verdieping als de baby: óf samen boven, óf samen beneden.
- Probeer zware karweitjes zoals boodschappen doen, stofzuigen, dweilen of wasmanden sjouwen te vermijden of anders aangepast te doen. Koken: maak groenten zittend schoon en zet het vuur onder de pannen laag: zo duurt het langer voor het kookt en kun je weer even tien minuten liggen tussendoor.
- Ook autorijden of lang op een (kantoor)stoel zitten kan klachten opwekken. Afwisselen met rustmomenten of andere activiteiten!
- Gun je lichaam de kans om weer even tot rust te komen! Ga een paar keer per dag (liefst 4×) minstens tien minuten liggen. Alleen *liggen* is rust voor het bekken!

Zorg voor de baby

- Blijf op dezelfde verdieping als de baby, traplopen is zwaar voor je bekken.
- Zet bij flesvoeding 's nachts een flessenwarmer op je slaapkamer, dan hoef je niet naar beneden voor de magnetron.
- Laat je baby overdag beneden in de box/kinderwagen slapen, zorg voor luiers e.d. beneden.
- Let erop dat je voeten onder de box kunnen, zet de box desnoods op pootjes.
- Leg het aankleedkussen als het kan recht voor je op de commode. Zo hoef je niet gedraaid te staan bij het verschonen en aankleden van de baby.
- Benader het wiegje of ledikant diagonaal, dus niet gedraaid de baby in bed leggen of eruit tillen.

Zorg voor jezelf!

- Vraag je partner klusjes over te nemen, neem hulp van vrienden aan. Jouw tijd komt wel weer.
- Denk niet dat je lui of egoïstisch bent als je vaker gaat liggen, maar zorg goed voor jezelf. Een ontspannen moeder straalt rust uit naar haar baby en gezin. Voel je niet schuldig!
- Investeer in je eigen lichaam door goed uit te rusten in de kraamweek en op genoemde adviezen te letten in de kraamtijd; dat is zes weken lang!

Bijlage 7 Adviezen voor de bevalling

Aankondigingen naderen bevalling

De volgorde wisselt per bevalling en ligt dus niet vast:

1 Lichamelijke onrust
   - 'Niet lekker in je vel zitten', menstruatiegevoel, onrustig zijn e.d.
2 Verliezen van de slijmprop ('tekenen')
   - Let op de kleur: deze hoort lichtroze te zijn.
   - Bij rood bloed: contact opnemen met de verloskundige of begeleidend arts.
3 Breken van de vliezen (verliezen vruchtwater) vanaf de 37e week
   - Als de baby is ingedaald kun je je gedragen zoals je wilt. Als de baby niet is ingedaald: gaan liggen en contact opnemen met de verloskundige of begeleidend arts.
   - Na het breken van de vliezen: niet meer douchen of in bad.
   - Let op de kleur: deze hoort helder met wat witte vlokjes huidsmeer te zijn. Groenig / bruinig: duidt op meconiumhoudend vruchtwater. De baby heeft in het vruchtwater gepoept. Contact opnemen met de verloskundige of begeleidend arts
4 Krijgen van ontsluitingsweeën vanaf de 37e week
   - Na het meestal hebben van voorweeën, volgen de ontsluitingsweeën. Deze hebben een golvend verloop: toenemend in sterkte naar een hoogtepunt, waarna afname.

Bevalling

De bevalling wordt verdeeld in drie fasen:	
eerste fase: ontsluiting	ontsluitingsweeën verweken en openen de baarmoedermond.
tweede fase: uitdrijving	persweeën drijven de baby door het geboortekanaal.
derde fase: nageboorte	placenta en vliezen worden geboren door naweeën.

Eerste fase: ontsluiting

In de eerste fase verweekt de baarmoedermond onder invloed van ontsluitingsweeën en ontsluit deze tot 10 cm (volledige ontsluiting).

De ontsluitingsfase kan worden verdeeld in:	
beginfase:	0-5 cm ontsluiting;
middenfase :	5-8 cm ontsluiting;
eindfase of overgangsfase (naar het persen):	8-10 cm ontsluiting.

BEGINFASE ONTSLUITING

– Weeën: komen langzaam op en zakken langzaam weer weg.
– Ademen: rustige buikademhaling zolang het gaat. Na afloop: diep doorzuchten.
Gedrag: blijf tussendoor in beweging zolang je je daar goed bij voelt. Opvangen: vaak is wat voorover leunen prettig. Probeer houdingen uit die goed aanvoelen.

MIDDENFASE ONTSLUITING:

– Weeën: duren langer, pauzes wat korter. Weeën worden wat onberekenbaar.
– Ademen: zuchten (inademen door de neus en uitademen door de mond). Als het zwaarder wordt: puffen (hogere ademhaling in een bepaald ritme). Na afloop: diep doorzuchten.
– Gedrag: pijnafleidend gedrag, zoals douchen, in bad, massage door partner, wiegen. Geef je over aan de weeën, concentreer je op jezelf.

EINDFASE ONTSLUITING

– Weeën: duren lang, erg korte pauze tussendoor. Gevoel van persdrang: wegpuffen.
– Ademen: puffen (in- en uitademen door de mond). Verdeel de wee in 'brokjes'.
– Gedrag: vaak liggend. Massage door partner kan prettig zijn, maar soms is iedere aanraking je juist te veel. Vaak raak je in deze fase in jezelf gekeerd, ben je je psychisch aan het afsluiten en gefocust op je eigen lichaam en het gevoel in je buik.

Tweede fase: persen

– Persweeën: soms sterk aanwezig, soms minder sterk tot afwezig. Duren enkele minuten, vaak een wat lange pauze.
– Ademen: inademen en adem vastzetten, omlaag persen naar je bekkenbodem. Opnieuw inademen en doorpersen. Drie tot vier keer per perswee. Ellebogen naar buiten, voorkom persen op je gezicht.
– Gedrag: vaak halfzit, soms zit op het toilet of baarkruk.

TOUCHEREN, HECHTEN

Kan in de eerste fase van de bevalling wat gevoelig zijn. Ontspan bewust je bekkenbodem en concentreer je op een lage buikademhaling. Tijdens een wee toucheren: licht meepersen verlicht het gevoel. Ook bij hechten geldt: let op je ontspanning en buikademhaling.

Derde fase: nageboorte

Door persweeën worden moederkoek, navelstreng en vliezen geboren. Pas als deze compleet zijn is de bevalling voorbij.

Na de bevalling

Een bevalling blijft altijd een ingrijpende gebeurtenis, zowel fysiek als emotioneel, waarvoor tijd nodig is om bij te komen. Na een ziekenhuisbevalling zonder complicaties mag de kraamvrouw met haar baby vaak binnen enkele uren naar huis. In de kraamtijd heeft de kraamvrouw rust nodig voor het helen van de wonden en het op gang komen van de aanmaak van borstvoeding. Er kunnen in deze periode kraamkwalen zijn, zoals wat pijn en ongemak in het vaginagebied of de buik.

De kraamtijd of kraamweek is de periode van de eerste tien dagen na de bevalling. Daarna volgt de kraamperiode van de eerste zes weken na de bevalling. Al in het kraambed kan begonnen worden om te werken aan een goed herstel van de bekkenbodemspieren en de stabiliteit van het bekken. Beginnen met oefenen kan zodra de kraamvrouw zich daartoe weer in staat voelt; dat kan per persoon verschillen. Ook na een keizersnede kunnen deze oefeningen gedaan worden. Door de zwangerschap heeft er immers ook druk gestaan op de bekkenbodemspieren en mogelijk is er eerst een tijdje geperst. De operatie veroorzaakt enige schade aan de buikspierfascie en bij een spoedkeizersnede vaak schade aan de buikspieren zelf, die naast fysiologische hersteltijd ook gerichte training nodig hebben.

Vier tot zes weken na de bevalling kan weer begonnen worden met *ZwangerFit ná de bevalling*, al naargelang hoe je je voelt. In deze cursus na de bevalling wordt, naast het verbeteren van de algehele fitheid en conditie, aandacht besteed aan het functieherstel van de bekkenbodemspieren en het opnieuw stabiliseren van bekken en lage rug. Het weer goed leren aanvoelen en beheersen van de bekkenbodemspieren is belangrijk om mogelijke disfuncties van de bekkenbodem zoals urine- of ontlastingverlies, obstipatie, verzakkingsklachten of seksuele problematiek, zowel nu als op langere termijn, te verminderen of te voorkómen.

Bij aanhoudende bekkenbodemklachten is het zinvol contact op te nemen met de huisarts en/of een geregistreerd bekkenfysiotherapeut in de regio. Kijk op de site van de Nederlandse Vereniging voor Fysiotherapie bij Bekkenproblematiek en pre- en postpartum gezondheidszorg, de NVFB: www.nvfb.nl.

Bijlage 8
Adviezen voor de partner

Voor de barende vrouw is de partner de constante factor tijdens deze enerverende gebeurtenis. De partner staat voor vertrouwen en rust, en kan de barende vrouw helpen de weeën op te vangen en kan haar moed inspreken. Met name als de weeën sterker worden en de vrouw minder goed aanspreekbaar is, kan de partner vaak beter tot haar doordringen en haar helpen met de ademhaling. De bevalling samen meemaken, is een gebeurtenis waar jullie het nadien nog vaak over zullen hebben.

Samen weeën wegzuchten

Buikademhaling: rustige ademhaling waarbij de buik mee opbolt op de inademing en daalt op de uitademing. Het is goed om dit ook als partner te leren voelen bij jezelf. Liefst inademen door je neus en uitademen door je mond.

Puffen: Hoge (borst)ademhaling. De buik beweegt slechts weinig mee, de ademhaling is versneld. Puffen is een hoorbare, hoge ademhaling in een bepaald ritme. Omdat dit niet lang is vol te houden, wordt het puffen verdeeld in 'brokjes'. Je kunt ook kiezen om niet te puffen op de uitademing, maar een ritmisch zinnetje te zeggen. Wat het fijnste pufritme is, hangt van de situatie en de persoon af. Bijvoorbeeld:

- in één keer inademen en in twee pufjes (kort-lang) uitademen;
- inademen en in drie pufjes (kort-kort-lang) uitademen;
- inademen en in vier pufjes uitademen enzovoort, tot aan 5-7 pufjes toe (korte pufjes, laatste langer);
- 'Hoe-ra de ba-by komt er-aan' (8 stukjes);
- 'De-ze wee komt nooit meer terug' (8 stukjes);
- 'Al-tijd is Kort-jak-je ziek' (7 stukjes).

Massage

Massage is aanraken, koesteren, strelen. De eerste vorm van contact die je ook zelf als baby hebt ervaren. Juist omdat masseren een oergevoel van veiligheid oproept, kan massage in stressvolle situaties voor een gevoel van ontspanning zorgen. Om te masseren gebruik je olie of lotion, zodat de huid minder belast wordt. Toch kan de huid alsnog een reactie geven in de vorm van roodheid. Let dus goed op de reacties van je vrouw en vraag of het goed aanvoelt. Massage brengt zowel lichamelijk als geestelijk rust. Het zorgt er ook voor dat de huid, het bindweefsel en de spieren ontspannen en zuurophopingen in de spieren verminderen.

Masseren ter ontspanning doe je in een rustig tempo en met een vlakke hand. Maak met warme handen rustige, ritmische bewegingen. Deze bewegingen kunnen oppervlakkig op de huid en het bindweefsel inwerken. Wanneer de massage intensiever wordt gedaan, werkt deze meer in op het bindweefsel en onderliggende spierweefsel.

Dit kan naast wrijvingen ook in de vorm van knedingen gedaan worden. Masseer de rug terwijl je vrouw in zijlig ligt. Lokalisaties voor massage tijdens de zwangerschap:
- rugspieren aan weerszijden van de wervelkolom (niet op de wervelkolom duwen!);
- langs de bekkenranden;
- op en rondom het heiligbeen;
- op de bilspieren;
- op en rondom de heup;
- en verder overal waar het als prettig wordt ervaren.

Massagetechniek

- In een rustig tempo (eventueel tellen: één-en-twintig, twee-en-twintig).
- Masseer met vlakke, gesloten hand (scherpe ringen of horloge af).
- Gebruik één hand om te masseren, de andere ondersteunt.
- Leg de steunhand bij zijligging op het bekken van je vrouw.
- Mogelijke reactie op massage: roodheid, pijn, blauwe plekken.

Bevallen zonder hulp

Een angstidee van de partner kan zijn dat de baby geboren wordt zonder dat er hulp bij aanwezig is. Realiseer je dat wanneer een bevalling zo snel gaat, het ook vrijwel altijd goed gaat. Er is blijkbaar geen belemmering voor de baby om zo snel geboren te kunnen worden. Hierna volgt wat je moet doen als er geen professionele begeleiding is:
- Thuis: zet de voordeur open, zodat de verloskundige of huisarts direct naar binnen kan komen en bel ze op.
- Leg extra kraammatrasjes of doeken onder de billen van je partner en pak handdoeken om de baby meteen warm te houden.
- Wanneer de persweeën niet tegen te houden zijn: laat je partner rustig meegeven met de persweeën (niet echt hard persen!).
- Ondersteun de vaginaring (zijkanten en gebied tussen vagina en anus in), zodra er druk van de baby op komt te staan.
- Ondersteun het hoofdje van de baby, wanneer het geboren wil worden.
- Voel of de navelstreng niet om het halsje zit. Schuif hem anders over het hoofdje heen.
- Begeleid de baby met draaien (uitwendige spildraai) tijdens het geboren worden. Trek niet aan het hoofdje! Vang de baby alleen maar rustig op en leg hem op de buik van de moeder.
- Zorg dat het mondje van het kindje schoon is, zodat het goed kan ademhalen, veeg eventueel wat slijm weg uit het mondje met een schone zakdoek.
- Als het niet direct ademt, geef dan een tikje op de voeten en wrijf over het ruggetje.
- Dek de baby goed toe, zodat hij het lekker warm heeft.
- Bel (nogmaals) de verloskundige of huisarts, of het alarmnummer 112.
- De navelstreng moet een paar centimeter boven het babybuikje afgebonden worden, liefst met een steriele navelklem, maar een schoenveter is desnoods ook goed. Dit dient om terugvloed van bloed te voorkomen.
- *Doe daarna niets met de navelstreng!* Niet op eigen houtje doorknippen!
- Wanneer door naweeën de placenta al loskomt: vang deze op (ondersteek) en leg hem naast de moeder neer.
- Wanneer je onderweg bent naar het ziekenhuis: zet de auto aan de kant, bel alarmnummer 112 en help je partner om comfortabel op de achterbank te gaan liggen. Volg daarna bovenstaande adviezen op.

Een goede tijd gewenst in deze enerverende maar bijzondere periode!

Bijlage 9 Adviezen en oefeningen in het kraambed

Gefeliciteerd met de geboorte van uw baby!

Na de bevalling is nu de kraamweek aangebroken en kan de ontzwangering en herstelperiode beginnen. Een bevalling blijft een ingrijpende gebeurtenis waar tijd voor nodig is om van bij te komen. De kraamperiode van zes weken is dan ook bedoeld om uit te rusten, weer aan te sterken, een eigen ritme met de baby op te bouwen en langzaamaan het dagelijkse leven op te pakken. In deze periode kan de pas bevallen moeder merken dat haar lichaam misschien nog niet functioneert zoals ze gewend was. Met de uitleg in deze folder kan al in het kraambed begonnen worden om te werken aan een goed herstel van de bekkenbodemspieren en de stabiliteit van het bekken. Begin met oefenen zodra u zich daartoe weer in staat voelt, dat kan per persoon verschillen. Ook als u bevallen bent via een keizersnede kunt u deze oefeningen doen. Door de zwangerschap heeft er immers ook druk gestaan op de bekkenbodemspieren en mogelijk heeft u eerst een tijdje geperst.

De oefeningen zijn speciaal afgestemd op de kraamperiode en zeker niet te zwaar. Oefen als u rustig ligt of zit en u zich kunt concentreren op uzelf. Bij lig: leg de benen niet gestrekt neer maar zorg voor een kussentje onder de knieën. Laat de benen ontspannen wat naar buiten wegdraaien. Bij zit: de knieën niet tegen elkaar en de benen weer ontspannen wat naar buiten laten wegdraaien.

Veranderd gevoel na de bevalling

Bij het persen tijdens de bevalling komt er druk te staan op de bekkenbodemspieren en de zenuwtjes die daar langslopen, zoals van de plasbuis, de blaas en de darmen. Hierdoor kan er na de bevalling tijdelijk een veranderd gevoel zijn in het bekkenbodemgebied, waardoor het niet goed lukt het signaal te herkennen van een volle blaas of darmen. Ook worden de bekkenbodemspieren gerekt, waardoor ze vlak na de bevalling moeilijker de plasbuis en anus kunnen afsluiten, wat klachten kan geven van urineverlies, verlies van windjes of zelfs wat ontlasting. Ook pijnklachten kunnen een verandering geven in het functioneren van de bekkenbodemspieren. Besef dat deze klachten vrijwel altijd tijdelijk zijn!

Door al in het kraambed te letten op de volgende adviezen, kunt u het herstel en functioneren van de bekkenbodemspieren positief beïnvloeden en klachten voorkomen of verminderen. Oefen in het begin niet alles achter elkaar maar afwisselend wat betreft volgorde en tijdstip: de buikspieren en bekkenbodemspieren zijn wat verslapt en hebben nog niet voldoende uithoudingsvermogen. Te veel oefenen zou dan juist forceren. Veel van deze oefeningen kunnen ook tijdens het voeden van de baby gedaan worden, zo ontstaat meteen een vast oefenmoment.

Buikademhaling

Het is belangrijk om rustig naar de buik te kunnen en te durven ademen, waardoor u weer vertrouwd raakt met uw eigen buik. Een buikademhaling zorgt dat er ruimte gecreëerd wordt in de buik, zodat de darmen beter kunnen functioneren. Ook zorgt een goede buikademhaling voor een verbetering van de doorbloeding in het buik- en bekkenbodemgebied. Dit kan het genezingsproces helpen versnellen. Door een rustige buikademhaling lukt het ook beter om de bekkenbodemspieren te ontspannen.

Bewust worden van de buikademhaling:
- Een buikademhaling ontstaat in rust, zoals bij liggen of ontspannen zitten.
- De buik beweegt dan *vanzelf* mee met de inademing en uitademing.
- *Inademen:* de buik wordt bol en zet wat uit
- *Uitademen:* de buik veert weer terug en de buik wordt platter.
- Om hiervan bewust te worden kunt u uw handen op uw lage buik leggen (dit is tussen navel en schaambeen in) en de beweging van uw buik voelen.
- Voel in het kommetje van uw handen de buik bol worden op de inademing
- Voel hoe de buik weer vanzelf daalt met de uitademing.
- Niet forceren, alleen maar voelen en bewust worden van de buikademhaling.
- Let erop dat u de billen ontspannen houdt (niet samenknijpen).

Buikspieren

De lage buikspieren (tussen navel en schaambeen in) zijn belangrijk voor de stabiliteit van het bekken en het functioneren van de bekkenbodem, maar zijn door de zwangerschap gerekt en moeten weer getraind worden op uithoudingsvermogen en kracht. Zware buikspieroefeningen (sit ups) mogen in de kraamperiode nog niet gedaan worden! Het oefenen van de lage buikspieren mag al wel; beheersing hiervan is zelfs een voorwaarde voor verdere oefeningen of sporten. Schuine buikspieren hebben eveneens een verstevigende functie op het bekken. Buikspieren zorgen daarnaast voor een steviger buikwand, wat beter is voor de functie van de lage buikorganen.

Oefenen lage buikspieren in het kraambed:
- Probeer eerst de buikademhaling bewust te worden. Oefenen kan in lig of zit.
- Inademen: ontspannen. De buik zet vanzelf wat uit en wordt boller.
- Op de uitademing beweegt de lage buik vanzelf omlaag, de buik wordt platter.
- Probeer nu bewust op de uitademing de lage buik in te trekken, bijvoorbeeld door te proberen de navel in te trekken. Houd drie seconden vast. Herhaal vijfmaal.

Oefenen schuine buikspieren in het kraambed:
- Lig op de zij en laat de nog wat slappe buik gewoon opzij vallen.
- Trek met de vinger de navel naar het midden van de buik (en adem in).
- Laat de navel langzaam los, het liefst op de uitademing. Probeer de navel met de schuine buikspieren in het midden te houden. Houd drie seconden vast. Herhaal vijfmaal.
- Herhaal dit aan de andere kant.

Oefenen schuine buikspieren na vier tot zes weken:
- Lig op de rug met gebogen knieën. Kom in een soort draaibeweging met één schouder en het hoofd wat los van de ondergrond en doe alsof de knie aan de kant van de andere schouder aangeraakt gaat worden. Probeer dit weer op een uitademing te doen. Houd vijf seconden vast. Herhaal dit vijfmaal. Knieën blijven uit elkaar.
- Hetzelfde voor de andere schouder.

Bekkenbodemspieren

De bekkenbodemspieren liggen onder in het lichaam. Deze spiergroep ondersteunt de blaas, de baarmoeder en de darmen. De bekkenbodemspieren hebben openingen voor deze buikorganen: plasgaatje, vagina en anus. De functie van de bekkenbodemspieren bestaat uit het bewust kunnen aanspannen (openingen sluiten) en ontspannen (openingen slap laten zoals bij plassen en ontlasten). Het is belangrijk om de bekkenbodemspieren weer te leren voelen en beheersen. Oefen de bekkenbodemspieren in het begin een aantal maal per dag.

Waarom goed functionerende bekkenbodemspieren belangrijk zijn:
- Bij te slappe bekkenbodemspieren kunnen klachten ontstaan als urineverlies of verzakkingsklachten.
- Steeds te krachtig aanspannen van de bekkenbodemspieren kan leiden tot obstipatie, moeite met goed uitplassen met kans op urineverlies of blaasontsteking en klachten bij vrijen.
- Een verkeerde timing of coördinatie van de bekkenbodemspieren kan eveneens klachten geven.

Bekkenbodemoefening in het kraambed:
- Probeer eerst de buikademhaling bewust te worden. Oefen in lig of zit.
- Houd de billen ontspannen (niet samenknijpen). Laat de benen ontspannen iets naar buiten vallen. Blijf zo rustig liggen of zitten en concentreer u op uzelf.
- Zucht eens diep door, voel of u een rustige buikademhaling heeft.
- Verleg uw aandacht naar uw onderkant, de bekkenbodem.
- Bij inademing kunt u zich voorstellen dat de bekkenbodem wat lijkt uit te zakken.
- Of probeer anders bij inademen de bekkenbodem bewust te ontspannen.
- Bij uitademen kunt u proberen de anus en vagina heel lichtjes iets aan te spannen, dus iets intrekken.
- Als het moeilijk is gelijktijdig op de ademhaling te letten, kunt u de anus en vagina heel lichtjes intrekken en dan weer heel bewust loslaten, zonder bewust in of uit te ademen.
- Let op: de billen blijven slap! Het gaat alleen om de beheersing van de bekkenbodemspieren, dus alleen de kringspieren rond de anus en de vagina.

Bekkenbodem oefening na vier tot zes weken:
- Deze oefeningen zijn pas bedoeld als de vorige al een tijdje goed gaan. De uitgangshouding kan lig of zit zijn. Begin eerst weer met buikademhaling.
- Verbeteren uithoudingsvermogen: probeer de bekkenbodem licht in te trekken, als het lukt op de uitademing. Houd de spanning vijf seconden vast en laat bewust los. Herhaal dit vijfmaal.
- Maak dit moeilijker door alleen de anus in te trekken.
- Daarna alleen de vagina (en automatisch de plasbuis) proberen in te trekken.
- Als het moeilijk is het verschil te voelen tussen voorkant (vagina) en achterkant (anus) kan het helpen om te zitten. Bij naar voren zitten (zie toilethouding plassen) is de vagina vaak gemakkelijker aan te spannen. Bij een wat bollere rug (zie toilethouding ontlasting) is het vaak gemakkelijker de anus aan te spannen. Overigens zal de lage buik licht mee aanspannen bij activiteit van de bekkenbodem en omgekeerd.
- Verbeteren spierkracht: probeer de bekkenbodemspieren krachtig in te trekken gedurende één seconde. Herhaal dit vijfmaal.
- Daarna alleen voor de anus.
- Hetzelfde voor de vagina (met plasbuis).

Het bekken

Voor het bekken is een bevalling te vergelijken met een verzwikking van de enkel. Alleen zijn nu de bekkenbanden in plaats van de enkelbanden verzwikt en opgerekt. Rust is hierbij in het begin belangrijk. Het advies is om direct na de bevalling zo min mogelijk te staan en lopen. Bij thuiskomst uit het ziekenhuis is een en ander niet te vermijden. Ga dan bij aankomst eerst bijkomen in bed en let de eerste dagen op het traplopen. Voor een goede bekkenstabiliteit zijn de bekkenbodemspieren en de buikspieren erg belangrijk. Het heeft tijd nodig voordat de bekkengewrichten weer voldoende verstijfd zijn. Rustig aan weer activiteiten opbouwen is dus het advies. Met voldoende rustmomenten tussendoor om de spieren rondom het bekken niet te overbelasten.

Adviezen voor het bekken in de kraamperiode:

- 24 uur na de bevalling zo min mogelijk staan of lopen (niet douchen).
- Gebruik een toilet of postoel op de slaapverdieping.
- De eerste twee tot drie dagen geen traplopen.
- Let op voldoende rustmomenten. Probeer viermaal per dag even te liggen.
- Alleen liggen is rust voor het bekken!
- Wissel activiteiten met elkaar af en zorg voor rustmomenten tussendoor. Niet in de ochtend van alles plannen en in de middag doodop zijn!
- Loop niet te veel trap. Zorg voor luiers en dergelijke beneden. Laat de baby desnoods in het begin overdag beneden slapen in de box of kinderwagen.
- Ga na de kraamweek niet meteen zware huishoudelijk taken doen, zoals boodschappen, bedden opmaken, stofzuigen, lang staan strijken of wasmanden tillen. Bouw activiteiten langzaam op en laat uw partner meehelpen.
- Leg het aankleedkussen als het kan recht voor u op de commode. Bij een dwarse ligging is er constant een draaiing in het bekken en scheve belasting.
- Probeer zo min mogelijk te tillen en, indien noodzakelijk, recht voor de buik. Niet schreef bukken en tillen tegelijk. Pak de baby in schredestand uit wieg, ledikant of box.
- Span de bekkenbodem en lage buikspieren aan voor activiteiten. Het liefst op de uitademing. Als er bekkenklachten zijn ook bewust de lage buik aanspannen bij opstaan, gaan zitten, omdraaien in bed, bukken en oppakken (tillen) van de baby.

Oefeningen voor het bekken na vier tot zes weken:

- Bruggetje: lig op de rug met gebogen benen, de knieën iets uit elkaar, armen langs het lichaam. Adem uit en span de lage buik licht aan. Op deze manier 'klikt' het bekken in elkaar en ontstaat stabiliteit.
- Hetzelfde. Uitademen en de lage buik licht intrekken, daarna met de armen licht afzetten tegen de ondergrond (hierdoor spannen ook de rugspieren aan). Til de billen rustig één centimeter op. Let erop dat de knieën uit elkaar blijven. Houd dit drie tot vijf seconden vast en laat het bekken langzaam weer zakken. Dan pas ontspannen. Herhaal vijfmaal. Als het gemakkelijk gaat: iets hoger optillen.
- Opdrukken: op handen-en-knieënstand zitten (kruiphouding) met de schouders recht boven de handen. Rustig door de ellebogen zakken en het hoofd richting handen bewegen. Daarna opdrukken tot uitgangshouding. Herhaal tienmaal. Als het gemakkelijk gaat: knieën wat naar achteren zetten, het hoofd en de schouders blijven echter boven de handen staan.
- Kniebuigingen: vanuit stand door de knieën buigen en de schouders, knieën en voeten boven elkaar houden (squathouding). Dit lukt door gelijktijdig naar voren te buigen met de romp en de knieën te buigen. De handen kunnen eventueel langs de bovenbenen glijden en de knieën aanraken.

Hoesten en niezen

- Hoesten en niezen verhogen de buikdruk, wat pijnlijk kan zijn.
- Probeer pas als de nies of hoest echt komt de buik in te trekken.
- Als het lukt, trekt u daarbij ook de bekkenbodem in (anus en vagina intrekken).
- Vaak wordt ook geadviseerd om een kussen tegen de buik aan te duwen bij hoesten of niezen, of met de handen op de buik te duwen. Zo vermindert de buikdruk.

Zitten

- Na de bevalling wordt vaak geadviseerd om op een ring te gaan zitten, om de pijnlijke onderkant (hechtingen, littekens) te ontlasten. Op een ring zitten geeft echter vaak rek aan de bekkenbodemspieren! En dus pijn.
- Beter is het om te zitten op een zacht kussentje.
- Dit geeft een lichte opbolling onder de bekkenbodem en ondersteunt zo juist het pijnlijke gebied.
- Eventueel de billen eerst aanspannen voor het gaan zitten, zo knijpt u het bekkenbodemgebied samen en voorkomt u rek op het pijnlijke gebied. Als u zit, laat u de billen en bekkenbodemspieren weer slap.

Liggen

Ga geregeld even liggen, alleen zo kunnen het bekken en de bekkenbodem tot rust komen!
Let op voldoende rust in de kraamweek en voldoende rustmomenten in de kraamperiode. Probeer in het begin staande klussen zittend te doen, zoals zittend strijken of groente snijden. Probeer zittende activiteiten eens liggend op de bank te doen, zoals tv-kijken, telefoneren, (voor)lezen, voeding geven. Plat liggen is niet nodig, het gaat erom dat de bilspieren voldoende kunnen ontspannen en de lage rug en het bekken ontlast worden. In een luie stoel of tuinstoel liggen ontspant vaak ook al voldoende.

Bekkenfysiotherapie

Bij aanhoudende bekken- of bekkenbodemklachten is het goed om dit te bespreken met uw verloskundige of arts en contact op te nemen met een geregistreerd bekkenfysiotherapeut. Een bekkenfysiotherapeut is gespecialiseerd in klachten op het gebied van bekken en bekkenbodem, zoals:
- ongewild verlies van urine (stressincontinentie);
- veelvuldige plotselinge aandrang voor urine, soms met verlies (urge-incontinentie);
- ongewild verlies van ontlasting (fecale incontinentie);
- vaak terugkerende blaasontsteking (urineweginfecties);
- het vaak moeizaam kwijt kunnen van ontlasting (obstipatie);
- klachten als gevolg van verzakkingen van blaas, baarmoeder of darmen;
- pijnklachten in de onderbuik, rond de anus of de geslachtsdelen;
- seksuele problematiek gerelateerd aan functiestoornissen van de bekkenbodem;
- voor en na operaties in de buik of het bekkenbodemgebied;
- bekkenpijn en lage rugklachten in de periode rond zwangerschap en bevalling;
- bekkenpijn en lage rugklachten door andere oorzaken;
- preventie van bekkenpijn en bekkenbodemdisfuncties bij gezonde zwangeren.

Verdere informatie

Voor meer uitleg over bekkenfysiotherapie of bekken(bodem)problematiek kunt u kijken op:
www.nvfb.nl
Voor informatie over bekkenfysiotherapie en een lijst met leden in uw regio van de Nederlandse Vereniging voor Fysiotherapie bij Bekkenproblematiek en pre- en postpartum gezondheidszorg.

www.kngf.nl
Kijk bij het Koninklijk Nederlands Genootschap voor Fysiotherapie onder Register om een geregistreerd bekkenfysiotherapeut in uw regio te vinden.

Bijlage 10 Adviezen hanteren baby

De manier en intentie van aanraken, benaderen en hanteren is voor de ontwikkeling van de baby van essentieel belang. Variatie in en afwisseling van houdingen laat het kind verschillende houdings- en bewegingservaringen opdoen. Bekend is dat moeders voorzichtiger zijn met hun baby's, terwijl vaders vaker 'wild' doen (hoog in de lucht houden). Deze combinatie is juist een prima motorische ervaring voor de baby!

Optillen zuigeling vanuit lig

- Liever niet beetpakken onder de oksels en dan recht optillen (schrikreactie, extensiereflex), maar buig het rompje voorover en steun met één hand bij schouders en nek en één onder de billen.
- Beweeg langzaam, zodat het kind de tijd krijgt om zich aan te passen.
- Ondersteun verbaal en maak gebruik van oogcontact (het kind leert mee te helpen met de beweging).

Verschonen

- Vooral in de eerste drie maanden kan een baby heel goed rechtuit in plaats van dwars op de commode worden verschoond. Wanneer de commode diep genoeg is, kan het aankleedkussen haaks op de commode worden gelegd. Rechtuit verschonen stimuleert de symmetrie, de hoofdbalans en geeft beter oogcontact.

Voeden

- Let op afwisseling van links-rechtspositie bij voeden. Bij borstvoeding wordt de baby automatisch steeds om en om aangelegd, bij flesvoeding is de kans groot dat het kind steeds gepakt wordt in één voorkeurshouding van de ouder of verzorger.
- Neem bij flesvoeding het kind afwisselend per voeding links en rechts op schoot. Dit stimuleert het links-rechtsgevoel en voorkomt asymmetrische ontwikkeling.
- Laat de baby beide handjes naar voren steken, zodat hij de fles of borst kan omklemmen (symmetrie). Eén armpje naar achteren geeft een asymmetrie en zorgt voor onvoldoende lichaamsgevoel dat ook die kant van het lichaam hoort mee te doen. Het wordt letterlijk weggestopt.

Dragen

- Steun het kind goed onder de billen (basis geven).
- Laat het kind ook eens met de rug en het hoofdje tegen je aan steunen, zodat het om zich heen kan kijken. Deze 'rugdekking' geeft tevens een veilig gevoel.

- Draag het kind eens in buiklig: als de baby op de buik ligt, je arm onder een oksel door op de buik leggen en een beentje omvatten. Dit is een veilige manier om de baby te dragen als je met de andere hand de trapleuning wilt vasthouden.

Bijlage 11
Veneuze pompoefeningen

Het niet goed functioneren van de bekkenbodemspieren komt vaak samen met een slechte doorbloeding in de benen voor of klachten over een zwaar gevoel onderin de buik. Wanneer de bekkenbodemspieren minder goed functioneren, beïnvloedt dit de doorbloeding in het bekken en kan de buikdruk verhoogd worden. Met deze oefeningen kan de doorbloeding in het bekkenbodemgebied worden verbeterd en de veneuze afvoer worden bevorderd. Vaak is de doorbloedingsverbetering vrij direct merkbaar, doordat er een tinteling of een warmtegevoel in de benen of het buikgebied ontstaat, of doordat benen en onderlichaam minder 'zwaar' lijken aan te voelen.

Uitvoering

- advies: doe de volgende tien oefeningen dagelijks; bij voorkeur 's middags en 's avonds, of naar behoeven;
- uitgangshouding: ruglig met gebogen benen, voeten plat, benen ontspannen wat uit elkaar;
- begin in ruglig op matjes;
- oefening 2 en 3 desnoods overslaan in de prepartumgroep, wanneer de buik te veel in de weg gaat zitten.

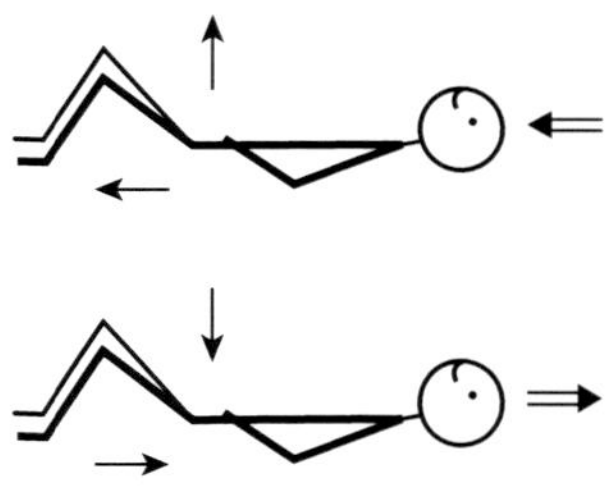

Oefening 1

Lage buikademhaling
Adem 5× rustig in en uit (lage buikademhaling)
Bij inademen vult de buikholte zich en bolt de buik wat op. De bekkenbodem daalt.
Buik- en bekkenbodemspieren ontspannen op inademing.
Bij uitademen wordt de lucht uitgeademd en zakt de buik weer plat. De bekkenbodem veert terug omhoog.
Buik en bekkenbodem licht mee aan te spannen.
Trainen: 3-5× herhalen.

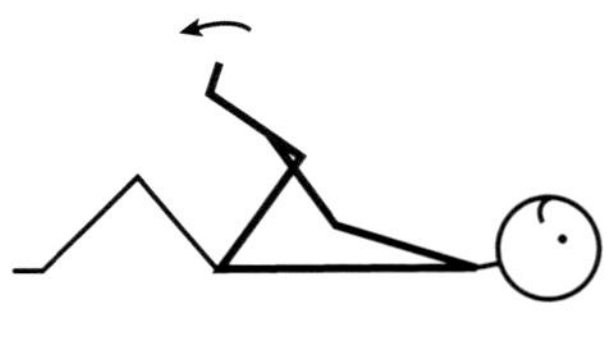

Oefening 2

Rechterbeen gebogen optillen/handen drukken op de kuitspier, beginnen bij de enkel.
Beweeg de voet op en neer:
Als de voet omlaag beweegt, drukken de handen licht tegen de kuitspier aan.
Als de voet omhoog beweegt, laten de handen de druk los en verplaatsen zich naar craniaal.
In 5× de hele kuitspier afwerken, van onder tot boven

(van vlak boven de enkel tot bij de knieholte).
Trainen: 10-15× herhalen.

Oefening 3

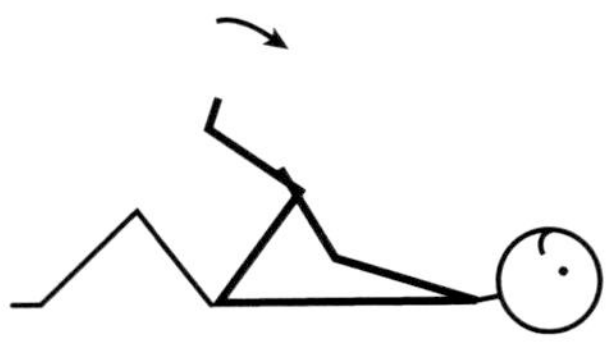

Weer rechterbeen gebogen optillen / handen drukken op het *scheenbeen*, ten hoogte van de m. tibialis anterior. Start boven de enkel.
Beweeg de voet op en neer:
Als de voet omhoog beweegt, drukken de handen tegen de spieren op het scheenbeen.
Als de voet omlaag beweegt, laten de handen de druk los en verplaatsen zich naar craniaal.
In 5× het hele scheenbeen afwerken, vanaf de enkel tot aan de knie.
Trainen: 10-15× herhalen.

Oefening 4

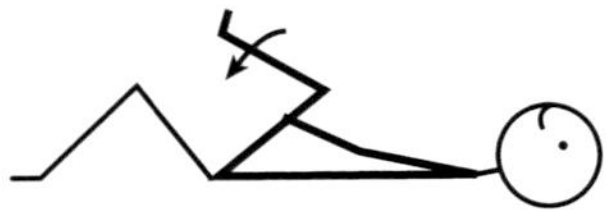

Rechterbeen gebogen optillen/handen drukken op de achterkant van het bovenbeen, start vlak boven de knieholte.
Buig en strek de knie:
Als de knie buigt, drukken de handen licht tegen de achterkant van het bovenbeen aan, te beginnen net boven de knieholte.
Als de knie strekt laten de handen de druk los en verplaatsen zich naar craniaal.
In 5× de hele achterkant van het bovenbeen afwerken, van onder tot boven (van vlak boven de knieholte tot aan de bil).

Oefening 5

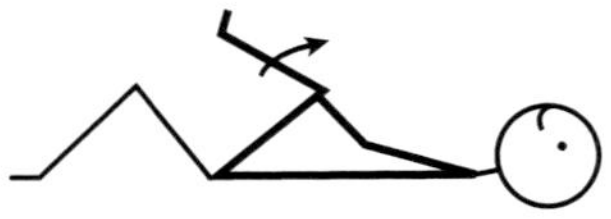

Rechterbeen gebogen optillen/handen drukken op de voorkant van het bovenbeen, start vlak boven de knie.
Buig en strek de knie:
Als de knie strekt, drukken de handen licht tegen de voorkant van het bovenbeen.
Als de knie buigt, laten de handen de druk los en verplaatsen zich naar craniaal.
In 5× de hele voorkant van het bovenbeen afwerken, van onder tot boven (van vlak boven de knie tot aan de lies).

Deel 5

Herhaal oefening 2, 3, 4 en 5 voor het linkerbeen!

Oefening 6

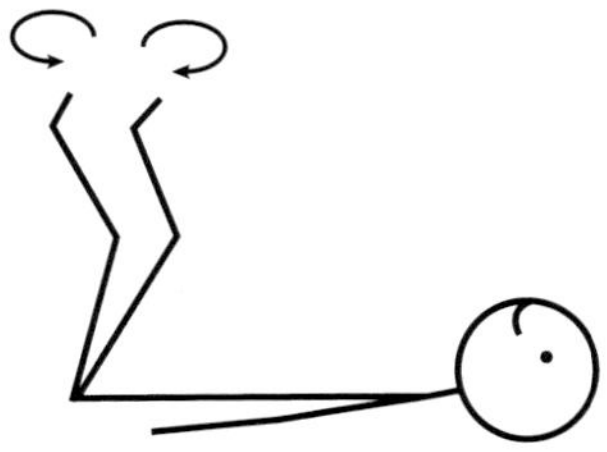

Voeten en benen losschudden.
Ruglig:
beide benen in de lucht;
benen en voeten losschudden;
(minder zwaar: rechterbeen schudden en het linkerbeen gebogen laten staan. daarna links schudden en rechts gebogen laten staan).

Oefening 7

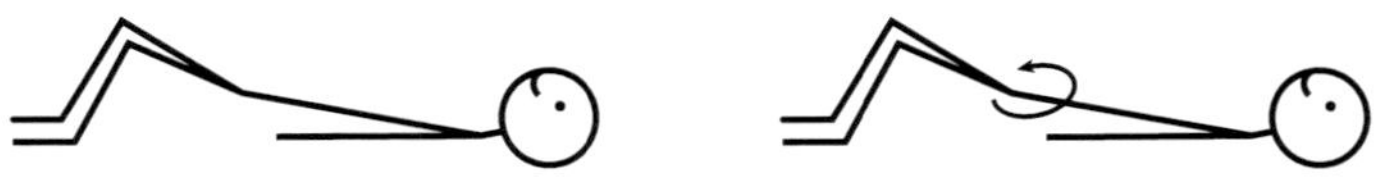

Bruggetje maken.
Het bekken kantelen en optillen, daarna terug naar uitgangspositie;
6 × herhalen;
eventueel vervolgens nogmaals het bekken kantelen en optillen, waarna bekken losschudden/rondjes draaien met het bekken volgt.

Oefening 8

Been buigen en strekken in ruglig.
Het rechterbeen buigen naar de borst;
dan het been strekken en gestrekt recht neerleggen;
(minder zwaar: been na het strekken gebogen neerzetten);
6× herhalen.
Herhaal 6× met het linkerbeen.

Oefening 9

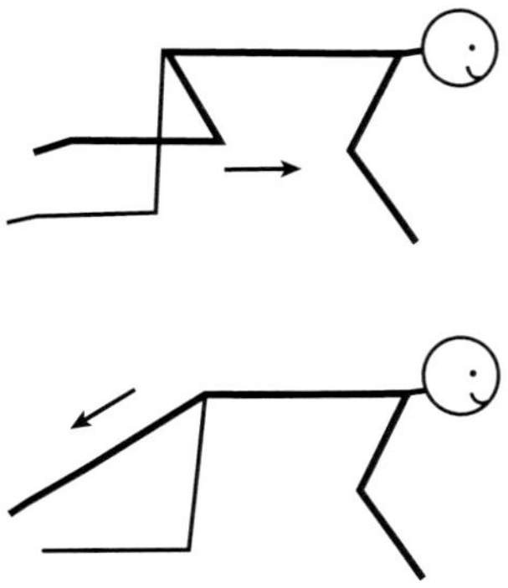

Uitgangshouding: kruiphouding. Been buigen en strekken:
rechterbeen buigen naar de borst;
daarna het been wegstrekken en gestrekt laten zakken, zodat de voorvoet de grond raakt;
(minder zwaar: been na het strekken gebogen neerzetten);
6× herhalen.
Herhaal 6× met het linkerbeen.

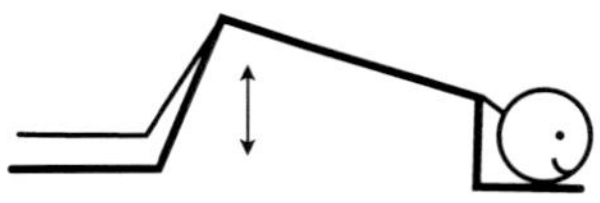

Oefening 10

Puppyhouding (kruiphouding, waarna leunen op de onderarmen).
De navel intrekken en in één keer los laten;
6× herhalen.
Daarna nog even in deze houding blijven liggen en ondertussen rustig in- en uitademen (lage buik-ademhaling).

Bijlage 12 Perineummassage

In de zwangerschap kan de vrouw zelf al door perineummassage het gebied tussen vagina en anus (perineum) voorbereiden op de uitdrijving. Hierdoor zal na enige malen masseren het weefsel ontspannen kunnen oprekken en soepeler worden. Behalve dit fysieke resultaat is er ook een psychische component: het herkennen van het gevoel van druk op de vaginaring bij het 'insnijden van het hoofdje' en daarmee weten om te gaan.

indicatie:	vanaf de 34e week van de zwangerschap
contra-indicatie:	niet toepassen bij gebroken vliezen, vaginale ontstekingen en bloedingen, eerder dan 34 weken
waarmee?	gebruik voor de massage een daarvoor geschikte, liefst etherische olie (tarwekiemolie of calendula-olie)
hoe lang?	vijf tot tien minuten per dag

Voorbereiding

- Zorg voor een lege blaas en was de handen. Let op korte nagels.
- Zorg ervoor dat het bekkenbodemgebied ontspannen is: neem bijvoorbeeld eerst een warme douche of bad, of leg warme kompressen tegen het perineum aan.
- Ga comfortabel onderuitgezakt zitten met een kussen in de rug. Benen wat gebogen en iets uit elkaar.
- Doe wat olie op de vingers en smeer het perineum (huid tussen vagina en anus) in, net als de benedenrand van je vagina. Zorg ervoor dat er geen olie aan de voorkant van de vagina bij de plasbuisuitgang kan komen (infectiegevaar).

Perineummassage

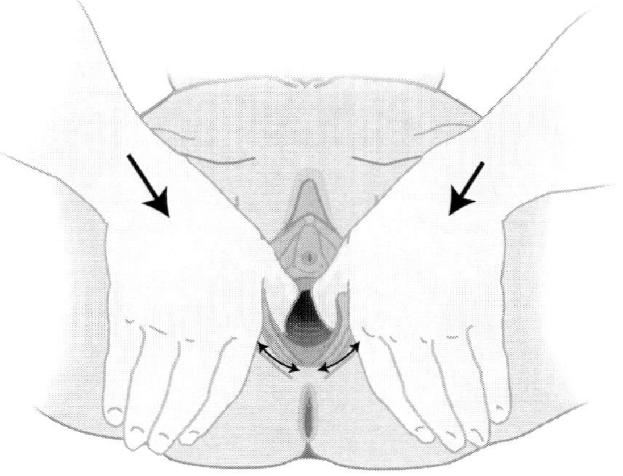

Techniek

- Plaats de duimen zo diep mogelijk (3-4 cm) in de vagina en duw ze richting de anus en opzij. Beweeg je duimen onder het vasthouden van de druk in een U-vormige beweging of een slingerbeweging van links naar rechts en omgekeerd.
- Nadat de olie een paar minuten is ingemasseerd, kan de druk op het perineum en op de zijwanden van de vagina wat verhoogd worden (harder duwen met de duimen), totdat er een branderig of stekend gevoel ontstaat. Deze rek dient ongeveer twee minuten vastgehouden te worden, maar zonder echt een pijngevoel te geven.
- Per dag of week kan de intensiteit van de massage wat verder opgevoerd worden.
- Hierna de olie tussen duimen (inwendig) en wijsvingers (uitwendig) verder inmasseren.
- Gedurende drie tot vier minuten opnieuw met de duimen masseren (U-vormige beweging vanaf anus naar opzij). Besteed daarbij aandacht aan eventueel aanwezige littekens.
- Afsluitend met de duimen het weefsel weer op rek brengen, nu door van binnenuit licht naar buiten-voorzijde (richting voorkant vagina) te drukken en te schuiven. Dit gebeurt ook bij de geboorte van het hoofdje.
- Het branderige gevoel dat bij de massage zal ontstaan, is later een herkenbaar gevoel bij het insnijden van het hoofdje. Combineer dit eventueel met de daarvoor aangeleerde ademhalingstechnieken.

Bijlage 13
Folder bekkenfysiotherapie

Geregistreerd bekkenfysiotherapeut

Bekkenfysiotherapie richt zich op klachten in het gehele gebied van buik, bekken, lage rug en bekkenbodem. Vaak hebben deze klachten te maken met een functiestoornis in dit gebied. Dit kan zowel bij vrouwen, mannen als kinderen zijn, ongeacht de leeftijd. Een geregistreerd bekkenfysiotherapeut staat ingeschreven in het KNGF centraal kwaliteitsregister Bekkenfysiotherapie.

Bekken en bekkenbodem

Bekkenbodemspieren bieden ondersteuning van de lage buikorganen (blaas, darmen, baarmoeder/prostaat). Tevens hebben ze een doorlaatfunctie bij toiletbezoek en spelen een rol bij seksualiteit. Bij niet goed functioneren kunnen er bekkenbodemproblemen ontstaan op het gebied van plassen, het hebben van ontlasting of pijn bij vrijen. Ook kunnen de klachten te maken hebben met zwangerschap of bevalling. Daarnaast spelen de bekkenbodemspieren een rol bij de stabiliteit van bekken en lage rug. Een klacht in het bekken of de lage rug kan dan ook leiden tot een functiestoornis van de bekkenbodemspieren en omgekeerd.

Bekken- en/of bekkenbodemklachten

Bij last van een of meerdere genoemde klachten, kan bekkenfysiotherapie zinvol zijn:
- ongewild verlies van druppels urine tijdens inspanning (stressincontinentie);
- veelvuldig optredende, plotseling hevige aandrang, vaak met urineverlies (urge-incontinentie);
- ongewild verlies van ontlasting;
- niet te onderdrukken aandrang om te plassen en/of te ontlasten, veel te vaak plassen, steeds terugkerende urineweginfecties of blaasontsteking;
- het bij herhaling moeizaam kwijt kunnen van ontlasting (obstipatie);
- klachten als gevolg van verzakkingen van blaas, baarmoeder of darmen;
- pijnklachten in de onderbuik, rond de anus of de geslachtsdelen;
- seksuele problematiek gerelateerd aan functiestoornissen van de bekkenbodem;
- chronic pelvic pain syndroom (CPPS);
- voor en na operaties in de onderbuik of het bekkenbodemgebied (gynaecologische, urologische en colorectale operaties);
- bekkenpijn en/of lage rugklachten, al dan niet gerelateerd aan zwangerschap of bevalling.

Mogelijkheden bekkenfysiotherapie

Na een uitgebreide intake wordt een behandelplan opgesteld. U krijgt informatie over de oorzaak en gevolgen van uw klacht en advies over houding en beweging, en de gevolgen daarvan voor de spieren rond bekken en lage rug en de bekkenbodem. De behandeling bestaat verder uit diverse vormen en mogelijkheden van specifieke oefentherapie. Indien het een meerwaarde biedt voor de behandeling kan een inwendig onderzoek of behandeling (myofeedback, ballontraining) tot de mogelijkheden behoren. Dit alleen na zorgvuldig overleg en uw toestemming.

Bekkenfysiotherapie tijdens en na de zwangerschap

Bij voortdurende bekkenpijn, lage rugklachten of bekkenbodemproblematiek in de periode rondom de zwangerschap of bevalling kan bekkenfysiotherapie zinvol zijn. Tijdens de zwangerschap ligt de nadruk op het verantwoord leren omgaan met de veranderde belastbaarheid van het bekken. Door oefeningen word het bekken weer op de juiste manier belast. Een bekkenband is zeker niet altijd nodig. Na de bevalling wordt de bekkenstabiliteit via oefeningen verbeterd en worden de spieren rond bekken en rug, en bekkenbodem versterkt.

Voor informatie

www.nvfb.nl
Nederlandse Vereniging voor Fysiotherapie bij Bekkenproblematiek en pre- en postpartum gezondheidszorg

www.kngf.nl
Koninklijk Nederlands Genootschap voor Fysiotherapie

Of neem contact op met uw ZwangerFit-docent.

Bijlage 14 KNGF-inrichtingseisen voor fitness

Eisen met betrekking tot de inrichting

Uitgangspunt:
- laagdrempelig, maar wel veilig;
- fysiotherapiepraktijk, bij voorkeur minimaal drie fysiotherapeuten;
- licentie FFS.

Oefenzaal van in totaal ten minste 100 m^2 (gebaseerd op 8 personen):

vrije zaalruimte ten behoeve van warming-up:	minimaal 25 m^2
ruimte voor apparatuur:	minimaal 35 m^2
overig (waaronder afzonderlijke behandelruimte, wachtruimte):	minimaal 40 m^2

Apparatuur (gebaseerd op 8 personen):
- cardioapparatuur: 4 stuks
- waaronder voor de doelgroepscan geijkte fietsergometer
- multifunctionele krachtapparatuur: 2 stuks

Overige apparatuur:
- handheld dynamometer;
- weegschaal tot op 0,1 kg nauwkeurig, goed geijkt;
- lengtemeter tot op 0,5 cm nauwkeurig;
- huidplooimeter (optioneel);
- bloeddrukmeter;
- hartslagmeter.

Specifiek voor COPD:
- zuurstofsaturatiewaardemeter;
- stof- en rookvrije ruimte.

Specifiek voor diabetes mellitus (DM):
- bloedsuikerwaardemeter.

Oefenmateriaal:
- klein oefenmateriaal voor functionele training;
- matjes (minimaal 8) voor ontspanningsoefeningen;
- voor de 6-minuten wandeltest:
  - stopwatch;
  - twee pylonen;
  - meetlint van ten minste 10 m.

Eisen met betrekking tot de begeleidend fysiotherapeut

- KNGF-lidmaatschap;
- CKR-registratie;
- Reanimatiediploma/BLS;
- Scholing KNGF-beweegprogramma.

Eisen met betrekking tot de uitvoering

- aanwezigheid van ten minste één extra collega voor continuïteit;
- aanwezigheid van ten minste één bhv'er (bedrijfshulpverlener);
- de gebruikte testapparatuur is goed geijkt en onderhouden;
- goede bereikbaarheid en toegankelijkheid van de praktijk voor chronisch zieken;
- de beschikking over een computer met aansluiting op internet en printer;
- beschikking over een operationeel calamiteitenplan;
- beschikking over een goede EHBO-kist;
- goede bereikbaarheid voor hulpdiensten (ambulance);
- goede informatieverschaffing aan de cliënten;
- screening cliënten vóór aanvang beweegactiviteiten met behulp van vragenlijst en intake;
- uitvoeren testprotocollen;
- goede controle tijdens en na testen en het uitvoeren van bewegingsactiviteiten.

Overige eisen

- aansprakelijkheidsverzekering die genoemde activiteiten dekt.

Bijlage 15
Aanbevolen boeken voor docent en cursist

Bochove J van, Vlijmen R van. Rondom zwangerschap. Amsterdam: Forum, 2000.

Boswijk-Hummel R. De geboorte van moeder en kind: de eerste jaren van een veranderd leven. Baarn: De Toorts bv, 1989.

Dam A van. Een beetje zwanger, handboek voor vaders. Pandora,1983.

Dungen M van den. Roze wolk? Aan m'n reet. Arbeiderspers.

Graaff F de. Een kind op komst. Zwangerschap, bevalling en kraambed in kleurrijk Nederland bij buitenlandse vrouwen. Woerden: NIGZ, 1997.

Grient Dreux A de, Labordus M, Nicolaï S, Vos C de. Zwanger; het nieuwe handboek voor aanstaande ouders. Utrecht: Het Spectrum, 2004.

Heinl T. Het babymassage boek. Amsterdam: De driehoek, 1983.

Helders PJM. Bewegend ontdekken, tastend ervaren. Utrecht / Antwerpen: Bohn, Scheltema en Holkema, 1983.

Jonas R. De fascinerende weg naar het leven. Baarn: Tirion.

Kitzinger S, Zwangerschap en geboorte. Het Spectrum, 1990.

Leach P. Baby en kind. Utrecht/Amsterdam: Kosmos, 1993.

Leche League International La. Handboek borstvoeding. Baarn: Tirion, 2000.

Mens JMA. Bekkeninstabiliteit, patiënteneditie. Houten: Bohn Stafleu van Loghum, 2007.

Mens JMA. Bekkeninstabiliteit diagnostiek en therapie, editie voor professionals. Houten: Bohn Stafleu van Loghum, 2007.

Nilsson L. Het grote wonder. Amsterdam: Ploegsma, 1990.

Pop VJM. Na de bevalling: hoe vrouwen zich na hun zwangerschap kunnen voelen. Nijkerk: Intro, 1991.

Postema J. Beschuit met tranen. Amsterdam: Novella, 1983.

Reede-Dunselman A de. Borstvoeding geven. Baarn: De Kern, 1996.

Rees S van, Smulders B, Limburg A, Kloosterman GJ. Baren. Amsterdam: Stichting Lichaamstaal, 1984.

Röst C. Bekkenpijn tijdens en na de zwangerschap. Maarssen: Elsevier gezondheidszorg, 2003.

Salomé C, Wit J de. Duik in je weeën. Houten: Van Holkema & Warendorf, 2000.

Sapsted A. Een baby en toch niet blij. Ede: Zomer Keuning, 1992.

Smulders B, Croon M. Veilig zwanger, het complete handboek. Utrecht: Kosmos-Z&K, 2000.

Smulders B, Croon M. Veilig bevallen, het complete handboek. Utrecht/Antwerpen: Kosmos-Z&K, 1996.

Spanjer J, Haan E de, Dijk H, Poortman L, Gorter A, Waal M de, e.a. Bevallen en opstaan. Amsterdam/Antwerpen: Contact, 1998.

Bijlage 16
Aanbevolen internetadressen voor docent of cursist

Over zwangerschap

- www.babypret.net/veranderlichaam.htm
- www.babypret.nl/emoties/htm
- www.babypret.nl/9zwangerschapskwaaltjes.htm
- www.9maand.com
- Babybox. De bevalling / Na de bevalling: www.babybox.nl
- Babyopkomst: www.babyopkomst.nl

Over bevallen

- Stichting Lichaamstaal, Kinderen krijgen: www.stichtinglichaamstaal.nl
- Waterkinderen. Thuis bevallen in water: www.waterkinderen.nl.
- Wij Babyinfo. Bevalling / Van weeën tot geboorte: www.babyinfo.nl
- www.babypret.nl/bevallen1.htm en www.babypret.nl/bevalvoorteken.htm

Over borstvoeding

- Vereniging Borstvoeding Natuurlijk: www.vbn.borstvoeding.nl
- www.borstvoeding.com
- www.borstvoeding.nl

Over peripartum begeleiding

- Nederlandse Vereniging voor Obstetrie en Gynaecologie: www.nvog.nl
- Nederlandse Vereniging voor Fysiotherapie bij Bekkenproblematiek en pre- en postpartum gezondheidszorg: www.nvfb.nl.
- Mercy Medical Center. Pregnancy Health Center: www.cantonmercy.com/pregnancy
- University of Pennsylvania Health System. Pregnancy Health Center: www.pennhealth.com/health_info/pregnancy.
- www.e-gezondheid.be

Voor jonge gezinnen

- www.jongegezinnen.nl
- Ouderforum. Gezondheidsmagazine: www.ouderforum.be

Voor muziekgebruik

- Vereniging Buma (auteursrechtorganisatie van componisten, tekstdichters en muziekuitgevers): www.bumastemra.nl
- Alcas bv: aerobics@alcas.nl
- Body Works: www.bdworks@wxs.nl en www.totalfitness.nl
- Muscle Mixes Music: www.musclemixes.com
- Multitrax: www.multitrax.net
- Power Music: www.powermusic.com
- Solid-Sound: www.solid-sound.com
- Turnstep: www.turnstep.com

Voor fysiotherapie, bekkenfysiotherapie en opleiding ZwangerFit

- Koninklijk Nederlands Genootschap voor Fysiotherapie: www.kngf.nl
- Nederlandse Vereniging voor Fysiotherapie bij Bekkenproblematiek en pre- en postpartum gezondheidszorg: www.nvfb.nl
- Yvonne van Lijf Organisatie: www.yvlo.nl
- SOMT Masteropleiding Bekkenfysiotherapie: www.somt.nl

Bijlage 17
Borg-schaal

Het American College of Obstetricians and Gynecologists adviseert vrouwen om de Borg-schaal te gebruiken bij training gedurende de pre- en postpartumperiode. Vóór het eerste gebruik van de Borg-schaal legt de ZwangerFit-docent uit hoe het model belasting-belastbaarheid werkt en gaat in op de normale belastingsverschijnselen tijdens inspanning en op de beoordeling van de subjectieve zwaarte van de inspanning volgens de Borg-schaal. Bij flink bewegen gaat het hart sneller kloppen, de ademhaling wordt sneller, de cursist gaat extra transpireren en de spieren worden vermoeid. Deze gevoelens geven belangrijke informatie over de fysieke veranderingen die tijdens inspanning optreden. Deze gevoelens worden gebruikt om op de Borg-schaal de subjectieve zwaarte van de fysieke belasting aan te geven.

De Borg-schaal heeft de volgende gradatie:	
6	
7	Zeer, zeer licht
8	
9	Zeer licht
10	
11	Tamelijk licht
12	
13	Redelijk zwaar
14	
15	Zwaar
16	
17	Zeer zwaar
18	
19	Zeer, zeer zwaar
20	

Score 6 betekent geen enkele inspanning, score 20 betekent maximale belasting. Bij beginnende sporters is een Borg-score van 10-12 een veilige belasting om de inspanning mee te beginnen. Met een Borg-score van 11-13 kan met een rustige intensiteit een inspanning maximaal dertig minuten worden uitgevoerd. Voor het verbeteren van de fitheid (conditie) kan met een intensievere belasting maximaal twintig tot dertig minuten getraind worden bij een Borg-score van 12-14. Bij een zeer fit persoon kan korte training bij een Borg-score van 15-16 een mogelijkheid zijn. Bij aerobe training of cardiotraining mag de gewenste gevoelsinspanning redelijk zwaar liggen, met een Borg-score van 12-14. Voor ZwangerFit geldt dat de Borg-score niet boven de 14 mag uitkomen. Behalve de aangegeven gevoelsinspanning van de cursist, gebruikt de ZwangerFit-docent de kennis van contra-indicaties en waarschuwingssignalen bij training in de pre- en postpartumperiode.

Bijlage 18
Tampa-schaal

De Tampa-schaal is een cognitieve schaal voor het meten van kinesiofobie (bewegingsangst). Dit is de mate waarin mensen angst ervaren voor fysiek bewegen of een activiteit. Deze angst kan excessief, irrationeel of verlammend zijn en het resultaat van het gevoel om snel (hernieuwd) letsel op te lopen. Er worden zeventien vragen gesteld, waarvoor bij elke vraag 1 tot 4 punten zijn te geven. Het minimale aantal te behalen punten is dan 17, het maximale aantal te behalen punten is 68. Bij een puntenscore van $\leq$ 37 punten op de Tampa-schaal geldt: geen angst om te bewegen. Bij een puntenscore van $>$ 37 punten op de Tampa-schaal geldt: angst om te bewegen.

De te geven punten bij elke vraag zijn:
1 In hoge mate mee oneens
2 Enigszins mee oneens
3 Enigszins mee eens
4 In hoge mate mee eens

De volgende zeventien beweringen dienen met de cijfers 1 tot en met 4 aan te geven of de persoon het ermee eens of oneens is:
1 Ik ben bang om bij het doen van lichaamsoefeningen letsel op te lopen.
2 Als ik me over de pijn heen zou zetten, zou hij erger worden.
3 Mijn lichaam zegt me dat er iets gevaarlijks mis mee is.
4 Mijn pijn zou waarschijnlijk minder erg worden als ik lichaamsoefeningen zou doen.
5 Mijn gezondheidstoestand wordt door anderen niet serieus genoeg genomen.
6 Door mijn pijnprobleem loopt mijn lichaam de rest van mijn leven gevaar.
7 Mijn pijn betekent dat er sprake is van letsel.
8 Als mijn pijn erger wordt door iets, betekent dat nog niet dat dat gevaarlijk is.
9 Ik ben bang om per ongeluk letsel op te lopen.
10 De veiligste manier om te voorkomen dat mijn pijn erger wordt, is gewoon op te passen dat ik geen onnodige bewegingen maak.
11 Ik had wellicht minder pijn als er niet iets gevaarlijks aan de hand zou zijn met mijn lichaam.
12 Hoewel ik pijn heb, zou ik er beter aan toe zijn als ik lichamelijk actief zou zijn.
13 Mijn pijn zegt me wanneer ik moet stoppen met lichaamsoefeningen doen om geen letsel op te lopen.
14 Voor iemand in mijn toestand is het echt af te raden om lichamelijk actief te zijn.
15 Ik kan niet alles doen wat gewone mensen doen, omdat ik gemakkelijk letsel oploop.
16 Zelfs als ik ergens veel pijn door krijg, geloof ik niet dat dat gevaarlijk is.
17 Ik zou geen lichaamsoefeningen hoeven doen wanneer ik pijn heb.

Bijlage 19
Quebec-vragenlijst

Met de Quebec-vragenlijst wordt vastgelegd in hoeverre de rug- en bekkenklachten het adl (algemeen dagelijks leven) beïnvloeden. Rug- en bekkenklachten kunnen immers moeite geven met het uitvoeren van alledaagse handelingen. De Quebec-vragenlijst bestaat uit twintig vragen, waarin moet worden aangegeven welke moeite het kost om de gestelde activiteiten uit te voeren. Indien de gevraagde activiteiten niet daadwerkelijk worden uitgevoerd, moet de cursist zich afvragen hoe het zou zijn als dit wel het geval zou zijn. Bij iedere activiteit moet een antwoord worden gegeven.

Er zijn zes antwoorden mogelijk:

1 Totaal geen moeite
2 Nauwelijks moeite
3 Enige moeite
4 Veel moeite
5 Zeer veel moeite
6 Niet in staat

In de Quebec-vragenlijst wordt gevraagd of het op dit moment moeite kost om de volgende activiteiten uit te voeren, vanwege aanwezige rug- of bekkenklachten:

1 Opstaan uit bed
2 De hele nacht slapen
3 Omdraaien in bed
4 Auto rijden
5 20-30 minuten (achter elkaar) staan
6 Enkele uren in een stoel zitten
7 Een trap oplopen
8 Een klein eindje lopen
9 Enkele kilometers lopen
10 Naar een hoge plank reiken
11 Een bal werpen
12 Een eindje hardlopen
13 Iets uit de koelkast pakken
14 Het bed opmaken
15 Sokken of een panty aantrekken
16 Voorover buigen (badkuip of toilet schoonmaken)
17 Een stoel verplaatsen
18 Een zware deur opentrekken of openduwen
19 Dragen van twee tassen met boodschappen
20 Een zware koffer optillen en dragen

Bijlage 20
Prafab-scorelijst

De Prafab-scorelijst geeft inzicht of en hoeveel urineverlies iemand daadwerkelijk heeft en hoe dit beleefd wordt. De antwoorden op de vragen geven een indicatie van mogelijk disfunctioneren van de bekkenbodemspieren, maar geen diagnose. Er worden op de scorelijst antwoorden ingevuld die oplopen van licht naar zwaarder verlies of naar zwaardere beleving. De bedoeling is dat de lijsten worden ingevuld vóór en enige tijd ná de (bekkenfysiotherapeutische) behandeling, zodat het verschil in de mate van eventueel aanwezig urineverlies inzichtelijk wordt gemaakt. Hoe hoger de score, hoe meer last van urineverlies of de beleving ervan.

Bescherming
1 Voor mijn urineverlies gebruik ik nooit verband.
2 Af en toe gebruik ik verband en moet ik mijn ondergoed verschonen.
3 Als regel draag ik verband of verschoon ik mijn ondergoed meermalen per dag.
4 Ik moet altijd verband gebruiken voor mijn incontinentie.

Hoeveelheid
1 Het urineverlies is slechts een druppeltje.
2 Ik verlies ook wel eens een scheutje.
3 Het urineverlies is zo groot dat ik mijn verband en/of kleren natmaak.
4 Het urineverlies is zo groot dat het verband doorweekt raakt en/of erdoorheen lekt.

Frequentie: onvrijwillig urineverlies treedt bij mij op:
1 eens per week of minder.
2 meer dan eens maar minder dan drie keer per week.
3 meer dan drie keer per week, maar niet iedere dag.
4 elke dag.

Aanpassing in het dagelijks leven: door mijn urineverlies
1 laat ik mij niet hinderen in mijn dagelijks leven.
2 ben ik gestopt met sommige activiteiten, zoals sport en andere zware lichamelijke activiteiten.
3 ben ik gestopt met de meeste lichamelijke activiteiten die onvrijwillig urineverlies veroorzaken.
4 kom ik de deur bijna niet meer uit.

Lichaamsbeeld
1 Het urineverlies kan me eigenlijk niets schelen.
2 Ik vind het vervelend en lastig, maar ik zit er niet echt mee.
3 Ik vind mijn urineverlies vies.
4 Ik walg van mijzelf door mijn urineverlies.

Dankwoord

In 1999 hadden Babette van den Brand en ik nooit kunnen bevroeden dat ZwangerFit tot zo'n uitgebreid product zou leiden. Sterker nog, onze allereerste opzet voor de NVFB besloeg krap twee A4'tjes... Onze manier van denken over en visie op vernieuwde peripartum begeleiding deelden we met collega's van de NVFB, YVLO en NPi, maar het zijn met name de collega's in het land geweest die ZwangerFit ook voor onszelf inzichtelijk hielpen maken.

De eerste lichting EVC-collega's, die voor het nieuwe diploma Bekkenfysiotherapie vanaf 2004 moesten aantonen kennis te hebben van de veranderde inzichten op het gebied van pre- en postpartum gezondheidszorg, waren immers de eersten die dit product gingen uitschrijven in een draaiboekopzet. Tevens werd de portfolio-opdracht ZwangerFit op de nieuwe Opleiding Bekkenfysiotherapie geïntroduceerd en hebben veel collega's in hun studietijd zitten zwoegen op het in kaart brengen van de nieuwste inzichten van peripartum begeleiding. Ongetwijfeld hebben ze de uitgebreide opdracht en mij als verantwoordelijke docent af en toe verwenst! Als genoegdoening kan ik hun melden dat ik op het uitwerken van dit naslagwerk ZwangerFit eveneens heb moeten zwoegen en met terugwerkende kracht nog meer bewondering heb gekregen voor alle opdrachten die zij tot stand hebben gebracht

Boven alles wil ik mijn collega-bekkenfysiotherapeuten (oud-studenten van de Opleiding Bekkenfysiotherapie uit cohort 2004) bedanken die mij hun ZwangerFit-portfolio's ter beschikking stelden om uit te putten voor het schrijven van dit naslagwerk over ZwangerFit: Stephanie Bisschop-Asteleijer, Mareille Broeders-Boekhorst, Diane Engelbertink, Wanda de Goeij, Marieke Hoogkamer, Maaike Leenen, Chinh Nguyen, Conny Oerlemans-van Oijen, Mieneke Spijkerman, Ria Cornelisse-Theunissen, Miranda Waanders-Plas en Monique de Wit-de Jong.
Met name Maaike Leenen ben ik extra erkentelijk voor haar actieve bijdrage en ondersteuning in deze.

Met speciale dank aan:
Babette van den Brand, Marga Grupping, Yvonne van Lijf, voor hun enthousiasme vanaf het begin
Fetske Hogen Esch, Petra van Nierop, Liesbeth Westerik, voor hun waardevolle toevoegingen
Dorien Bennink, Netty Bluyssen, Ineke de Gee, Jan Mens, voor hun aanvullingen uit eigen expertise
Marijke Slieker, voor hun geloof en vertrouwen
collega's Opleiding Bekkenfysiotherapie zij waren steun en toeverlaat
bestuur NVFB, voor hun raad en goede daad
Paul, Remco en Onno, voor hun geduld en liefde

Helga Hentzepeter
Zaltbommel 2008

Register

DE VOLGENDE COLLEGAE BEKKENFYSIOTHERAPEUT HEBBEN EEN BELANGRIJKE BIJDRAGE GELEVERD AAN DE TOTSTANDKOMING VAN DIT BOEK:

S.H.M. (Stephanie) Bisschop-Asteleijner
M.A. (Mareille) Broeders-Boekhorst
D.W.J. (Diane) Engelbertink
W. (Wanda) de Goeij
M. (Marieke) Hoogkamer
M.J. (Maaike) Leenen
D.U.C. (Chinh) Nguyen
J.M.A. (Conny) Oerlemans-van Oijen
M. (Mieneke) Spijkerman
R. (Ria) Cornelisse-Theunissen
M. (Miranda) Waanders-Plas
M. (Monique) de Wit-de Jong

Made in United States
North Haven, CT
30 July 2025

71158011R10267